当代中医专科专病诊疗大系

呼吸系统疾病诊疗全书

主 审　晁恩祥　林天东

主 编　庞国明　吴启相　郑仁东　李 真

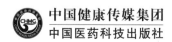

中国健康传媒集团

中国医药科技出版社

内 容 提 要

　　本书共分为基础篇、临床篇和附录三大部分，基础篇主要介绍了呼吸系统疾病的相关理论知识，临床篇详细介绍了常见呼吸系统疾病的中西医认识、诊断治疗、预防调护、研究进展等内容，附录包括临床常用检查参考值和开设呼吸系统疾病专病专科应注意的问题。全书内容丰富，言简意赅，重点突出，具有极高的学术价值和实用价值，适合中医临床工作者学习、阅读、参考。

图书在版编目（CIP）数据

呼吸系统疾病诊疗全书 / 庞国明等主编 . — 北京：中国医药科技出版社，2024.1
（当代中医专科专病诊疗大系）
ISBN 978-7-5214-4183-3

Ⅰ.①呼…　Ⅱ.①庞…　Ⅲ.①呼吸系统疾病—中医诊断学 ②呼吸系统疾病—中医治疗法　Ⅳ.① R259.6

中国国家版本馆 CIP 数据核字（2023）第 200769 号

美术编辑　陈君杞
版式设计　也　在

出版　**中国健康传媒集团** | 中国医药科技出版社
地址　北京市海淀区文慧园北路甲 22 号
邮编　100082
电话　发行：010-62227427　邮购：010-62236938
网址　www.cmstp.com
规格　787×1092mm ¹/₁₆
印张　20
字数　500 千字
版次　2024 年 1 月第 1 版
印次　2024 年 1 月第 1 次印刷
印刷　北京盛通印刷股份有限公司
经销　全国各地新华书店
书号　ISBN 978-7-5214-4183-3
定价　**168.00 元**

获取新书信息、投稿、为图书纠错，请扫码联系我们。

《当代中医专科专病诊疗大系》
编委会

朱恪材	朱章志	朱智德	乔树芳	任 文	刘 明
刘 洋	刘 辉	刘三权	刘仁毅	刘世恩	刘向哲
刘杏枝	刘佃温	刘建青	刘建航	刘树权	刘树林
刘洪宇	刘静生	刘静宇	闫金才	闫清海	闫惠霞
许凯霞	孙文正	孙文冰	孙永强	孙自学	孙英凯
纪春玲	严 振	苏广兴	李 军	李 扬	李 玲
李 洋	李 真	李 萍	李 超	李 婷	李 静
李 蔚	李 慧	李 鑫	李小荣	李少阶	李少源
李永平	李延萍	李华章	李全忠	李红哲	李红梅
李志强	李启荣	李昕蓉	李建平	李俊辰	李恒飞
李晓雷	李浩玮	李燕梅	杨 荣	杨 柳	杨 楠
杨克勤	连永红	肖 伟	吴 坚	吴人照	吴志德
吴启相	吴维炎	何庆勇	何春红	冷恩荣	沈 璐
宋剑涛	张 芳	张 侗	张 挺	张 健	张文富
张亚军	张国胜	张建伟	张春珍	张胜强	张闻东
张艳超	张振贤	张振鹏	张峻岭	张理涛	张琼瑶
张攀科	陆素琴	陈 白	陈 秋	陈太全	陈文一
陈世波	陈忠良	陈勇峰	邵丽黎	武 楠	范志刚
林 峰	林佳明	杭丹丹	卓 睿	卓进盛	易铁钢
罗 建	罗试计	和艳红	岳 林	周天寒	周冬梅
周海森	郑仁东	郑启仲	郑晓东	赵 琰	赵文霞
赵俊峰	赵海燕	胡天赤	胡汉楚	胡穗发	柳忠全
姜树民	姚 斐	秦蔚然	贾虎林	夏淑洁	党中勤
党毓起	徐 奎	徐 涛	徐林梧	徐雪芳	徐寅平
徐寒松	高 楠	高志卿	高言歌	高海兴	高铸烨
郭乃刚	郭子华	郭书文	郭世岳	郭光昕	郭欣璐
郭泉滢	唐红珍	谈太鹏	陶弘武	黄 菲	黄启勇
梅荣军	曹 奕	崔 云	崔 菲	梁 田	梁 超
寇绍杰	隆红艳	董昌武	韩文朝	韩建书	韩建涛
韩素萍	程 源	程艳彬	程常富	焦智民	储浩然
曾凡勇	曾庆云	温艳艳	谢卫平	谢宏赞	谢忠礼

靳胜利　雷　烨　雷　琳　鲍玉晓　蔡文绍　蔡圣朝
臧　鹏　翟玉民　翟纪功　滕明义　魏东华

编　　　　委（按姓氏笔画排序）

丁　蕾　丁立钧　于　秀　弓意涵　马　贞　马玉宏
马秀萍　马青侠　马茂芝　马绍恒　马晓冉　王　开
王　冰　王　宇　王　芳　王　丽　王　辰　王　明
王　凯　王　波　王　珏　王　科　王　哲　王　莹
王　桐　王　夏　王　娟　王　萍　王　康　王　琳
王　晶　王　强　王　稳　王　鑫　王上增　王卫国
王天磊　王玉芳　王立春　王兰柱　王圣治　王亚莉
王成荣　王伟莉　王红梅　王秀兰　王国定　王国桥
王国辉　王忠志　王育良　王泽峰　王建菊　王秋华
王彦伟　王洪海　王艳梅　王素利　王莉敏　王晓彤
王银姗　王清龙　王鸿燕　王琳樊　王瑞琪　王鹏飞
王慧玲　韦　溪　韦中阳　韦华春　毛书歌　孔丽丽
双振伟　甘陈菲　艾春满　石国令　石雪枫　卢　昭
卢利娟　卢桂玲　叶　钊　叶　林　田丽颖　田静峰
史文强　史跃杰　史新明　冉　靖　丘　平　付　瑜
付永祥　付保恩　付智刚　代立媛　代会容　代珍珍
代莉娜　白建乐　务孔彦　冯　俊　冯　跃　冯　超
冯丽娜　宁小琴　宁雪峰　司徒小新　皮莉芳　刑益涛
邢卫斌　邢承中　邢彦伟　毕宏生　吕　雁　吕水林
吕光霞　朱　保　朱文胜　朱盼龙　朱俊琛　任青松
华　刚　伊丽娜　刘　羽　刘　佳　刘　敏　刘　嵘
刘　颖　刘　熠　刘卫华　刘子尧　刘红灵　刘红亮
刘志平　刘志勇　刘志群　刘杏枝　刘作印　刘顶成
刘宗敏　刘春光　刘素云　刘晓彦　刘海立　刘海杰
刘继权　刘鹤岭　齐　珂　齐小玲　齐志南　闫　丽
闫慧青　关运祥　关慧玲　米宜静　江利敏　江铭倩
汤建光　汤艳丽　许　亦　许　蒙　许文迪　许静云
农小宝　农永栋　阮志华　孙　扶　孙　畅　孙成铭

3

孙会秀	孙治安	孙艳淑	孙继建	孙绪敏	孙善斌
杜 鹃	杜云波	杜欣冉	杜梦冉	杜跃亮	杜璐瑶
李 伟	李 柱	李 勇	李 铁	李 萌	李 梦
李 霄	李 馨	李丁蕾	李又耕	李义松	李云霞
李太政	李方旭	李玉晓	李正斌	李帅垒	李亚楠
李传印	李军武	李志恒	李志毅	李杨林	李丽花
李国霞	李钍华	李佳修	李佩芳	李金辉	李学军
李春禄	李茜羽	李晓辉	李晓静	李家云	李梦阁
李彩玲	李维云	李雯雯	李鹏超	李鹏辉	李满意
李增变	杨 丹	杨 兰	杨 洋	杨文学	杨旭光
杨旭凯	杨如鹏	杨红晓	杨沙丽	杨国防	杨明俊
杨荣源	杨科朋	杨俊红	杨济森	杨海燕	杨蕊冰
肖育志	肖耀军	吴 伟	吴平荣	吴进府	吴佐联
员富圆	邱 彤	何 苗	何光明	何慧敏	佘晓静
辛瑶瑶	汪 青	汪 梅	汪明强	沈 洁	宋震宇
张 丹	张 平	张 阳	张 苍	张 芳	张 征
张 挺	张 科	张 琼	张 锐	张大铮	张小朵
张小林	张义龙	张少明	张仁俊	张欠欠	张世林
张亚乐	张先茂	张向东	张军帅	张观刚	张克清
张林超	张国妮	张咏梅	张建立	张建福	张俊杰
张晓云	张雪梅	张富兵	张腾云	张新玲	张燕平
陆 萍	陈 娟	陈 密	陈子扬	陈丹丹	陈文莉
陈央娣	陈立民	陈永娜	陈成华	陈芹梅	陈宏灿
陈金红	陈海云	陈朝晖	陈强松	陈群英	邵玲玲
武 改	苗灵娟	范 宇	林 森	林子程	林佩芸
林学英	林学凯	尚东方	呼兴华	罗永华	罗贤亮
罗继红	罗瑞娟	周 双	周 全	周 丽	周 剑
周 涛	周 菲	周延良	周红霞	周克飞	周丽霞
周解放	岳彩生	庞 鑫	庞国胜	庞勇杰	郑 娟
郑 程	郑文静	郑雅方	单培鑫	孟 彦	赵 阳
赵 磊	赵子云	赵自娇	赵庆华	赵金岭	赵学军

赵晨露　胡　斌　胡永昭　胡欢欢　胡英华　胡家容
胡雪丽　胡筱娟　南凤尾　南秋爽　南晓红　侯浩强
侯静云　俞红五　闻海军　娄　静　娄英歌　宫慧萍
费爱华　姚卫锋　姚沛雨　姚爱春　秦　虹　秦立伟
秦孟甲　袁　玲　袁　峰　袁帅旗　聂振华　栗　申
贾林梦　贾爱华　夏明明　顾婉莹　钱　莹　徐艳芬
徐继国　徐鲁洲　徐道志　徐耀京　凌文津　高　云
高美军　高险峰　高嘉良　高韶晖　郭士岳　郭存霞
郭伟杰　郭红霞　郭佳裕　郭晓霞　唐桂军　桑艳红
接传红　黄　姗　黄　洋　黄亚丽　黄丽群　黄河银
黄学勇　黄俊铭　黄雪青　曹正喜　曹亚芳　曹秋平
龚长志　龚永明　崔伟峰　崔凯恒　崔建华　崔春晶
崔莉芳　康进忠　阎　亮　梁　伟　梁　勇　梁大全
梁亚林　梁增坤　彭　华　彭丽霞　彭贵军　葛立业
葛晓东　董　洁　董　赟　董世旭　董俊霞　董德保
蒋　靖　蒋小红　韩圣宾　韩红卫　韩丽华　韩柳春
覃　婕　景晓婧　嵇　朋　程　妍　程爱俊　程常福
曾永蕾　谢圣芳　靳东亮　路永坤　詹　杰　鲍陶陶
解红霞　窦连仁　蔡国锋　蔡慧卿　裴　晗　裴琛璐
廖永安　廖琼颖　樊立鹏　滕　涛　潘文斌　薛川松
魏　佳　魏　巍　魏昌林　瞿朝旭

编撰办公室主任　高　泉　王凯锋
编撰办公室副主任　王亚煌　庞　鑫　张　侗　黄　洋
编撰办公室成员　高言歌　李方旭　李丽花　许　亦　李　馨
　　　　　　　　　　李亚楠

5

《呼吸系统疾病诊疗全书》
编委会

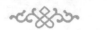

主　审　晁恩祥　林天东

主　编　庞国明　吴启相　郑仁东　李　真

副主编　刘　明　刘志勇　韩圣宾　卓进盛　张亚军　郑　程

　　　　卢健棋　孙英凯　王艳梅　崔凯恒　于雪峰　李启荣

编　委（按姓氏笔画排序）

　　　　王　珏　王　莹　王　娟　王　强　王　稳　王凯锋

　　　　王瑞琪　王瑞霞　毛炜炜　仇丽华　孔丽丽　双振伟

　　　　龙新胜　叶　钊　冯　超　成　菲　刘　羽　刘可普

　　　　许　亦　孙　扶　孙　畅　李　慧　李　霄　李　馨

　　　　李丁蕾　李义松　李方旭　李正斌　李亚楠　李军武

　　　　李丽花　李佳修　李洁洁　李爱霞　杨增祥　张　平

　　　　张　芳　张　侗　张铭钊　陈丹丹　陈宏灿　庞　鑫

　　　　庞勇杰　郑晓东　郑雅方　姚行艳　高言歌　窦连仁

坚持中医思维　彰显特色优势
提高临床疗效　服务人民健康

王　序

中医药学是中华民族的伟大创造，是中国古代科学的瑰宝，也是打开中华文明宝库的钥匙，为中华民族的繁衍生息作出了巨大贡献。党和政府历来高度重视中医药工作，特别是党的十八大以来，以习近平同志为核心的党中央把中医药工作摆在了更加突出的位置，中医药改革发展取得了显著成绩。2019 年 10 月 20 日发布的《中共中央 国务院关于促进中医药传承创新发展的意见》指出，传承创新发展中医药是新时代中国特色社会主义事业的重要内容，是中华民族伟大复兴的大事，对于坚持中西医并重，打造中医药和西医药相互补充协调发展的中国特色卫生健康发展模式，发挥中医药原创优势、推动我国生命科学实现创新突破，弘扬中华优秀传统文化、增强民族自信和文化自信，促进文明互鉴和民心相通、推动构建人类命运共同体具有重要意义。

传承创新发展中医药，必须发挥中医药在维护和促进人民健康中的重要作用，彰显中医药在疾病治疗中的独特优势。中医专科专病建设是坚持中医原创思维，突出中医药特色优势，提高临床疗效的重要途径和组成部分。长期以来，国家中医药管理局高度重视和大力推动中医专科专病的建设，从制定中长期发展规划到重大项目、资金安排，都将中医专科专病建设作为重要任务和重点工作进行安排部署，并不断完善和健全管理制度与诊疗规范。经过中医药界广大专家学者和中医医务工作者长期不懈的努力，全国中医专科专病建设取得了显著的成就。

实践表明：专科专病建设是突出中医药特色优势，遵循中医药自身发展规律和前进方向的重要途径；是打造中医医院核心竞争力，实现育名医、建名科、塑名院之"三名"战略的必由之路；是提升临床疗效和诊疗水平的重要手段；是培养优秀中医临床人才，打造学科专科优秀团队的重要平台；是推动学术传承创新、提升科研能力水平、促进科技成果转化的重要途径；是各级中医医院、中西医结合医院提升社会效益和经济效益的有效举措。

事实证明：中医专科专病建设的学术发展、传承创新、经验总结和推广应用，对建设综合服务功能强、中医特色突出、专科优势明显的现代中医医院和中医专科医院，建设国家中医临床研究基地，创建国家和区域中医（专科）诊疗中心及中西医结合旗舰医院，提升基层中医药特色诊疗水平和综合服务能力等方面都发挥着不可替代的基础保障和重要支撑作用。

《中共中央 国务院关于促进中医药传承创新发展的意见》对彰显中医药在疾病治疗中的优势，加强中医优势专科专病建设作出了规划和部署，强调要做优做强骨伤、肛肠、儿科、皮科、妇科、针灸、推拿以及心脑血管病、肾病、周围血管病、糖尿病等专科专病，要求及时总结形成诊疗方案，巩固扩大优势，带动特色发展，并明确提出用 3 年左右时间，筛选 50 个中医治疗优势病种和 100 项适宜技术等任务要求。2022 年 3 月国务院办公厅发布的《"十四五"中医药发展规划》也强调指出，要开展国家优势专科建设，以满足重大疑难疾病防治临床需求为导向，做优做强骨伤、肛肠、儿科、皮肤科、妇科、针灸、推拿及脾胃病、心脑血管病、肾病、肿瘤、周围血管病、糖尿病等中医优势专科专病。要制定完善并推广实施一批中医优势病种诊疗方案和临床路径，逐步提高重大疑难疾病诊疗能力和疗效水平。可以说《当代中医专科专病诊疗大系》（以下简称《大系》）的出版，是在促进中医药传承创新发展的新形势下应运而生，恰逢其时，也是贯彻落实党中央国务院决策部署的具体举措和生动实践。

《大系》是由享受国务院政府特殊津贴专家、全国第六批老中医药学术继承指导老师、全国名中医，第十三届和十四届全国人大代表庞国明教授发起，并组织全国中医药高等院校和相关的中医医疗、教学科研机构 1000 余名临床各科专家学者共同编著。全体编著者紧紧围绕国家中医药事业发展大局，根据国家和区域中医专科医疗中心建设、国家重点中医专科建设，以及省、市、县中医重点与特色专科建设的实际需要，坚持充分"彰显中医药在疾病治疗中的优势"，坚持"突出中医思维，彰显特色主线，立足临床实用，助提专科内涵，打造品牌专科集群"的编撰宗旨。《大系》共 30 个分册，由包括国医大师和院士在内的多位专家学者分别担任自己最擅长的专科专病诊疗全书的主审，为各分册指迷导津、把关定向。由包括全国名中医、岐黄学者在内的 100 多位各专科领域的学科专科带头人分别担任各分册主编。经过千余名专家学者异域同耕，历尽艰辛，寒暑不辍，五载春秋，终于成就了《大系》。《大系》的隆重出版不仅是中医特色专科专病建设的一大成果，也是中医药传承精华，守正创新进程中的一件大事，承前启后，继往开来，难能可贵，值得庆贺！

在 2020 年"全国两会"闭幕后，庞国明同志将《大系》的编写大纲、体例及《糖尿病诊疗全书》等书稿一并送我，并邀我写序。我不是这方面的专家，也未能尽览《大系》的全稿，但作为多年来推动中医专科专病建设的参与者和见证人，仅从大纲、体例、样稿及部分分册书稿内涵质量看，《大系》坚持了持续强化中医思维和中医专科专病特色优势的宗旨，突出了坚持提高临床疗效和诊疗水平及注重实践、实际、实用的原则。尽管我深知中医专科专病建设仍然不尽完善，做优做强专科专病依然任重道远。但我相信，《大系》的出版必将为推动我国的中医专科专病建设和进一步彰显中医药在疾病治疗中的独特优势，为充分发挥中医药在维护和促进人民健康中的重要作用，产生重大而深远的影响。

故乐以此为序。

国家中医药管理局原局长
第六届中华中医药学会会长 王明德

2023 年 3 月 18 日

陈 序

由我国优秀的中医学家、全国名中医庞国明教授等一批富有临床经验的中医药界专家们共同协力合作，以传承精华、守正创新为宗旨，以助力国家中医专科医学中心、专科医疗中心、专科区域诊疗中心、优势专科、重点专科、特色专科建设为目标，编撰并将出版的这套《当代中医专科专病诊疗大系》丛书（以下简称《大系》），是在 2000 年、2016 年由中国医药科技出版社出版《大系》第一版、第二版的基础上，以服务于当今中医专科专病建设、突出中医特色、强化中医思维、彰显中医专科优势为出发点和落脚点，对原书进行了修编补充、拾遗补阙、完善提升而成的，丛书名由第一版、第二版的《中国中西医专科专病临床大系》更名为《当代中医专科专病诊疗大系》。其内容涵盖了内科、外科、妇科、儿科、急诊、皮肤以及骨科、康复、针灸等 30 个学科门类，实属不易！

该丛书的特点，主要体现在学科门类较为齐全，紧密结合专科专病建设临床实际需求，融古贯今，承髓纳新，突出中医特色，既尊重传统，又与时俱进，吸收新进展、新理论和新经验，是一套理论联系实际、贴合临床需要，可供中医、中西医结合临床、教学、科研参考应用的一套很好的工具书，很是可贵，值得推荐。

今国明教授诚邀我在为《大系》第一版、第二版所写序言基础上，为新一版《大系》作序，我认为编著者诸君在中华中医药学会常务理事兼慢病分会主任委员、中国中医药研究促进会专科专病建设工作委员会会长庞国明教授的带领下，精诚团结、友好合作，艰苦努力多年，立足中医专科专病建设，服务于临床诊疗，很接地气，完成如此庞大巨著，实为不可多得，难能可贵，爱乐为之序。

中国科学院院士
国医大师 陈可冀

2023 年 9 月 1 日

王 序

传承创新发展中医药，是新时代中国特色社会主义事业的重要内容，《中共中央 国务院关于促进中医药传承创新发展的意见》明确指出"彰显中医药在疾病治疗中的优势，加强中医优势专科建设"。因此，对中医专科专病临床研究进行系统整理、加以提高，以窥全貌，就显得十分重要。

2000 年，以庞国明主任医师、林天东国医大师等共同担任总主编，组织全国1000 余位临床专家编撰的《中国中西医专科专病临床大系》发行海内外，影响深远。二十年过去，国明主任医师再次牵头启动《大系》修编工程，以"传承精华，守正创新"为宗旨，以助力建设国家、省、市、县重点专科与特色专科为目标，丰富更新了大量内容和取得的成就，反映了中医专科研究与发展的进程，具有较强的时代性、实用性，并将书名易为《当代中医专科专病诊疗大系》，凡三十个分册，每册篇章结构，栏目设计令人耳目一新。

学无新，则无以远。这套书立意明确，就其为专科专病建设而言，无疑对全国中医、中西医结合之临床、教学、科研工作，具有重要的参考意义。编书难，编大型专著尤难，编著者们在繁忙的医疗、教学、科研工作之余，倾心打造的这部巨著必将功益杏林，更希望这部经过辛勤汗水浇灌的杏林之树（书）"融会新知绿荫蓬，今年总胜去年红"。中医之学路迢迢，莫负春光常追梦，当惜佳时再登高。

中国工程院院士

国医大师

北京中医药大学终身教授 王琦

2023 年 7 月 20 日于北京

打造中医品牌专科　带动医院跨越发展
——代前言

"工欲善其事，必先利其器。"同样，肩负着人民生命健康和健康中国建设重任的中医、中西医结合工作者，也必当首先要有善其事之利器，即过硬的诊疗技术和解除亿万民众病痛的真本领。《当代中医专科专病诊疗大系》丛书（以下简称《大系》），就是奉献给广大中医、中西医结合专科专病建设和临床诊疗工作者"利器"的载体。期望通过她的指迷导津、方向引领，把专科建设和临床诊疗效果推向一个更加崭新的阶段；期望通过向她的问道，把自己工作的专科专病科室，打造成享誉当地乃至国内外的品牌专科，实施品牌专科带动战略、促助医院跨越式发展，助力中医药事业振兴发展。

专科专病科室是相对于传统模式下的大内科、大外科等科室名称而言的。应当指出的是，专科专病科室亦不是当代人的发明，早在《周礼·天官冢宰》就有"凡邦之有疾病者……则使医分而治之"。"分而治之"就是让精于专科专病研究的医生去分别诊疗。因此，设有"食医""疾医""疡医"等专科医生，只不过是没把"专科专病"诊疗分得那么细和进行广泛宣传罢了。从历代医家著述和学术贡献看，亦可以说张仲景、华佗、叶天士等都是专科专病的诊疗大家。因仲景擅伤寒、叶天士擅温病、华佗擅"开颅术"等，后世与近代的医学家们更是以擅治某病而誉满华夏，如焦树德擅痹病、任继学擅脑病等。因此，诸多名医先贤大家们多是专科专病诊疗的行家里手。

那么，进入 21 世纪以来，为什么说加强中医专科专病建设的呼声一浪高过一浪呢？究其原因大致有四：

首先是振兴中医事业发展、突出中医特色优势的需要。20 世纪 80 年代以后的中医界提出振兴中医的口号，国家也制定了相应的政策，中医事业得到了快速发展。但需要做的事还有很多很多。通过专科专病建设，可以培育、造就一大批高水平的中医、中西医结合专业人才，突出中医特色，总结实用科学的临床经验，推动中医、中西医结合专科专病的深入研究，助力中医药事业振兴发展！

第二是促进中西医协同、开拓医疗新领域的需要。中医、西医、中西医结合是健康中国建设中的三支主要力量，尽管中西医结合在某些领域和某些课题的研究方面取得了一些重大成就和进展，但仍存在着较浅层次"人为"结合的现象，而深层次的基础医学、临床医学等有机结合方面还有大量工作要做。同时，由于现在一些医院因人、财、物等条件的限制，也很难全面开展中西医结合的研究和临床实践。而通过开展专科专病建设，从某些病的基础、临床、药物等系统研究着手，或许将成为开展中西医协同、中西医结合的突破口，逐步建立起基于实践、符合实际的中西医协同、中西医结合的诊疗新体系，以开拓中医、中西医结合临床、教学、科研工作的新领域，实现真正意义上的中西医协同、中西医结合。

第三是服务于健康中国建设和人民大众对中医优质医疗日益增长新要求的需要。随着经济社会的发展和现代科学技术的进步，传统的医疗模式已满足不了人民群众医疗保健的需要，广大民众更加渴望绿色的、自然的、科学的、高效的和经济便捷的传统中医药。因此，开展中医专科专病诊疗，可以引导病人的就医趋向，便于病人得到及时、精准、有效的诊治；专科专病科室的开设，易于积累临床经验、聚焦研究方向、多出研究成果，必将大大促进中医医疗、医药、器械研发的进程，加快满足人民群众对中医药日益增长的医疗保健需求的步伐。

第四是提高两个效益的需要。目前有不少中医、中西医结合医院，尤其是市、县（区）级中医院，在当代医疗市场的激烈竞争中显得"神疲乏力"、缺少建设与发展中的"精气神"，竞争不强的原因虽然是多方面的，但没有专科特色、没有品牌专科活力是其重要的原因之一。"办好一个专科，救活一家医院，带动跨越发展"，已被许许多多中医、中西医医院的实践所证实。可以说，没有品牌专科的医院，是不可能成为快速发展的医院，更不可能成为有特色医院的。加强专科专病建设的实践表明：通过办好专科专病科室，能够快速彰显医院的专业优势与特色优势；能够快速提高医院的知名度，形成品牌影响力；能够快速带动医院经济效益和社会效益的提升；能够快速带动和促进医院的跨越式发展。

有鉴于上述四点，《大系》丛书，应运而生、神采问世，冀以成为全国中医、中西医结合专科专病建设工作者的良师益友。

《大系》篇幅宏大，内容精博，内涵深邃，覆盖面广，共 30 个分册。每分册分基础篇、临床篇和附录三大部分。基础篇主要对该专科专病国内外研究现状、诊疗进展以及提高临床疗效的思路方法等进行了全面阐述；临床篇是每分册的核心，以病为纲，分列条目，每个病下设病因病机、临床诊断、鉴别诊断、临床治疗、预后转归、预防调护、专方选要、研究进展等栏目，辨证论治、理法方药一线贯穿，使中医专科专病的诊疗系统化、规范化、特色化；附录介绍临床常用检查参考值和专科建设的注意事项（数字资源），对读者临床诊疗具有重要参考价值。

《大系》新全详精，实用性强。参考国内外书籍、杂志等达十万余册，涉及方药数万种，名医论点有出处，方药选择有依据，多有临床验证和研究报告，详略有序，条理清晰，充分反映了当代中医、中西医结合专科专病的临床实践和研究成果概况，其中不乏知名专家的精辟论述、新创方药和作者的独到见解。为了保持其原貌，《大系》各分册中所收集的古方、验方等凡涉及国家规定的稀有禁用中药没有做删改，特请读者在实际使用时注意调换药物，改换替代药品，执行国家有关法规。

本《大系》业已告竣，她是国内1000余位专家、学者、编者辛苦劳动的成果和智慧的结晶。她的出版，必将对弘扬祖国中医药学，开展中医、中西医结合专科专病建设，深入开展中医、中西医结合之医疗、教学、科研起到积极的推动作用，并为中医药事业的传承精华、守正创新和人类的医疗卫生保健事业做出积极贡献。

鉴于该《大系》编著带有较强的系统性、艰巨性、广泛性以及编者的认知差别，书中难免存在一些问题，真诚希望读者朋友不吝赐教，以便修订再版。

庞国明

2023 年 7 月 20 日于北京

编写说明

随着大气污染加重、吸烟人群增加、人口老龄化及新发、耐药致病原等问题的日益凸显，呼吸系统疾病的防治愈发严峻。对于该类疾病，中西医防治各有所长，在中西医结合下进行的规范治疗，更能拯救危难，扶大厦之将倾。因此，为适应呼吸系统疾病防治的需要，促进呼吸病学科发展，我们编撰了该书。

"传承精华、守正创新"是时代赋予我们新中医人的新要求、新使命。据此，本书的编写参考国内外相关著作及研究进展，结合临床实践，探求中医、西医、中西医结合诊疗呼吸系统疾病的学科优势，汲取精华，摒弃糟粕，融合中医、西医、中西医结合三学科观点为一体，立足临床、突出实用、共享发展。

本书汇集呼吸病专科工作的医疗、教学、科研智慧，对呼吸系统疾病的基础知识及临床治疗方面做了详细论述。全书分为基础篇、临床篇和附录部分。基础篇对呼吸系统疾病的国内外研究现状及前景、诊断思路与方法、治则及用药规律等方面进行了较为细致的阐述，其中提高临床疗效的思路与方法更是点睛之笔；临床篇对各种常见呼吸系统疾病分别论述，重点阐述了每种疾病的病因病机、临床诊断、鉴别诊断、临床治疗、专方选要、研究进展等内容；附录介绍了临床常用检查参考值和开设呼吸系统疾病专病专科应注意的问题。

本书从临床实践出发，严格遵循中西医学理论体系，充分彰显中医特色，去粗存精，做到言之有物、言之可信、言之有用，能够较好地为广大临床工作者、医学生等提供借鉴，启迪思路，为中医呼吸病学学科发展添砖加瓦。另外，为保留方剂原貌，犀角、穿山甲等现已禁用的药品，未予改动，读者在临床应用时应使用相应的替代品。

限于编者水平有限，且成书仓促，加之医学进展日新月异，书中难免存在瑕疵之处，所引出处未能尽述，恳请广大读者、同行专家，对书中不足之处，不吝指正，为今后工作提供更多、更新、更可靠的资料。

编委会

2023 年 6 月

目 录

基础篇

临床篇

数字资源

基础篇

第一章　国内外研究现状及前景

中医学对呼吸系统疾病的认识已有两千余年，在历代医家辛勤努力下，各种诊疗方案日臻完善，为防治各类呼吸系统疾病积累了丰富的经验。

秦汉之际的《黄帝内经》高屋建瓴地论述了呼吸系统的生理、病理、诊断、治疗及护理原则，垂范后世。其凝练地概括出"肺者，气之本""朝百脉""主治节"等生理功能。其论述"肺所生病者"，以"咳，上气，喘，渴，烦心，胸满，臑臂内前廉痛，厥，掌中热"为主要表现，认为"五脏六腑皆令人咳，非独肺也"，描绘出"五脏咳""六腑咳"的临床征象。提出"脏者治其俞""腑者治其合""盛则泻之，虚则补之"的治疗大法和"咳者，温衣饮食""病在肺……禁寒食寒衣"的日常护理要点。《难经》衍生《黄帝内经》旨趣，阐释了"形寒饮冷则伤肺"的病因理论；推演"五行生克"，论述"金克木""木火刑金""土重金埋"等脏腑传变规律，概括出"上病及下""肺病及肾"的病机传变规律，提出"损其肺者，益其气"的治疗原则，指出"经"穴可以治疗喘咳寒热，为后世诊治肺病提供了认识论、方法论。而其所列出的"肺积"症候群，则是有关肺源性心脏病最早的描述。

《中藏经》明确指出肺与"大肠相表里"，更为系统地阐发肺的生理及肺脏虚实寒热诸证的临床表现。同期的《神农本草经》则列举出许多治疗肺病常见药物，比如麻黄主咳喘、款冬花止咳、半夏化痰等，为后世辨病立方遣药提供了详实可靠的依据。《伤寒杂病论》将中医呼吸病理论与临床实践有机地结合起来，对肺痿、肺痈、咳嗽等呼吸系统疾病的病因病机、病证鉴别、脉证治则、转归预后做了较为详细的

阐发，行辨证论治之法，总结出麻黄汤、麻杏石甘汤、小青龙汤、大青龙汤、射干麻黄汤、苓甘五味姜辛汤、葶苈大枣泻肺汤等众多治疗肺病的良方，大大提高了中医论治呼吸系统疾病的水平。

东晋葛洪的《肘后备急方》记载了"口对口"的人工呼吸方法，以及青蒿治疗急性热病的经验，丰富了治疗呼吸系统危急重症的经验。《褚氏遗书》提到"喉不停物，毫发必咳，血渗入喉，愈渗愈咳，愈咳愈渗"，间接说明"肺为娇脏，其性清虚"的生理特点。隋代的《诸病源候论》对呼吸系统常见的疾病做了精详的阐述，不仅论述病源、详细分类，而且判断预后，给出导引方法。唐代的《备急千金要方》《外台秘要》，宋代的《太平圣惠方》《太平惠民和剂局方》《圣济总录》等方书，不仅详细地记载了治疗肺病的内服方药、护理宜忌，而且介绍了外治、导引、吐纳等法，进一步完善了中医治疗呼吸系统疾病的方法。

金元时期的《世医得效方》记载汤散结合、针药并用的治疗方案，阐发了"喉风"的分类与证治。易水学派的张元素将肺系病证分为寒热虚实，并列举出相应的治疗药物，对后世组方产生了积极深远的影响。金元四大家中，刘完素主张"治咳先治痰"；张从正强调按"六气"论治咳嗽，以攻除痰邪为首务；李东垣擅长从脾胃论治咳嗽；朱丹溪不仅提出"痨瘵主乎阴虚"的病证特点，而且还指出喘证"未发宜扶正气为主，已发用攻邪为主"，对哮喘急性发作期与缓解期采取分期论治，并创"劫法"治疗哮喘。

明代虞抟承传丹溪遗绪，将哮证与喘证加以区分，列出鉴别要点，提出相应治法。

张景岳、赵献可对肾虚致喘、肾虚生痰的病因病机做了详细的分析，创金水六君煎、五味大剂煎等补肾化痰、止咳平喘新方，发展了中医治疗肺病的理法方药。《古今医统大全》提出治疗咳嗽时不可先用"涩药"的真知灼见。《理虚元鉴》详细地论述了肺痨的证候诊断、治疗、预后、护理与预防，总结出咳嗽、吐血、发热是其主要症状，并认识到肺痨具有传染性。《重楼玉钥》详细描述了白喉症，创制"养阴清肺汤"，提出针灸、内服、吹口、噙化四法综合治疗喉科疾病的理念。《张氏医通》记载的"白芥子涂法"，开中医敷贴治疗慢性喘咳的先河。

清代中叶所形成的温病理论，大大完善了中医对急性热病、传染性肺病等病证的诊疗，使中医治疗呼吸系统疾病步入新的阶段。

现当代的中医研究者通过结合现代科学技术，对呼吸系统的生理、病理进行了较为细致的研究。如姜春华、沈自尹等开展的肾虚与哮喘机制的系列研究，不仅从神经、内分泌、生理、病理方面阐释了哮喘的发病机制，而且探求到了补肾平喘药物的作用机制和靶点，强有力地证实了中医的科学性。肺本质相关研究则从神经递质、分子微观水平探讨了"肺主治节""肺通调水道"的具体机制，推动了中医呼吸病学的发展纵深。以姚荷生、姚梅龄为代表的盱江医派，创立"焦膜论治理论""伏风""伏饮"学说，国医大师洪广祥、晁恩祥提出"从瘀""从风"论治肺病，不仅完善了中医辨证论治体系，而且可指导临床使用纯中药有效地治疗鼻炎、支气管哮喘、慢性阻塞性肺疾病、肺间质纤维化等疑难病，并改善临床症状，极大展现了中医的治疗优势。

进入 21 世纪以来，随着现代物理、化学、数学、电子科技、生物工程等基础学科的不断进步、发展、创新，学界研发出了多导睡眠呼吸监测、NO 呼气试验、基因检测等多种检查设备、检验仪器和方法，使呼吸系统疾病的诊断更加准确，为临床的精准治疗提供了可靠的基础。同时，对呼吸系统疾病的病理生理研究不断地深入，从宏观的解剖形态逐渐延伸至神经内分泌网络及微观的分子、基因水平，并且借助先进的生物制药技术，不断推出了各类临床治疗药物，大大提升了呼吸系统疾病的治疗水平。比如针对"前列环素通路""内皮素受体通路""一氧化氮通路"的靶向药，如赛乐西帕、利奥西呱、马西替坦等大大提升了肺动脉高压患者的 1 年、3 年和 5 年生存率；美泊利珠单抗、奥马珠单抗等新型生物制剂则可对部分重症哮喘患者起到较为可靠的维持治疗作用；而针对血管内皮生长因子、表皮生长因子、成纤维细胞生长因子等因子、受体靶点的拮抗剂、抑制剂则显著地提升了部分肺癌患者的生存周期；而为大家熟知的各类抗生素，无论是初代的青霉素、磺胺、四环素、头孢菌素等，还是之后的万古霉素、利奈唑胺、多黏菌素、替加环素等，都是各类呼吸系统感染性疾病治疗方案中的中流砥柱。

纵观历史长河，回顾医学发展，国内外在呼吸系统疾病方面的各项研究成绩斐然，但随着气候变化、环境污染、人口老龄化、烟草滥用、抗生素滥用、激素滥用、新发和多重耐药致病原的出现等所带来的疾病谱的改变、疑难重症的增加，给呼吸系统疾病的防治带来了前所未有的挑战。呼吸系统疾病作为我国第一大系统性疾病，其患病率、发病率、死亡率、病死率和疾病负担率巨大，对我国人民健康构成严重威胁，呼吸系统疾病的防治形势尤为严峻。所以，我们中医学界更要坚定信念，接受考验，迎难而上，融汇中西，守正创新，开创治疗呼吸系统疾病新篇章。

第二章　诊断思路及方法

第一节　诊断思路

一、明病识证，病证结合

中医学认为，疾病通常是从总的方面反映人体功能，形质异常变化，或病理状态的诊断学概念，他具有一定的规律，有病情演变的大致轮廓，在治疗上有常规大法可循。证，一般认为是疾病某一阶段本质的反映，他以一组相关的脉症表现出来，能够不同程度地揭示某一阶段病因、病位、病性、病机，为治疗提供依据并指明方向。对证的辨析，就是运用中医理论，通过望、闻、问、切四诊，详尽地了解临床症状和体征，经过去粗取精、由表及里、由此及彼地细心分析，归纳总结而得。他从总体上把握了人体阴阳失调和脏腑功能紊乱的状态，是中医整体观的体现。

辨病与辨证相结合是当前临床普遍采用的一种方式。辨病所指的病，一是指中医的病，一是指西医的病。中西医所谓的病，有的病名是相同的，如感冒等，但绝大多数是不同的。有人认为中医只会辨证，不会辨病，这是一种误解，中医始终是讲辨病的，传统的中医辨病与辨证确实解决了不少的问题，在辨证的基础上辨病，在识病的前提下，可以更好地把握全局，了解证的发生、发展和演变。如咳嗽，中医学认为属外感者，乃风、寒、热、燥等外邪所致，其病浅而易治，但其中因燥与湿邪所致者，较为缠绵，因湿邪困脾，久而脾虚，积湿生痰，则转为内伤之痰湿咳嗽；燥伤肺津，久则肺阴亏耗，成为内伤阴虚肺燥之咳嗽，故方书有"燥咳每成痨"之

说。内伤咳嗽易反复发作，其病深，难取速效，部分老年患者，痰湿咳嗽反复日久，肺脾两伤，可发展为痰饮、咳喘，在病理演变上有两方面的转归，一因阳渐衰，病延及肾，表现为"肺气虚寒"的虚性咳喘；一因痰湿转从寒化，气不布津，停而为饮，表现为本虚标实的"寒饮伏肺"型咳喘。除此之外，肺虚咳嗽，还可因于失治误治，日益加重，使之趋于劳损。以上表明，咳嗽病有风寒、风热、风燥、痰湿、阴虚的证型，因于失治误治有向肺痨、痰饮、咳喘及虚劳转化的可能，故而在治疗肺系疾病时应注意辨证辨病的结合，以测知其预后转归顺逆。

随着中西医结合的不断深入，在医疗实践中更多地强调西医的病与中医的证相结合。中医的证注重整体，对局部往往注意不够，而西医则以现代解剖学、生理学、病理学等为基础，对病发生、发展的物质基础了解得具体，但往往注重局部而忽视整体。如果把二者结合起来，互相取长补短，就会对诊断更有帮助。

（一）有利于明确诊断

中医所讲的病，有的比较模糊与笼统。例如中医的哮病，不仅包括了西医的支气管哮喘和喘息性支气管炎，也包括肺气肿、支气管扩张、慢性气管炎、风湿性心脏病、嗜酸性粒细胞增多症等症见哮者对这些疾病均以哮病名之，显然太过粗疏。

（二）有利于早期发现疾病

西医学与现代科技密切结合，各种先进的仪器与检测手段的广泛应用，使很多潜在的疾病可被早期发现，弥补了中医的

不足。例如肺痨，早期并无特别症状，常被忽视，自从有了 X 线、CT 等影像学检查及结核菌素试验、痰涂片、痰培养检查等，就可早发现早治疗。及早正规治疗不仅可以提高疗效，而且可以减少传染的机会。对肺癌也是如此。

（三）有利于观察疗效，总结经验

如咳嗽，若不区分呼吸道感染、急性支气管炎、慢性支气管炎时，就不能进行科学的统计与分析，其经验也就不能得以很好地推广。判断某些疾病是否痊愈，单凭临床症状是否消失为依据是不够的，如肺结核，经过治疗，其中毒症状可以消失，但这不等于病已痊愈，还要看其病灶是否钙化，也就是说，判断疗效也要借助西医学的各种手段。

（四）明确疾病的症结所在，弥补辨证的不足

辨证可以把握正邪斗争的态势，识别阴阳消长之机，也能审证求因，但有时对疾病症结所在的判定欠明确，这就影响了辨证论治。如呼吸道感染、急慢性支气管炎，均有咳嗽、咳痰、胸闷、发热等症状，在没有辨病的情况下，尽管可以处方用药也能取得一定的疗效，但终归对疾病的症结所在心中无数。而一旦通过辨病明确诊断，对疾病的认识则会更为具体，在治疗上的针对性则更强，也有可能通过反复实践，摸索规律，总结出某病的专方专药，从而不断丰富中医的治疗经验。

二、审病度势，把握规律

病势的进退是任何疾病在发生、发展过程中共有的基本规律。即起病——高峰——恢复或死亡。疾病由起病向高峰发展，或由高峰继续恶化，即为病进；疾病自高峰后日趋向善，或由危转安，由重转轻，即为病退。在呼吸病的临床中，认真审病度势，是能否正确进行辨证论治的重要环节。如急性肺炎、急性支气管炎的发生、发展，就表现为初起在肺卫，继之表邪入里而表现为发热、恶寒、大汗出、口渴甚、脉洪大等热邪壅肺之病，此时疾病可有两种发展趋势，若病邪尚不甚，加以治疗得当，病情即可日趋向善，为病退；若邪甚，加以治疗不当，即可发展为危重症，便是病进。又如肺痈，依其临床发展规律，分为初（表证）期、成痈期、溃脓期、恢复期。

明确疾病的这一发展趋势，对于制定诊疗方案、防止疾病恶化有重要意义。如肺炎，一般来讲，很难在肺卫阶段将其消除，在治疗上不可像治感冒一样一汗而解，若误用发汗解表之剂，不仅可加速表邪入里之势，而且可能因过汗使邪入里而加重病情。即使用辛凉解表之剂，亦不可能使邪不入里，故初期不可一味解表。审病度势，把握疾病的演变规律，在一定程度上提高了辨证论治的水平。

三、审证求因，把握病机

中医学认为，任何疾病都有总的病机纲要，如正邪斗争、阴阳失调、升降失常等。呼吸系统疾病尚有如下的病机特点。

（一）宣降失常，气易上逆

肺主气的功能还体现在对气机升降的调节上，而气的升降则以宣发肃降为基本形式。凡外邪束肺，或痰饮、瘀血、粉尘、虫蛊阻肺，皆可致肺气郁闭而失宣；脏气受损，纳气功能减退，则使肺失肃降。肺失宣发与肃降均可产生肺气上逆的病理结果，势必影响其通调水道的功能，导致水液泛溢肌肤，表现为面浮肢肿，水液停于肺而成痰饮，从而引起各种肺系疾病。

（二）虚实夹杂，痰瘀易结

肺系疾病不仅易虚易实，而且具有虚实夹杂的病理特点。若肺卫不固，易为外邪侵袭；外寒闭肺，可损伤肺气；肺气不足，可聚湿生痰成饮，又可使血行不畅，而成瘀血。

外感邪热入里或痰饮血瘀化热，易耗伤肺津，肺阴亏虚则虚火内生，虚火内炽，煎熬津液而成痰；肺朝百脉，与宗气的生成有关，宗气贯心脉而行气血，若外邪、痰饮、虫蛊、粉尘等闭郁肺气，则影响宗气的生成，不能推动血液正常运行而使肺血瘀积。"肺为贮痰之器"，痰性黏滞每易与瘀血相互交结，而成痰瘀互阻之征。各种急、慢性肺病，均有这一病特点，其中尤以肺癌、肺源性心脏病（肺心病）、慢性阻塞性肺疾病（慢阻肺）、间质性肺病等最为突出。

（三）预后与转归

肺系疾病的转归，从疾病性质上来说，主要是由实转虚的变化；从脏腑病的转归来说，主要是肺、脾、肾之间的转移。外感者多为暴病，属实，其病在肺，但若调治失宜，亦可由外感转为内伤而累及他脏，一般病肺为轻，病脾较重，病肾尤重。《景岳全书》说："五脏皆有精气而又唯肾为元精之本，肺为元气之主，故五脏之气分受伤，则病必自上而下，由肺由脾以及于肾。五脏之精分受伤，则病必自下而上，由肾由脾以及于肺，肺肾俱病，而他脏亦不免矣。"由此可见，由肺及脾至肾的过程，即为病情由轻转重的过程，故病在肺脾，治之尚易，及至肾则治之不易，预后亦差。

在肺病的转归问题上，除肺与脾肾的关系值得注意外，肺与心的关系亦当重视。肺主气，心主血，气血相关，肺病日久，必及于心。肺病日久，反复发作，累及脾、

肾及心，使脏气亏虚，瘀血、痰凝、水饮等病理产物遂生，而演变为肺胀、肺痿等重病。

总的来说，肺病属外感者预后良好，大多在较短时间内即可获得治愈。属内伤者，易反复发作，转化为肺胀、肺痿及虚劳，此则预后较差，往往病程缠绵，迁延难愈。

第二节　诊断方法

一、辨病诊断

呼吸系统疾病的诊断，首先应做周密、详细的病史收集和体格检查，这是呼吸系统疾病诊断的基础。胸部 X 线检查对肺部疾病的筛查及诊断有着重要的价值。同时，全身性疾病常引起肺部疾病，故常规化验及其他特殊检查也是必不可少的。因此，务必要对病史、体格检查及实验室检查结果进行全面的分析，力求从病因、解剖、病理及功能等方面做出更明确的诊断。

（一）病史

主要了解对肺部有害物质的接触史及个人史。如是否接触过各种有机或无机粉尘、有害气体、霉变器物；有无吸烟史；有无生食河鲜、海鲜史；是否用过可致肺部病变的药物，如博来霉素、胺碘酮可引起肺纤维化、β- 肾上腺素阻滞剂可使支气管痉挛，氨基糖苷类抗生素可引起呼吸肌肌力降低；是否有一些遗传病，如支气管哮喘、肺泡微结石症等可有家族史。

另外，采集呼吸病的现病史，必须熟悉呼吸病的证候学。呼吸系统疾病的症状可分为全身症状和呼吸系统症状两大类。全身症状主要是一些中毒性表现，急性的或慢性的，如发热、汗出、食欲不振、消瘦、乏力、衰竭，以及一些肺外症状。呼

吸系统的主要症状有咳嗽、咳痰、咯血、胸痛及呼吸困难等（详见下文症状）。就诊断而言，详细询问患者病史，了解其特征，对诊断和鉴别诊断十分重要。

（二）症状

呼吸系统的症状主要有咳嗽、咳痰、咯血、气急、哮鸣、喘鸣、胸痛等，这些症状虽然为一般肺病所共有，但仍各有特点。

1. 咳嗽

急性发作性刺激性干咳伴有发热、声嘶，常为上呼吸道感染，提示有病毒性咽炎、喉炎、气管炎、支气管炎的可能。天气寒冷发作而气候转暖时缓解的咳嗽，多提示为慢性支气管炎。体位改变时咳痰加剧则见于肺脓肿。坐位或立位时咳嗽减轻者为支气管扩张。阵发性咳嗽可为支气管哮喘的一种表现。夜间咳嗽明显可见于左心衰竭。肺癌初期出现干咳，但当癌肿增大阻塞气道时，则发为高音调的阻塞性咳嗽。

2. 咳痰

从痰的质、量、色等可初步认定为肺系疾病。咳白色泡沫或黏液痰，感染加重时为脓性痰，多为慢性支气管炎。咳铁锈色痰为肺炎球菌性肺炎。咳红棕色胶冻样痰为克雷伯杆菌肺炎。痰呈黄色脓性，且量多，多为肺脓肿、支气管扩张的表现，伴有厌氧菌感染时，脓痰有恶臭。肺水肿时则咳粉红色稀薄泡沫痰。咖啡色痰提示肺阿米巴病；果酱色痰则提示肺血吸虫病。痰量的增或减，反映感染的加剧或炎症的缓解。若痰量突然减少，且出现体温升高，可能与支气管引流不畅有关。

3. 咯血

指痰中带血或整口鲜红色血。肺结核、支气管肺癌以咳痰带血及少量咯血为多见；支气管扩张时细支气管动脉形成的小动脉瘤或肺结核空洞壁动脉瘤破裂可引起反复、大量咯血，24小时达300ml以上。

4. 呼吸困难

呼吸困难可分为吸气性、呼气性和混合性三种。喉头水肿、喉气管炎症、肿瘤或异物引起上气道狭窄时，出现吸气性哮鸣音；哮喘或喘息性支气管炎引起下呼吸道广泛支气管痉挛时，出现呼气性哮鸣音。按其发作的快慢分为急性、慢性和反复发作性。急性气急伴胸痛常提示肺炎、气胸、胸腔积液，肺栓塞患者常出现不明原因的呼吸困难；左心衰竭患者可出现夜间阵发性呼吸困难。慢性进行性气急见于慢性阻塞性肺病、弥漫性肺间质纤维化疾病；支气管哮喘发作时则为呼气性呼吸困难，且伴哮鸣音，缓解时可消失，下次发作时又出现。

5. 胸痛

肺和脏层胸膜对痛觉并不敏感，但肺炎、肺结核、肺脓肿等病变累及壁层胸膜时则会出现胸痛。胸痛伴高热多为肺炎。肺癌侵及壁层胸膜或胸骨，出现隐痛，并且持续加剧，乃至呈刀割样痛。胸膜炎常发生在胸廓活动较大的胸部下两侧，与咳嗽、深吸气有关。自发性气胸可在剧咳或屏气时频然发生剧痛。

（三）体征

由于肺部疾病的病变性质、范围不同，胸部的体征可完全正常或出现明显异常。

1. 视诊

在病历采集中，应了解患者的病容，一般情况，咳嗽的频率、节律和深度，有无呼吸困难，有无发绀或贫血貌，咳痰的质、量、色等。

2. 触诊

详查患者锁骨上窝、颈部和腋窝部有无肿大的淋巴结。因为一个肿大的淋巴结活检，常能解决诊断问题。语言震颤亦不能忽视，如叩诊和听诊以及X线检查表明肺的某一部分有病变，而语言震颤减弱，提示有支气管肺癌的可能。

3. 叩诊

大块的肺实变、肺不张或胸腔积液时，叩诊可发现异常，但水肿病变范围较小或位置较深的肺实变则不易叩出。

4. 听诊

对肺部疾病的物理检查，听诊是最重要的一项。他能了解呼吸音的强度和性质，发现异常声音，如啰音、胸膜摩擦音、血管杂音及其他异常声音。

此外，肺系疾病常伴有肺外表现，常见的有支气管扩张和胸膜化脓性病变等所致的杵状指（趾），某些支气管肺癌所致的肺性骨关节病，还有异位内分泌综合征、副肿瘤综合征等。所以，呼吸科医生对待体格检查应克服两种不良倾向：其一，重视X线检查而轻体检；其二，只查胸部而忽略身体其他部位。

（四）辅助检查

1. 血液检查

根据需要选择相应实验室检查，可帮助诊断或明确病因，提示疾病活动或损害程度。

（1）常规检查外周血细胞。红细胞沉降率（ESR）、C反应蛋白等是非特异性炎症标志；白细胞伴中性粒细胞计数增高，常提示细菌感染；嗜酸性粒细胞增高提示寄生虫感染、真菌感染或过敏。

（2）怀疑感染，除血培养外，还可以通过PCR或免疫学检测病原基因或抗原分子。如G试验（1,3-β-D-葡聚糖试验）检测真菌表面的1,3-β-D-葡聚糖抗原，可用于区分真菌和细菌感染；GM试验（半乳甘露聚糖试验）检测曲霉特异的半乳甘露聚糖抗原，GM试验可以鉴别曲霉菌感染。还可以检测各种病原体（病毒、肺炎支原体、结核杆菌、真菌等）的血清抗体。如检测降钙素原（PCT），判断是否有细菌、真菌或寄生虫感染；γ-干扰素释放试验可检测是否有结核杆菌的感染。

（3）检测非感染性的生物标志，包括免疫球蛋白、结缔组织疾病相关自身抗体，肿瘤标志物等。

（4）血液气体分析，可以了解氧饱和度水平与血液酸碱平衡状况，为呼吸衰竭等严重肺疾病的诊断与合理治疗提供客观依据。

2. 痰液检查

痰涂片在低倍镜视野里显示，上皮细胞 < 10 个，白细胞 > 25 个为相对污染少的痰标本，定量培养菌量 $\geq 10^7 cfu/ml$，可判定为致病菌。若病经环甲膜穿刺气管吸引或经纤维支气管镜防污染双套管毛刷采样，可防止咽喉部寄殖菌对痰标本的污染，对肺部微生物感染的病因诊断有重要价值。反复做痰脱落细胞检查有助于肺癌的诊断。

3. 抗原皮肤试验

哮喘的变应原皮肤试验阳性有助于相应抗原的脱敏治疗。但结核杆菌或真菌呈阳性的皮肤反应，仅说明已受感染，并不能肯定患病。

4. 胸液检查和胸膜活检

常规胸液检查可明确胸液的性质是渗出性还是漏出性。通过胸腔穿刺抽出胸腔积液或纤维支气管镜刷取物和冲洗液，可以对胸液的溶菌酶、腺苷脱氨酶、癌胚抗原进行测定及染色体分析，有利于结核与癌性胸液的鉴别。胸膜脱落细胞和胸膜穿刺、支气管黏膜病理活检对明确肿瘤或结核有重要诊断价值。

5. 影像学检查

胸部影像学检查包括胸部X线、超声、CT和肺部放射性核素检查等。这些影像对胸部疾病的诊断各有其独特的作用，因此，在诊断上不能彼此替代，而是相互补充。

（1）胸部X线成像是诊断呼吸病的重要手段之一。其检查方法有透视胸片、体层摄影、肺血管造影和支气管造影等。确定病变的部位：位于上叶后段或下叶尖段的病变，多为肺结核或肺脓肿，位于上叶前段的块状阴影应高度怀疑肿瘤；位于下野者多为支气管肺炎、转移瘤或支气管扩张。

观察病变的范围与分布：原发性肺癌多为单发，肺结核常位于两侧上方，硅肺、粟粒结核多密布于全肺，肺转移癌常散布于两肺下野。

观察病变的形态：圆形或椭圆形应考虑肺癌或结核球；三角形尖端指向肺门者，可能为肺梗死；渗出性病变或发展迅速的病变，其边缘常较模糊；良性肿瘤、结核球等，其边缘往往清晰完整。

观察病变密度：大叶性肺炎、肿瘤、肺不张密度均匀一致；结核或化脓性炎症其密度常深浅相间。

了解病变周围与附近组织的结构：肺内块状病变伴有附近肋骨的破坏，应高度怀疑肺癌；空洞病变伴有播散病灶，应首先考虑肺结核；肺内弥漫性网状结节，同时心脏呈梨形扩大，可能为继发性肺含铁血黄素沉着症。

（2）胸部CT扫描可发现纵隔、气道、肺内及胸膜病变。在前纵隔的胸腺瘤多表现为卵圆形或不规则形；胸腺癌则表现为纵隔内肿块弥漫浸润，纵隔解剖结构不清。在中纵隔，气管旁肿块可以是囊性，如支气管囊肿，而淋巴结肿大常为实质性肿块，有的还表现为成堆的肿大淋巴结，如淋巴结结核。在后纵隔，以神经元肿瘤多见，CT表现为边界光滑、完整的肿块，有的侵蚀脊髓造成骨缺损、破坏。静脉注射造影剂后，CT扫描能区别纵隔肿块或血管，对右位主动脉弓、主动脉瘤、静脉变异等血管病变或畸形也有诊断价值。

中央气道CT扫描对原发性支气管肺癌、支气管腺癌、气管肿瘤和支气管扩张有诊断价值。胸部CT扫描对肺结核、肺结节、肺吸虫病、肺脓肿、脓胸和肺气肿有一定的辅助诊断作用，还可对胸腔积液、恶性间皮瘤、胸膜淋巴瘤和转移瘤进行诊断。

（3）磁共振影像对纵隔疾病和肺动脉栓塞的诊断有较大的帮助。

（4）肺部放射性核素检查：肺灌注扫描对肺动脉栓塞诊断价值较大，对阻塞性肺部疾病、肺心病和肺癌也有一定的诊断意义；肺气溶胶吸入扫描可了解呼吸道的通畅性，与灌注扫描相结合，可以鉴别肺动脉栓塞和其他肺内占位病变，对诊断肺病和研究肺部病理、生理均有价值；关闭容量测定对早期诊断2mm以下小气道病变有重要的临床意义。

（5）正电子发射型计算机断层显像（PET）可以准确地对肺癌、纵隔淋巴结转移进行鉴别诊断。

（6）支气管动脉造影术和栓塞术对咯血有较好的诊治价值。

（7）超声检查对胸腔积液的诊断与穿刺定位有独特价值，对胸膜间皮瘤、肺脓肿、肺囊肿、肺实变等的诊断亦有帮助，也可发现肺浅表的肿瘤，但对纵隔的肿瘤显示不明显。

6.支气管镜与胸腔镜检查

（1）纤维支气管镜（纤支镜）能弯曲自如，可深入到亚段支气管，可直视病变，还能辅助做黏膜刷检和活检、支气管镜活检、支气管镜冷冻肺活检、支气管肺泡灌洗等。对取得的组织及回收的灌洗液进行检查分析，有助于疾病的诊断。还可以结合支气管内超声完成对纵隔肿块或淋巴结的穿刺活检，提高检查的成功率并减少风险。纤支镜还能发挥治疗作用，可通过他取出异物、止血，结合高频电刀、激光、微波及药物注射治疗良、恶性肿瘤。借助纤支镜的引导还可以作气管插管。

（2）硬质支气管镜　多已被纤支镜所替代，目前主要用在复杂性气管内肿瘤或异物的摘除手术、气管支架的置放等中。

（3）胸腔镜　内科胸腔镜简便易行，可以直观观察胸膜病，进行胸膜、肺活检。用于诊断胸膜和部分肺部疾病，并可用于胸膜固定术。

7. 肺活检和细胞学检查

经纤维支气管镜做病灶肺活检，可反复取材，有利于诊断和随访；近胸壁的肺肿块等病灶，可在胸透、B型超声或CT下定位做胸壁穿刺肺活检，进行微生物和病理检查。但此两种方法所取肺组织过小，故为明确诊断，必要时可做剖胸肺活检。

对痰和胸腔积液内细胞的检查已作为诊断肺癌和其他肺疾病的一种重要方法。运用痰直接涂片、痰沉淀切片、纤维支气管镜刷取物和冲洗液胸腔积液细胞学检查等方法，可以发现病原微生物及肿瘤细胞，尤其能分辨出呼吸道恶性肿瘤的形态。

8. 呼吸生理功能测定

可了解呼吸疾病的性质及程度。如慢性阻塞性肺疾病表现为阻塞性通气功能障碍，而肺间质纤维化、胸廓畸形、胸腔积液、胸膜厚或肺切除后，均可发生限制性通气功能损害。测定通气与血流在肺内的分布、右至左静脉血的分流以及弥散功能，有助于明确换气功能损害的情况，如肺间质性纤维化疾患的弥散功能损害尤为突出。对呼吸肌功能和呼吸中枢敏感性和反应性进行测定，再结合血气分析，可对呼吸衰竭的病理、生理有了进一步了解，并能对呼吸衰竭的性质、程度、指导治疗及疗效做出全面的评价。

二、辨证诊断

中医需要系统地认识疾病，所以首先应全面客观地观察和收集与疾病相关的事实证据，即与疾病的发生、发展和变化相关的事件与现象，其中最重要的是症状、体征（包括脉象）和病史。对呼吸系统疾病的诊断而言，首先应做周密、详细的病史回顾和体格检查，有机地结合"望闻问切"与"视触叩听"，合理地使用现代检验、检查技术作为四诊的有效延伸，做到辨病与辨证的有机统一，从而提高诊断效率与准确率。

比如以常见的呼吸系统症状咳嗽为例，可从其发作时的声音特点、部位特点、时间特点、感觉特点、诱因特点以及伴随的咳痰性状、气息情况、胸躯状况、苗窍情况、寒热情况等准确地辨别出风寒暑湿燥火等病因病源，辨识出痰瘀湿饮浊等病理症结，确定心、脾、肺、肾、三焦、膜原等病位病所，把握寒邪凝闭、虚实错杂、痰气交阻、宣降失常等病机病势，做到辨病与辨证的统一，为精准施治奠定客观真实可靠的基础，而非无的放矢的试验性治疗。

若欲准确地观察和认清疾病，首先即须细微地"辨别"临床现象和本质，将正常生理现象，与异常的疾病现象区别开来，对类似现象（包括病史、症状、体征等）之间的细微差别进行必要的细微分辨，为中医分析和鉴别每类症状、体征和本质属性奠定基础。

具体来讲，肺主气，司呼吸，所以肺的病理表现主要是气机升、降、出、入的失常。肺开窍于鼻，外合皮毛，且肺为娇脏，不耐寒热，故感受六淫、疠气以及瘵虫侵袭，常首先犯肺。肺气宜宣宜降，若肺气为邪壅闭，宣降不利，常表现为咳嗽，甚则喘息。肺朝百脉，助心主治节，管理调节血液的运行，若肺气失调，可引起心气的运行不畅而发生胸闷、胸痛、咯血。肺有通调水道、下输膀胱的功能，若肺气不降，通调失利，可导致水液潴留而发为水肿和小便不利。肺与大肠互为表里，大肠职司传导，赖肺气之下降而排泄通达，大肠积滞不通，亦能影响肺的肃降。

肺的病证，有邪实与正虚之分，邪实或为寒闭，或为热闭，或为痰阻，多因起居不慎、寒热失调、感受外邪所致。若外邪日久不愈，可以转化为内伤，正气日衰，或为肺气亏虚，或为肺阴耗伤；若肺虚不能输津滋肾，可表现为肺肾阴亏；若脾虚不能散精，肺因之而虚，表现为肺脾两虚；若情志郁结，肝郁化火，上犯于肺，又可以表现为肝火犯肺。

（一）实证

1. 风寒束肺型

临床证候：咳嗽，痰稀色白，鼻塞，流清涕，微恶寒，轻度发热，无汗。舌苔白，脉浮紧。

证候分析：风寒束肺证，是指感受风寒，肺气被束，失于宣降之证。肺气不得宣降，逆而为咳；寒为阴邪，阴寒凝滞，津液不能正常输布，故痰液稀薄色白；鼻为肺窍，肺气失宣，鼻窍通气不畅，致鼻塞而流清涕；肺主气，邪客肺卫，卫气被遏，运行失畅，卫表失于正常温煦则恶寒；邪遏肌表，正气奋起抗邪则发热；邪遏卫表，腠理毛窍郁闭则无汗。

风寒表证可转化为风寒束肺证，也可因邪重使肺、卫表同时受邪，但此时应分清孰轻孰重。

2. 寒邪客肺型

临床证候：急性发作的咳嗽气喘，痰稀色白，或形寒肢冷。舌淡，苔白，脉迟缓。

证候分析：本证因寒邪直袭于肺，或寒饮犯肺，致肺失宣降、肺气上逆而为咳嗽气喘。寒为阴邪，主收涩，凝滞津液，所以津液聚而成痰，且色稀白；寒邪困遏

阳气，不能宣发于表，通达四末，肌肤失于温煦，故形寒肢冷。

寒邪客肺证与风寒束肺证的病位均在肺，均表现出咳嗽等症，但风寒束肺咳嗽，是由于风寒之邪客于肺卫而致，病势急，咳嗽较轻，并兼见恶寒、发热、无汗；寒邪客肺证因寒而致，发病急而病势缓，咳嗽更剧而兼见气喘，并因阳气被遏而形寒肢冷。若为外感风寒与寒邪内阻并见之外寒里饮证，则可见咳喘频剧，痰多而稀，恶寒无汗，形寒肢冷，乃因外寒引动而内不通，肺失宣降所致。

3. 痰湿阻肺型

临床证候：咳嗽痰多，质黏色白，易咳，伴胸闷，呕恶，纳差，身重肢困，大便稀溏。苔白腻，脉滑。

证候分析：风寒、寒湿等外邪袭肺，使肺失宣降，肺不布津，水液停聚而为痰湿；或脾虚不运，聚湿而生痰；或久咳伤肺，肺失治节，津液停聚而为痰湿。痰湿阻肺，肺失宣降，肺气不利，故见咳嗽痰多，黏腻色白，易咳，胸闷，甚则气喘痰鸣；痰湿困脾，脾失运化，则见胸闷呕恶，身困肢倦，纳差，大便稀溏。痰湿内盛则见苔腻脉滑。

本证之痰不若寒痰清稀，又不若燥痰稠黏，其量又不若寒饮之多，其色白如鸡子清而不若清水。本证因外感急性发作者属实，因内伤而慢性发作者多属本虚标实，因此，治疗时必须注意标本缓急。

4. 风热犯肺型

临床证候：咳嗽，痰稠色黄，鼻塞，流黄浊涕，发热，恶风，口干咽痛。舌尖红，苔薄黄，脉浮数。

证候分析：本证因风热之邪侵袭于肺，肺卫受邪，肺失宣降所致。风热袭肺，肺气被壅，失于清肃则咳嗽；风热灼津，炼液为痰，则见痰稠色黄；肺卫受邪，卫气奋起抗争，故发热；风热为阳邪，鼓动津

液外去，阳热袭表，腠理开泄，故见汗出；鼻为肺之窍，肺卫失宣，鼻窍不利而鼻塞不通；风热上扰，熏灼咽喉，咽喉不利则咽痛；热伤津液则口干；舌红苔黄，脉数为内有热邪之征。

本证病位在肺与卫分之间，与风热表证之表现相似。但本证以咳嗽为主症，兼表证。风热表证病位在表，以发热、恶风、咽痛为主症，也可因邪重而影响肺气之宣发而咳嗽，但多较轻。风热表证可转化为风热犯肺证。

5. 热邪壅肺型

临床证候：咳嗽，痰稠色黄，气喘息粗，壮热口渴，烦躁不安，甚则鼻翼煽动，衄血，咯血，或胸痛，咳吐脓血腥臭痰，大便干结，小便短赤。舌红苔黄，脉滑数。

证候分析：多因风温之邪从口鼻而入，或风寒、风热之邪入里化热，内壅于肺，肺失清肃所致。热壅于内，蒸腾于外，故见壮热，肌肤灼热；热灼津伤故饮水自救而见口渴多饮；热扰心神，而见心烦躁扰，甚则昏不知人；邪热壅盛，气道闭阻，则呼吸困难，甚至鼻翼煽动；热伤血络，迫血妄行，则见鼻衄、咯血；肺热久壅，血败肉腐，而成肺痈，咳吐脓血腥臭痰；里热炽盛，灼伤津液，津伤肠燥，则大便秘结，小便短赤；舌红，苔黄，脉滑数为有热之征。

风热犯肺证与热邪壅肺证有诸多相似之处，均因感受风热之邪而致，但风热犯肺证为风热并重，病在肺，风热亦逗留于肺卫之间，虽急性发作，但病势缓，咳嗽轻而易治；热邪壅肺，病全在于肺，以热为主，急性发作，病势急骤，咳嗽剧烈而伴呼吸气粗，兼见里实热证，病重，易变生他证，或成肺痈而久治不愈，或致死亡。

6. 燥邪犯肺型

临床证候：咽痒，干咳无痰或痰少而黏，不易咳出，唇、舌、咽、鼻干燥，或见身热恶寒、胸痛、咯血。舌红苔白或黄，脉数。

证候分析：因感受燥邪、侵犯肺卫所致。本证病因为风燥之邪，病位在肺与肺卫之间，其性有凉、温之别。燥邪伤人，易伤津液，肺津受伤，肺失滋润，清肃失职，唇、舌、咽、鼻失其濡润而干燥，故见干咳，或痰少而黏，咳吐不爽；燥邪留于肺卫，故见发热、恶寒等肺卫表证；凉燥犯肺则见恶寒重、发热轻；温燥犯肺则见发热重、恶寒轻；燥邪化火，灼伤肺络，而见痰中带有血丝，甚则胸痛咯血；津伤燥热内生，故见舌红、苔黄，脉数等症。

7. 风湿郁肺型

临床证候：咳嗽，偶伴咽痒，咳痰，痰色黄或白，黏滞不易咳出，胸闷，发热，肢体困重，四肢末端温热，或上热下凉，鼻塞，活动后减轻，小便黄，或见浑浊、泡沫，大便溏，黏滞不爽。舌苔白润或腻，脉濡或涩。

证候分析：本证因感受湿邪，侵犯肺卫所致。本证病因为感受风湿之邪，病位在肺与太阴经脉络属之间，其性有寒、热之别。湿邪伤人，易阻滞气机，肺气郁闭，宣降失司，故见胸闷、咳嗽；湿性凝滞，卫阳宣通不利，故见发热；湿性重浊黏滞，阻于经络，故见肢体困重，阻塞肌表经络，局部壅滞，阳气不能宣通四达，故见肢端发热；湿邪伤脾，运化失调，故见大便溏、黏；湿邪内壅，故见舌苔白润或腻，脉濡或涩。

（二）虚证

1. 肺气亏虚型

临床证候：咳喘无力，少气不足以息，动则喘甚，痰液清稀，声音低怯，面发热、色淡白或㿠白，神疲体倦，或自汗，畏风，易于感冒。舌淡，苔白，脉虚。

证候分析：本证多由长期咳喘，肺气

耗损，或脾肾气虚，化生不足，肺气亏虚而致。肺气亏虚的临床特征，一是其司呼吸的功能减退，见咳嗽、气喘、乏力等；二是卫气虚，卫外不固，易患感冒。肺气亏虚则声低无力，甚则少气不足以息，动则气耗，故动则少气之感甚；肺主通调水道，为水之上源，肺气不足，水失输布，水停于肺，随气上逆，则咳吐清稀痰液，若泛溢肌肤则为头面浮肿；喉之发音，赖肺气之充养，肺气不足，则见声音低怯；面色㿠白，神疲体倦，舌淡，苔白为气虚的常见全身症状。肺气虚则卫表不固，腠理不密，外邪易侵，一旦邪入，抵抗力差，邪不易去，终至病程久延，且卫外不固，亦多自汗、畏风。

2. 肺阴亏虚型

临床证候：咳嗽，无痰，或痰少而黏，形体消瘦，午后潮热，五心烦热，盗汗，颧红，口燥咽干，甚则痰中带血，声音嘶哑。舌红，少苔，脉细数。

证候分析：肺阴亏虚是多种原因耗伤肺阴，使肺失濡润并虚热内生的一类临床证候。外感热邪，长期发热，导致全身阴液亏损而影响及肺，使肺阴虚；或内伤久咳不愈，耗伤肺阴。肺阴亏虚，肺失滋润，必致干咳无痰，或痰少质黏难咳；肺阴亏虚，阴不制阳，虚热内生，则午后潮热，五心烦热，颧红；虚火逼津外泄则盗汗；阴精亏虚，机体失于濡养而见形体消瘦；虚火炽盛，损伤肺络，则见痰中带血；肺阴不足，喉失濡润，则声音嘶哑；舌红少津，脉细数，皆为阴虚内热之象。

（三）兼证

1. 心肺气虚型

临床证候：心悸咳喘，气短乏力，动则尤甚，胸闷，痰液清稀，面色㿠白，头晕神疲，自汗声低。舌淡，苔白，脉沉弱或结代。

证候分析：本证为心肺两脏气虚。其发生多由久病咳喘耗伤心肺之气，或禀赋不足，年高体弱等因素所致。肺气虚弱，气生成不足，心气亦虚，心气不足，心神失养，则见心悸；肺气虚，肃降无权，气机上逆，则见咳喘；气虚，津液不布，停而为痰，故有痰液，且清稀；动则气耗，故动则咳喘、心悸加剧；虚则升清无力，见面色㿠白、头晕、神疲；气虚则卫外不固，则见自汗；气不足则声低；气虚则血无以运，故见舌淡；气虚血脉运行无力，或心脉气不接续，则见脉沉弱或结代。

2. 脾肺气虚型

临床证候：久咳不已，气短而喘，痰多稀白，食欲不振，腹胀便溏，声低懒言，疲倦乏力，面色㿠白，甚则面浮足肿。舌淡苔白，脉细弱。

证候分析：本证的发生由久病咳喘，肺虚及脾，或饮食不节，劳倦伤脾，脾虚不能输精于肺而致。久咳不止，肺气受损，故喘、气短；气虚水津不布，则聚湿生痰，见痰多稀白；脾气亏虚，运化无力，则见食欲不振、腹胀、便溏；脾肺气虚，筋脉肌肉失养，则声低懒言，倦怠乏力，面色㿠白；脾虚水湿不运，肺虚水津不布，水湿渗于肌肤，故见面浮、足肿；舌淡，苔白，脉细弱为气虚表现。

3. 肺肾阴虚型

临床证候：咳嗽少痰，或痰中带血，口燥咽干，或声音嘶哑，形体消瘦，腰膝酸软，骨蒸潮热，颧红，盗汗，男子遗精，女子经少或不调。舌红，少苔，脉细数。

证候分析：肺肾阴虚证是由肺肾两脏阴液不足所致的证候。本证的发生或因久咳肺阴受损，肺虚及肾，或房劳过度，肾虚及肺所致，肺肾阴虚，在肺则清肃失职而见咳嗽、少痰，在肾则腰膝失于滋养而见腰膝酸软。阴精亏虚，虚火内生，故见形体消瘦、口燥咽干、骨蒸潮热、颧红、盗汗、舌红少苔、脉细数等；虚火上炎，灼伤肺络，络损血溢，则见痰中带血；虚火扰动精室则遗精；阴精亏虚，冲任失充则经少；火热伤络，则血溢，成崩漏、月经不调等。

4.肝火犯肺型

临床证候：胸胁灼痛，急躁易怒，头晕目赤，烦热口苦，咳嗽阵发，痰黏、量少色黄，甚则咯血。舌红，苔薄黄，脉弦数。

证候分析：肝火犯肺证是由于肝火上逆，戕害肺脏所引起的证候。本证的发生多由郁怒伤肝，或肝经热邪上逆犯肺而致。肝经气火内郁，热壅气滞，则胸胁灼痛，胸中烦热，急躁易怒；肝火上炎，故头晕目赤；热蒸胆气上溢，故见口苦；气火循经犯肺，肺受火灼，气机上逆，则为咳嗽；津为火灼，炼液成痰，故痰黄黏而少；火灼肺络，络伤血溢，则为咯血；舌红苔黄，脉弦数，为肝经实火内炽之征。

第三章 治则及用药规律

第一节 基本治则

一、西医治疗

目前，呼吸系统疾病分为四大类，即感染性肺疾病、阻塞性肺疾病、间质性肺疾病及肺部肿瘤疾病。其治疗在诊断明确的情况下均有相应的对策。

对感染性肺疾病当尽量明确病原菌及药敏试验，给予相应的抗生素治疗，同时提高机体的免疫力，并注意预防医院内交叉感染。对阻塞性肺疾病当改善气流受限，恢复其可逆部分，改善呼吸困难，预防和治疗并发症，提高生存质量。对间质性肺疾病，当行抗感染治疗，纠正缺氧及酸碱平衡失调、电解质紊乱，控制感染。对肺部肿瘤疾病，有手术、放射、化疗、免疫和运用中医中药治疗，早期发现的肺癌以手术切除为最佳治疗方法，可提高生存率。

二、中医治疗

肺病的中医治疗法则是依其生理、病理特点及病机演变规律而设立，其基本治疗法则大致有如下十二个方面。

（一）宣肺

肺主宣发，外合皮毛。肺的宣发作用能使卫气津液敷布于肌表乃至全身，从而使之能够抗御外邪、启闭毛孔、调节体温、润泽皮毛。若是外邪束表，每致肺气失宣，卫气敷布不及，不足以抗邪外达，则恶寒、发热、头身疼痛；肺气郁滞，气机不畅而易咳逆；津液布散失调又常产生水肿、痰饮等。治当宣通肺气，常用麻黄、生姜、桔梗、前胡、紫苏叶、薄荷、牛蒡子诸药组方。由于肺气不宣与各种表证常同时并存，因而治疗时亦使宣肺与解表同施并举。如风寒束表，肺气不宣者，每用麻黄汤发汗解表，宣肺平喘，或用荆防败毒散解表宣肺，疏风祛湿；风热犯肺，肺卫失宣者，则用桑菊饮、银翘散疏散风热，宣肺止咳；风客玄府，肺气不宣，水行皮里，发为湿肿，是谓风水，其属风热为患，用越婢加术汤。

由上可知，所谓宣肺主要指恢复肺的宣发功能。通过宣肺，一般可起到以下三个方面的作用：

（1）肺气宣畅，卫气别达肌表则能抗邪外出。

（2）宣肺可以利水消肿。

（3）宣肺可使气机畅达，从而起到止咳平喘的治疗效果。

（二）降肺

肺主肃降，若是肺失清肃，气不得降，必然产生咳喘、胸闷等肺气上逆之证候。治宜肃降肺气，止咳平喘，临证每用紫苏子、杏仁、厚朴、半夏、紫菀、款冬花、旋覆花、莱菔子诸药组方。苏子降气汤、定喘汤、三子养亲汤、射干麻黄汤、桂枝加厚朴杏子汤等，均系降肺之常用方。

应当指出，宣发与肃降是肺脏生理功能相辅相成的两个方面。宣发失常，气机不畅，每致肺气不降；肺失清肃，又常引起宣发异常。故临证运用宣肺之法时，常加杏仁、半夏等药辅以降肺气，使用降肺方时，亦常增麻黄、生姜等药助肺宣发，如苏子降气汤，加生姜、前胡，定喘汤中用麻黄也属此列。

（三）清肺

清泄肺热，乃根据"热者寒之"，并针对邪热壅肺、肺失和降之征而设。邪热壅盛，阻滞于肺，必见发热汗出、咳嗽气喘、痰黄黏稠、胸闷、胸痛、舌红、苔黄、脉象洪数等症。治当清肺泄热，祛邪外达，常以黄芩、栀子、生石膏、蒲公英、金银花、连翘、鱼腥草、穿心莲、野菊花、紫花地丁等组方。代表方有麻杏石甘汤、清气化痰汤、清金化痰汤等。若是热毒炽盛，损伤肺络，瘀热内蕴，蓄为痈脓而成肺痈，则伴咳吐脓血，其味腥臭难闻。此时须用千金苇茎汤加金银花、连翘、蒲公英、鱼腥草、金荞麦、瓜蒌皮等清热解毒、化瘀排脓，此亦属于清肺之法。

（四）通腑

指通导积滞以达到治疗肺脏疾患的方法。肺与大肠互为表里，功能联系十分密切。肺气肃降，津液下行，有助于大肠传导糟粕；大肠传导下行亦有利于肺气清肃下降。如果邪热壅遏于肺，津液因之被灼，无以下濡大肠，致传导失职，腑气不通；实热燥屎内结大肠，上干于肺，影响肺气肃降而产生咳逆、气促等症；实热燥屎不去，则咳喘诸症难以消除，故当视病情选用大、小承气汤或宣白承气汤荡涤热结、导滞通腑，肺之肃降功能方可恢复，若能兼清肺热则收效更好。

另外，久病虚喘，阴盛阳衰，易使阴寒与糟粕凝结于大肠，此时则须用温通寒积之法，常用《金匮要略》的大黄附子汤加味，一旦腑气得通，咳喘必见好转，尔后再以扶正固本或降气化痰法治之。

（五）泻肺

峻泻肺内伏热痰浊之法，乃根据"实者泻之"，并针对痰热浊唾内伏于肺、不易清除之证而设。常用桑白皮、葶苈子、皂荚、甘遂、大戟、芫花等组方。临证时，凡肺中伏热经久不愈，症见咳嗽、痰黄、潮热、日晡加重、舌红、苔黄者，宜以泻白散加味泻肺除热，平喘止咳；痰浊壅盛，阻滞肺系，气道不畅而致胸闷咳喘、痰稠难出、呼吸急促，甚或一身面目浮肿者，仅以化痰降逆之剂则药力不足，唯用葶苈大枣泻肺汤峻泻痰浊，方与病机合拍；饮停胸胁谓之悬饮，宜用十枣汤、控涎丹泻肺逐饮；痰浊胶固，实难咳出，若痰壅气闭而危及生命时，治当泻肺涤痰除垢，将《金匮要略》的皂荚丸速速与之。

泻肺之法多适用于邪盛而正不衰之实证。

（六）润肺

所谓清润肺燥之法，乃根据"燥者润之"，并针对外燥犯肺而设。燥邪系秋季之主气，每从口鼻而入，最易伤及肺系，症见口鼻干燥、干咳少痰、声音嘶哑、皮肤干燥等。治宜清燥润肺止咳，当予甘寒濡润之品，如南沙参、北沙参、羊乳、明党参、麦冬、梨皮、甜杏仁、浙贝母、天花粉、知母等。一般来说，初秋多为温燥，宜用桑杏汤加减，外以清宣燥邪，内以凉润肺金；深秋多为凉燥，用杏苏散化裁，功可轻宣凉燥、止咳润肺，还可化痰。若系温燥伤肺，气津俱伤而无表证者，临证又多用清燥救肺汤加减以治之。

（七）化痰

化痰是针对痰湿停聚于肺而设。无论是外感六淫，还是其他因素，均可导致肺之宣降功能失调，无法行水，于是津停而成痰湿，反之，痰湿又作为继发性的致病因素而使病情加重，使得咳喘痰涎诸症经久不愈。

化痰的药物有很多，由于形成痰湿阻

肺的原因较为复杂，因而运用化痰法时，必须针对病机，密切配合其他治法方能奏效。如属寒痰，常选半夏、莱菔子、白芥子、紫菀、款冬花等药，方如苏子降气汤、三子养亲汤、苓甘五味姜辛汤；热痰则选瓜蒌、浙贝母、三叶青、浮海石、海蛤粉等药，方如定喘汤、清金化痰汤、小陷胸汤。其他如燥湿化痰之二陈汤，益气化痰之六君子汤，润燥化痰之贝母瓜蒌散，解表化痰之止咳散等，皆系常用之方。

（八）补肺

补肺即补益肺气，根据"虚则补之"，针对肺气不足而设，每以神疲少气、面色无华、咳喘无力、动则尤甚为主症，治当补肺益气，常用人参、五指毛桃、黄芪、太子参、白术、茯苓、炙甘草等药组方，代表方如黄芪四君子汤、补肺汤。临证时应根据病因、病机灵活选方。如脾虚土不生金，则痰湿停滞，宜用六君子汤"培土生金"；肺虚宗气生成不足，无以"贯心脉以行气血"，易心血瘀阻，治宜益气活血，可用桃红八珍汤加减；肺气虚弱，卫外功能减弱则易感冒、自汗，须用玉屏风散、黄芪桂枝五物汤益气固表，此皆视病情而定。

（九）温肺

温肺即温补肺阳之法，是针对肺中之阳不足，寒饮停滞于内而设。前人虽少有肺阳虚之说，然临床确实有之。该证的形成，多因肺气虚久，累及肺阳，或因肾阳亏乏，无以温肺，或因肺阳本虚，外寒引动内饮触发并加重，或因反复感寒而使肺阳渐伤所致，其症总以痰涎清稀、量多、白如泡沫、畏寒肢冷、咳喘无力甚或虚浮为主，治当温补肺阳、散寒化饮，药用干姜、细辛、桂枝、白芥子、肉桂、附片、淫羊藿、补骨脂、肉苁蓉、巴戟天、鹿角、

冬虫夏草、鹿角胶（后七味乃通过补肾阳以温肺）。由于肺阳虚因多种因素所致，故临证很少单独运用温肺一法，大都配合化痰平喘、补肺益气、疏散外寒、温肾纳气诸法治之，常用苓甘五味姜辛汤、杏仁汤及甘草干姜汤、肾气丸、小青龙汤、黄芪四君子汤加干姜、细辛等方。

还需注意的是，所谓肺气虚常表现为单纯的功能衰退征象，故当用人参、党参、黄芪等补益肺气，而肺阳虚则必见一派虚冷征象，宜用干姜、细辛等温阳散寒。阳虚的形成多因气虚日久发展而来，犹如脾阳虚多因脾气虚发展而来、肾阳虚多由肾气虚发展而来。因而温肺阳时，每加益肺气之药。

（十）养肺

养肺即滋阴养肺之法，乃针对肺阴不足而设。肺为娇脏，不耐寒热，寒则肺阳易伤，热则阴津易灼。阴虚必使火旺，使得阴津再伤。干咳少痰、形瘦气弱、口干咽燥、午后潮热、五心烦热、盗汗颧赤、舌红少津是其常见症状。常用沙参、麦冬、百合、百部、玉竹、生地黄、山药、鳖甲、知母、地骨皮等药滋养肺阴，兼清虚热。临证选方，滋阴养肺为主者宜用沙参麦冬汤加味；滋阴降火为主者多用百合固金汤化裁；肺肾阴虚者常用麦味地黄汤加减；肺胃阴亏则宜用麦门冬汤加减以治之。

润肺与养肺两法，虽都选用甘寒濡润之品，然前者主治外燥为患，并多与轻宣之药同用，以祛邪为主；后者则主治肺阴不足，常与降火之药并施，以扶正为主。因病因、病机不同，故治法有别。

（十一）敛肺

敛肺即收敛肺气之法，乃根据"散者收之"，并针对久病虚喘、肺气欲散之征而设，咳嗽既久，正气大伤，肺气耗散不收

之症，每见咳喘、气促、倦怠、汗多、畏寒，或口干、面赤、脉弱，此为肺气大伤，耗散不收，须急收敛肺气，常用五味子、黄芪、人参、诃子、山茱萸、白果仁、乌梅等药。临证多以生脉散或来复汤为主方，再视病情随症加减药物。又如肺气虚、肺阳虚、肾不纳气等证，常兼有肺气耗散之候，此时若无明显痰湿之象，可用补肺汤、苓甘五味姜辛汤、七味都气丸诸方，方中均用五味子以收敛耗散之气。

补肺与敛肺，前法适用于一般之肺气虚者，后者则用于肺气大伤者。

（十二）止血

止血即制止肺络溢血之法。咯血的成因甚为复杂，临证必须审因论治，倘若一见血出，便用止血之剂，则易产生"闭门留寇"之弊，甚至加重出血的症状。例如属阴虚火旺、灼伤肺络而咯血鲜红者，宜用百合固金汤加炒栀子、白及、地榆等滋阴降火药以止血；肝郁化火、木火刑金，或见痰中带血，或咳吐大量鲜红纯血，常用泻白散合黛蛤散加黄芩、栀子、龙胆草清肝泻火、凉血止血；痰热壅肺、热伤肺络，每见痰中带血如铁锈色，则用麻杏石甘汤加鱼腥草、黄芩、蒲公英、紫花地丁等清热化痰以止血；大量咯血不止时，当急则治其标，可用十灰散先止血，一旦病情缓解，再议治本之法，大量咯血，阴不敛阳，当益气回阳救逆，用独参汤或参附汤。

此外，止咳平喘、纳气平喘亦应属治肺大法之列，而此法实际上已分述于各法之中，故不赘述。

综上所述，中医治肺有法可依，有方可循，凡肺所生之病，皆可依法用之，随法选方用药，然疾病的发生、发展往往是极其复杂的，单纯运用某一种治法，不易达到预期效果，因而临证多是两法或数法联合运用，如此方能事半功倍。

三、中西医结合治疗

呼吸系统疾病的中西医结合治疗，突出了中西医结合的特色，不仅提高了近期疗效，也提高了远期疗效。

例如，通过对慢性支气管炎和支气管哮喘进行中西医结合防治研究，总结出"急则治标，缓则治本""发时治肺，平时治肾"的治则，已成为防治呼吸系统病有普遍意义且有效的治则。

第二节　用药规律

一、常用中药

1. 补肺气

人参、党参、黄芪、五指毛桃、山药、黄精、蛤蚧、冬虫夏草、炙甘草。

2. 敛肺气

五味子、山茱萸、白果、诃子、乌梅、胡桃肉。

3. 养肺阴

天门冬、麦冬、北沙参、南沙参、羊乳、明党参、百合、生地黄、熟地黄、玉竹、川贝母、天花粉、阿胶、芦根、知母、玄参、石斛。

4. 温肺寒

麻黄、苏叶、细辛、干姜、生姜、紫菀、款冬花。

5. 宣肺气

杏仁、桔梗、前胡、射干、牛蒡子、桑叶、蝉蜕、百部。

6. 清热痰

川贝母、浙贝母、天竺黄、瓜蒌、竹沥、胆南星、射干、黄芩、芦根、葶苈子、前胡、杏仁、竹茹、马兜铃。

7. 清肺热

桑叶、黄芩、知母、瓜蒌、桑白皮、地骨皮、石膏、芦根、枇杷叶。

8. 温寒痰

白芥子、半夏、细辛、陈皮、干姜、紫菀、款冬花、百部、金沸草。

9. 化痰核

猫爪草、夏枯草、浙贝母、土贝母、瓦楞子。

10. 降肺气

紫苏子、莱菔子、旋覆花、白前、桑白皮、枇杷叶、前胡、马兜铃、射干、款冬花。

11. 通鼻窍

鹅不食草、辛夷、苍耳子、白芷、藁本。

12. 泻肺水

葶苈子、桑白皮、冬瓜皮、防己、龙葵。

13. 清虚热

青蒿、鳖甲、地骨皮、黄精。

14. 止肺血

花蕊石、三七、茜草、蒲黄、白及、仙鹤草、侧柏叶、墨旱莲、藕节、大蓟、小蓟。

二、中西药合用

中西药合用是现代中西医结合临床治疗的特征之一，他既不排除西医的病因、治疗及对症处理，也不否认中医的辨证论治，同时，还结合现代中西医研究的新成果，在中医辨证论治的前提下，选用一些有特殊作用的中草药，使临床疗效大幅度地提高，同时也克服了西药的某些不良作用。对肺病的中西医结合治疗也不例外，临床上中西药合用也不鲜见。如治疗急性支气管肺炎时，在明确病原菌后，可选用合适的抗生素，同时配合中药，如因外感风寒而致者，可选用止嗽散、小青龙汤等；风热犯肺者，可选用桑菊饮、麻杏石甘汤等；痰湿蕴肺者，可选用二陈汤、三子养亲汤等；痰热郁肺者，可选用清气化痰丸、

清金化痰汤、泻白散等，再酌加具有广谱抗菌作用、抗肺炎双球菌、抗病毒的药物，不仅可缩短疗程，还可以提高疗效。对肺结核的治疗，在选用世界卫生组织（WHO）推荐的化疗方案基础上，配合中医辨证治疗，对盗汗、消瘦、低热、痰、出血等症状的消除有着积极意义，同时也可减少抗结核药物的不良反应。对肺癌的治疗也是如此，中西药合用，对提高疗效、减轻放化疗不良反应有着不可忽视的作用，对进行过手术治疗的患者，能促进其伤口的愈合，减少并发症。中西药合用在危急重症的抢救中也有显著的疗效，如血必净联合各类抗生素、血管活性药物救治脓毒症的临床效果要明显优于单纯西药方案治疗。

中药现代药理研究在呼吸系统的应用如下。

1. 兴奋呼吸中枢

麻黄、洋金花、樟脑、蟾蜍、麝香、艾叶、生姜、白芷、益母草、红花、独活、天麻等。

2. 镇静呼吸中枢

苦杏仁、桃仁、白果、枇杷叶、款冬花、百部、全蝎等。

3. 舒张支气管平滑肌

麻黄、洋金花、杏仁、白果、银杏叶、地龙、葶苈子、苏子、浙贝母、半夏、旋覆花、鱼腥草、满山红、矮地茶、侧柏叶、厚朴、五味子、冬虫夏草、胡桃肉、橘皮等。

4. 镇咳

苦杏仁、桃仁、款冬花、艾叶、百部、川贝母、枇杷叶、甘草、半夏、旋覆花、紫菀、前胡、桑白皮、马兜铃、知母、北沙参、百合、天门冬、麦冬、苏子、瓜蒌、浙贝母、罗汉果等。

5. 祛痰

桔梗、远志、艾叶、紫菀、半夏、制南星、南沙参、甘草、皂荚、矮地茶、青果等。

6. 激活体液免疫及抗体形成

人参、党参、黄芪、白术、白花蛇舌草、山药、黄精、山豆根、仙茅、淫羊藿、黄连、黄柏、大青叶、板蓝根、紫河车、穿心莲、鱼腥草、野菊花等。

7. 促进淋巴细胞转化

黄连、黄芩、金银花、蒲公英、黄芪、淫羊藿、五味子、阿胶、白芍、柴胡、川芎、当归、红花、丹参、枸杞子、女贞子等。

8. 提高细胞免疫功能

人参、黄芪、黄精、党参、白术、山药、地黄、五味子等。

9. 升高因放化疗所减少的白细胞和血小板

黄芪、当归、太子参、白术、阿胶、鹿角胶、牛角腮、丹参、鸡血藤、生地黄、熟地黄、冬虫夏草、五味子、山茱萸、玄参、石斛、红枣等。

10. 广谱抗菌

金银花、连翘、板蓝根、大青叶、青黛、黄芩、黄连、黄柏、地丁、蒲公英、败酱草、穿心莲、山豆根、知母、栀子、丹皮、白芍、夏枯草、瓜蒌、十大功劳叶等。

11. 抗肺炎双球菌

除广谱抗菌中草药外，还有桔梗、虎杖、牛蒡子、侧柏叶、艾叶、厚朴。

12. 抗结核杆菌

猫爪草、天门冬、百部、黄芩、夏枯草、黄芩、紫菀、远志、白及、柴胡、冬虫夏草、丹参、黄精、玉竹等。

13. 抗肺癌

薏苡仁、三叶青、蛇六谷、浙贝母、壁虎、水蛭、石见穿、藤梨根、猫人参、猫爪草、重楼、龙葵、白英等。

值得注意的是，中西药合用是辨病与辨证相结合的结果，不是无序的中西药混搭，而是相辅相成、互为弼佐，从而取得良效。

第四章　提高临床疗效的思路与方法

一、紧扣病因本质

对因治疗是中西医治疗观的一致认识，是保证临床疗效的绝对关键。呼吸系统疾病虽然病因繁杂、病证多样，但中医仍可据脉症等分析、综合归纳出其中的病因病源、病位病所、病机病势，从而采取有效的治疗方案。比如以咽痒咳嗽为例，西医学认为本症为气道炎症高敏反应，多行抗感染、抗组胺、解痉止咳等治疗，而中医则多从"风"论治，以"风性挛急、善行而数变"故。然而从风论治不是简单地使用荆芥、防风、僵蚕、蝉蜕、苏叶、地龙等所谓祛风药物的随意堆砌，而是要据脉症细分为"外风""内风""伏风"。外风多为风寒、风湿、风热，治以疏风散寒、疏风透湿、疏风清热之法，分予三拗汤、麻杏苡甘汤、桑菊饮；内风则有因燥生风、因湿生风、因瘀生风等，治以滋阴息风、透湿祛风、祛瘀宁风等法，分予清燥救肺汤、胃苓汤、会厌逐瘀汤；伏风则以祛邪透风为主，予蝉蜕、荆芥穗、生姜皮等药。再者，如鼻塞一症，若晨起加重，转换体位逐渐加重，活动后减轻，多为湿邪作祟，因湿性弥漫，并有下趋之性，可从麻杏苡甘汤法；若随体位改变立即加重，多为饮邪为患，因饮性流动，可从防己茯苓汤法；若遇寒加重、遇热减轻，多为阳失敷布，寒湿郁闭，可从升阳益胃汤法；阳气虚弱者，可从右归法。诸如此类，不胜枚举，由此可知"观其脉证，知犯何逆"是"随证治之"的绝对基础。

二、把握好表证关

肺主卫，统皮毛，为人体之藩篱；其官窍在上为鼻，在中为喉。外感六淫均能伤及皮毛，损及藩篱，侵害官窍。如《温热论》所言："温邪上受，首先犯肺。"观诸呼吸系统疾病，无论是感冒、鼻炎、喉炎等轻浅之疾，还是慢性阻塞性肺疾病、肺源性心脏病、间质性肺病等疑难重症，皆可见表邪作祟。在治疗中不仅要重视表证，而且要辨识出十二经表证，能够认得清表邪里陷，守得住表证关，做得到托邪外出，从而有效解除表证。比如以过敏三部曲"湿疹—过敏性鼻炎—支气管哮喘"为例，其临床多表现为起初易发湿疹，继而出现过敏性鼻炎，而后又出现哮喘，此种发病模式为典型的表邪里陷。即风寒湿邪侵犯皮毛，郁闭腠理，失于疏解透发，同时过于凉润阴柔，致使风寒湿不能外出，内陷经络，循经上扰苗窍，而作鼻炎之疾，徒以疏散清热为准绳，用消炎、冷水洗鼻、激素喷鼻，折损气血阴阳，致使正气无力，不能托邪外出，风寒湿邪循焦膜内陷脏腑，生痰成瘀停饮，盘踞气道焦膜，阻滞气机宣畅，遂发哮喘之疾。治疗上应以托里解表透邪为大法，将脏腑内陷之邪逐步托出腠理。

三、整体调节与局部治疗相结合

中医学及西医学均认为，人体各功能、系统内的脏腑、器官、组织在生理上、病理上都存在着密切关系，不同功能、系统内的脏腑、器官、组织也存在着相互促进（相生）或相互抑制（相克）的影响，因而在疾病诊疗上均要采取整体观，以整体协调局部。例如，中医诊疗呼吸系统疾病，无论是疾病观中的"五脏六腑皆能致咳，非独肺也"，还是治疗方法中的"补土生金""滋水生金""托里解表"，均彰显这一原则，从而合理有效地解决"虚弱结滞"的问题。

整体调节的关键在于辨识素体，局部治疗的关键在于清楚辨别病理因素。例如，外寒内饮型的支气管哮喘或慢性阻塞性肺疾病患者，常规处方为小青龙汤，然若患者长期使用激素治疗，服用本方将大概率导致胸闷、汗出、喘咳加重甚至厥脱，因激素易于耗损阳气及阴血，使肺叶呈焦燥之势；而以整体来看，在益气养阴或滋阴扶阳基础上加用散寒蠲饮之法，往往可收事半功倍之效。再者如慢性喘咳患者，平素咳痰不断，若仅关注局部之痰，使用二陈汤、三子养亲汤等，则效果甚微，而以行气、祛瘀、化痰治疗局部，加以健脾益气、补益肺肾调节整体，往往可收到良效。

四、治未病

《素问》有言："圣人不治已病治未病，不治已乱治未乱。"清代《温热论》云："务在先安未受邪之地，恐其陷入易易耳。"足见中医"治未病"思想源远流长。而对于呼吸系统疾病来说，"治未病"有着举足轻重的地位，主要包括病早治和病后治传两个方面。如感冒、咳嗽等急性病，治疗上必须抓住时机，早期诊断，早期治疗，将其消灭在萌芽状态和初期阶段，避免形成"治咳不成反成喘"的不利证候。重症肺炎则重在"先安未受邪之地"，顾护阴阳、气血、津液，以免"逆传心包"，导致"阴阳离决"，成"厥脱"之危象。哮喘、慢性支气管炎、支气管扩张等慢性病，则需在缓解期进行培元固本治疗，尽早使用除痰瘀之药，以降低其急性发作频率，阻断其向慢性阻塞性肺疾病、肺源性心脏病的传变。

五、重视调摄护理

肺为娇脏，不耐寒热；肺为清虚之脏，纤毫必咳。所以呼吸系统疾病的护理必须基于肺脏的生理特点，并在辨证论治指导下开展进行，如下三点为重中之重。

其一，要避风寒。因"风为百病之始"，且"形寒饮冷则伤肺"，呼吸系统疾病的诱发、加重均与感受风寒有着极大关联，故穿衣应做到"寒无凄怆，暑无出汗"。

其二，要调饮食。寒温适口，应"热无灼唇，寒无冰齿"；少食饮乳制品、生冷油腻等易生痰滞气之品；饮食有节，避免"过饱伤肺"；可辨证施膳，补药力之不逮，如肺脾气虚者，可用五指毛桃、山药、薏苡仁、莲子煲粥以健脾益肺、祛湿化痰。

其三，居处洁净。严格戒烟，避免粉尘雾霾、油烟、臭氧、辐射等理化毒物刺激，降低慢性阻塞性肺疾病、肺纤维化、尘肺等发病率；居处环境应干净整洁，通风透气，避免阴暗潮湿，饲养各类宠物应做到有效的人畜隔离；控制公共场所洗浴频次，以减少感染隐球菌、霉菌、嗜肺军团菌等细菌、真菌、病毒的机会，降低罹患肺炎、肺脓肿、肺结核等病的可能性。

主要参考文献

［1］杨宝峰. 基础与临床药理学［M］. 北京：人民卫生出版社，2018.

［2］吴勉华，石岩. 中医内科学［M］. 北京：中国中医药出版社，2021.

［3］郭宏伟，徐江雁. 中国医学史［M］. 北京：中国中医药出版社，2021.

［4］郑洪新，杨柱. 中医基础理论［M］. 北京：中国中医药出版社，2021.

［5］尚力，戴铭. 中医各家学说［M］. 北京：中国中医药出版社，2021.

［6］王振国，徐建云. 中外医学史［M］. 北京：中国中医药出版社，2021.

［7］王洪图. 内经［M］//中医药学高级丛书. 北京：人民卫生出版社，2021.

［8］姚梅龄. 姚梅龄医学全集［M］. 北京：中国中医药出版社，2021.

［9］周仲瑛. 哮喘杂谈［J］. 江苏中医，2000（8）：1-5.

［10］韩颖萍，杨广源，杨永学，等. 实用呼吸病学临床手册［M］. 北京：中国中医药出版社，2016.

［11］佚名. 黄帝内经·素问［M］. 田代华，整理. 北京：人民卫生出版社，2005.

［12］周永霞，洪介民，陈可静. 六淫致病对儿童哮喘的影响及冷热哮证微观指标的观察［J］. 广州中医药大学学报，2004，21（3）：182-184.

［13］滑寿. 难经本义［M］. 于莉英，点校. 南京：江苏科学技术出版社，2008.

［14］佚名. 灵枢经［M］. 田代华，刘更生，整理. 北京：人民卫生出版社，2005.

［15］华佗. 华氏中藏经［M］. 古求知，校注. 北京：中国医药科技出版社，2011.

［16］董峰，王成彬. 哮喘与凝血［J］. 临床检验杂志，2012，1（4）：205-210.

［17］刘琪军. 牟德英活血化瘀法治疗支气管哮喘作用机制的研究概况［J］. 中药与临床，2010，1（2）：58-60.

临床篇

第五章　上呼吸道感染性疾病

第一节　急性上呼吸道感染

急性上呼吸道感染，简称急性上感，是由各种病毒和/或细菌引起，主要侵犯鼻、咽或喉部的急性炎症总称。本病发病率高、传染性强，常继发肾炎、副鼻窦炎、心肌炎、肺炎、风湿热、中耳炎、支气管炎等病证。一般病势较轻、病程较短、预后较好。

依据临床症状，中医学将其归属于"感冒""伤风""喉痹""咳嗽"等病范畴。而流行性感冒，即中医"时行感冒"，也涉及本病。《仁斋直指方论·诸风》中有"治感冒风邪，发热头痛，咳嗽声重，涕唾稠黏"，最早提出"感冒"病名。《素问·骨空论篇》说"风者百病之始也……风从外入，令人振寒，汗出头痛，身重恶寒"，即是对感冒的最早描述。汉代张仲景《伤寒论·辨太阳病脉证并治》最早对感冒进行辨证论治。宋代陈无择在《三因极一病证方论·叙伤风论》中指出，治足太阳膀胱经伤风用桂枝汤；治足阳明胃经伤风用杏子汤；治足少阳胆经伤风用柴胡加桂汤；治足太阴脾经伤风用桂枝芍药汤；治足少阴肾经伤风用桂附汤；治足厥阴肝经伤风用八物汤。此外，元明清及近代的各位医家也都对本病的理法方药有详尽的论述和见解。

一、病因病机

（一）西医学认识

急性上感有70%~80%由病毒引起，包括鼻病毒、冠状病毒、腺病毒、流感和副流感病毒以及呼吸道合胞病毒、埃可病毒和柯萨奇病毒等。另有20%~30%的急性上感为细菌引起，多见口腔定植菌溶血性链球菌感染，其次为流感嗜血杆菌、肺炎链球菌和金黄金葡萄球菌等，偶见革兰阴性杆菌，可单纯发生或继发于病毒感染后。接触病原体后是否发病，还取决于传播途径和人群易感性。淋雨受凉、气候突变、过度劳累等可降低呼吸道局部防御功能，致使原存的病毒或细菌迅速繁殖，或者直接、间接接触携带病原体的患者，如空气传播以及接触污染的手、用具，使病原体进入上呼吸道，从而诱发本病。老幼体弱，免疫功能低下或有慢性呼吸道疾病者，更易发病。

组织病理学一般无明显改变，但亦可出现上皮细胞损伤。可有炎症因子参与发病，使上呼吸道黏膜充血、分泌物增多、单核细胞浸润、浆液性及黏液性炎性渗出。继发细菌感染者，可有中性粒细胞浸润及脓性分泌物。黏膜充血导致临床上出现鼻塞、咽喉疼痛、咽鼓管水肿。呼吸道上皮损伤及炎症因子的释放入血导致患者出现发热、全身肌肉酸痛等症状。

（二）中医学认识

本病多与外感风、寒、暑、湿、燥、火六淫邪气有关。六淫可单独致病，但常常是互相兼夹为病，以风邪为首，冬季夹寒，春季夹热，夏季夹暑湿，秋季夹燥，梅雨季节夹湿邪。临床以冬、春两季发病率较高，故以风邪夹寒、夹热多见。

基本病机为邪犯肺卫，卫表不和。病位在肺卫。外邪侵犯肺卫的途径有二，或从口鼻而入，或从皮毛内侵。风性轻扬，为病多犯上焦，《素问·太阴阳明论篇》云：“伤于风者，上先受之。”肺处胸中，位于上焦，主呼吸，喉为其系，开窍于鼻，外合皮毛，职司卫外，为人身之藩篱，故外邪从口鼻、皮毛入侵，肺卫首当其冲，感邪之后，随即出现卫表不和及上焦肺系症状。因病邪在外、在表，故尤以卫表不和为主。

卫外功能减弱，外邪乘袭致病。外邪侵袭人体，但是否发病，关键在于卫气之强弱，同时与感邪的轻重有关。《灵枢》曰：“风雨寒热不得虚，邪不能独伤人。”若正不胜邪，邪犯卫表，即可致病。一般有以下几种情况。

1.六淫肆虐，人体未能应变

气候突变，冷热失常，六淫病邪猖獗，卫外之气失于调节应变，即可受邪发病。若属时行疫毒为患，多造成广泛流行。

2.生活起居不当，寒温失调

外邪乘袭，如更衣脱帽，贪凉露宿，冒风淋雨，或过度疲劳，以致腠理不密，营卫失和。

3.体质偏弱，易感外邪

体质不强，正气虚弱，卫表不固，稍有不慎，极易感邪。如阳气虚者，感邪多从寒化，且易感受风寒之邪；阴血虚者，感邪多从热化、燥化，且易感受燥热之邪。临床上称之为虚体感冒。

4.肺有宿邪，易受新感

肺经素有痰热，或痰湿内蕴，肺卫调节功能低下，则每易感受外邪，内外相引而发病，临床上可见内热外寒错杂证候，痰湿之体可见湿盛症状。

二、临床诊断

（一）辨病诊断

1.临床表现

根据病因和病变范围的不同，分为以下类型。

（1）普通感冒　又称急性鼻炎或上呼吸道卡他，以鼻咽部卡他症状为主要临床表现。起病较急，发病同时或数小时后可有喷嚏、鼻塞、流清水样鼻涕等症状。2~3天后鼻涕变稠，常伴咽痛、流泪、味觉减退、呼吸不畅、声嘶等症状。一般无发热及全身症状，或仅见低热、不适、轻度畏寒、头痛。体检可见鼻腔黏膜充血、水肿、有分泌物，咽部轻度充血。一般5~7天可痊愈。

（2）急性病毒性咽炎或喉炎　①急性病毒性咽炎：临床特征为咽部发痒或有灼热感，咳嗽少见，一般咽痛不明显。当吞咽疼痛时，常提示有链球菌感染。体检咽部明显充血水肿，颌下淋巴结肿大且有触痛。②急性病毒性喉炎：临床特征为声嘶、发声困难，常有发热、咽痛或咳嗽。体检可见喉部水肿、充血，局部淋巴结轻度肿大，并有触痛，可闻及喉部的喘鸣音。

（3）急性疱疹性咽峡炎　多于夏季发作，儿童多见，偶见于成年人。表现为明显咽痛、发热，体检可见咽充血，软腭、悬雍垂、咽及扁桃体表面有灰白色疱疹及浅表溃疡，周围有红晕，以后形成疱疹。病程约1周。

（4）咽结膜热　咽结膜热是一种表现为急性滤泡性结膜炎，并伴有上呼吸道感染和发热的病毒性结膜炎，常发生于夏季，儿童多见，游泳者易于感染。临床主要表现为发热、咽炎、结膜炎三大症状。病程4~6天。

（5）细菌性咽炎及扁桃体炎　起病急，临床表现为咽痛、畏寒、发热（体温可达39℃以上）。体检可见咽部明显充血，扁桃体肿大、充血，表面可有黄色脓性分泌物，可伴有颌下淋巴结肿大、压痛，肺部无异常体征。

2. 诊断

根据病史、流行病学、鼻咽部的症状体征，结合周围血象可做出临床诊断，一般无须病因诊断。

（1）病史　以上呼吸道卡他症状、咽干、咽痒为临床表现，可合并发热、头痛。咽炎患者可出现咽痒、咽痛。

（2）查体　鼻腔黏膜、咽部充血、水肿、有分泌物，颌下淋巴结肿大且有触痛，扁桃体肿大、充血，表面有黄色脓性分泌物。肺部常无异常体征，如存在上气道梗阻，可闻及喉部的喘鸣音。

（3）辅助检查　①外周血常规：病毒性感染时外周血白细胞计数正常或偏低，淋巴细胞比例升高；细菌性感染时，外周血白细胞总数和中性粒细胞比例增多，有核左移现象。②X线胸片检查：一般无需此项检查，如需鉴别肺炎时可考虑。

（二）辨证诊断

本病初起多见鼻塞声重、喷嚏、流涕、恶风，继则恶寒怕冷、发热头痛、咳嗽、咽痛、身楚不适，甚则四肢酸痛等。病程5~7天。若属时行感冒，则发病较急，症状较重，同时有明显的流行性，常突然恶寒，甚则寒战、高热。周身酸痛，全身症状明显，在同一地区可同时多人发病，而且可出现传变。由于正气有强弱，四时六气有别，故感邪有轻重，症状有微甚，脉象也有差异，且多见兼夹之证，另外还有寒热虚实，因此临床上需详加辨认。

1. 风寒束表型

临床证候：恶寒重，发热重，无汗，头痛，肢体酸楚，甚则疼痛，鼻塞声重，喷嚏，时流清涕，咽痒，咳嗽，痰白稀薄，舌苔薄白，脉浮或浮紧。

证候分析：感受风寒，肺气被束，失于宣畅。肺气不得宣降，逆而为咳；寒为阴邪，阴寒凝滞，津液不能正常输布，聚而成痰，故痰稀色白；鼻为肺窍，肺气失宣，鼻窍通气不畅，致鼻塞而流清涕；肺主气，属卫，邪客肺卫，卫气被遏，运行失畅，卫表失于正常温煦则恶寒；邪遏肌表，正气奋起抗邪则发热；邪遏卫表，腠理毛窍郁闭则无汗。

2. 风寒郁热型

临床证候：恶寒渐轻，发热增盛，无汗或汗出不畅，头痛，目疼，口干，口渴，牙痛，咽痛，肢体酸楚，甚则疼痛，舌苔薄白或黄，舌尖红，脉浮数或洪。

证候分析：外感风寒，失于解表，或误用寒凉，致使风寒郁而不解，郁热内生，故见恶寒渐轻；热势弛张，外裹风寒，欲透而不达，故见无汗或汗出不畅；郁热内生，热性炎上，循经上扰头目，故见头痛、目疼、牙痛、咽痛；风寒未尽，卫气营血有失畅达，故见肢体酸楚疼痛。

3. 风热犯表型

临床证候：身热较著，微恶风，汗泄不畅，咽干，甚则咽痛，鼻塞，流黄稠涕，头涨痛，咳嗽，痰黏或黄，口干欲饮，小便黄，舌尖红，舌苔薄白干或薄黄，脉浮数。

证候分析：风热之邪侵袭于肺，肺卫受邪，肺失宣降所致。风热袭肺，肺气被壅，失于清肃则咳嗽；风热灼津，炼液为痰，见痰稠色黄。肺合皮毛，风热袭肺而留于肺卫，故见肺卫失宣之风热表证。肺卫受邪，卫气奋起抗争，故发热；风热为阳邪，阳热袭表，腠理开泄，故见汗出；肺卫失宣，鼻窍不利而鼻塞不通；风热上扰，熏灼咽喉，咽喉不利则咽痛；热伤津液则口干；舌红，苔黄，脉数为内有热邪之征。

4. 暑湿伤表型

临床证候：发热，微恶风，身热不扬，汗出不畅，肢体困重或酸痛，头重如裹，胸闷脘痞，纳呆，鼻塞，流浊涕，心烦口渴，大便溏，小便短赤，舌苔白腻或黄腻，脉濡数。

证候分析：暑湿伤表，表卫不和，故见恶风、身热不扬、汗出不畅；湿性重浊，凝闭气机，气血运行受阻，故见肢体困重、酸痛；湿阻中焦，脾胃失运，清阳不升，故见头晕、胸闷、脘痞。

5. 风湿犯表型

临床证候：发热，微恶风或恶寒，高热或身热不扬，汗出不畅，肢体困重或酸痛，头重如裹，胸闷脘痞，纳呆，鼻塞，四肢末梢发热，或上热下凉，大便溏，舌苔白腻或黄腻，脉濡数。

证候分析：风湿犯表，表卫不和，故见恶风、恶寒；卫阳被郁，故见高热；湿邪凝闭阳气，阳气郁于四肢，与湿相搏，故见四肢末梢发热；湿邪郁滞，瘀热内生，熏蒸于上，故见上热，阳气不能下达，故下肢发冷。

6. 虚体感冒

（1）气虚感冒型

临床证候：恶寒或恶风较甚，或并发热，鼻塞，流涕，气短，乏力，自汗，咳嗽，痰白，咳痰无力，平素神疲体弱，或易感冒，舌淡，苔薄白，脉浮无力。

证候分析：气虚之体，可见气短乏力；腠理疏松，易于受风感寒见咳嗽，痰白；寒邪伤及肺卫阳气，故见恶寒、鼻塞、流涕；风性疏散，气虚失固，而见自汗。

（2）阴虚感冒型

临床证候：身热，微恶风寒，无汗或微汗或盗汗，干咳少痰，头昏，心烦，口干，甚则口渴，心烦，舌红少苔，脉细数。

证候分析：阴血亏虚之体，阴虚则阳浮内热，感触风寒，入体易于热化，灼伤肺卫，耗气损津，故见恶风寒、口干、口渴；热扰心神，故见心烦。

（3）阳虚感寒型

临床证候：恶寒重，发热轻，头晕，乏力，无汗，面色㿠白，语声低微，四肢不温，舌质淡胖，苔白，脉沉细无力或浮大无力。

证候分析：阳气素虚，卫阳不固，感触风寒，直中入里，阳气大耗，不能鼓舞气血上荣，温养四肢百骸，故见头晕、乏力、恶寒、四肢不温。

三、鉴别诊断

（一）西医鉴别诊断

急性上呼吸道感染需与初期表现为感冒样症状的其他疾病相鉴别。

1. 过敏性鼻炎

起病急，常表现为鼻黏膜充血和分泌物增多，伴有突发性连续喷嚏、鼻痒、鼻塞和大量清涕，无发热，咳嗽较少。多因接触尘螨、动物毛屑等变应原而诱发。检查可见鼻黏膜苍白、水肿，鼻分泌物可见嗜酸性粒细胞增多。

2. 流行性感冒

为流感病毒引起，可为散发，时有小规模流行，病毒发生变异时可大规模暴发。起病急，鼻咽部症状较轻，但全身症状较重，伴高热、全身酸痛和眼结膜炎症状。鼻咽拭子、血清 PCR 方法检查病毒，可供鉴别。

3. 急性气管 - 支气管炎

表现为咳嗽、咳痰，血白细胞计数可升高，鼻部症状较轻，X 线胸片常见肺纹理增强。

4. 急性传染病前驱症状

很多病毒感染性疾病，如麻疹、脊髓灰质炎、脑炎、肝炎和心肌炎等疾病前期表现类似。

（二）中医鉴别诊断

1. 风温病

二者均有发热的症状。感冒病情较轻，

发热不高或不发热，病邪少有传变，服解表药后，汗出身凉脉静；风温病情较重，有发热或壮热，病邪常传变，服解表药后汗出，热虽暂退，但旋即复起，脉数不静。

2. 内伤发热

发热缓慢，病程较长，发热而不恶寒，其热时作时止，或发有定时，且多感手足心热，还伴有头昏神倦，自汗盗汗，脉浮无力等症状。感冒发热较急，病程较短，发热时常伴有恶寒，外邪不除则发热不退，同时还有头痛、鼻塞、脉浮等症状。

3. 鼻渊

二者均有鼻塞流涕、头痛等症。但鼻渊多腥臭浊涕，一般无恶寒发热，病程长，反复发作，不易根除；感冒一般多流清涕，并无腥臭味，有恶寒发热，病程短暂，治疗后症状消失较快。

四、临床治疗

（一）提高临床疗效的要素

1. 重视特殊人群感冒和时行感冒

普通感冒病情较轻，全身症状不重，少有传变。但老人、婴幼儿体弱，或感受时邪较重，或小儿感冒夹惊夹食，或原有宿疾，再加新感，均当据其标本主次，适当兼顾。若感冒1周以上不愈，发热不退，或反见加重，应考虑继发他病，传变入里。若为时行感冒，则起病急，病情较重，全身症状显著，具有广泛的传染性、流行性，可以发生传变，化热入里，继发或合并他病。

2. 详辨病邪性质、病位及轻重

治疗本病宜分清寒热。风寒者辛温解表，风热者辛凉解表。寒热二证不显者，可予辛平轻剂。若风寒外感，表尚未解，内郁化热，或肺有蕴热，复感风寒之征，可温清并施，取辛温与辛凉合用之法，以解表清里，表里双解。注意根据寒热的主

次及其演变，适当配伍，随症状进退用药，如麻杏石甘汤、桂枝二麻黄一汤、大青龙汤。本病虽为表证，但有六经表证之分，不全概以太阳膀胱经表证论之。临床需要对相关症状进行鉴别，辨识证属何经、邪属何类，做出准确诊断，以进行精准治疗。

3. 治疗宜忌

本病属上焦病变，治疗当遵循"治上焦如羽，非轻不举"，用药以轻清、宣散为贵，应存"宁可再剂，不可重剂"之念，有"先安未受邪之地"之想，过寒过热过润过燥之剂皆不宜。若风寒之证误用辛凉，汗不易出，病邪难以外达，反致不能速解，致使表邪里陷，急病转为慢病，而成胶着之势；而风热之证误用辛温，则有助热燥液动血之弊，或引起传变、或为危症。除虚体感冒兼顾扶正补虚外，一般均忌用补敛之品，以免闭门留寇。素体正气不足、卫外不固而致感冒反复发作者，在未发病时可根据正虚性质不同而分别益气、温阳、养阴等，实施托里解表之法。

（二）辨病治疗

一般无须积极抗病毒治疗，应以对症处理、休息、戒烟、多饮水、保持室内空气流通和防治继发细菌感染为主。一般不用抗生素，如合并细菌感染，可根据经验选用抗急性上呼吸道感染常见病原菌药物。

1. 对症治疗

（1）一般治疗　发热、病情较重或年老体弱的患者应卧床休息，多饮水，保持室内空气流通，防止受凉。

（2）解热镇痛　有头痛、发热、全身肌肉酸痛等症状者，可酌情使用解热镇痛药，如对乙酰氨基酚、阿司匹林、布洛芬等。

（3）治鼻塞、抗过敏　有鼻塞、鼻黏膜充血、水肿、咽痛等症状者，可应用盐酸伪麻黄碱等药物收缩上呼吸道黏膜血管，

也可用1%麻黄碱滴鼻。有频繁喷嚏、流涕量多等症状的患者，可酌情选用马来酸氯苯那敏、氯雷他定或苯海拉明等抗过敏药物。临床常用于缓解感冒症状的药物均为复方非处方药（OTC）制剂。因为这类药物有头晕、嗜睡等不良反应，故宜在睡前服用，驾驶员和高空作业者避免使用。

（4）镇咳　对于咳嗽症状较为明显者，可给予氢溴酸右美沙芬、可待因等镇咳药。

2. 病因治疗

（1）抗病毒药物治疗　一般无须进行积极抗病毒治疗。

（2）抗生素治疗　单纯病毒感染无须使用抗生素，有外周血白细胞计数升高、咽部脓苔、咳黄痰等细菌感染证据时，可酌情使用青霉素、第一代头孢菌素、大环内酯类或喹诺酮类药物。极少需要根据病原菌选用敏感的抗生素。

（三）辨证治疗

1. 辨证论治

（1）风寒束表型

治法：辛温解表，宣肺散寒。

方药：麻黄汤。麻黄、桂枝、杏仁、甘草。

加减：若周身酸痛，头重头紧，身热不扬者，加羌活、独活、防风、川芎；鼻塞重、喷嚏多者，加荆芥穗、防风、细辛；头项强痛，加葛根、防风；胸闷痞满，不思饮食，舌苔白腻，加广藿香、苍术、厚朴。

（2）风寒郁热型

治法：疏风散寒，解肌清热。

方药：柴葛解肌汤。柴胡、羌活、白芷、葛根、黄芩、石膏、赤芍、桔梗、甘草、生姜、大枣。

加减：若恶寒明显，重加麻黄、桂枝，轻加荆芥、防风；头涨痛，加蔓荆子、菊花；流黄浊涕，加广藿香、胆南星；咽

痛重，加牛蒡子、射干；咳嗽，加杏仁、前胡。

（3）风热犯表型

治法：辛凉解表，疏风清热。

方药：银翘散。金银花、忍冬藤、连翘、荆芥穗、淡豆豉、薄荷、牛蒡子、桔梗、甘草、芦根、竹叶。

加减：若汗出身热不减，重用金银花、连翘，或加葛根、石膏解肌清热；头涨痛甚，加桑叶、菊花、蔓荆子；咽喉肿痛，重用牛蒡子，加马勃、射干；咳嗽，加桑叶、杏仁、前胡；痰黄浓稠，加黄芩、浙贝母、瓜蒌皮；口渴多饮，重用芦根，加南沙参。

（4）暑湿伤表型

治法：清暑祛湿解表。

方药：新加香薷饮。香薷、金银花、连翘、扁豆花、厚朴。

加减：若暑热证候明显，加青蒿、荷叶；恶寒、鼻塞明显，加广藿香、防风；舌苔黄腻、脘痞，加广藿香、佩兰、苍术；乏力、口渴、心悸，有气津/阴两伤者，加太子参、南沙参、芦根。

（5）风湿犯表型

治法：祛风解表透湿。

方药：麻杏薏甘汤。麻黄、杏仁、薏苡仁、甘草。

加减：若鼻塞、流清涕明显，加苍术、广藿香、防风；肢体困重、疼痛，加海桐皮、片姜黄；咽痛、咳嗽、咳痰，加射干、桔梗、前胡；胸闷者，加广藿香、郁金；乏力明显者，加五指毛桃、党参、南沙参。

（6）虚体感邪

1）气虚感冒型

治法：益气解表，调和营卫。

方药：参苏饮。人参、紫苏叶、葛根、法半夏、陈皮、茯苓、桔梗、前胡、木香、枳壳、甘草。

加减：若气虚明显，自汗或动则易汗，

加黄芪、党参、炒白术、防风，甚则鹿衔草、山茱萸；畏寒，四肢不温，加桂枝、炒白芍、当归；有热象，略佐黄芩、芦根。

2）阴虚感冒型

治法：滋阴解表。

方药：加减葳蕤汤。葱白、豆豉、薄荷、玉竹、桔梗、甘草、大枣、白薇。

加减：若心烦口渴较甚，加南沙参、栀子、生地；盗汗明显，加煅牡蛎、糯稻根；咳嗽痰少，加桑叶、南沙参、杏仁、前胡；纳差食少，加炒稻芽、炒麦芽、鸡内金。

3）阳虚感冒型

治法：助阳益气，散寒解表。

方药：再造散加减。黄芪、人参、附子、桂枝、白芍、羌活、防风、细辛、煨生姜、大枣。

加减：若咳嗽痰白，咳痰无力，加杏仁、茯苓、陈皮、干姜；畏寒、头晕明显，加鹿角胶、肉苁蓉、巴戟天。

2. 外治疗法

（1）针刺疗法　针刺风池、风门、列缺、合谷、迎香，治风寒感冒；针刺大椎、曲池、合谷、鱼际、外关，治风热感冒。

（2）拔火罐　选大椎、身柱、大杼、风门、肺俞，治风寒感冒。

（3）浸足疗法　将足放入热水中，以双脚能耐受水温为度，水深至膝，每次半小时，适用于急性上感热不高者。尚有预防感冒的作用。

3. 成药应用

（1）荆防败毒颗粒　功效：疏风散寒，解表祛湿。适应证：风寒湿犯表证。症见恶寒、肢体疼痛、发热等。

（2）葛根汤颗粒　功效：发汗解表，解肌清热。适应证：风寒束表证。症见恶寒、发热、头项强痛等。

（3）柴胡口服液　功效：解表退热。适应证：风寒、风热感冒均可应用。症见发热者。

（4）小柴胡颗粒　功效：和解少阳，解表清热。适应证：少阳风寒郁热证。症见口苦、咽干、恶心、往来寒热、不欲饮食等。

（5）藿香正气软胶囊　功效：解表散寒，祛湿和胃。适应证：肠胃型感冒。症见发热、恶心、呕吐、腹胀、腹泻但无里急后重。

4. 单方验方

（1）广藿香、紫苏叶各10g，水煎服。治疗风寒型感冒。

（2）生麻黄、甘草各5g，打绒，水煎服。治疗风寒型感冒。

（3）香薷、青蒿各10g，水煎服。治疗暑热夹湿感冒。

（四）医家诊疗经验

1. 施今墨

施老临床上治疗外感病，着重辨别气血、虚实和表里。辨气血，即分清层次。邪在卫气，治之较易；邪入营血，病情严重。温邪在卫分的时间很短，极易伤及气分，但只要病邪尚在气分，就应坚守气分这道防线，不使病邪再继续深入。叶天士提出"在卫汗之可也，到气才可清气，入营犹可透热转气……入血犹恐耗血动血，直须凉血散血"的原则，临床中实属重要。邪尚留气分中时，一定注意不要用血分药，以免将邪引入营血。论虚实，即考虑邪正关系。虚实不分，邪正不明，时常会发生误治，如正气素亏，外感风寒者，应扶正祛邪，若只投发散之剂，往往使表不固，正愈虚而生他变。审表里，即详查表里比重。外感热性病多属内有蓄热，外感风寒，治疗时应既解表寒又清里热，用药时表里比重必须恰当。施老治此类病有七解三清（即解表药味和清里药味之比例为7∶3，以此类推）、六解四清、半解半清、四解六清、三解七清之说，在临床中亦说明表里比重关系至切，较为实用。

外邪入侵必予出路，万不可闭门留寇。其出路有三，为汗及二便。在表多以汗解，在里多以二便而清，因此分清表里最为重要。而过汗则伤津，过下则正衰，若引邪由膀胱水道外出，则较为妥帖。芦根、竹叶、滑石、荷梗之类，既不伤津又可清热，若予浮萍，则外邪可从汗尿两途而去。

2. 蒲辅周

蒲老认为伤寒与温病"始异中同终仍异"。伤寒初起，寒邪侵犯太阳，其病在表，治法以辛温解表为主，温病初起时，温邪首先犯卫，其病亦在表，治法以辛凉透邪为主。可见二者之始，病因异，病证异，治则亦异，绝对不可混淆。若伤寒入里，证属阳明，寒邪化热，治宜白虎汤、承气汤；温病顺传，证属气分，热邪益炽，治法自然一致，故二者之中，证治均相同，无须寻求其异。至于伤寒传入厥阴，虚寒已见，则宜温宜补；温病热入营血，阴伤津灼，则宜清宜润。故二者之终，又见证治迥异，理应细加区别。

3. 金寿山

金老认为外感发热为中医所擅治，邪在肌表，多数来说，可以一汗而解，往往"体若燔炭，汗出而散"，问题关键在于汗须得法。寒用辛温，热用辛凉，扶风者透风于热外，挟湿者渗湿于热下，此大法也。若不讲汗法，一见发热，不问是寒是温，便用清凉解毒，往往迁延时日，甚则造成坏病。失汗会导致各种类型、不同程度的发热，多表现为持续反复的高热、低热。失汗之热，已非一般解表剂所能治，须用柴胡、葛根（或仅用柴胡）解肌透表，才能汗解。其次，中医判明寒热，不能仅看热度高低，而是应谨守病机所在。若热度虽较高，但寒象重，则病机在于正气不足，用扶正达邪之法；若热度虽很低，但热象

重，是由于寒邪失于汗解所致，则应用祛邪之法；若其热是由寒邪所致，必须兼以透表，常用药为柴胡、淡豆豉。

4. 贾福华

贾老临床常用黄芪桂枝五物汤治疗感冒，不以风寒、风热为别，但以益气解表、调和营卫、扶正达邪为治则，打破常规治疗，常取得满意疗效。

五、预后转归

风寒感冒，寒郁化热，则口干欲饮、痰黄稠、咽痛等。若反复感冒，引起正气耗散，可由实转虚，或在素体亏虚的基础上反复感邪，以致正气愈亏，风邪愈易入侵，导致本虚标实之证。至于时行感冒，高热鸱张，邪热弥漫，可传变入里，甚至出现谵妄神昏之症，故临床应加以重视。感冒一般预后良好。如果因感冒诱发其他宿疾，则可能使病情恶化。

六、预防调护

（一）预防

避免受凉、过度疲劳，注意保暖；保持室内空气新鲜、阳光充足；在本病高发季节少去人群密集的公共场所；戒烟；防止交叉感染。注意劳逸结合，加强体育锻炼，提高机体抵抗力及抗寒能力。

（二）调护

1.《素问·上古天真论》说："其知道者，法于阴阳，和于术数，食饮有节，起居有常，不妄作劳，故能形与神俱，而尽终天年，度百岁乃去。"所以要注意饮食起居，并根据气候变化及时调节寒温。感冒患者应多饮水，勤洗手，多休息。

2. 西医学认为，脚掌远离心脏，血液供应少，表面脂肪薄，保温性差，且与上呼吸道，尤其是鼻腔有着密切的神经联系。

所以脚掌一旦受寒，就会反射性地引起上呼吸道局部温度下降，减弱抵抗力，诱发感冒。因此，对于常感冒的人，可以按摩脚掌，每天用热水浴脚以防之。

3. 食疗方如下。

（1）葱豉生姜汤　葱白6根（切片），放入研钵捣碎，老姜30g（切片），豆豉12g一起入锅，加水1杯，熬至半杯，取汁热饮，覆被取汗。适用于感冒发热流涕者。

（2）萝卜方　将白萝卜削皮，切成细丝，加盐拌，揉去汁，可消除生萝卜的辛辣，置1小时即可食用。适用于感冒伴咽痛者。

（3）葱茶神曲饮　神曲15g，茶叶5g，葱白3根，泡热开水，当茶饮用。适用于感冒纳呆者。

（4）葱白粥　葱白3根，粳米50g，煮粥食用。适用于风寒感冒者。

七、专方选要

（一）特效感冒宁（宋健民）

组成：紫苏叶10g，薄荷10g，防风10g，广藿香10g，荆芥10g，金银花12g，苍术10g，黄芪10g，甘草3g。

功效：解邪固表。

主治：感冒时邪，鼻流清涕，咽痛，咳嗽，伴恶心，大便稀，或有发热恶寒，舌苔薄白或微黄腻，脉多浮缓。

方解：本方取"九味羌活汤"的方义而组成。九味羌活汤是按六经而用药，本方是依六淫（风、寒、暑、湿、燥、火）外邪而立方。感冒虽系小病，但治不如法，外邪郁而不散，也常常反复发作，遗留后患，古亦称："伤风不醒便作劳也。"风为外邪之首，故先用防风、荆芥以祛风；再用紫苏叶散风寒；薄荷解风热；苍术、广藿香化湿邪；金银花清暑火；甘草润燥而和诸药；黄芪固表，使邪去不复发也。

辨证加减：咽喉痛者，加桔梗、僵蚕；咳嗽痰多稠者，加浙贝，清稀者加半夏、陈皮；头痛者加白芷、川芎；夏季感冒，恶寒无汗加香薷；口渴汗出、小便短赤者加滑石、石膏、荷叶。

（二）喉科六味汤（王德林）

组成：荆芥10g，防风6g，薄荷6g，桔梗6g，僵蚕8g，生甘草3g。

功效：疏散风热，清肺散结，化瘀利咽。

主治：风邪外袭，肺胃蕴热所致的咽喉红肿疼痛（即急性扁桃体炎或慢性扁桃体炎急性发作之扁桃体周围脓肿、急性喉炎）。

方解：本方以荆芥、薄荷、防风宣发解表，疏散风热，破结气，利咽喉；桔梗、僵蚕、生甘草宣通气血，祛风化瘀，清肺散结。本方药轻扬宣散，不宜久煎。

辨证加减：如恶寒加羌活、紫苏叶；发热加金银花、连翘、牛蒡子，去防风；咳嗽加杏仁、前胡；暗哑加蝉蜕、木蝴蝶；咽部充血严重加丹皮、赤芍、板蓝根、山豆根；喉痛红肿，触之较硬加皂角刺；鼻塞头痛加苍耳子、辛夷、川芎、白芷；便秘加生大黄、玄明粉；内热盛加黄连、黄芩、生石膏、知母。

八、研究进展

中药以其独特的疗效优势在治疗急性上呼吸道感染方面发挥了显著的作用，其抗感染、抗内毒素、解热、免疫调节的作用在治疗急性上感方面具有不可替代的作用。比如荆芥有发汗解表、祛风的功效，风寒感冒时选用可祛寒、宣肺。荆芥当中含有大量的挥发油，其能对流感病毒A型产生抑制作用，而荆芥穗50%甲醇提取液则能产生拮抗补体的作用。再比如，黄芩中的黄芩苷具有抑菌、抗感染、抗氧化、解热、调节免疫、抗人类免疫缺陷病毒、抗肿瘤等活性。研究证实黄芩苷对甲型流感病毒神经氨酸酶具有抑制活性的作用，从而可以有效抑制流感病毒的复制和感染。

清开灵用于治疗急性上感可以增强机体细胞免疫和体液免疫功能、抑制肥大细胞释放组胺等炎性递质、降低毛细血管通透性、抑制炎性渗出、促进白细胞吞噬功能，具有广谱抗菌和抗病毒的作用，从而达到标本兼治的目的。而气虚感冒在服用黄芪后，可加强诱生干扰素的能力从而减少复发以及降低再患率。

主要参考文献

[1] 王吉耀，葛均波，邹和建. 实用内科学 [M]. 北京：人民卫生出版社，2022.

[2] 中华医学会. 急性上呼吸道感染基层诊疗指南（2018版）[J]. 中华全科医师杂志，2019，18（5）：422-426.

[3] 祝谌予，翟济生，施如瑜，等. 施今墨临床经验集 [M]. 北京：人民卫生出版社，2005.

[4] 薛伯寿，薛燕星. 杰出的中医学家蒲辅周医学经验集 [M]. 北京：北京科学技术出版社，2018.

[5] 上海市卫生局. 上海老中医经验选编 [M]. 上海：上海科学技术出版社，1978.

[6] 刁娟娟，李燕宁. 急性上呼吸道感染中医药研究进展 [J]. 辽宁中医药大学学报，2012，14（9）：154-156.

第二节　急性鼻炎

急性鼻炎是鼻黏膜的急性感染性炎症疾病。临床表现为鼻塞、流清涕、畏寒、发热等，病程一般为7~10天。四季均可发生，尤以冬春两季多见。无性别、年龄差别，有一定的流行性、传染性，一般数日可愈，但若反复发作或失治误治，可导致多种鼻、咽喉、耳部病证。

本病俗称伤风、感冒。一般属中医伤风、鼻塞、流涕范畴。古代文献中记载专治本病者鲜见，多散载于"伤风""鼽嚏""鼻塞""流涕"等相关疾病中。

一、病因病机

（一）西医学认识

1. 病因

病毒感染是主要病因。致病病毒种类繁多，常见的有鼻病毒、腺病毒、冠状病毒、流感和副流感病毒等。当机体抵抗力由于各种原因而下降，或鼻黏膜的防御功能遭到破坏时，病毒侵入机体，生长繁殖，同时可合并继发性细菌感染。常见的诱因有：

（1）全身因素　如受凉、过劳、营养不良、烟酒过度、内分泌失调（如甲状腺功能紊乱）以及全身慢性疾病（如心、肝、肾疾病）等，可引起血管痉挛、组织缺氧、鼻黏膜温度降低、免疫功能下降、新陈代谢功能紊乱等。与体质因素亦有一定关系。

（2）局部因素　鼻腔的慢性疾病和邻近的病灶性疾病，可因妨碍鼻腔的通气引流，影响其生理功能，而为病原在局部的生长繁殖创造条件。如鼻中隔偏曲、慢性鼻炎、鼻息肉、慢性鼻窦炎、慢性扁桃体炎等。

2. 发病机制

发病初期鼻黏膜血管痉挛，腺体分泌减少，继之血管和淋巴管扩张，鼻黏膜充血、水肿、腺体及杯状细胞分泌增加，鼻涕开始前为水样，后变为黏液。黏膜中有单核白细胞和吞噬细胞浸润，之后中性粒细胞逐渐增多，渗出于黏膜表面，加之上皮细胞和纤毛坏死脱落，鼻涕变为黏液脓性。恢复期上皮新生，黏膜逐渐恢复正常。

（二）中医学认识

中医学将本病列为"伤风""鼻塞"范畴，认为是因外感风邪引起，以鼻塞、喷嚏、头痛、发热、恶风等为主要症状的常见外感病。四季均可发病，尤以冬春为多。本病外因于气候变化失常，冷暖失宜，内因于生活起居失慎，劳倦过度，以致正气虚弱，腠理不密，风邪乘之，上犯于鼻而发病。风为百病之长，善行多变，侵于肺系时可以兼寒、兼热，故病邪有风寒、风热之不同。

外感风寒：若起居失常，寒暖不调，过度疲劳，可致腠理疏松，卫外不固。风寒之邪乘机外袭皮毛，内遏于肺，肺失肃降，邪毒上壅鼻窍，发生本病。

外感风热：若肺卫不固，风热邪毒从口鼻侵入，或风寒之邪迫肺，郁而化热，使肺失清肃，邪聚鼻窍，发为本病。本病属新病，临床表现因感邪不同而有差异。

二、临床诊断

（一）辨病诊断

1. 临床诊断

潜伏期1~3天。整个病程可分为3期。

（1）前驱期 数小时或1~2天。鼻内有干燥、灼热感或异物感、痒感，少数患者眼结膜亦有异物感、痒感。患者伴畏寒、全身不适、鼻黏膜充血。

（2）卡他期 为2~7天。此期出现鼻塞，逐渐加重，频频打喷嚏，流清水样鼻涕伴嗅觉减退，说话时有闭塞性鼻音，还可能出现鼻出血；同时全身症状达高峰，出现发热（大多为低热）、倦怠、食欲减退及头痛等症状，如并发急性鼻窦炎则头痛加重。鼻黏膜弥漫性出血，肿胀，鼻道或鼻腔底充满水样或黏液性分泌物。由于大量分泌物刺激和炎性刺激反应，鼻前庭可发生红肿、皲裂。

（3）恢复期 清鼻涕减少，逐渐变为黏液脓性，全身症状逐渐减轻。如无并发症，7~10天后痊愈。而鼻黏膜的纤毛输送功能一般在8周左右方能完全恢复。

由于每次致病病毒的种类及其亚型不同，以及机体免疫功能和患者年龄的影响，本病的临床表现轻重不同。即使在同一亚种的病毒，其引起的症状和并发症的发生率亦不尽一致，即使在同一家庭成员中也有明显差异。

小儿患病时，全身症状较成人严重，多有发热、倦怠，甚至高热、惊厥症状。常伴有较明显的消化道症状，如呕吐、腹泻等。合并腺样体肥大时，鼻塞较重，妨碍吮奶，患儿哭闹不已。

2. 相关检查

前鼻镜或者鼻内窥镜检查：鼻黏膜早期弥漫性充血、干燥，之后黏膜肿胀，总鼻道或鼻底有水样、黏液性或黏液脓性分泌物。

（二）辨证诊断

急性鼻炎的发生，多由于气候突变、寒温失调、过劳等导致。正气虚弱，卫外不固，风邪乘虚侵袭从而发病。初以感受风寒居多，继则寒郁化热，或直接感受风热之邪。

1. 外感风寒型

临床证候：鼻腔干痒，喷嚏频作，鼻塞，流清涕，头痛，恶寒发热，语音重浊，鼻黏膜淡红肿胀，舌质淡，苔薄白，脉浮紧。

证候分析：风寒束表，肺卫失宣，邪壅鼻窍，故鼻塞声重、鼻黏膜淡红肿胀；风寒袭表，正气抗争，祛邪外出，故喷嚏频作；肺失肃降，水道不利，故流涕清稀；风寒束表，卫阳被郁，营卫失调，故见恶寒发热、头痛；舌质淡红、苔薄白、脉浮紧均为外感风寒之征。

2. 外感风热型

临床证候：鼻塞，鼻燔而痒，流黄稠涕，发热恶风，头痛口渴，咽痛咳嗽，黄痰，鼻黏膜红肿，舌质红，苔薄黄，脉浮数。

证候分析：风热外袭，肺失宣降，风热上扰鼻窍，故见鼻塞较重、鼻黏膜色红肿胀、鼻流黄黏涕、鼻痒气热；风热犯肺，肺气上逆，故咳嗽痰黄；发热、微恶风、头痛口渴、咽痛、舌质红、苔薄黄、脉浮数均为风热犯肺之征。

三、鉴别诊断

（一）西医鉴别诊断

依据病史、临床症状及专科检查，诊断容易确立。本病应与流感、变应性鼻炎、急性传染病的前驱期相鉴别。

（1）流感　传染性强，短期内有大量人群发病。全身症状较明显，如高热、寒战、头痛、全身关节及肌肉酸痛等；上呼吸道症状不明显。

（2）变应性鼻炎　无发热等全身症状，局部症状发作突然，消退迅速。鼻黏膜苍白、水肿，鼻涕如清水样。鼻腔分泌物细胞学检查、皮肤试验、激发试验及血清 IgE 滴度等有助于鉴别。

（3）急性传染病　急性鼻炎常为各种急性传染病的前驱症状，如麻疹、猩红热、百日咳等，通过详细的体格检查和对病程的严密观察可予鉴别。

（二）中医鉴别诊断

本病应与时行感冒、鼻鼽等相鉴别。

（1）时行感冒　全身症状大多较重，如高热、寒战、头痛、全身关节肌肉酸痛感等。另本病有一定流行性，短期内有大量人群发病。鼻塞、流涕、咽痛等症状可

不明显。

（2）鼻鼽　本病是以突然和反复发作的鼻痒、喷嚏、流清涕、鼻塞等为主要特征的鼻病。发作时鼻黏膜多为灰白或淡蓝色，亦可出现充血，鼻甲肿大，鼻腔有较多水样分泌物。在间歇期时，以上特征不明显。

四、临床治疗

（一）提高临床疗效的基本要素

急性鼻炎虽是耳鼻喉科最常见疾病之一，但也可包含于内科感冒中，并且是一种自愈性疾病。这里仅从鼻科的角度，对近年来急性鼻炎的临床经验加以总结并介绍。

1. 采用中西医结合治疗

如为预防感染，一方面采用西药抗感染治疗，一方面采用中药发汗剂。另外，由于急性鼻炎多缘于病毒感染，所以临床上已研制出很多既含有抗感染、抗组胺、止痛作用，又含有发汗、抗病毒作用的中西药合用新制剂，提高了临床疗效。

2. 在急性鼻炎早期加用温药

积极恰当使用发汗剂配合热水浴，可使鼻炎停止发作或症状减轻，但不可汗之太过，否则有伤阴之虞。一般不可过用温药。可用微温或寒温并举中药内服，达到邪去正安目的。

3. 在辨证的基础上适当加用宣肺通窍之品

鼻为肺之窍，肺主皮毛，外邪侵袭，首先犯肺，在辨证治疗的基础上，酌加宣肺通窍之品，有助于提高临床疗效。

4. 在急性鼻炎的后期进行干预

一般不可离于微温之品，以助邪外达。另外可选用性寒之品，以加强清热之力。有人主张用入血分之品，改善鼻黏膜毛细血管的缺血症状或减少渗出，提高其抗病

毒的反应能力，防止病毒进一步侵入，从而减轻症状，缩短病程。

（二）辨病治疗

以支持和对症治疗为主，同时注意预防并发症。

1. 全身治疗

饮热水，泡热水脚，洗热水浴等。注意通大便。饮食宜清淡、易消化、富营养。病情较重者宜卧床休息。

（1）早期用发汗疗法可缩短病程，如生姜、红糖、葱白煎汤热服；复方阿司匹林1~2片，3次/日；酚氨咖敏片1~2片，3次/日等。

（2）合并细菌感染或有可疑并发症时应用抗生素。

2. 局部治疗

（1）选用0.02%呋麻滴鼻液，0.5%~2%麻黄素滴鼻液。每次每侧1~2滴，每日3~4次，以消除鼻内肌膜肿胀，利于通气引流。适用于各型急性鼻炎。

（2）醋30g，加水30g煎沸，用热蒸汽熏鼻。适用于各型急性鼻炎。

此外，应当提倡正确的擤鼻法：紧压一侧鼻翼，轻轻擤出对侧开放鼻腔的鼻涕；或将鼻涕吸入咽部后再吐出亦可。

（三）辨证治疗

1. 辨证论治

（1）外感风寒型

治法：疏风散寒，辛温通窍。

方药：辛夷散加减。辛夷、羌活、防风、藁本、白芷、川芎、木通、细辛、升麻、甘草。

加减：表寒重，无汗，加麻黄以宣散表邪；若头痛，可根据头痛位置不同加重或加用相应引经药，如前额痛加重白芷用量，头两侧痛加用柴胡、黄芩，后脑至颈部痛加重羌活、川芎用量。

（2）外感风热型

治法：疏风散热，辛凉通窍。

方药：银翘散加减。金银花、连翘、桔梗、薄荷、淡豆豉、荆芥穗、牛蒡子、淡竹叶、芦根、生甘草。

加减：头痛甚者可加蔓荆子以清利头目；咽部红肿痛者可加射干以清热、利咽、解毒；咳嗽痰黄者可加前胡、瓜蒌以肃肺止咳化痰。另外，对于本证型可酌加辛夷、白芷等以通利鼻窍。

2. 外治疗法

（1）药物疗法　复方木芙蓉涂鼻膏，适量涂于双侧鼻腔内，早晚各1次，疗程为1周。适用于外感风热证。

（2）针灸疗法　取手太阴经穴为主，以通鼻窍，清利头目，除涕止痛。

1）选迎春、印堂、鼻通，用泻法，留针10~15分钟。每日1次。适用于风寒、风热见鼻塞者。

2）选列缺、合谷、风池、太阳，用泻法，留针10~15分钟，每日1次。适用于外感风热证。

3）选迎香、上星，悬灸10~20分钟，至局部发热为度。每日2次。适用于外感风寒证。

（3）超声雾化吸入疗法　选葱白滴鼻液、柴胡注射液或银黄注射液10ml，加2%麻黄素3ml，注射用水20ml作超声雾化吸入，每次15~20分钟，每日2次。适用于外感风寒、外感风热证。

（4）按摩疗法　用手指轻轻按摩太阳穴（双）及鼻之两旁，至皮肤发热，每日2~3次。外感风寒、风热证均适用。

3. 成药应用

（1）速效感冒丸　每次1~2粒，3次/日。适用于外感风热证。

（2）银翘解毒丸　每次9g，2次/日。适用于外感风热证。

（3）荆防颗粒　每次15g，3次/日。

适用于外感风寒证。

（4）葛根芩连片　每次4片，3次/日。适用于外感风热证。

（5）葛根汤颗粒　每次5g，3次/日。适用于外感风寒证。

（6）桂枝汤颗粒　每次5g，3次/日。适用于体虚感寒者。

4. 单方验方

（1）辛夷15g，苍耳子10g，白芷10g，薄荷10g，黄芩10g，水煎服，日1剂。适用于外感风热证。（程勋，王刚.四川中医.2009：112-114.）

（2）川芎10g，苍术10g，白芷10g，香附12g，紫苏叶12g，陈皮6g，生甘草6g，水煎服，日1剂。适用于外感风热证。（王秋雨，王玉红.中医临床研究.2012：53.）

（3）苍耳子、白芷、羌活、防风、川芎、辛夷、蝉蜕、薄荷各5g，麝香3g，共为粗末，装入布袋，水煎服，日1剂。适用于外感风寒证。（范呈晓.河北中医.1996：13-14.）

（四）其他疗法

人体在疾病状态下，相关腧穴对艾热异常敏感，这种现象为腧穴热敏化现象，这些腧穴称为热敏化腧穴。对热敏穴施灸能高效激发经气，从而提高临床疗效。研究表明，热敏灸在治疗鼻炎时起效时间更短。

（五）医家诊疗经验

1. 蔡福养

用鼻炎灵治急性鼻炎360例。将苍耳子、白芷、辛夷，加芝麻油。浸泡24小时，加热，待上药变为黑黄色捞出，再加冰片粉、薄荷霜、液状石蜡，搅匀，过滤后备用。每次滴鼻1~2滴，每日1~2次。360例患者，治愈207例，好转114例，中断滴药21例，无效18例，疗效显著。

2. 谭敬书

用升淋解毒汤治疗急性鼻炎48例。基本方为升麻、生甘草各6g，葛根15g，芍药、黄芩、鱼腥草各12g，蒲公英20g，桔梗、白芷、苍耳子各16g，随证加减。入组患者中，病程1周以内者18例，2周以内者16例，2周以上者14例。结果：痊愈40例，好转2例，无效6例。服药15剂以内痊愈者共30例。

3. 盛国荣

用辛夷花、金银花、菊花、玫瑰花、绿梅花治疗鼻炎，有较好效果。可开水泡代茶饮或水煎服。

五、预后转归

急性鼻炎经适当休息、及时治疗，多能痊愈，病程一般5~7天。若感邪过重，治疗不及时，可并发鼻渊、喉痹、耳胀等。少数患者，因失于治疗，病情迁延不愈，感染向邻近器官扩散，产生各种并发症：①经鼻窦开口向鼻窦蔓延，引起急性化脓性鼻窦炎，其中以上颌窦炎及筛窦炎多见；②经咽鼓管向周围蔓延，可并发急性中耳炎；③感染向下扩散，并发急性咽炎、喉炎、气管炎及支气管炎，小儿及老人抵抗力低下，可并发肺炎。

六、预防调护

（一）预防

本病主要通过飞沫传染，发病率高，应特别注意预防。

1. 增强机体抵抗力

经常锻炼身体，提倡冷水洗脸、冷水浴、日光浴；注意适当的劳逸结合，调畅饮食；积极治疗上呼吸道的病灶性疾病。

2. 避免传染

急性鼻炎可在局部范围发生或大或小的流行，病毒可在空气中通过气溶胶传播，流行期间应避免与患者密切接触，不出入或少出入公共场所，注意居室通风，外出时可佩戴口罩。

3. 保持良好的卫生习惯

引起急性鼻炎的病毒可在环境中长时间生存，因此可以经手接触后携带，随后通过触碰眼睛或鼻引起感染。所以勤洗手，改正揉眼、挖鼻的不良习惯可起到预防的作用。

（二）调护

（1）应多饮热水，饮食宜清淡、易消化、富含纤维素及热量等。

（2）调护食疗方

①生姜炒米粥：取生姜，洗净切成薄片，与炒米同煮成粥，调味后服用。每日 1 次。适用于外感风寒证。

②姜糖茶：将生姜、茶叶共煎成汁，再加红糖适量溶化，每次饭后服用。适用于外感风寒证。

③辛夷花鸡蛋羹：取辛夷、鸡蛋加水适量同煮，饮汤吃蛋。可解毒、消炎。主治各种鼻炎。

七、专方选要

伤风散（马文红）

组成：豆豉、荆芥、防风、辛夷、苍耳子、白芷、鹅不食草、杏仁、桔梗。

功效：祛风通窍。

主治：急性鼻炎，属风寒证。症见鼻塞、打喷嚏、流清鼻涕者。

方解：方中豆豉、荆芥、防风疏散风邪，解肌发表以祛来乘之邪。辛夷、苍耳子、白芷实为苍耳子散化裁，苍耳子、辛夷散鼻孔、脑颅之寒，利九窍；白芷入肺胃经，性温，辛散祛风，另可消肿排脓、止痛。现代研究发现以上三药有抗炎、镇痛、抗病毒，抑制金黄色葡萄球菌、大肠埃希菌、肺炎双球菌等多种药理作用，并可减少

组胺等过敏介质的释放，三药合用入肺经使清阳之气上行，发散而通鼻窍。杏仁、桔梗入肺，一升一降、一润一散可宣肃肺气，治疗外感不可或缺，本方中桔梗、杏仁直捣病所，既可堵截入里之势，又有引经之义，助荆、防加强解表之功。鹅不食草为治疗鼻病之良药，能通肺经，上达头脑，《本草纲目》载其可"通鼻气、利七窍、吐风痰、塞鼻息自落"，现代药理研究发现其有抗炎、抗菌、抗肿瘤及保护神经作用，量不宜过大，6~12g 为宜，以防刺激肠胃。以上九药合用，标本兼顾，以调整肺腑功能，达到疏风散邪、宣通鼻窍的功效。

八、研究进展

（一）中药研究

中药疗法由于其不良反应少而逐渐备受青睐。刘秋风研究认为"辛散、通窍"类中药治疗急性鼻炎效果显著。还有人研究了疏风解毒胶囊治疗外感风热型急性鼻炎的疗效和安全性，结果发现治疗总有效率达 96.7%，明显高于对照组 76.6%，表明该胶囊对急性鼻炎具有较好的疗效。有研究报道了复方木芙蓉涂鼻膏治疗婴幼儿急性鼻炎的临床效果，结果发现治疗组患儿疗效显著，无明显不良反应。王丽华等研究中药超声雾化治疗急性鼻炎的效果，结果显示治疗组总有效率达 91.3%，明显高于对照组 70.1%。中药超声雾化安全性好，并有着较高舒适度和便利度。

（二）针灸疗法

针灸病谱研究显示，针灸治疗急性鼻炎的临床报道频次较高，在呼吸系统针灸病谱中居于第三位。有学者观察"升阳祛霾"针灸法治疗急性鼻炎（风寒型）的效果，发现针灸治疗能有效改善急性鼻炎（风寒型）症状，临床疗效确切。治疗组的

总有效率可达 91.67%。

主要参考文献

[1] 刘秋风, 孙海波. 急性鼻炎治疗经验 [J].
中国医学文摘, 2021, 2 (36): 166-167.

[2] 王丽华. 中药超声雾化治疗急性鼻炎多中
心临床研究 [J]. 中国中西医结合耳鼻咽喉
科杂志, 2021, 1 (19): 50-52.

[3] 蔡福养. 鼻炎灵治 360 例鼻炎 [J]. 新中
医, 1981 (11): 10.

[4] 谭敬书. 升麻解毒汤治疗急性鼻炎 48 例
[J]. 湖北中医杂志; 1986; (6): 31-32.

[5] 盛国荣. 五花饮治鼻炎 [J]. 浙江中医杂
志, 1982, 17 (6): 270.

[6] 杨永刚, 王昕, 马文红, 等. 马文红自拟伤
风散加减治疗小儿急性鼻炎 68 例临床疗效分
析 [J]. 内蒙古中医药, 2023, 42 (2): 8-10.

第三节 急性咽炎

急性咽炎是咽黏膜、黏膜下组织的急性炎症, 为上呼吸道感染的一部分, 可波及整个咽腔或仅局限一处。多继发于急性鼻炎或急性扁桃体炎之后, 也可为原发性, 开始即发生于咽腔, 以咽痛、咽腔红肿为主要特征。本病可发生于任何年龄, 常见秋冬及冬春之交。

急性咽炎属中医学"风热喉痹""风热喉""咽喉肿痛""咽喉卒肿痛"之范畴。《医学纲目》所云:"咽嗌痛, 咽嗌不能纳唾与食是也。"描述的症状与急性咽炎的临床表现相类似。

一、病因病机

(一)西医学认识

1.病因

病毒与细菌感染均可引起本病。病毒感染以柯萨奇病毒、腺病毒、副流感病毒引起者最多, 疼痛较重, 其次为鼻病毒、流感病毒等, 通过飞沫和密切接触而传染。细菌感染以链球菌、葡萄球菌、肺炎双球菌及流感杆菌为主, 其中以溶血性链球菌引起者最为严重。若细菌或其毒素侵入血液循环, 可引起远处器官的病变, 称为急性脓性咽炎。此外, 物理、化学因素如高温、粉尘、烟雾、刺激性气体及机体受凉、受温、过劳、吸烟饮酒过度等均为重要的诱发因素。

2.发病机制

初起咽黏膜弥漫性充血。因血管扩张和浆液渗出, 导致黏膜上皮及黏膜下层水肿, 且伴有粒细胞及淋巴细胞浸润, 表现为咽黏膜肿胀增厚。黏液腺增大, 分泌物增加, 使咽黏膜表面覆有一层稠厚黏液性分泌物。咽的淋巴组织也常受到炎症波及, 使淋巴滤泡肿大。

(二)中医学认识

本病属中医喉痹、喉风、嗌痛、咽喉肿痛等病范畴。对于其病因病机,《诸病源候论》认为是"风热毒客于其间""邪气搏于脏气, 则生热, 热乘其肺而搏咽喉", 故病因是六淫外感, 且与肺胃关系密切。本病之发, 外多由风寒燥热袭咽, 内则由肺胃蕴热及痰热伤咽, 外邪内患, 壅滞咽喉, 则发肿痛。

二、临床诊断

(一)辨病诊断

1.临床诊断

起病较急, 初起时咽部干燥、灼热, 继有疼痛, 吞咽唾液时咽痛往往比进食时更为明显。全身症状一般较轻, 但因年龄、免疫力以及病毒、细菌毒力之不同而程度不一, 可有发热、头痛、食欲不振和四肢酸痛等。如为脓毒性咽炎, 则全身及局部

症状都较严重。炎症侵及喉部，则有咳嗽和声嘶。检查口咽及鼻咽黏膜有弥漫性充血、肿胀、腭弓及悬雍垂水肿，咽后壁淋巴滤泡和咽侧索红肿，表面有黄白色点状渗出物，颌下淋巴结肿大并有压痛。细菌感染者，间或在淋巴滤泡中央出现黄白色点状渗出物，颌下淋巴结肿大并有压痛。严重者，可累及会厌及会厌襞，发生水肿。体温可升高至38℃，根据病原的不同，白细胞可增多、正常或减少。

根据病因和病情严重程度，可分为急性单纯性咽炎、急性坏死性咽炎、急性水肿性咽炎。

（1）急性单纯性咽炎　是由细菌感染、病毒感染、环境等因素引起的最常见咽部急性炎症。起病急，患者常表现为咽部干燥、灼热，继而咽痛、吞咽困难，可伴有发热等全身症状。

（2）急性坏死性咽炎　是一种咽部组织的较少见急性坏死性炎症，发病迅速，病情险恶。常继发于全身其他严重疾病，或由营养不良引起。患者常表现为高热，由于口咽部周围组织坏死，患者咽痛剧烈，吞咽困难，病情严重时可引起生命危险。

（3）急性水肿性咽炎　是指发生在咽部的较少见血管神经性水肿，主要是由过敏反应引起的非感染性疾病。患者初始有咽部异物感，后迅速发生吞咽困难、呼吸困难，危及生命。

2. 相关检查

（1）血常规　可根据结果找到病因。若白细胞总数、中性粒细胞百分比增高，则考虑细菌感染；白细胞总数不高，淋巴细胞数增高，则考虑病毒感染。此外，通过血常规还可以排除血液性咽炎。

（2）咽拭子培养　用棉签从患者咽部取分泌物进行培养，可明确具体致病菌，排除白喉。

（3）抗体测定　通过总IgE（免疫球蛋白E）及血清特异IgE检测，可判断病因。

（二）辨证诊断

《医学心悟》云："咽痛有表里寒热之分，不可不辨也。"故本病之辨，首辨表里，次辨寒热。一般而言，病始起，咽痛轻者在表；病数日，咽痛重者属里。病初发，痛喜热饮者属寒；痛喜冷饮，得冷则痛减者属热。表证有风热、风寒、燥热之别，里证有火热、痰热之殊。此外，在病变过程中，病邪常常相互影响和转化，有表证、里证单见，亦有表里同病兼见，或寒热错杂并现。

1. 风寒袭咽型

临床证候：起病较急，咽痒咽痛，吞咽不利，得热饮稍舒，咽腔淡白或淡红不肿。伴见恶寒微热，头痛无汗，鼻流清涕，咳痰清稀，舌淡红苔白润，脉浮紧。

证候分析：风寒外袭，卫阳被遏，不得宣泄，邪不外达，凝聚于咽喉，则咽痛不适，吞咽不利；寒邪束表，肺胃失宣，则恶寒发热，身疼痛，头痛无汗，咳嗽痰稀；舌淡红，苔白润，脉浮紧为风寒袭咽之征。

2. 风热客咽型

临床证候：起病急，咽部干燥、灼热、疼痛逐渐加剧，吞咽时疼痛加重，得冷饮则舒，有异物阻塞感，咽腔、软腭、悬雍垂红肿，或喉底有颗粒突起。伴见全身发热，微恶风寒，头痛，咳嗽痰黄，鼻塞涕黄，舌尖红，苔薄白或薄黄，脉浮数。

证候分析：风热外袭，客于肺系，结聚于咽，则咽部疼痛，吞咽时痛增，邪热犯肺，肺气上逆，见咳嗽痰黄稠；邪气结于咽喉，阻滞经络，故见异物阻塞感，咽腔、软腭、悬雍垂红肿，或喉底有颗粒突起；肺失肃降，水道不利故流黄脓涕；恶风发热、头痛、舌苔薄黄、脉浮数为风热客咽之象。

3.燥热伤咽型

临床证候：多发于秋季，猝然咽干刺痒，渐而痒痛，尤以干痒为甚，咽腔色红而肿，干燥少津，伴见发热轻，鼻塞头痛，少涕，干咳，舌尖红，苔薄白或薄黄而干，脉浮紧或数。

证候分析：燥邪伤津，导致咽干刺痒干咳，干痒至极则痛；津液不足则少涕，津亏则经络通行受阻，清阳不升而致鼻塞头痛。苔薄白或薄黄而干，脉浮紧或数为燥热伤咽之征。

4.肺胃热盛型

临床证候：咽部疼痛剧烈，痛连耳根及颌下，吞咽或咳嗽时加重，吞咽困难，有堵塞感。咽部嫩红肿胀，咽后壁滤泡增生，咽侧索红肿粗大，表面附有黄白点状分泌物。可伴高热头痛，口渴引饮，咳嗽痰稠黄，腹胀口臭，大便秘结，小便黄赤，舌质红，苔黄厚，脉洪大而数。

证候分析：肺胃热盛，火热燔灼咽喉，则咽部疼痛较剧，吞咽困难；火热内炽，则发热、口渴喜饮、口气臭秽、大便燥结、小便短赤；火热邪毒结于咽部则肿胀，舌质红，苔黄厚，脉洪大而数为肺胃热盛之征。

5.痰热壅结型

临床证候：咽痛剧烈，咽部堵塞，吞咽困难。咽腔鲜红肿甚，表面布有较多黄白腐物，颌下淋巴结痛。伴有高热，咳嗽痰黄量多，舌质红，苔黄腻，脉滑数。

证候分析：痰热壅结，阻滞经络，热邪燔灼咽喉，咽喉疼痛剧烈，咽部堵塞，吞咽困难；痰热结于咽部则见咽腔鲜红肿甚，表面布有较多黄白腐物，颌下淋巴结痛；痰热拥堵则咳大量黄脓痰；舌质红，苔黄腻，脉滑数为痰热壅结之征。

三、鉴别诊断

（一）西医鉴别诊断

1.流行性感冒

当地有流感流行及集体病史，患者有接触史。突发高热、头痛、肌肉酸痛、衰弱无力，全身中毒症状重，而呼吸道症状较轻。血液检查白细胞计数正常或减少，流感血凝抑制试验和补体结合试验阳性。

2.麻疹

当地有麻疹流行史。儿童易感，多无预防接种史。表现为发热、眼结膜炎、上呼吸道炎，早期可见口腔黏膜斑，典型皮疹出现后诊断不难，血液检查白细胞计数前驱期正常或稍增多，出疹期稍减少。

3.猩红热

当地有流行史，患者有密切接触史。起病急骤、发热，有咽峡炎、草莓舌，典型皮疹及疹退后皮肤脱屑。白细胞计数在（10~20）×10^9/L之间或更高，中性粒细胞占比达80%以上。出疹后嗜酸性粒细胞占比增高，可达5%~10%。

4.百日咳

当地有流行史，患者接触史。咳嗽特点为日轻夜重，并逐渐加重直至出现典型的阵发性痉挛性咳嗽，伴有吸气时特殊的"鸡鸣"样吼声。血液白细胞计数及淋巴细胞明显增高，细菌培养可发现百日咳杆菌。

5.传染性单核细胞增多症

当地有流行史，患者接触史。发热伴畏寒、肌肉酸痛、多汗，有咽峡炎，相对缓脉，颈部等处浅表淋巴结肿大，多无明显压痛，部分患者可有黄疸、轻度肝脾肿大、皮疹、肺炎等。

（二）中医鉴别诊断

风热乳蛾

急性咽炎多由风寒、风热、燥热袭咽，

内则或肺胃热盛及痰热伤咽，壅滞咽喉，发为本病。临床以急性发作、咽部红肿疼痛和全身不适为主症。风热乳蛾多由风热外侵，侵袭肺系，或肺胃热盛，上攻咽喉，脉络受阻，肌膜受灼，喉核红肿胀痛，发为本病。临床以喉核（腭扁桃体）红肿疼痛，甚则腐溃化脓，形如乳头或蚕蛾为主症，且伴有全身症状。

四、临床治疗

（一）提高临床疗效的基本要素

急性咽炎是咽黏膜、黏膜下组织及咽部淋巴组织的急性炎症，其病原多为细菌，故治疗以抗菌消炎为主。西医一般多用抗生素结合含漱、含化、雾化吸入等方法，中医多采用中药汤剂结合局部用药治疗方法。在临床上，若可用西医相结合方式，以中药汤剂清热泻火、解毒利咽，并局部用药直接作用病灶，结合抗生素治疗，很快能控制病情。若咽痛较重，可采用针刺放血疗法，此法便捷。

（二）辨病治疗

1. 一般治疗

建议患者多休息，多喝温水；注意进食易消化的食物，保持大便通畅；保持室内空气流通，防止受凉，若出现发热、畏寒、头痛等症状，应及时采用物理降温或服用解热镇痛药，如对乙酰氨基酚、阿司匹林、布洛芬等，防止急性并发症的发生。

2. 急性期治疗

对于急性水肿性咽炎，确诊后立即对患者皮下注射肾上腺素、静脉注射地塞米松和抗组胺药物，严密观察患者呼吸情况，是否得到缓解。对于症状未波及喉部者，可密切观察局部肿胀变化，若已累及喉部，出现呼吸困难，必要时可考虑行气管切开术。

3. 局部治疗

（1）漱口　常用复方硼砂溶液或温生理盐水含漱。每日3次，以清洁口腔及咽腔。

（2）涂药　常用1%碘甘油、2%硝酸银或10%弱蛋白银涂布咽壁。

（3）含片　常用四季润喉片、华素片，度米芬含片、溶菌酶含片、氯己定含片等含化。

（4）蒸气吸入　用复方安息香酊加入沸水中，吸其蒸气，每次5~15分钟，每日3次。或将药物加入超声雾化机内吸入蒸气。

4. 药物治疗

（1）抗感染治疗　对溶血性链球菌感染病情较重或有并发症者，可给予青霉素80万单位肌内注射，每日2次。亦可选用乙酰螺旋霉素、红霉素、头孢氨苄、庆大霉素及磺胺类药物等。

（2）抗病毒药　常用吗啉胍，每次0.2g，口服，每日3次。或选用金刚烷胺、干扰素等。

（三）辨证治疗

1. 辨证论治

（1）风寒袭咽型

治法：疏散风寒，利咽。

方药：六味汤加减。桔梗、生甘草、薄荷、荆芥、防风、白僵蚕。

加减：若头痛加白芷；若鼻塞者，加辛夷；若咳嗽者，加杏仁、前胡；若肺经素有蕴热，复感风寒，内热外寒，咽痛红肿而恶寒，舌尖红，苔薄白者，加生石膏、黄芩、桑白皮等。

（2）风热客咽型

治法：疏风清热，消肿利咽。

方药：银翘散加减。金银花、连翘、桔梗、薄荷、淡竹叶、甘草、荆芥穗、淡豆豉、牛蒡子、芦根。

加减：若头痛明显者，加菊花；咽痛较重者，加射干、赤芍、板蓝根、丹皮；若咳嗽痰黄者，加桑白皮、前胡。

（3）燥热伤咽型

治法：清热润燥，消肿利咽。

方药：清燥救肺汤加减。桑叶、石膏、麻子仁、麦冬、阿胶、杏仁、人参、枇杷叶、甘草。

加减：若咽干痒明显者，加蝉蜕、天花粉；若干咳甚者，加川贝母；若头痛者，加菊花。

（4）肺胃热盛型

治法：清泄肺胃，解毒利咽。

方药：清咽利膈汤加减。连翘、栀子、黄芩、薄荷、牛蒡子、防风、荆芥、大黄、黄连、金银花、玄参、桔梗、甘草、玄明粉。

加减：若高热者，加生石膏；若咽痛剧烈者，加赤芍、丹皮；若咳嗽痰黄量多者，加浙贝母、全瓜蒌。

（5）痰热壅结型

治法：清热化痰，解毒利咽。

方药：清热利咽汤加减。生石膏、黄芩、浙贝母、射干、玄参、青果、全瓜蒌、土牛膝、赤芍、薄荷、甘草。

加减：若咽痛剧烈者，加丹皮、制乳没、连翘、射干、山豆根；若大便秘结者，加大黄。

2. 外治疗法

（1）含漱疗法

① 可用漱口方，或金银花甘草水漱咽，日3~4次。亦可用六神丸等含化，每日2~3次。功能：清热解毒。用于热毒炽盛型，症见咽喉红肿灼热疼痛。

② 荆芥、菊花煎水含漱。功能：疏风清热。用于风热客咽型。

③ 铁笛丸或润喉丸含服。功能：清热润咽。用于各型。

（2）吹药疗法 咽腔红肿疼痛者，可吹用麝黄散、冰硼散、珠黄散、清凉散等，每日4~6次。适用各型。

（3）蒸气或雾化吸入疗法（适用于各型）

① 用内服汤液20~30ml，过滤后兑薄荷霜少许，做蒸汽或雾化吸入。风寒者亦可用苏叶水煎做蒸气吸入。其余各型亦可用清热解毒注射液4ml，兑薄荷霜少许，做雾化吸入。每日1~2次。

② 板蓝根注射液、鱼腥草注射液各4ml，柴胡注射液2ml，加生理盐水25ml，做超声雾化吸入。

（4）针刺疗法 取合谷、内庭、曲池、天突、少泽、鱼际、少商等穴，每次3~4穴，强刺激，留针15~20分钟，每日1次。适用于各型。

（5）放血疗法 在耳垂或耳背浅显小静脉处，用三棱针点刺放血5~10滴，每日1次。

3. 成药应用

（1）蒲地蓝消炎片 2片/次，3次/天。适用于肺胃热盛证。

（2）一清胶囊 2粒/次，3次/天。适用于肺胃热盛及痰热壅结证。

（3）金嗓利咽丸 3丸，2次/天。适用于痰热壅结证。

（4）蓝芩口服液 每次10ml，3次/天。适用于风热客咽证。

4. 单方验方

（1）山豆根汤 山豆根、牛蒡子、蒲公英、射干、黄连、连翘、金银花、生石膏、甘草。前药水煎2遍，滤液混匀，分2次内服，1日1剂。用于咽部红肿疼痛属火热喉痹者。（《古今名医临证金鉴》）

（2）二白煎 白花蛇舌草、白茅根、野菊花、苦地胆、积雪草。前药水煎2遍，滤液混匀，分2次内服，1日1剂。用于治疗咽干、咽痛不适。（《古今名医临证金鉴》）

（3）四圣饮　金银花、连翘、丹皮、甘草，水煎取汁，日服2次，用于治疗咽喉疼痛，吞咽困难。（《古今名医临证金鉴》）

（四）医家诊疗经验

1.耿鉴庭

丹栀射郁汤是耿鉴庭教授祖传六世验方，由丹皮、山栀、射干、郁金、前胡、连翘、赤茯苓、淡豆豉、竹叶、甘草组成。临床验证，此方药是治疗急性喉痹的有效方剂。

2.马培之

马培之辨治咽喉病，确立以"虚则清养，实者疏泄"的治疗原则，分立7大治法：①疏风解表法。风寒外袭者，用防风、荆芥、紫苏、半夏、桔梗等。风热外袭者，可用薄荷、牛蒡子、金银花、前胡、玄参等。②清热解毒，降火利咽法。可用黄芩、黄连、丹皮、连翘、生地、玄参等。③解郁化痰，消瘀散结法。常用夏枯草、石决明、白蒺藜、玄参、川贝、杏仁等。若见血瘀则加赤芍、丹参等。④养阴清肺，化痰利咽法。常用沙参、麦冬、百合、川贝、前胡、款冬花、玄参等。⑤滋阴清热，清上实下法。常选生地、熟地、石斛、胡麻、山萸肉、瓜蒌皮、青果。⑥清补气血，甘凉解毒法。常用西洋参、黄芪、生地、熟地、何首乌、银花、射干等。⑦温阳散寒，引火归原法。常用肉桂、干姜、半夏、附子、细辛、猪肤。

五、预后转归

急性咽炎经过积极治疗，一般预后良好。急性坏死性咽炎如果治疗措施不当，可以引发脓毒血症、急性喉炎、肺炎、颈部蜂窝组织炎、咽旁间隙脓肿以及中毒性心肌炎。其中中毒性心肌炎因有致命危险，应高度警惕。

六、预防调护

（一）预防

1.坚持锻炼身体，增强机体抵抗力，劳逸结合，饮食合理，保持口腔卫生，减少对烟酒粉尘等的接触。

2.消除邻近病灶，积极治疗上呼吸道的病灶性疾病，如鼻炎、鼻窦炎、扁桃体炎、喉炎等。

3.在急性上呼吸道感染发病季节，应尽量少去公共场所，或戴口罩预防，避免传染。

4.避免摄入容易过敏的食物。

5.治疗全身其他疾病，控制血糖。

（二）调护

1.嘱患者卧床休息，避风寒，用药液含漱，保持口腔清洁卫生。多饮水，保持大便通畅。以清淡易消化饮食为宜，再辅助一些清爽去火、柔嫩多汁的食品摄入。如橘子、广柑、菠萝、甘蔗、橄榄、鸭梨、苹果等。

2.忌食烟、酒、姜、辣椒、芥末、槟榔、蒜及一切辛辣之物。

3.食疗方如下。

（1）橄榄酸梅汤　鲜橄榄（连核）60g、酸梅10g。将鲜橄榄、酸梅稍捣烂，加清水3碗煎成1碗，去渣加白糖调味饮用。每日2次。具有清热解毒，生津止渴之功效。适用于风热客咽及燥热伤咽证。（《民间实用偏方》）

（2）蜜糖银花露　金银花、蜜糖各30g。煎金银花水约两碗，放凉后去渣，服用前加入蜂蜜，调匀后饮用。每日2次，有清热解毒、疏散风邪、利咽通便之功效。适用于风热客咽及燥热伤咽证。（《民间实用偏方》）

（3）生丝瓜汁　生丝瓜（以新摘的为佳）3条。将新鲜丝瓜切片，放入大碗中

捣烂，取汁1杯，1次顿饮。有清热解毒、消肿止痛之功效。适用于除风寒客咽外的各型病证。（《民间实用偏方》）

（4）荸荠饮　荸荠500g，冰糖适量。将鲜荸荠洗净，去皮切碎，用洁净纱布包裹挤其汁液，加冰糖冲服。每次120ml，每日2次，连服3日。有清热润肺、化痰利咽的作用。适用于风热客咽、肺胃热盛及痰热壅结证。（《民间实用偏方》）

七、专方选要

（一）升降散

组成：生石膏（先煎）20g，泽泻15g，金银花12g，射干10g，柴胡10g，僵蚕、蝉蜕各9g，姜黄6g，生大黄3g。

功效：清热泻肺，利咽止痛。

主治：急性咽炎。症见咽痛，吞咽更痛，舌质红，苔黄，脉浮数者。

方解：以僵蚕、蝉蜕、姜黄、生大黄升降宣散肺气、祛风邪、散郁火、通腑气；加生石膏以助全方清热泻肺之功；柴胡理气散郁，和解表里；僵蚕、蝉蜕、射干解毒利咽止痛。

（二）加味玄麦桔梗汤

组成：玄参10g、麦冬15g、桔梗8g、白薇10g、怀牛膝12g、威灵仙8g、藏青果10g、生麦芽10g、生山药15g、生甘草8g、鸡内金12g。

功效：滋阴降火，清热利咽。

主治：急性咽炎，症见咽痛，痛势不剧，咽干，五心烦热。

方解：方中玄参、麦冬以滋阴降火；生山药滋养脾阴以制虚火；桔梗、怀牛膝二药一升一降使得阴液上输滋养咽喉及引火下行；威灵仙通经络止痛；藏青果养阴止痛，临证于咽喉炎及咽喉肿大效果较好；白薇养阴清热；鸡内金散结理滞；生麦芽

以疏理全身气机；生甘草清热养阴，且调和药性。诸药合用，共奏滋养脾阴以降虚火上攻之效。

八、研究进展

（一）中药研究

1. 口服液

口服液具有携带服用方便、口感好、患者易于接受的特点。付晓梅等认为，由于风邪为患，风性善行而数变，故本病发病迅速，若治之不及，易致病邪传经，累及他脏，因邪热常入里化火，肺胃热盛，故以蓝芩口服液（板蓝根、黄芩、栀子、胖大海、黄柏等）清热泻火、解毒消肿、利咽止痛，在治疗急性咽炎46例的研究报道中，总有效率达95.65%。

2. 冲剂

冲剂具有作用迅速，味道可口，体积较小，服用方便等特点。有学者认为，急性咽炎初起邪气在表，以肺热为主，治宜清热解毒、疏风解表，应用咽舒冲剂1号（金银花、牛蒡子、连翘、赤芍、板蓝根各15g，黄芩、玄参、防风、蒲公英各12g，桔梗、荆芥、甘草各6g，薄荷5g）治疗。若邪热传里，胃热炽盛者，治宜清热解毒、利咽消肿，则应用咽舒冲剂2号（黄连、栀子、连翘、生大黄、芒硝各10g）治疗。故其根据辨证论治运用咽舒冲剂1号及2号治疗急性咽炎365例，治愈351例，好转14例，无效0例，总有效率为100%。

另有学者应用金菊咽炎颗粒（金银花、菊花、大青叶、薄荷、山豆根、射干、胖大海、牛蒡子、桔梗、甘草）治疗急性咽炎，总有效率87%。

（二）外治疗法

1. 吹喉法

有学者应用冰连清咽喷雾剂（大黄、

硼砂、冰片、薄荷脑、青黛、芒硝、黄连、姜黄、金银花）以清热、通泻、宣散、活血、消肿、止痛，治疗急性咽炎肺胃实热证330例，痊愈103例，显效132例，有效82例，无效13例，总有效率为96.06%。

2. 雾化吸入法

雾化吸入法是目前运用较多的疗法。急性咽炎多由外感风热之邪侵袭肺卫，结于咽喉，咽窍脉络受阻，黏膜受灼所致。也可因烟酒、辛辣物刺激，胃热痰盛，复感风热毒邪，致咽部热结、痰阻、血瘀而成。治疗应以祛邪为主，一般用疏风清热、解毒消肿、散结利咽等法。双黄连粉针剂具有清热解毒、祛痰利咽的作用。有研究报道以双黄连雾化吸入法治疗急性咽炎46例，治疗组总有效率95.7%。

3. 针刺放血法

《医学入门》明确指出："咽疮忌汗，最不误人，唯砭针出血，即汗之义也。血出，多可愈。"由此可见，针刺放血疗法在咽喉病治疗中是不可或缺的。刘英认为，咽喉是经脉循行交会之处，十二经脉及奇经八脉大都直接或间接循行于咽喉内，故最宜刺咽喉患部。恶血出，则泄其热毒，散其肿胀，使经络通、气血畅、咽喉开，邪去正安。刘英应用针刺放血法治疗急性咽炎，总有效率93.33%。

主要参考文献

［1］付晓梅. 蓝芩口服液联合头孢克肟治疗小儿急性咽炎的临床研究［J］. 现代药物与临床, 2021, 36（1）: 161–164.

［2］阮岩等. 咽喉清口服液临床应用专家共识［J］. 中医耳鼻喉科学研究, 2021, 21（1）: 22–28.

［3］孙小娇. 地塞米松联合鱼腥草超声雾化吸入治疗急性咽炎的疗效观察［J］. 中国现代药物应用, 2022, 16（19）: 126–128.

［4］刘英. 针刺三商放血联合中药雾化吸入治疗急性咽炎的临床护理研究［J］. 光明中医, 2021, 36（7）: 1116–1118.

［5］王鹏等, 张燕平. 运用升降散加减治疗急性咽炎的临床经验［J］. 全科口腔医学电子杂志, 2016, 3（20）: 107–108.

第四节 急性喉炎

急性喉炎通常是喉黏膜及声带的急性炎性病变。病变轻重差距悬殊，发生于小儿者多较严重。冬春两季为该病多发季节，男性的发病率较高。本病是常见的呼吸道急性感染性疾病之一。临床上以声嘶、咳嗽、喉黏膜红肿为主要特征。

急性喉炎一般属中医"喉瘖""暴瘖""卒瘖""声嘶""失音"等病范畴。急性喉炎多继发于上呼吸道感染，也可为急性鼻炎或急性咽炎的下行感染，故多有鼻部及咽部的炎性症状。起病时有发热、畏寒及全身不适等。

一、病因病机

（一）西医学认识

1. 病因

（1）感染 一般认为多发于伤风感冒后，先有病毒入侵，而后继发细菌感染。常见细菌有金黄色葡萄球菌、溶血性链球菌、肺炎双球菌、流感杆菌、卡他球菌等。

（2）职业因素 过多吸入生产性粉尘、有害气体（如氯、氨、硫酸、硝酸、毒气、烟熏等）亦可引起喉部黏膜的急性炎症。使用嗓音较多者，如教师、演员、售票员等，若发声不当或使用声带过度，则声带急性炎症的发病率升高。

（3）外伤异物 使用检查器械时损伤喉部黏膜也可继发急性喉炎。

（4）其他 吸烟饮酒过多、受凉疲劳致机体抵抗力降低时，易诱发本病。

2.发病机制

初期为黏膜血管充血，有多形核白细胞浸润，组织内渗出液积聚形成水肿。晚期由于炎症继续发展，渗出液可变成脓性分泌物或结成伪膜。上皮有损伤和脱落，也可形成溃疡。炎症消退后上述病理变化可恢复正常，若未得到及时治疗，则有圆形细胞浸润，逐渐形成纤维变性，变成永久性病变，且其范围不仅限于黏膜层，也能侵及喉内肌肉。故积极治疗急性喉炎是防止其转化为慢性疾病的关键。

（二）中医学认识

急性喉炎的发生是由于外感风寒、风热之邪，肺气壅滞，声户肿胀，开合不利造成的。病位首先在肺，进而影响到胃。风寒袭表，首先犯肺，肺气壅遏，气机不利，寒凝聚于喉厌，致声户开合不利而声音嘶哑；风寒侵袭日久，郁而化热，或风热邪毒由口鼻而入，内伤于肺，肺气不宣，邪热结于喉厌，气血壅滞，脉络痹阻，喉部肌膜红肿也使喉内不适，见声音嘶哑失音。若风热之邪不解，热毒传里，以致肺胃热毒壅盛，重灼喉厌，声户红肿，除有声哑失音外，还可并见咳嗽痰黄、壮热、烦渴引饮。故《杂病源流犀烛》认为："盖声哑者，莫不由于肺热……暴瘖者，莫不由于火盛。"所以急性喉炎属金实不鸣之证。如邪热较盛，灼津为痰，或素有痰热，邪毒结聚于喉咙，气道壅塞，还可导致急喉风；小儿脏腑娇弱，喉腔较窄，患有本病时，亦可形成急喉风。

二、临床诊断

（一）辨病诊断

1.临床诊断

大多数情况下，急性喉炎的症状短暂且轻微，典型的临床表现为声音嘶哑。小儿的喉部构造与成人不同，更易出现喉梗阻、呼吸困难等症状。

成人患者主要表现为声音嘶哑、咳嗽、咳痰、喉部疼痛或不适（如干燥、瘙痒和异物感）等症状，严重时可完全失声。小儿患者一般起病急，主要症状为声嘶、犬吠样咳嗽（"空空"样咳嗽）、吸气性喉喘鸣、吸气性呼吸困难和持续性喉梗阻症状，如果治疗不及时，可能出现神志不清，面色苍白、发绀等症状，最终因呼吸循环衰竭而死亡。

可有一些伴随症状，如继发于感冒之后，会出现畏寒、发热、乏力等全身症状，小儿更明显。

2.相关检查

间接喉镜检查可见，喉黏膜随炎症发展时期不同而有所不同，但其特点应为两侧对称，呈弥漫性。黏膜红肿常首先出现在会厌及声带，然后逐渐发展至室带及声门下腔，而以声带及杓状会厌襞最为显著，早期声带表面呈淡红色，有充血的血管纹，之后逐渐变成暗红色，边缘圆钝呈梭形。喉部黏膜早期发干，稍晚有黏性分泌物附着于声带表面，声嘶较重，分泌物咳出后，声嘶减轻。同时需注意检查鼻、咽部。

（二）辨证诊断

本病始发，多由风寒、风热乘袭而致。若素体热盛，或随着病情发展则可出现肺胃痰热证。因此，临床应根据证情的不同，辨别其病变的性质，确定其风寒、风热、肺胃痰热的不同证型，以便相病之所宜而施治。

1.风寒郁闭型

临床证候：猝然发声不扬，甚或嘶哑，咽喉微痛，咽痒不适，自觉吞咽不利，恶寒发热，头身酸痛，咳嗽阵作，鼻塞涕清。检查喉部，声带淡白或淡红微肿，病变可及鼻咽、喉关。舌苔薄白，脉浮紧。

证候分析：风寒袭肺，壅遏肺气，肺气不宣，风寒壅闭于喉，致声门开合不利，则猝然声音不扬，甚则嘶哑；寒主凝滞，气血凝滞于喉，故见喉黏膜及声带微红肿、声门闭合不全；寒凝气血，脉络不通，故喉微痛不适；风邪袭喉，则喉痒咳嗽；风寒郁肺，肺失宣降，肺气上逆，则咳嗽声重；鼻为肺窍，寒邪袭肺，则鼻塞流清涕；风寒外束，卫阳被郁，不得宣泄，故见恶寒、发热、无汗、头身痛、口不渴等风寒表证；舌苔薄白、脉浮紧为风寒在表之征。

2. 风热袭喉型

临床证候：猝发声音嘶哑，甚或失音，喉部干涩灼热，疼痛不适，自觉喉间不利，吞咽、咳嗽则喉痛加重，检查见喉部肌膜红肿发干，声带色红，或附有少许黏液，鼻咽、喉关亦常受病，发热、微恶风寒，头身不适，咳嗽阵作，咳吐少量黄黏痰，口干微渴，鼻塞涕黄，舌尖红。苔薄黄，脉浮数。

证候分析：风热犯肺，壅遏肺气，肺失清肃，邪热壅结于喉，致声门开合不利，故声音不扬，甚则嘶哑，喉痛不适，喉黏膜及声带红肿；风热壅肺，肺失宣降，故喉间不利；风热外袭，正邪交争，则发热恶寒；舌尖红、苔薄白、脉浮数为风热在表之征。

3. 肺胃痰热型

临床证候：声音嘶哑，咳嗽时作，咳痰黄稠，咳痰后声嘶稍有减轻，喉间灼热焮痛，咳时喉痛尤甚，自觉气热冲喉、吞咽不舒。口渴口苦，纳差便秘，或有身热、头痛。检查见喉部、声带鲜红而肿，甚则暗红肿甚，声带圆钝如梭，附有黏液，闭合不良，咽后壁布有红瘰如赤豆，成串成片。舌质红、苔黄或黄腻，脉数或滑数。

证候分析：肺胃积热，复感风热，内外邪热互结，炼津为痰，痰热壅阻于喉，致声门开合不利，故声音嘶哑，甚则失音；痰热壅肺，上蒸咽喉，故咽喉痛甚，喉黏，

室带、声带深红肿胀；肺胃热盛，则见口渴、大便秘结。舌质红、苔黄或黄腻、脉滑数等为痰热证。

三、鉴别诊断

（一）西医鉴别诊断

根据发病急、声音嘶哑、喉部体征，及轻度的全身症状，多数即可确诊。但需注意与喉痉挛、呼吸道异物、白喉相鉴别。特别疑似者可做实验室及菌培检查，以资鉴别。

1. 喉痉挛

常见于较小婴儿，吸气时喉鸣，声调尖而细，发作时间较短。症状可骤然消失，无声嘶。

2. 呼吸道异物

多有异物吸入史，呛咳、呼吸有痰鸣，吸气时呼吸困难。颈侧位 X 线拍片有不透 X 线异物可明确诊断。

3. 白喉

起病较缓，常有全身中毒症状。咽喉部检查可见片状灰白色伪膜，不易擦去，强刮易出血。涂片和培养可找到白喉杆菌。

（二）中医鉴别诊断

风热乳蛾

风热乳蛾临床以喉核（腭扁桃体）红肿疼痛，甚则腐溃化脓，形如乳头或蚕蛾，伴有全身症状为主症。而急性喉炎以声嘶、咳嗽、喉黏膜红肿为主要特征。

四、临床治疗

（一）提高临床疗效的基本要素

急性喉炎的证治，主要有以上三种辨证类型。一般而言，风寒、风热型多见于初期，治以宣散为主，肺胃痰热型多见于极期或后期，治以清泄为主。但是，临证中因普通人与从事声音工作者之间的发病

情况及症状表现往往有所差异，故应灵活掌握，据症而辨，因证施治。同时，本病之发，往往亦受体质因素的影响，体虚之人，罹患急性喉炎时，尚应根据气血阴阳虚实的具体情况，予以相应的治疗。所以，对本病的施治，除应遵循一般规律外，尚需具体情况具体分析，不可拘泥。

（二）辨病治疗

1. 一般治疗

急性喉炎最重要的治疗措施是声带休息，不发声或尽量减少发声次数及降低发声强度，减少由于发音造成的双侧声带运动，避免互相摩擦引起声带水肿；为避免口干舌燥，应多喝水，清淡饮食，常食用蔬菜和水果；避免辛辣刺激性饮食，禁烟、禁酒等；避免食入过敏性食物及吸入刺激性气体；积极治疗上呼吸道感染疾病及邻近病灶，如鼻窦炎、咽炎、气管炎等。

2. 抗感染治疗

口服螺旋霉素、麦迪霉素或红霉素。对感染病情较重者，可用青霉素80万U肌内注射，每日2次。

3. 激素治疗

一般情况下不使用，但对声带充血肿胀严重者，可每次服泼尼松5mg，每日3次。

4. 镇咳祛痰治疗

早期干咳可用枸橼酸喷托维林片25mg，每日3次，有黏痰难咳出者可用桉柠蒎肠溶胶囊0.3g，每日3次。

5. 超声雾化吸入治疗

可用含有类固醇激素的抗生素溶液进行经口雾化吸入治疗，可使雾状药物直接作用于喉部，有利于消炎消肿，稀化喉部分泌物，减轻喉部疼痛感。

6. 对症治疗

如咽痒、咽喉痛、咳嗽等，可用复方硼砂溶液、温生理盐水含漱，然后含化清凉润喉片、度米芬含片、溶菌酶含片等以清洁口咽腔，对改善喉腔炎症有一定的辅助作用。

分泌物黏稠不易咳出者，用复方安息香酊，薄荷醑、苏打片等加入沸水中作蒸气吸入，每次5~15分钟，每日3次，有助于喉腔消炎及稀释喉腔内分泌液

7. 并发症治疗

本病若防治不当，可并发急性喉阻塞，引起呼吸困难。应立即给氧气吸入，加大抗生素及激素用量。密切观察呼吸情况，以便采取相应措施。

（三）辨证治疗

1. 辨证论治

（1）风寒郁闭型

治法：疏风散寒，宣肺开音。

方药：六味汤加减。荆芥、防风、桔梗、薄荷、僵蚕、甘草。

加减：若风寒郁闭，肺失宣发，声音嘶哑较甚者，加杏仁、麻黄、蝉蜕以助宣肺散寒开音；肺气上逆、咽痒、咳嗽较甚者，加僵蚕、蝉蜕、紫苏叶、前胡以疏风止咳；若表邪甚，恶寒发热，头身疼痛，无汗者，可合用三拗汤或荆防败毒散，以疏散风寒，宣肺解表，使表邪去，肺气开，则喑哑自愈；若体虚之人，感冒风寒，猝然嘶哑，无热恶寒，头痛身痛，乏力，脉浮无力者，可用人参荆芥散加减治之。

（2）风热袭喉型

治法：疏风清热，宣肺开音。

方药：桑菊饮加减。桑叶、菊花、薄荷、连翘、桔梗、杏仁、芦根、甘草。

加减：若风热壅闭喉门，声音嘶哑较重者，加蝉蜕、胖大海以助宣肺清热开音；肺失清肃，咳嗽甚者，加前胡、贝母以助清宣肺气而止咳；热灼肌膜、喉咽红肿疼痛较甚者，加山豆根、牛蒡子、玄参、马勃，助清咽止痛；咳痰黄稠不利者，加瓜蒌、海浮石以清热化痰；若喉部肌膜干红

少津，喉干痒痛，干咳无痰，口渴，或有发热头痛，舌红苔薄白，或苔薄黄而干者，属风热，或为风热郁蒸，伤津化燥，可用桑杏汤加胖大海、蝉蜕、薄荷、菊花等以疏风宣燥，清热生津，润肺开音；职业性患者，若见喉痛干痒，声音嘶哑，干咳无痰，或痰出不爽，全身外感症状不明显者，多属肺经燥热，可用杏仁煎合贝母瓜蒌散加减，以润燥清热，宣肺开音；若由风寒郁而化热，或风热炽盛，壅遏肺气，致身热咳喘，气急音哑者，可用麻杏石甘汤加减，以清宣肺热，止咳平喘。

（3）肺胃痰热型

治法：清泄肺胃痰热，凉血消肿开音。

方药：清热利咽汤加减。生石膏、贝母、射干、全瓜蒌、玄参、青果、土牛膝、赤芍、薄荷、甘草。

加减：肺胃痰热壅盛，咳嗽音哑，咳痰量多者，加桑白皮、胖大海、木蝴蝶、竹沥汁（另服，每次10ml），以清化痰热，开音疗哑；喉部肌膜暗红肿甚，疼痛较剧者，重用赤芍、玄参，加丹皮、紫草、紫荆皮以凉血活血，消肿止痛；胃热盛，腑气不行，大便秘结者，加大黄以通便泄热；若肺胃热盛乃因风热内传而成，虽里热已盛，而表热未去，以致表里俱病，症见声音嘶哑、发热头痛或微恶风寒、喉部红肿疼痛、便秘口臭、舌红苔黄、脉浮数者，可用清咽利膈汤加减，以疏风清热，泻火解毒，表里双解。

2.外治疗法

（1）药物吸入配合中药含化防治　用鱼腥草注射液、板蓝根注射液或双黄连注射液，单一或任选1~2种混合，借助蒸气吸入。同时配合选用六神丸、六应丸、清音丸、铁笛丸等含口中嚼化吞服，有助清热解毒、化痰开窍，若痰涎壅盛，可用雄黄解毒丸、牛黄解毒丸等祛痰开窍。适用于风热袭喉和肺胃痰热证。

（2）针刺疗法配合中药吹喉　取少商、商阳针刺放血，然后刺合谷、尺泽、丰隆、颊车、天突、天窗、人迎、廉泉、水突等。并咽喉局部吹布珠黄散、珠黄青吹口散等。适用于各型。

（3）物理疗法　用超短波治疗，每日1次，6次为1个疗程；或用红外线照射颈部，每日1次，每次15~20分钟，6次为1个疗程。适用于各型。

（4）穴位贴敷　取活蜘蛛1个，大蒜1瓣去皮，冰片0.3g。共捣烂如泥状敷于一侧手合谷穴，如未愈可再敷另手合谷穴。敷后1.5~2小时敷处发热、起疱，即除药，勿弄破其疱，如疱已溃则可涂龙胆紫溶液或用消毒敷料敷之。

（5）氦-氖激光治疗　取少商、尺泽、合谷、天突、廉泉穴，照射治疗小儿急性喉炎。发热者配大椎、曲池。若小儿难以配合，先给少量镇静剂，待入眠后施治。每次治疗选穴3~4个，每穴照射5分钟，距离30~50cm，每日1~2次。

（6）针刺内关穴，直刺1~1.5寸深，用力捻转，治疗猝然失音，可有显著疗效。

3.成药应用

（1）金嗓利咽丸　每次6g，3次/天。适用于肺胃痰热证。

（2）清喉咽合剂　每次20ml，2次/天。适用于风热客咽证。

（3）金嗓开音丸　每次6g，2次/天。适用于风热客咽证。

4.单方验方

（1）加味麻杏石甘汤　麻黄、蝉蜕、金果榄、木蝴蝶、杏仁、生石膏、甘草。水煎服，1日1剂。用于肺热兼感寒邪，肺气不宣所致之失音。

（2）桑菊饮　桑叶、菊花、桔梗、连翘、杏仁、薄荷、芦根、知母、牛蒡子、蝉蜕、甘草。水煎服，1日1剂。用于风热犯肺，肺气不宣所致之急性喉炎。

（3）莪梅开音汤 莪术、乌梅、炙甘草、桔梗、柴胡、枳壳、玄参。水煎服，1日1剂。咽干口燥加北沙参、天花粉，喉痛不适加重楼、金银花，吞咽不利加香附、佛手。对于实证之声音不扬，甚则嘶哑失音者有效。

（4）玉屑无忧散 玄参、荆芥穗、滑石、砂仁、白茯苓、贯众、甘草、山豆根、寒水石、黄连、硼砂。声音嘶哑重者加麻黄、杏仁，咳嗽重者加白前、紫菀。以上各药研极细末混合，涂于舌面或冲水咽下，每日4~6次。

（四）其他疗法

超强氧气雾化吸入时，氧气会物理溶解在所需要的吸入药液中，并进行充分的温化以及湿化，使之与呼吸道吸入气体温度、湿度的要求相符，有效减轻了吸入干冷氧气时引发的刺激性咳嗽，让患者感到舒适，避免出现气道痉挛等不良反应。此外，他还有助于向患者的组织细胞输送氧气，快速改善缺氧状态，进一步提高血氧饱和度。加之运用氧气动力机制，可以把药液转化成微小的雾滴，使药液变成气雾剂输送到患者呼吸道，并可依照雾粒的大小以及重量，均匀地落到呼吸道每个部位，其生物利用度较高，疗效显著。

（五）医家诊疗经验

1.邱美和

喉科急重症因火毒、痰浊、瘀血胶结于咽喉而发，治须遵"解毒、通便法及早使用，化痰、活血法及时运用"原则。解毒法每证必用，各个阶段都可用，初起更要及时运用，可根据病势缓急酌情选用金银花、连翘、牛蒡子、升麻、玄参、射干、山豆根、黄芩、紫花地丁、蒲公英、犀角等；有大便秘结者必用通便法，无便秘也可轻用，药用大黄、元明粉等，正所谓泻

肠胃以利咽喉是也；化痰法能消除痰浊、肿胀，以防喉梗阻的发生，尤其是小儿喉风，必用不可，药选半夏、浙贝母、胆南星、僵蚕、竹茹、瓜蒌、姜黄、赤芍、丹皮、穿山甲、川芎、紫草等。解毒、通便、化痰、活血四法是治疗用药的关键，可随人或证的不同辨证选用，重症则四法皆用。

2.何恕堂

目前急性喉炎治疗中，多种疗法结合运用报道较多。何恕堂老中医治喉科急症，一方面内治，选用金银花、连翘、黄芩、黄连、桔梗、牛蒡子、赤芍、金果榄、两头尖、生甘草等，以清热解毒、利咽功用并随证加减；另一方面采用外治，如取穴少商、中商、老商、商阳，用三棱针速刺出血，每日1次，或用水硼散加水溶解成药液含漱，每日含漱4~6次，使药液直接作用到局部，不但清洁口腔，且有清热解毒消肿止痛的作用。或敷足，用吴茱萸研粉、醋调成糊状，敷涌泉穴，24小时更换，效果良好。

五、预后转归

急性喉炎在控制各种致病因素，并经过上述治疗后通常可以痊愈。若患者未得到充分的声带休息或未及时诊治，急性喉炎可能迁延成为慢性喉炎。

六、预防调护

（一）预防

（1）进行适当体育锻炼，保持健康规律的作息和良好的心态，保证充足的睡眠和休息，调整身体状态，从而提高自身整体免疫力，避免感冒。

（2）避免过度用声和滥用嗓音。

（3）避免烟酒刺激、避免口干舌燥，应多喝水，清淡饮食，常食用蔬菜和水果，避免过量食用辣椒、浓茶、浓咖啡、碳酸饮品、油炸食品、甜品、膨化食品和干果

类食品等。

（4）保持室内空气流通、湿润；避免寒冷及高温刺激；避免接触粉尘、刺激性气体、有害气体、空气质量差的环境等一切对喉黏膜不利的刺激因素。

（5）尽量避免接触导致慢性过敏性咽喉炎的致敏原。避免过敏性食物。

（6）积极治疗上呼吸道感染及邻近病灶。如鼻窦炎、咽炎、气管炎等。

（二）调护

（1）禁食辛燥刺激及苦寒食物，忌苦寒燥热及辛烈动火之品，戒烟酒。

（2）调护食疗方如下。

①双叶盐汤：茶叶、苏叶各3g，食盐6g，先用砂锅炒茶叶至黄，再将盐炒至红色，同苏叶加水共煎汤服之，每日2次。适用于风寒郁闭型。（《中医食疗方全录》）

②梨汁：将3个新鲜梨捣汁服。适用于风热袭喉型。（《民间实用偏方》）

七、专方选要

亮音丸

组成：玄参、僵蚕、连翘、积雪草、射干、天花粉、赤芍、蝉蜕、木蝴蝶、胖大海、青果、桔梗、川贝母。

功效：清热解毒，利咽开音。

主治：急性喉炎，症见猝发声音嘶哑，甚或失音，喉部干涩灼热，疼痛不适，自觉喉间不利，吞咽、咳嗽则喉痛加重。

方解：方中玄参甘寒清热、解毒利咽，为治咽喉疾病之要药；连翘、射干、僵蚕清解热毒，化痰散结，现代药理分析证明射干有消除上呼吸道炎性渗出物的作用；蝉蜕、桔梗宣肺散邪，化痰亮音；胖大海、青果、木蝴蝶、天花粉清热润肺，利咽开音；川贝母润肺化痰；赤芍、积雪草清热凉血活血。

诸药合用共奏清热化痰，润肺开音之功。

八、研究进展

温度对声带具有保护作用，如果温度降低，声带表面的黏液层就会减少或消失，声带振动或关闭时，就会使声带上皮表面互相接触，这种直接接触是造成声带肥厚、粗糙、结节、息肉的原因。用离体新鲜喉进行试验观察声带表面温度对声带振动的影响时发现，阿托品对喉的语图、声门图检查均有影响。故目前在急性喉炎的防治过程中，超声雾化蒸气吸入已成为重要的措施之一。

主要参考文献

[1] 林琪家. 急喉风从痰论治探讨 [J]. 中国中医基础医学杂志，2018，24（3）：318-320.

[2] 和培举. 中西医结合治疗急喉瘖风热证临床观察 [J]. 北京中医药，2018，37（9）：888-890.

[3] 熊雅岚. 疏风清热汤化裁联合天竺雾化液治疗急性喉炎32例临床研究 [J]. 江苏中医药，2018，50（4）：48-50.

[4] 刘林凤. 麻杏石甘汤联合布地奈德雾化吸入治疗小儿急性喉炎疗效及免疫功能的影响 [J]. 中国中医急症，2018，27（11）：1940-1942.

[5] 汪琳. 桑菊饮加味辅助治疗儿童急性喉炎的疗效观察 [J]. 中国中医急症，2022，31（3）：511-515.

[6] 陈钙群. 自拟莪梅开音汤加减治疗声音嘶哑疗效分析 [J]. 中国中医急症，2020，12（33）：12-14.

[7] 邱美和. 喉科重症治疗体会 [J]. 新中医，1991（2）：35.

[8] 侯梅荣. 何恕堂治疗喉科急症的经验 [J]. 新中医，1992（6）：4.

第六章 气管、支气管疾病

第一节 急性气管-支气管炎

急性气管-支气管炎是由生物、物理、化学刺激或过敏等因素引起的气管-支气管黏膜的急性炎症。临床主要表现为咳嗽和咳痰，常见于气候急骤变化或上呼吸道防御功能下降时，也可由急性上呼吸道感染迁延不愈所致。依据临床表现，中医学将本病归属"咳嗽""暴咳"等范畴。

一、病因病机

（一）西医学认识

1. 病因

（1）病原微生物 病毒是引起本病最常见的微生物，常见病毒为腺病毒、流感病毒（甲乙）、冠状病毒、鼻病毒、单纯疱疹病毒、呼吸道合胞病毒和副流感病毒。常见细菌为流感嗜血杆菌、肺炎链球菌等。近年来衣原体和支原体感染明显增加。在病毒感染的基础上继发细菌感染也较多见。

（2）理化因素 冷空气、粉尘、刺激性气体或烟雾（如二氧化硫、二氧化氮、氨气、氯气等）等的吸入，可以引起气管-支气管黏膜的急性损伤和炎症反应。

（3）过敏反应 急性气管支气管炎与气道的高反应性有关。常见的吸入致敏原包括花粉、有机粉尘、真菌孢子、动物皮毛及排泄物，或细菌蛋白质。另外，钩虫、蛔虫的幼虫在肺内的移行均可引起气管-支气管急性炎症反应。

2. 病理

主要病理改变为气管、支气管黏膜充血水肿，淋巴细胞和中性粒细胞浸润，同时伴纤毛上皮细胞损伤、脱落，黏液腺体肥大增生。合并细菌感染时，分泌物呈脓性。炎症消退后，气管-支气管的结构和功能一般能恢复正常。

（二）中医学认识

中医认为本病的发生主要是外感所致，而脏腑功能失调、肺的卫外功能减弱是引发本病的重要辅因。天气冷暖失常、气候突变，人体未能适应，卫外功能失调，六淫、疫疠、烟尘秽浊之气等外邪或从口鼻而入，或从皮毛而侵，侵犯肺系，引发本病。刘完素谓"寒、暑、燥、湿、风、火六气，皆令人咳嗽"，即是此意。由于四时六气的不同，因而人体所感受的外邪亦有区别。风为六淫之首，其他外邪多随风邪侵袭人体，所以本病发生常以风为先导，夹有寒、热、燥、湿等邪。张介宾曾提出"六气皆令人咳，风寒为主"之说，认为以风邪夹寒者居多。

本病病变部位主要在肺，因肺主气，司呼吸，上连喉咙，开窍于鼻，外合皮毛，为五脏之华盖，又因肺为娇脏，不耐邪侵，故肺卫受邪，使肺气壅遏不宣，清肃失司，气机不利，肺气上逆而引起咳嗽。肺卫之邪若不能及时疏散外达，则可发生演变转化，如风寒久郁而化热，风热灼津而化燥，肺热炼液而成痰。同时，若迁延失治，伤及正气，或年老体弱，正气不足，卫外不固，更易受邪以致疾病反复发作。

二、临床诊断

（一）辨病诊断

1. 临床表现

（1）主要症状 起病较急，通常全身

症状较轻，可有发热。初为干咳或有少量黏液痰，随后痰量增多，咳嗽加剧，偶伴血痰。咳嗽、咳痰可延续2~3周，若迁延不愈，可演变成慢性支气管炎。伴支气管痉挛时，可出现不同程度的胸闷气促。

（2）体征　查体可无明显阳性表现，或可在两肺听到散在干、湿啰音，部位不固定，咳嗽后可减少或消失。

（3）相关检查

①血常规检查：白细胞计数和分类多无明显改变。细菌感染时白细胞升高并伴有中性粒细胞比例增加，血沉加快。

②痰液检查：痰涂片或培养可发现致病菌，诱导痰实验可发现嗜酸性粒细胞增多。

③X线检查：大多数正常或肺纹理增粗。

2.诊断

根据病史、咳嗽和咳痰等呼吸道症状，以及两肺散在干、湿啰音等体征，结合血象和X线胸片，可做出临床诊断。病毒和细菌检查有助于病因诊断。

（二）辨证诊断

1.风寒袭肺型

临床证候：咳嗽，痰白，痰清稀，或干咳，恶寒，或有鼻塞流清涕，咽痒发热，无汗，肢体酸痛，舌苔薄白，脉浮或浮紧。

证候分析：感受寒邪，内客于肺，致肺失宣降，肺气上逆而咳嗽；寒为阴邪，阴寒凝滞津液，所以痰稀色白；寒邪困遏阳气，不能宣发于表，通达四末，肌肤失于温煦，故形寒肢冷。

2.风热犯肺型

临床证候：咳嗽，痰黄，咽干甚则咽痛，发热，恶风，或有鼻塞、流浊涕，或鼻窍干热，咽痒口渴，舌尖红，舌苔黄，脉浮或浮数。

证候分析：风热袭肺，肺气被壅，失

于清肃则咳嗽；风热灼津，炼液为痰，见痰稠色黄；肺合皮毛，风热袭肺而留于肺卫，故见肺卫失宣之风热表证；肺卫受邪，卫气奋起抗争，故发热；风热为阳邪，阳热袭表，腠理开泄，故见汗出；肺卫失宣，鼻窍不利而鼻塞不通；风热上扰，熏灼咽喉，咽喉不利则咽痛；热伤津液则口干；舌红苔黄、脉数为内有热邪之征。

3.风燥犯肺型

临床证候：干咳，咽痒，咳嗽，唇鼻干燥，口干，咽干甚则咽痛；痰黏难以咳出，口渴，发热，恶风，舌尖红，舌苔薄黄或薄白，脉数。

证候分析：外感风燥之邪，病位在肺与肺卫之间，其性有凉、温之别。燥邪伤人，易伤津液，肺津受伤，肺失滋润，清肃失职，故见干咳，或痰少而黏，咳吐不爽；津液受伤，则唇、舌、咽、鼻失其濡润而干燥；燥邪留于肺卫，故见发热、恶寒等肺卫表证；凉燥犯肺则见恶寒重、发热轻；温燥犯肺则见发热重、恶寒轻；燥邪化火，灼伤肺络，而见痰中带有血丝，甚则胸痛咯血；津伤燥热内生，故见舌红、苔黄、脉数等症。

4.风湿郁肺型

临床证候：咳嗽，声闷，胸闷，痰液黏滞不爽，咳吐不利，发热，舌质淡红，苔白润或腻，脉濡或涩。

证候分析：风湿之邪，病位在肺与太阴经脉络属之间，其性有寒、热之别。湿邪伤人，易于阻滞气机，肺气郁闭，宣降失司，故见胸闷、咳嗽；湿性凝滞，卫阳宣通不利，故见发热；湿邪内壅，故见舌苔白润或腻，脉濡或涩。

5.痰热壅肺证

临床证候：咳嗽，痰黄，痰黏稠，口渴，心烦，胸闷，发热，鼻翼煽动，鼻衄，咯血，大便秘结，小便黄。舌质红，舌苔黄腻，脉滑或滑数。

证候分析：本证由风温之邪从口鼻而入，或风寒、风热之邪入里化热，内壅于肺所致。热壅于内，蒸腾于外，故见发热；热灼津伤故饮水自救而见口渴多饮；热扰心神，而见心烦躁扰；邪热壅盛，气道闭阻，则呼吸困难，甚至鼻翼煽动；热伤血络，迫血妄行，则见鼻衄、咳血；肺热久壅，血败肉腐，而成肺痈，咳吐脓血腥臭痰；里热炽盛，灼伤津液，津伤肠燥，则大便秘结小便短赤；里热壅盛或痰热内阻，故见舌红，苔黄，脉滑数。

三、鉴别诊断

（一）西医鉴别诊断

1. 流行性感冒

流行性感冒有流行病学史，起病急骤，高热和肌肉酸痛等全身中毒症状明显，病毒分离和血清学检查有助于鉴别。

2. 急性上呼吸道感染

鼻咽部症状明显，咳嗽轻微，一般无痰。肺部无异常体征。胸部 X 线正常。

3. 其他呼吸系统疾患

如肺结核、肺脓肿、支原体肺炎、麻疹、百日咳和肺癌等，以上疾病初发时常伴有急性气管 – 支气管炎症状，相关特异性检查及检验结果，可资鉴别。

（二）中医鉴别诊断

本病起病急，以咳嗽、咳痰为主症，并多伴有肺卫表证，临床上须与以下疾病相鉴别。

1. 肺痨

咳嗽是肺痨的主症之一，但肺痨之咳嗽多由痨虫引起，并与咯血、胸痛、潮热、盗汗、消瘦等症同见，必要时可用 X 线相鉴别。

2. 肺胀

有久患咳、喘、哮等病不愈的病史，在咳嗽的同时，多伴有胸中烦闷、胸中胀满、喘气，甚至面目晦暗、唇舌发绀、颜面四肢浮肿。急性气管 – 支气管炎则无喘促胸满等症。

3. 感冒

感冒与急性气管 – 支气管炎均可见咳嗽，但感冒多首见鼻塞声重，喷嚏流涕，恶风，继则恶寒怕冷，发热头痛，咳嗽，咽痛，身楚不适，甚则四肢酸痛等。病程 5~7 天。后者则以咳嗽为主症，且病势重、病程长。

四、临床治疗

本病治疗以对症治疗为主，中西医治疗均能取得较好疗效。

（一）提高临床疗效的要素

1. 从邪论治

本病多因感受六淫外邪所致，一般表现为风寒、风热、燥热三种证候，多有表证，故加用解表药物，因势利导，祛邪外出，而非单治咳嗽。但疏散不能过度，特别是长期熬夜、产后、老年等精血亏虚者，更要慎用解表，否则易耗伤正气而难以祛邪外达。对于该类患者需要兼用滋养气阴之品，偏热证可用南沙参、明党参、手掌参，偏寒证，可用山药、党参。

2. 从痰论治

痰既是病理产物，又是致病因素。祛痰是治疗本病的重要一环，祛痰需要正气、阳气鼓动，故应适当加入补益之品以扶正达邪、益气以强祛痰之效，如人参、西洋参、黄芪、党参、太子参、南沙参、五指毛桃等，避免过用寒凉，慎用苦寒，特别是与抗生素联用时，要尤为注意，以免损伤中阳，寒邪内陷，压抑阳气，凝闭痰气，致使病程迁延不愈。需要注意的是，祛湿化痰有伤阴之弊，在使用燥湿化痰药时，需留心顾护津液。

3. 从肺气论治

肺气上逆，失于宣肃，是导致咳嗽的主要病机，而宣肺降气，可以宣畅气机，以助祛邪外出。治疗上多宣降药物同用，以收良效，如麻黄配杏仁、桔梗配前胡。

（二）辨病治疗

1. 一般治疗

适当休息，注意保暖，多饮水，避免诱发因素和吸入变应原。

2. 对症治疗

若有发热、头痛，可应用解热镇痛药，如复方阿司匹林、布洛芬、对乙酰氨基酚等；支气管痉挛时选用平喘药，如茶碱类和β受体激动剂等；咳嗽有痰，且不易咳出时选用祛痰剂，如桉柠蒎肠溶软胶囊、盐酸氨溴索、溴己新、乙酰半胱氨酸等；咳嗽剧烈且无痰时选用右美沙芬、枸橼酸喷托维林、二氧丙嗪、可待因等。

3. 抗感染治疗

一般不主张应用抗生素治疗本病，但有细菌感染证据时应及时使用。根据病原体和药敏试验选择抗生素。一般开始治疗时缺乏病原菌结果，可选用大环内酯类、青霉素、头孢菌素类、氟喹诺酮类等。用药途径依病情而定，轻者口服即可，重症者可肌内注射或静脉注射。

（三）辨证治疗

1. 辨证论治

（1）风寒袭肺型

治法：疏风散寒，宣肺止咳。

方药：三拗汤加减。麻黄、杏仁、紫苏叶、陈皮、前胡、甘草。

加减：若咳痰稀白、量多，加法半夏、茯苓、生姜、厚朴燥湿化痰；鼻塞加辛夷、细辛；若表寒未解，郁热内生，可加黄芩、芦根，但量要小于麻黄等辛温药物用量，避免表寒陷里。

（2）风热犯肺型

治法：疏风清热，宣肺止咳。

方药：桑菊饮加减。桑叶、菊花、连翘、杏仁、桔梗、前胡、浙贝母。

加减：若恶寒明显，加荆芥穗、防风以疏风解表；热象偏重，加黄芩、石膏、芦根等；胸闷明显，加广藿香、郁金；热伤津液，加羊乳、南沙参、明党参等滋阴化痰之品；流黄浊涕，加广藿香、胆南星。

（3）风燥犯肺型

治法：疏风清燥，宣肺止咳。

方药：杏苏散加减。紫苏叶、杏仁、茯苓、法半夏、陈皮、桔梗、前胡、枳壳。

加减：若咽痒、咳甚，加蝉蜕、荆芥穗、蜂房、马勃以祛风利咽；咽痛明显，加射干、马勃；偏于温燥，去法半夏，加南沙参、桑叶、浙贝母；鼻干，流清涕，加白芷；鼻干，流黄涕，加葛根、黄芩。

凉燥实属小寒，切勿清润，宜微温轻宣。

（4）风湿郁肺型

治法：疏风透湿，宣肺止咳。

方药：麻杏苡甘汤加减。麻黄、广藿香、杏仁、薏苡仁、甘草、前胡、桔梗、郁金、枳壳。

加减：若胸闷明显，加白豆蔻、厚朴、瓜蒌皮；乏力较甚，加五指毛桃、牛大力。

（5）痰热壅肺型

治法：宣肺清热，肃肺化痰。

方药：麻杏石甘汤加减。麻黄、杏仁、石膏、甘草、葶苈子、浙贝母。

加减：若痰液浓稠，难以咳出，可加南沙参、羊乳以润肺化痰；内热明显，加黄芩、芦根、鱼腥草、金荞麦等，或重用石膏；胸闷明显，加瓜蒌皮、郁金；大便秘结，可合宣白承气汤。

2. 外治法

穴位贴敷　选用疏风宣肺、止咳化痰药物贴敷背部腧穴，如大椎、肺俞，每天换药 1 次，连续 10 天。

3. 成药应用

（1）急支糖浆 / 葶贝胶囊　功效：清热宣肺，化痰止咳。适应证：风热犯肺或痰热壅肺型，症见胸闷、咳黄痰。

（2）金荞麦胶囊 / 肺力咳胶囊　功效：清热解毒，清肺化痰。适应证：风热犯肺或痰热壅肺型，症见咳嗽，咳黄痰者。

（3）蜜炼川贝枇杷膏　功效：清肺润燥，化痰止咳。适应证：燥热犯肺型，症见咳痰较少或无痰，咽干咳嗽者。

（4）通宣理肺丸　功效：解表散寒，宣肺止咳。适应证：风寒犯肺型，症见咳嗽，咳白痰。

（5）喜炎平注射液　功效：清热解毒，清肺化痰。适应证：风热犯肺或痰热壅肺型，症见咳嗽，咳黄痰者。

（6）痰热清注射液　功效：清热解毒，清肺化痰。适应证：风热犯肺或痰热壅肺型，咳嗽，咳黄痰者。

4. 单方验方

（1）鱼腥草 30g，水煎服。1 次 / 日。适用于风热犯肺型，咳黄痰者。

（2）鸭跖草 30g，水煎服，1 次 / 日。适用于风热犯肺型，咳黄痰者。

（3）三叶青 15g，水煎服，2 次 / 日。适用于风热犯肺型，咳黄痰者。

（四）其他疗法

王英等在西药基础上加用中药热奄包 1 号（大青盐 125g，生吴茱萸 125g，山胡椒 125g）穴位（肺俞、大椎、脾俞、天突、膻中）熨烫，咳嗽症状明显改善。

（五）医家诊疗经验

1. 欧阳锜

欧老认为咳喘为肺气不利所致。所以治疗咳喘，首先辨清肺的开阖与升降是哪一方面失职，辨证论治才能达到止咳平喘

的目的。外感风寒后，因皮毛闭塞，肺气不宣，发生咳喘，多见喉痒、鼻塞声重、恶寒身痛、发热无汗。凡见此类证候，无论是急性气管炎或慢性支气管炎发作，皆以辛散宣肺为主，宜麻黄、苏叶、陈皮、枳壳、桔梗之属，可适当配合前胡、杏仁等清降之品。寒邪外束，肺的开阖失职，在咳喘的同时，只要有上述表寒证，不论气管炎，还是肺气肿、肺心病，也要宣肺解表，待表寒证罢，再议治本。

2. 李斯炽

李老认为外感咳嗽有各种不同之性质，此等不同性质的征象，不外寒热两途。其属于寒者，如症见咳嗽、喉痒、鼻塞、流清涕、头痛、脉浮，治宜辛温解表，常用方剂如杏苏饮；如症见恶寒、头痛、呼吸不利、咳逆倚息不得卧，或干呕心悸者，治宜逐饮降逆，常用方剂如小青龙汤。其属于热者，如症见咳嗽气逆、咽喉干痛、声音嘶哑、稠痰难出、发热口渴、面赤气粗、脉浮数有力者，治宜清凉疏散，轻者用桑菊饮，重者用桑菊饮加石膏、知母；又如热甚充血、血管破裂，症见咳嗽吐血者，治宜凉血解热，常用方剂如犀角地黄汤加知母、贝母。其他如外感初起，咳嗽甚剧，而寒热征象又不甚显著者，则以宁肺镇咳为主，常用方剂如止嗽散。

3. 沈绍功

沈老认为肺系病多与痰有关，痰去则咳、喘、炎、热也会随之缓解。祛痰之法有三：分痰之寒热、顾脾运、利二便。传统辨痰之寒热以色为准，黄痰为热，白痰属寒。而沈老认为，其辨应以质为准，色只作参考。痰质黏稠属热，痰质清稀、有泡沫者属寒。祛痰之法视寒热之别而定温、清。温化寒痰常用苏子、苏叶、白芥子、杏仁、桂枝、白前等；清化痰热常用桑白皮、竹茹、浙贝、瓜蒌、葶苈子等药。另外祛痰还应重视脾，因"脾为生痰之源"，

脾主运化水湿，脾失健运，水湿聚而为痰，故治痰之本常配以醒脾和健脾，方能彻底祛痰。一般治热痰用醒脾药，常用生苡仁、连翘、茯苓、莱菔子等；寒痰用健脾药，常用清半夏、白术、扁豆、木香、陈皮等。痰为实邪，祛痰当给邪以出路，方能收效。分利二便，利尿通腑，有利于痰浊排出，利尿常用车前草、冬瓜皮、白花蛇舌草等；通便常用白菊花、当归、草决明、莱菔子、全瓜蒌、桃仁等。

五、预后转归

本病多属暴病，属实证，其病位在肺，若失治误治，迁延不愈，则转为内伤而累及其他脏腑。

本病一般预后良好，大多可在短时间内痊愈。若反复发作或失治误治累及他脏，则预后较差。

六、预防调护

（一）预防

（1）积极防治上呼吸道感染，阻止病原体的进一步蔓延。注意气候变化，做好防寒保暖，避免受凉感冒。体虚易感者，适时服用玉屏风散之类方剂以益气固表。

（2）积极参加体育锻炼，增强体质，提高抗病能力。

（3）积极开展卫生宣传教育，改善环境卫生，消除烟尘和有害废气。

（4）注意起居有节，劳逸结合，搞好个人卫生，保持室内空气流通，避免空气污染，避免与花粉、烟雾、粉灰及其他变应原的接触。

（二）调护

（1）饮食上不宜过食肥甘、辛辣及过咸过凉之物。发病后应注意休息，以清淡饮食为宜，多饮水以补充消耗较多的水分，

有利排痰。病情较重且痰量多者，应及时更换体位，做好体位引流。应戒烟酒等刺激品。

（2）保持心情舒畅，避免性情急躁、郁怒化火伤肺。

（3）食疗方如下。

①百合川贝粥：百合30g，川贝5g，粳米50g，煮粥食用。适用于咳嗽、咳黄痰、黏稠、不易咳出者。

②苏子粥：紫苏子15g，粳米50g，煮粥食用。适应于咳嗽、咳稀白痰、胸闷者。

③杏仁茶：炒苦杏仁5g，陈皮3g，沸水冲泡当茶饮。适用于咳嗽、咳稀白痰、胸闷者。

④蝴蝶茶：木蝴蝶2g，沸水冲泡当茶饮。适用于咽痒、气逆欲咳、无痰者。

七、专方选要

（一）寒咳宁（史沛棠）

组成：麻黄、杏仁、紫苏子、前胡、紫菀、浙贝母、甘草、化橘红、生姜、葱白。

功效：辛温散寒，宣肺化痰。

主治：感触风寒，咽痒，咳嗽，咳白痰，痰质稀，或兼有恶寒、肌肉酸痛、鼻塞、流清涕。

方解：方中以麻黄、生姜、葱白辛温解表散寒，宣发肺气，解寒凝之闭；辅以杏仁、紫苏子、前胡降气化痰，宣降同施以畅达肺气；紫菀、浙贝母、化橘红辛润顺气化痰，痰去咳自止；甘草缓急止咳，防发越之虞。

加减：气虚者，加黄芪、党参；咽痛明显，去生姜、葱白，加射干、马勃；咽痒明显，加紫苏叶、蝉蜕；鼻塞较重，加辛夷、细辛。

（二）截咳方（姜春华）

组成：百部12g，南天竹子6g，天浆

壳 3 只，马勃 3g。8 岁以下儿童减半。

功效：温肺肃肺，截治咳嗽。

主治：急慢性、持续性或阵发性咳嗽剧烈，无痰或痰少难咳者。

方解：百部性味苦甘微温，润肺下气止咳，因其温润而不燥，又有开泻降气作用，故不论外感、内伤寒热虚实、新久，诸般咳嗽均可以应用，尤以治久咳、顿咳和肺痨咳嗽为宜。《医学心悟》中止嗽散用百部治各种咳嗽。现代药理研究证实百部碱能降低呼吸中枢兴奋性，抑制咳嗽而奏止咳之效，为方中主药；南天竹子，性味苦涩微甘、平、有小毒，功专止咳，有较好的镇咳作用，该药含有南天竹子碱，有强烈的麻痹呼吸中枢的作用，故过量易中毒，成人用量一般不超过 6g；天浆壳性味甘、辛温，具有宣肺化痰，止咳平喘之效，该药稍具强壮作用，与百部配合，治疗百日咳有良效，可以推广使用于诸般咳嗽，尤其阵发性咳嗽疗效较好；马勃性味辛平，功能清肺利咽，可泻肺热而止咳，经现代药理研究，百部与马勃对呼吸道及肺部多种病菌感染有治疗作用，并能保护支气管黏膜，降低呼吸中枢兴奋性，有助于抑制咳嗽。从中医传统理论看，四味药相辅相成，既能温肺润肺，又能肃肺清肺，邪去肺宁，其病则遽然而止。

加减：新感外邪而暴咳者，去南天竹子、天浆壳，加前胡 9g；兼风寒者加麻黄 6g；风热者加开金锁 15g，牛蒡子 9g；伴发热者再加鱼腥草、鸭跖草各 15g；如有咽痛喉痒者，加蝉蜕或僵蚕 9g，木蝴蝶 3g；外感兼湿偏盛，痰多而咳者，去南天竹子、天浆壳，加半夏 9g，陈皮 6g，胆南星 3g，桔梗 3g；久咳而正虚者，去马勃加五味子 6g；久咳气虚者加党参、黄芪、黄精各 9g；阴虚干咳者另加沙参、麦冬、天冬各 9g；痰黄难咳者属阴虚夹有痰热，可酌加南沙参、竹沥以润肺化痰。

八、研究进展

急性气管－支气管炎发病时会发生气管、支气管黏膜充血、水肿的病理改变，同时伴有淋巴细胞和中性粒细胞的浸润，纤毛细胞损伤、脱落和黏液腺体的增生、肥大，导致分泌物增加。炎症消退后，气道黏膜的结构和功能可恢复正常。相关实验研究表明，喜炎平注射液可通过抑制胞内丝裂原活化蛋白激酶（MAPK），阻断信号转导及转录激活蛋白 3（STAT3）通路，降低核内核因子（NF-KB）转录活性，从而抑制多种炎性因子的释放，诱导线粒体自噬阻断含 pyrin 结构域 NOD 样受体家族 3（NLRP3）炎症小体合成等途径，减少炎症细胞的过度激活，促进炎症因子／抗感染介质趋向平衡，显著减轻机体炎性损伤，对脏器起保护作用，从而改善急性气管－支气管炎病理及临床症状。

主要参考文献

[1] 欧阳剑虹. 中国百年百名中医临床家丛书·欧阳锜 [M]. 北京：中国中医药出版社，2000.

[2] 李继明. 中国百年百名中医临床家丛书·李斯炽 [M]. 北京：中国中医药出版社，2000.

[3] 韩学杰，李成卫. 沈绍功验案精选 [M]. 北京：人民卫生出版社，2006.

[4] 丁彦，刘惟优，刘建芳，等. 喜炎平注射液治疗急性支气管炎有效性和安全性的多中心、双盲、随机对照试验 [J]. 中国中医基础医学杂志，2023，29（3）：432-437.

[5] 中华中医药学会内科分会肺系病专业委员会. 急性气管－支气管炎中医诊疗指南 [J]. 中医杂志，2021，21（12）：1365-1372.

第二节　慢性支气管炎

慢性支气管炎，简称慢支，是气管、支气管黏膜及其周围组织的慢性非特异性炎症。临床上以咳嗽、咳痰为主要症状，或有喘息，每年发病持续3个月或更长时间，连续2年或2年以上，并排除具有咳嗽、咳痰、喘息症状的其他疾病。依据症状表现，中医将本病归属于"咳嗽""痰饮""喘病"等病证范畴。

一、病因病机

（一）西医学认识

1.病因

本病的病因尚不完全清楚，可能是多种环境因素与机体自身因素长期相互作用的结果。

（1）吸烟　是最重要的环境发病因素，吸烟者的慢性支气管炎患病率比不吸烟者高2~8倍。烟草中的焦油、尼古丁和氢氰酸等化学物质具有多种损伤效应，如损伤气道上皮细胞和纤毛，使气道净化能力下降；促使支气管黏液腺和杯状细胞增大肥大，黏液分泌增多；刺激副交感神经而使支气管平滑肌收缩，气道阻力增加；使氧自由基产生增多，诱导中性粒细胞释放蛋白酶，破坏肺弹力纤维，诱发肺气肿形成等。

（2）职业粉尘和化学物质　接触职业粉尘及化学物质，如烟雾、工业废气等，浓度过高或接触时间过长，可损伤气道黏膜上皮，使纤毛清除功能下降，黏液分泌增加，为细菌感染增加条件，均可能导致慢性支气管炎发病。

（3）感染因素　病毒、支原体、细菌等感染是慢性支气管炎发生发展的重要原因之一。病毒感染以流感病毒、鼻病毒、腺病毒和呼吸道合胞病毒为常见。细菌感染常继发于病毒感染，常见病原体为肺炎链球菌、流感嗜血杆菌、卡他莫拉菌和葡萄球菌等。

（4）其他因素　免疫功能紊乱、气道高反应性、自主神经功能失调、年龄增大等机体因素，以及气候等环境因素均与慢性支气管炎的发生和发展有关。如老年人肾上腺皮质功能减退，细胞免疫功能下降，溶菌酶活性降低，从而容易造成呼吸道的反复感染。寒冷空气可以刺激腺体促进黏液分泌，使纤毛运动减弱，黏膜血管收缩，局部血液循环障碍，造成继发感染。

2.病理

支气管上皮细胞变性、坏死、脱落，后期出现鳞状上皮化生，纤毛变短、粘连、倒伏、脱落；各级支气管管壁均有多种炎症细胞浸润，以中性粒细胞、淋巴细胞为主，急性发作期可见大量中性粒细胞，严重者为化脓性炎症，黏膜充血、水肿；杯状细胞和黏液腺肥大增生、分泌旺盛，大量黏液潴留；病情继续发展，炎症由支气管壁向其周围组织扩散，黏膜下层平滑肌束可断裂萎缩，黏膜下和支气管周围纤维组织增生；支气管壁的损伤－修复过程反复发生，进而引起支气管结构重塑，胶原含量增加，瘢痕形成；进一步发展成阻塞性肺气肿时见肺泡腔扩大，肺泡弹性纤维断裂。

（二）中医学认识

中医学认为慢性支气管炎的发生和发展，多因外邪侵袭，内脏亏损，肺失宣降所致。

1.外邪侵袭

外感六淫、感触疫毒疠气或吸入烟雾粉尘、刺激性气体，病邪内舍于肺，肺失宣发肃降，痰湿浊饮内生，阻塞胸肺，故可引起咳喘、咳痰。由于外邪的性质不同，临床常以寒热为别。

2.肺脏虚弱

肺气不足，气失所主，清肃无权，气不化津，积液成痰，痰湿阻肺，致使咳喘缠绵不愈，发为本病。

3.脾虚生痰

久病不愈，或贪食水果、冷饮、乳酪，耗伤脾气，脾阳不足，脾失健运，水谷无以化生精微，聚湿生痰。痰浊上泛于肺，阻塞肺窍，肺失宣降，而致痰多咳嗽。故有"脾为生痰之源，肺为贮痰之器。"

4.肾气虚衰

肺主呼吸，肾主纳气。若久病不愈，或禀赋不足，年老体衰，致使肾气虚弱，吸入之气不能经肺下纳于肾，气失归藏，则肺气上逆而作喘促、咳嗽，动则愈甚。且《灵枢》提到肾主卫外，卫气出于下焦，肾气虚弱则卫外不能，易感触外邪，致使外邪内合，导致病情反复、迁延不愈。

总之，本病常因急性咳嗽迁延不愈或误治所致，邪恋伤肺，使肺脏虚弱。气阴耗伤，肺气不得宣降，故长期咳嗽、咳痰不愈，日久累及脾肾。病机多虚实夹杂，病位涉及肺、脾、肾。

二、临床诊断

（一）辨病诊断

1.症状

（1）咳嗽　发病早期咳声有力，白天多于夜间，随病情进展，咳声变重浊，痰量增多，以晨间咳嗽为主，睡眠时可有阵咳或排痰。

（2）咳痰　痰液性质一般为白色黏液或浆液性泡沫痰，以清晨或夜间咳吐较多，体位变动可发生刺激性排痰，在病情加重或合并感染时痰量可增多变稠或变黄。

（3）喘息或气急　喘息明显者可能伴发支气管痉挛，尤以感染或劳累后明显，

若合并有肺气肿，多伴有活动后气促。

2.体征

慢性支气管炎早期无特异体征。急性发作时在肺底部可闻及湿性和（或）干性啰音，咳嗽后可有减少或消失。若伴发哮喘，发作时可闻及广泛湿啰音或呼气哮鸣音。长期反复发作，可变为肺气肿。

3.相关检查

（1）血液检查　细菌感染时可出现白细胞总数和（或）中性粒细胞、超敏C反应蛋白等炎性指标升高。

（2）痰液检查　痰涂片可发现革兰阳性球菌或革兰阴性杆菌，痰培养可发现致病菌。

（3）影像检查　X线影像早期可无异常，但随病情进展，可见肺纹理增多、变粗、扭曲，呈网状或条索状阴影，向肺野周围延伸，以两肺中下野明显。

（4）呼吸功能检查　早期肺功能可无变化。如有小气道阻塞时，最大呼气流速－容量曲线在75%和50%肺容量时会出现流量明显降低。当使用支气管扩张剂后，第一秒用力呼气容积（FEV1）与用力肺活量（FVC）的比值（FEV1/FVC）< 0.7，则提示已发展成为慢阻肺。

4.诊断

（1）分型

①单纯型：主要表现为咳嗽、咳痰。

②喘息型：除咳嗽、咳痰外，尚具有喘息症状，并经常或多次出现哮鸣音。

（2）分期

①急性加重期：指在1周内出现脓性或黏液脓性痰，痰量明显增加，或伴有发热等炎症表现。或在1周内"咳""痰""喘"等任何一项明显加剧。

②慢性迁延期：指有不同程度的"咳""痰""喘"症状，迁延1个月以上。

③临床缓解期：指症状明显缓解或基本消失保持2个月以上。

（二）辨证诊断

1.急性加重期

（1）风寒犯肺型

临床证候：咳嗽、喘促气急，胸部胀闷，痰白量多，伴有恶寒或发热，无汗，口不渴，舌苔薄白或白滑，脉弦紧。

证候分析：感触风寒，内扰肺脏，寒性凝闭，肺津遇冷凝聚为痰，痰阻气道，肺失宣降，故见胸闷、咳嗽、咳痰；风寒损伤卫阳，交争于体表，故见恶寒、无汗、发热。

（2）风热犯肺型

临床证候：咳嗽频剧，气粗或咳声嘶哑，痰黄黏稠难出，胸痛烦闷，伴有鼻流黄涕，身热汗出，口渴，便秘，尿黄，舌苔薄白或黄，脉浮或滑数。

证候分析：外感风热，热邪灼肺，炼液成痰，阻塞气机，肺失清肃，故见咳嗽、咳痰；风性开合、热性涣散，故见发热、汗出；热邪伤津，故见口干、便秘、尿黄。

（3）痰浊阻肺型

临床证候：咳嗽，咳声重浊，痰多色白而黏，胸满窒闷，食欲不振，口黏不渴，甚或呕恶，舌苔厚腻色白，脉滑。

证候分析：素体脾肾虚弱，气化不利，水液运化失常，瘀滞为痰，痰浊壅塞气道，肺失宣降，故见胸闷、咳嗽；痰浊阻塞阳气，致使气不布津，液不上承，则见口黏不渴；痰浊阻于中焦，脾胃气机壅滞，则清不升、浊不降，而有呕恶。

（4）痰热郁肺型

临床证候：咳嗽，喘息气促，胸中烦闷胀痛，痰多色黄黏稠，咳吐不爽，或痰中带血，渴喜冷饮，面红咽干，尿赤便秘，苔黄腻，脉滑数。

证候分析：痰热壅肺，肺失清肃，加之热性炎上，气机上逆，故见胸闷、咳嗽；热邪耗气伤津，故见痰黄、质黏稠、口渴、饮冷、尿赤便秘、咽干；热邪灼伤肺络，则见痰中带血。

（5）寒饮伏肺型

临床证候：咳嗽，喘逆不得卧，咳吐清稀白沫痰，量多，遇冷空气刺激加重，甚至面浮肢肿，常兼怯寒肢冷，微热，小便不利，舌苔白滑或白腻，脉弦紧。

证候分析：寒饮停肺，阻滞气机，肺失宣降，故见咳嗽、咳痰；饮为水类，具有流动性，可随体位改变，其性黏滞，卧则壅阻于上，故喘逆不得卧；饮为阴邪，耗损阳气，故见怯寒、肢冷。

2.缓解期或慢性迁延期

脾肾两虚型

临床证候：乏力，气短，语声低微，面色萎黄或㿠白，或见食欲不振，或腰膝酸软无力，或见大便松散、溏泄，平素怯冷、畏风，遇风冷易作喘咳，咳白痰，舌质淡红或胖大，苔白润或无苔，脉细，或芤，或细数。

证候分析：咳病久作，肺脾肾三脏精气耗损，运化失调，气血生化不足，故见乏力、气短、腰膝酸软无力；气虚阳弱，卫外不固，阴虚阳浮，腠理疏松，易感外邪，常有怯冷、畏风之象；正气不足，不能托邪外出，致使风痰瘀胶结于肺，遇冷即作咳。

三、鉴别诊断

（一）西医鉴别诊断

1.支气管扩张

本病以慢性咳嗽、咳痰为主症，常表现为大量脓性痰或反复咯血，胸部X线检查见支气管管壁增厚，呈串珠状改变，或有多发性蜂窝状影像，支气管碘油造影可以确诊。

2.支气管哮喘

部分哮喘患者以刺激性干咳为特征，

灰尘、油烟、冷空气、刺激性异味容易诱发咳嗽，常有家族或个人过敏史，支气管激发试验阳性。

3.肺结核

除咳嗽、咳痰外，活动期肺结核常伴有乏力、发热、盗汗、咯血等典型症状，然老年患者上述症状不著，易与慢性支气管炎相混淆，而相关 CT、结合菌素试验、痰液抗酸染色、结核菌素 T 细胞检查，可帮助诊断。

4.支气管肺癌

多数患者存在长期吸烟史，多以刺激性咳嗽为主，常痰中带血。胸部影像可发现实性肿块，行穿刺或支气管镜活检进行病理学检查可确诊。

5.肺间质纤维化

肺纤维化早期多以干咳为主，但随着病情发展，可逐渐出现咳嗽、咳吐泡沫黏性痰，多伴有进行性气短，肺部可闻及 Velcro 啰音，血气分析多提示氧分压偏低，CT 和 X 线检查可见肺部磨玻璃样、网格状、蜂窝状改变，肺功能提示弥散功能明显下降。

（二）中医鉴别诊断

肺痨

二者均可见慢性咳嗽，前者虽以咳嗽、咳痰为主症，但多存在周期性发病，多与气温转换有关；而后者为瘵虫犯肺所致，咳嗽多与咯血、胸痛、潮热、盗汗、消瘦等症同见，X 线检查可协助诊断。

四、临床治疗

本病目前多以中西医结合治疗为主。急性发作期主要进行抗感染、祛痰、镇咳等对症治疗；缓解期可应用免疫调节剂，提高机体抗病能力，减少发作。中药则可进行全程治疗，急则治标，缓则治本，虚实夹杂者，则统观全局、标本兼顾。

（一）提高临床疗效的要素

1.谨守病机，正确用药

本病以咳嗽为主要临床表现，有风寒风热、虚实之分。在治疗中应审证求因，谨守病机，辨证论治，正确用药。既要疏散外邪，宣通肺气，祛邪外出，又要避免过早使用苦寒、滋润、收涩镇咳之药，以免闭门留寇，使咳嗽缠绵难愈，或病情进一步发展。

2.见微知著，巩固防变

本病在治疗中要区分外感与内伤，了解咳嗽的时间、节律、性质、声音，以及加重的有关因素，注意痰的色、质、量、味，还要辨别病情的演变，正确把握治疗时机，及时治疗，防止病情进一步演变。

（二）西医治疗

1.急性加重期

（1）控制感染　多依据患者所在地的常见病原菌经验性地选用抗生素，同时积极进行病原学检测及药敏试验，及时调整为针对性药物。使用抗生素治疗时应及时、有效，感染控制后即停用，以免产生耐药及二重感染。常用抗生素可选用 β- 内酰胺类、大环内酯类、喹诺酮类等，如阿莫西林克拉维酸钾、阿奇霉素、左氧氟沙星，一般多以口服，若病情严重，可行静脉注射治疗。

（2）祛痰、镇咳　除刺激性干咳外，不宜使用镇咳药，以免抑制痰液排出，加重病情。而使用祛痰药物，可促进痰液引流，有利于感染控制。常用药物有盐酸氨溴索、盐酸溴己新、乙酰半胱氨酸、桉柠蒎肠溶胶囊等。干咳剧烈，可选用枸橼酸喷托维林、二氧丙嗪，甚或可待因。

（3）解痉平喘　对于存在喘息急性发作或合并肺气肿者，可予支气管扩张剂，如氨茶碱、二羟丙茶碱、多索茶碱等，也可应用雾化吸入，如异丙托溴铵、特布他林等气雾剂。

2. 缓解期

首先，需要戒烟，避免接触烟雾粉尘等有害颗粒、气体；其次，加强体育锻炼，提高机体抗病能力；对于存在反复呼吸道感染者，可试用免疫调节剂或中医中药治疗，如流感疫苗、卡介苗、胸腺肽等，部分患者或可见效。

（三）中医治疗

1. 辨证论治

（1）急性加重期

1）风寒犯肺型

治法：宣肺散寒，降气化痰。

方药：华盖散。麻黄、杏仁、桑白皮、紫苏子、茯苓、陈皮、甘草。

加减：若胸闷明显，加白豆蔻、青皮、厚朴；若气阴素虚，加南沙参、山药等滋阴不敛邪之品。

2）风热犯肺型

治法：清热肃肺，止咳化痰。

方药：桑杏石甘汤加减。桑叶、杏仁、生石膏、桔梗、前胡、浙贝母、甘草。

加减：若肺热重者，加黄芩、知母、鱼腥草以清肺热；风热较盛者，加金银花、连翘、菊花以解表清热；痰热壅盛者，加瓜蒌、葶苈子、鲜竹沥以清化痰热；胸闷明显者，加瓜蒌皮、郁金。

3）痰浊阻肺型

治法：燥湿化痰，降气止咳。

方药：理饮汤。白术、干姜、茯苓、桂枝、白芍、厚朴、陈皮、甘草。

加减：若痰浊壅盛，气机阻滞者，加莱菔子、紫苏子以化痰行气；气虚乏力明显，选加人参、五指毛桃、黄芪、党参、牛大力等。

4）痰热郁肺型

治法：清热化痰，宣肺止咳。

方药：清气化痰汤加减。瓜蒌、黄芩、胆南星、竹沥、半夏、茯苓、杏仁、陈皮、枳实。

加减：若肺热甚者，重用黄芩，或加生石膏；痰热胶结者，加浙贝母、海浮石、海蛤壳、鲜竹沥、芦根以软坚化痰；肺气上逆，腑气不通者，加枇杷叶、葶苈子、紫菀、大黄、芒硝以泻肺平喘、通腑降逆。

5）寒饮伏肺型

治法：温肺化饮，散寒止咳。

方药：小青龙汤。麻黄、桂枝、白芍、法半夏、干姜、细辛、五味子、甘草。

加减：若饮多寒少，外无表证者，可加葶苈子、白术、茯苓以止咳逐饮，或以苓甘五味姜辛汤为主方，加杏仁、桃仁；痰壅气阻者，配白芥子、莱菔子豁痰降气；寒邪较盛，可加附子，以强温阳化饮之力；水饮郁热，加生石膏、防己；若肾气亏虚，正气不足，可加红参、巴戟天、淫羊藿、补骨脂、枸杞、菟丝子等。

（2）缓解期或慢性迁延期

脾肾两虚型

治法：健脾补肺益肾，祛风化痰活血。

方药：健脾补肺温肾汤加减。黄芪、人参、炒白术、茯苓、炙甘草、法半夏、陈皮、山药、肉苁蓉、杜仲、补骨脂、蜂房、防风、桃仁、木蝴蝶、鸡内金、麦芽、生姜、大枣。

加减：若平素遇冷即作喘咳、吐稀白痰，去桑叶，加干姜、细辛；常四肢冰冷，加鹿角胶、淡附片；偏阴虚者，加五指毛桃、南沙参，或以明党参易黄芪、人参，或加麦冬、黄精之品；胸腹易胀者，加砂仁、白豆蔻、荜澄茄等；瘀象明显者，加丹参、赤芍、水蛭等。

2. 外治疗法

（1）穴位贴敷　取天突、膻中，背俞穴中肺、心、膈双侧俞穴及大椎穴。取白芥子30g，苏合香10g，延胡索30g，细辛

15g，甘遂 15g，桃仁 15g 共研细末，用生姜汁调成稠膏状，贴敷上穴 6 小时，1 次 / 日，连用 10 天。适用于风寒犯肺型、寒饮伏肺型、脾肾两虚型。

（2）穴位注射

① 喘可治注射液 2ml，注射足三里，或曲池穴。适用于慢性支气管炎之寒饮伏肺型、脾肾两虚型。

② 参麦注射液 2ml，注射足三里，或曲池穴。适用于慢性支气管炎之气阴不足者。

③ 黄芪注射液 2ml，注射足三里，或曲池穴。适用于慢性支气管炎之气虚者。

（3）中药熏洗　黄芪 30g，白术 30g，防风 15g，淫羊藿 30g，巴戟天 30g，五指毛桃 30g，牛大力 30g，怀牛膝 10g，肉桂 10g。打粗末，每次取 50g，沸水冲泡，待温度适宜后熏洗两足。具有健脾益肾、温阳活血化痰之效，适用于寒饮伏肺型、脾肾两虚型，可长期应用。

（4）艾灸　温灸气海、关元、足三里、丰隆 30 分钟，每日上午巳时（9~11 时）1 次。适用于慢性支气管炎缓解期或慢性迁延期，属脾肾不足，兼有痰饮内伏者。

3. 成药应用

（1）急支糖浆 / 莘贝胶囊 / 肺力咳胶囊　功效：清热宣肺，化痰止咳。适用于风热犯肺或痰热壅肺型。

（2）通宣理肺丸 / 三拗片　功效：解表散寒，宣肺止咳。适用于风寒犯肺型。

（3）参苓白术散 / 香砂六君丸　功效：健脾化痰。适用于缓解期或慢性迁延期，肺脾不足者。

（4）金匮肾气丸　功效：补肾温阳化气，行水消痰。适用于缓解期或慢性迁延气，属肾气（阳）虚兼有痰湿者。

（5）金水宝胶囊 / 百令片　功效：补益肺肾，纳气平喘止咳。适用于缓解期或慢性迁延期，属肺肾两虚者。

4. 单方验方

（1）鱼腥草 30g，水煎服，每日 2 次。适用于痰热郁肺证。

（2）南沙参 30g，水煎服。适用于气阴不足型。

（3）人参 50g，鹿角胶 200g，共研为细末，每日晨起空腹冲服 5g。适用于脾肾不足型。

（4）蜂房 15g，水煎服，每日 2 次。适用于各型气管炎兼有虚象者。

（四）医家诊疗经验

1. 施今墨

施老治疗咳嗽气喘有四法，即宣、降、润、收。其前后次序不可颠倒，但可变法应用，如宣降、润收合用等。

① 宣法：咳嗽初起，表邪未解，肺气不宣，症见咳而咽痒，痰少色白，予以宣肺止咳。用白前、前胡、紫菀、桔梗等，寒加麻黄、桂枝，热加桑叶、桑白皮。

② 降法：表邪已解，咳嗽未愈，痰多气急，肺胀喘满，气逆上冲，当用降法。如三子养亲汤、葶苈大枣泻肺汤、二陈汤等。

③ 润法：干咳无痰，或久咳不止，或阵咳痰少，乃肺经燥热，可用润法。方如保和汤、瓜蒌贝母散，药用天冬、麦冬、知母、贝母、瓜蒌、天花粉、百合、阿胶、陈皮等。

④ 收法：久咳后咳而无力，或单声咳伴短气，或咳喘已愈予以善后，当用收法。用百合固金汤、贝母散（贝母、知母、款冬花、五味子、杏仁），可加南北沙参、冬虫夏草、玉竹等。

2. 周仲瑛

周老认为咳喘病理表现每多虚实互见，寒热夹杂，主脏在肺，并与脾、肾、心等脏器密切相关。临床多从以下五型论治。

① 外寒内饮，痰浊阻肺：症见咳喘气

逆，喉中痰鸣辘辘，痰多稀白夹有泡沫，形寒微热，口不渴，苔白滑或白腻，脉小弦滑或沉弦。法当外散风寒，内蠲寒饮，以小青龙汤治之。痰浊阻肺，可配三子养亲汤、二陈汤等化痰止咳平喘。

②脾肾阳虚，痰湿蕴肺：症见气短息促，动则喘甚，咳痰量多、色白、质黏，食少，大便溏薄，形寒怯冷，面白无华，肢体虚浮，舌苔白腻，舌质淡，脉沉细滑。治当补虚化痰。脾虚甚者，可用苓桂术甘汤合二陈汤为主方；肾虚为主者，宜肾气丸合苏子降气汤；若标实明显，先以小青龙汤加减，待证情缓解后再治其本。

③风寒外束，痰热内蕴：症见咳嗽气急，痰淡黄而稠，兼有泡沫或黄白相杂，恶寒发热，烦躁无汗，头痛，口干欲饮，胸闷，小便黄，大便干，舌苔白腻或黄，舌尖红，脉小滑数。治宜外散风寒，内清痰热。以麻杏石甘汤、越婢加半夏汤治之。如痰由白转黄而难咳，甚或腥臭，治当清热。根据寒热转化进退，酌选华盖散、定喘汤、千金苇茎汤等方。

④痰热蕴肺，肺肾阴伤：症见咳嗽气急，不能平卧，痰多色黄，咳吐不易，咽干口燥，颧赤，腰酸腿软，舌质红而少津，脉小滑数。治当视其标本缓急，或以清热化痰为主，开壅遏之气，用黄芩、石膏、知母、桑白皮、海蛤粉、海浮石、葶苈子之属；或以滋补肺肾为主，治生痰之本，选沙参、麦冬、五味子、天冬、生地、冬虫夏草、坎脐等。

⑤痰浊伏肺，气阴两伤：症见胸闷喘息，动则尤甚，难于平卧，心慌气短，痰白清稀或兼淡黄，不易咳出，食欲不振，脘痞，大便或溏，两颧潮红，溲少，舌质淡红，舌苔淡黄微腻，脉小滑数。由于病情复杂，故当虚实并治。补虚当审其阴阳，区别肺、脾、肾三脏主次；化痰宜辨其寒热，选用温化法或清化法。

3. 万友生

万老认为慢性支气管炎的病位主要在上焦肺。从邪实看，主要为"痰"，常可分为寒湿痰和燥热痰两种；从正虚看，主要有肺气虚、肺阴虚和肺气阴两虚的区别。若肺有寒湿痰，容易伤气而出现肺气虚证，肺有燥热痰，容易伤阴而出现肺阴虚证。病延日久，又可由肺气虚发展为肺阴虚，或由肺阴虚发展为肺气虚，而成为肺的气阴两虚之证，并可由上焦肺发展到中焦脾或下焦肾，而成为肺脾同病或肺肾同病，甚至肺、脾、肾三脏同病之证。临床上以寒湿痰结和肺脾气虚，尤其是脾气虚者较为多见，而且脾虚不仅多见于寒湿痰结证中，还可在燥热痰结证中碰到，这是由于"脾为生痰之源，肺为贮痰之器"的缘故。脾之所以成为生痰之源，是因胃为水谷之海而主津液，且胃为脾之腑，脾气健运，则水谷腐熟，津液流通，痰饮就无由而生；若脾气虚弱，则运化失职，必致水谷停滞，津液潴留，而变为痰饮。且因脾土能生肺金，具有母子关系，平时互相依赖，病时互相影响，当肺病日久，子盗母气，必损及脾，脾虚则生内湿，上泛于肺。所以说"脾为生痰之源，肺为贮痰之器"。至于肺与肾，彼此关系也很密切，肺司呼吸而肾主纳气，故痰饮咳喘病久，常由肺发展到肾而呈现肾不纳气之证。又因肺与心同居上焦，有直接影响，故痰饮咳喘病久，常由肺发展到心而呈现心阳不振之证。

本病治法，除在急性发作期表证显著时应以祛邪为主兼扶正外，一般应在扶正培本的前提下，除其痰根，以平咳喘。属于寒湿痰结的宜温化，属于燥热痰结的宜清化，属于气虚的宜补气，属于阴虚的宜养阴，属于气阴两虚的宜补养气阴，病只在肺的宜理肺，病已及脾的必须健运脾气，病已及肾的必须固补肾气，病已及心的必须通补心气。

4. 陈苏生

陈老主张治疗咳嗽应注意"宣畅肺气不宜过""排痰除浊不宜急"。认为咳嗽以外邪诱发为多，故发作时往往见表闭失宣，因而临床多治以宣肺散表，通畅气道。但也有宣散过度的问题。久咳不愈者，不少就是因为宣散太过，肺气受损，造成开合失司，反而达不到效果。因此陈老主张，当兼予固表敛肺之品，一开一合，以调整肺气之宣肃功能。代表药物以麻黄、麻黄根为主。久咳不愈，往往还与痰浊有关。见咳止咳，咳不止者，乃未去其致咳之因所致，故古人有"咳无止法"之戒，此多与痰浊有关。陈痰凝聚，潴留而久，则得生新痰，层层相因，无有终时，此为慢性支气管炎症状只可以暂愈，而终难根治之故。因此治疗法则，大多以开肺与敛肺相结合，化痰与清热相用，痰去一分，则肺宇宽松一分。因此，排痰除浊也是治咳之关键。然而，排痰不宜过急，因久病痰浊每每与人体的抵抗力下降有关，排痰过急，就有徒伤正气之嫌，故治疗时应滑涩兼施。

5. 刘祖贻

刘老认为慢性支气管炎的急性加重期多属邪实正虚，根据临床表现以"痰"与"热"为多，应祛邪扶正、标本兼顾，以宣肺清热、止咳化痰兼益气为基本治法。本病缓解期多见虚证，不论肺脾气虚或是肺肾气虚，均可见脾虚之象，应时时顾护脾胃。

《证治汇补·痰证》指出："脾为生痰之源，肺为贮痰之器。"患者因久咳不已，肺气已虚，久病及脾，或年老体衰，脾虚失健，水津生化失布，痰饮津液内停，阻遏气道，合之卫表不固，易感外邪，致使咳嗽反复发作。因此慢性迁延期以扶正为治疗原则，以补气健脾为基本治法。

五、预后转归

由外邪引起的预后较好，但若反复发作或病后失治误治，则会转化为里证。里证初期预后良好，若日久缠绵难愈，肺、脾、肾脏亏虚，演变为肺胀，则预后较差。

六、预防调护

做好防风保暖及个人防护工作，避免感冒及流感；戒除烟草嗜好，注意居处整洁；避免接触粉尘、有毒气体；忌食生冷、辛辣炙煿、肥甘厚味之品；进行腹式呼吸锻炼，加强有氧锻炼，体弱者可服用滋补性药物，以改善体质，增强耐寒及抗病能力。医生可做好患者精神护理，使其心身愉悦。调护食疗方如下。

（1）健脾益肺粥

组成：五指毛桃30g，鲜山药、薏苡仁、莲子、芡实、粳米各30g。

用法：上药同煮，去五指毛桃后食用。

功效：健脾益气、祛湿化痰。

适应证：慢性支气管炎。症见乏力，咳嗽，咳痰，气促，怯风冷，腰膝无力，脉细，或芤，或软。

（2）苏玳茶

组成：紫苏叶、玳玳花、炒白芥子各2g。

用法：沸水冲泡当茶饮。

功效：顺气消痰。

适应证：慢性支气管炎急性发作期。症见咳吐稀白痰，或有胸闷。

（3）芪枣汤

组成：黄芪30g，大枣5枚。

用法：沸水冲泡当茶饮，长期服用。

功效：益气固表。

适应证：慢性支气管炎缓解期或迁延期。症见乏力，气短。

（4）鹿杞酒

组成：鹿茸15g，山药30g，枸杞180g。

用法：加入高度白酒 2000ml 浸泡，晨起空腹饮 5ml，长期坚持。

功效：补肾纳气，填精护卫。

适应证：慢性支气管炎，属虚证者。症见乏力，腰膝酸软，动则气促，怯寒，遇风冷即咳，吐稀白痰，脉细或软芤。

七、专方选要

清热化痰汤（刘祖贻）

组成：黄芪、党参、麻黄、矮地茶、前胡、蝉蜕、僵蚕、连翘、重楼、陈皮、神曲、桔梗、甘草。

功效：益气宣肺解表，止咳化痰。

主治：慢性支气管炎急性发作期，症见乏力，咳嗽，咳黄痰。

方解：方中黄芪、党参补益肺脾之气、强固卫气；麻黄宣肺止咳，共为君药。前胡、桔梗清肺化痰，矮地茶止咳化痰、清热活血，共为臣药；蝉蜕、僵蚕相配伍，能疏散肺经风热、化痰散结、解痉止咳；陈皮、神曲健脾和胃、消导助化、利湿逐饮，使痰饮无由为生，为佐药；刘老认为外感咳嗽为邪毒所患，宜早用清解邪毒之品，以防止传变，故入连翘、重楼以利咽喉、消疮肿。甘草与桔梗配伍，既可利咽和化痰，又能调和诸药，为使药。诸药协同，使痰热消，卫气盛，咳嗽止，为标本兼治之妙法。

辨证加减：伴胸闷者，可加丹参、瓜蒌；大便稀溏者，加炒白术、山药；口干渴者，加沙参、麦冬；若见痰白清稀，量多有泡沫者，为寒痰阻肺，去重楼、连翘，加细辛、半夏温肺化痰；痰热壅塞郁结，腑气不通者，加大黄、芒硝；喉中痰鸣喘息，不能安然平卧者，加射干、葶苈子。

八、研究进展

慢性支气管炎是呼吸系统的一种慢性炎症性疾病，发病率较高，治愈难度大。除既往常规证型外，有学者基于中医传统理论学说及大量临床实践，提出"风邪伏肺"是慢性支气管炎反复发作的重要病机。风为百病之长，风邪袭于肺，导致肺失宣降，肺气上逆而咳嗽，若风邪祛而未尽，留伏于肺，则病情反复，缠绵难愈，而给予祛风除邪、止咳化痰治疗可大大提高疗效。有研究者将单纯型慢性支气管炎迁延期风邪伏肺证患者分成两组，对照组给予苏黄止咳胶囊口服治疗，治疗组予以疏风宣肺汤治疗，用药 2 周后，治疗组临床总有效率明显高于对照组，治疗组肺功能改善较优于对照组（P＜0.05），说明疏风宣肺汤对单纯型慢性支气管炎迁延期风邪伏肺证有效。

主要参考文献

［1］万友生. 中国百年百名中医临床家丛书·万友生［M］. 北京：中国中医药出版社，2000.

［2］陈四清. 中国百年百名中医临床家丛书·周仲瑛［M］. 北京：中国中医药出版社，2000.

［3］施小墨，陆寿康. 中国百年百名中医临床家丛书·施今墨［M］. 北京：中国中医药出版社，2000.

［4］陈熠. 中国百年百名中医临床家丛书·陈苏生［M］. 北京：中国中医药出版社，2000.

［5］邓紫娟，刘玉君，周胜强，等. 国医大师刘祖贻防治慢性支气管炎经验［J］. 亚太传统医药，2023，19（2）：92-94.

［6］牟玉婷，乔世举. 慢性支气管炎的中医药治疗进展［J］. 实用中医内科杂志，2022，36（3）：19-22.

第三节 支气管哮喘

支气管哮喘，简称哮喘，是由多种细胞（如嗜酸性粒细胞、肥大细胞、T淋巴细胞、中性粒细胞、气道上皮细胞等）和细胞组分参与的气道慢性炎症性疾患。这种慢性炎症导致气道高反应性增加，常伴广泛多变的可逆性气流受限，引起反复发作的喘息、气急、胸闷或咳嗽等症状，常在夜间和（或）清晨发作、加剧，多数患者可自行或经治疗后缓解。依据临床症状表现，中医学将本病归属于"哮证""上气""呷嗽""哮吼"等疾病范畴。

一、病因病机

（一）西医学认识

1.病因

目前认为哮喘的发生受宿主因素及环境因素双重影响。宿主因素多包括遗传、特异性、气道高反应性、性别、种族、肥胖等。环境因素则包括变应原、职业性致敏原、药物、食物、添加剂、感染、烟草刺激、空气环境污染等。而精神心理因素、运动过度、气候改变、月经妊娠等生理因素亦会导致哮喘发作。

2.发病机制与病理

哮喘的发病受免疫性炎症、气道重塑、气道高反应性、神经内分泌等多重机制影响。哮喘气道的基本病理改变为气道炎症和重塑。早期表现为支气管黏膜肿胀、充血，分泌物增多，气道内炎症细胞浸润，气道平滑肌痉挛等可逆性的病理改变。随着疾病发展和反复发作，病理表现逐渐加重。肉眼可见肺膨胀及肺气肿，支气管及细支气管内含有黏稠痰液及黏液栓，可发现肺不张。显微镜下可见支气管呈现慢性炎症改变，表现为柱状上皮细胞纤毛倒伏、脱落，上皮细胞坏死，黏膜上皮层杯状细胞增多，黏液蛋白产生增多，支气管黏膜层大量炎症细胞浸润、黏液腺增生、基底膜增厚，支气管平滑肌增生，最终进入气道重塑阶段。气道黏膜下血管数目明显增多，由支气管壁中血管增殖所致，在严重激素依赖型哮喘中更为明显。

（二）中医学认识

元代朱丹溪首创"哮喘"病名，并阐明病理因素"专主于痰"，提出"未发以扶正气为主，既发以攻邪气为急"的治疗原则。"痰伏于肺"是哮病发病的"夙根"。伏痰主要由于脏腑功能失调，肺不能布散津液，脾不能运化精微，肾不能蒸化水液，以致津液凝聚成痰，伏藏于肺，每因外感、饮食、情志、劳倦等诱因引动而触发，致痰阻气道，肺气上逆，气道挛急所致。这些诱因也是引起哮喘病的重要原始病因。每次发病多错杂相关，尤以气候变化为主，正如秦景明所说："哮病之因，痰饮留伏，结成窠臼，潜伏于内，偶有七情之犯，饮食之伤，或外有时令之风寒束其肌表，则哮喘之症作矣。"

哮喘的病位主要在肺，与脾肾密切相关。其基本病机为痰阻气道，肺失宣降；病理因素以痰为主。哮喘为本虚标实之病，标实为痰浊，本虚为肺脾肾虚。

二、临床诊断

（一）辨病诊断

1.典型哮喘的诊断

（1）临床症状和体征

1）反复发作性喘息、气促，伴或不伴胸闷或咳嗽，夜间及晨间多发，常与接触变应原、冷空气、物理化学性刺激，及上呼吸道感染，运动有关；

2）发作时双肺可闻及散在或弥漫性哮

鸣音，呼气相延长；

3）上述症状和体征可经治疗缓解或自行缓解。

（2）可变气流受限的客观检查

1）支气管舒张试验阳性：吸入支气管扩张剂后，一秒用力呼气容积（FEV$_1$）增加＞12%，且FEV$_1$绝对值增加＞200ml；或抗炎治疗4周后与基线值比较FEV$_1$增加＞12%，且FEV$_1$绝对值增加＞200ml（除外呼吸道感染）。

2）支气管激发试验阳性：一般吸入激发剂为乙酰胆碱或组胺，通常以吸入激发剂后FEV$_1$下降≥20%判断为阳性，提示存在气道高反应性。

3）呼吸流量峰值（PEF）平均每日昼夜变异率（至少连续7d每日PEF昼夜变异率之和/总天数7）＞10%，或PEF周变异率｛（2周内最高PEF值－最低PEF值）/［（2周内最高PEF值＋最低PEF值）×1/2］×100%｝＞20%。

符合上述症状和体征，同时具备气流受限客观检查中的任一条，并除外其他疾病所引起的喘息、气促、胸闷及咳嗽，可诊断为哮喘。

2. 不典型哮喘的诊断

临床还存在着无喘息症状、也无哮鸣音的不典型哮喘，或者仅表现为反复咳嗽、胸闷或其他呼吸道症状。

（1）咳嗽变异性哮喘（CVA）：咳嗽为唯一或主要症状，无喘息、气促等典型哮喘的症状和体征，同时具备可变气流受限客观检查中的任一条，除外其他疾病所引起的咳嗽，按哮喘治疗有效。

（2）胸闷变异性哮喘（CTVA）：胸闷为唯一或主要症状，无喘息、气促等典型哮喘症状和体征，同时具备可变气流受限客观检查中的任一条，除外其他疾病所引起的胸闷。

（3）隐匿性哮喘：指无反复发作喘息、

气促、胸闷或咳嗽的表现，但长期存在气道反应性增高。随访发现有14%~58%的无症状气道反应性增高者可发展为有症状的哮喘。

3. 分期

根据临床表现，哮喘可分为急性发作期、慢性持续期和临床控制期。哮喘急性发作期是指喘息、气促、咳嗽、胸闷等症状突然发生，或原有症状加重，并以呼气流量降低为其特征，常因接触变应原、刺激物，或呼吸道感染诱发。慢性持续期是指每周不同频度和（或）不同程度地出现喘息、气促、胸闷、咳嗽等症状。临床控制期是指患者无喘息、气促、胸闷、咳嗽等症状4周以上，1年内无急性发作，肺功能正常。

4. 相关检查

（1）变应原检测　体内的变应原皮肤点刺试验和体外的特异性IgE检测，可明确患者的过敏状态，可指导患者尽量避免接触变应原及进行特异性免疫治疗。

（2）肺功能测定　肺功能测定有助于确诊支气管哮喘，也是评估哮喘控制程度的重要依据之一。主要有通气功能检测、支气管舒张试验、支气管激发试验和呼吸流量峰值及其日变异率测定。

1）常规肺通气及容量检测：哮喘发作时呈阻塞性通气改变，呼气流速指标显著下降。第一秒用力呼气容积（FEV$_1$）、占用力肺活量（FVC）比值（EFV$_1$/FVC）、最大呼气中段流速（MMEF）以及呼吸流量峰值（PEF）均下降。肺容量指标见残气量增高、功能残气量和肺容量增高，残气占肺总量百分比增高。完全控制情况下上述指标可正常。

2）支气管舒张试验：对于有气道阻塞的患者，可行支气管舒张试验。吸入支气管扩张药（如沙丁胺醇、特布他林），如用药后FEV$_1$较用药前增加≥12%，且绝对值增加≥200ml，为支气管舒张试验阳性，对诊断支气管哮喘有帮助。

3）支气管激发试验：对于有哮喘症状但肺功能正常的患者，可行支气管激发试验，常用吸入激发剂为乙酰胆碱、组胺。吸入激发剂后其通气功能下降、气道阻力增加。在设定的激发剂量范围内，如FEV_1下降$\geq 20\%$，为支气管激发试验阳性。使FEV_1下降20%的激发剂累积剂量（PD_{20}-FEV_1）或累积浓度（PC_{20}-FEV），表示气道高反应性的程度，其可对气道反应性增高的程度做出定量判断。

4）呼吸流量峰值及日变异率：可反应通气功能的变化。哮喘发作时PEF下降，并且哮喘患者常有通气功能昼夜变化，夜间或凌晨通气功能下降，如果昼夜PEF变异率$\geq 20\%$有助于诊断为哮喘。

（3）胸部X线检查　胸部X线片多无明显异常。但哮喘严重发作者应常规行胸部X线检查，注意有无肺部感染、肺不张、气胸、纵隔气肿等并发症的存在。

（4）呼出气一氧化氮（FeNO）　可评估哮喘相关的气道炎症程度，FeNO越高，气道炎症越严重，吸入激素治疗后FeNO可降低。目前，在哮喘管理中已把监测该指标作为哮喘控制的指标之一，并作为降级治疗的参考依据。

（5）诱导痰　哮喘患者诱导痰中嗜酸性粒细胞计数可作为非创伤性气道炎症指标，评估与哮喘相关的气道炎症。

（6）其他　血常规中嗜酸性粒细胞的比值及绝对计数，以及血清总IgE值，可反映哮喘患者的过敏状态。

（二）辨证诊断

1.急性发作期

（1）寒哮型

临床证候：呼吸急促，喉中哮鸣有声，胸膈满闷，或有咳嗽，咳吐稀白痰，咳痰不爽，面色晦暗或青白，口不渴或喜热饮，遇冷易发，形寒怯冷，或兼夹恶寒、发热、头痛等症。舌苔白滑，脉弦紧或浮紧。

证候分析：寒痰伏肺，遇感触发，痰升气阻，肺失宣畅，故见胸膈满闷、咳吐稀白痰；寒邪伤及卫阳，不能温煦肌表，气血运行受阻，故见面色晦暗、形寒怯冷；寒伤肌腠、筋脉，故见恶寒、头痛。

（2）热哮型

临床证候：气粗息涌，喉中痰鸣如吼，胸高胁胀，咳呛阵作，咳痰色白或黄，或痰中带血，咳吐不利，烦闷不安，汗出，面赤，口渴，溲黄便干，口渴喜饮，不恶寒，舌苔黄腻，质红，脉滑数或弦滑。

证候分析：痰热蕴肺，壅阻气道，肺失清肃，加之热性炎上，气机上逆，故见胸闷、咳嗽；热邪耗气伤津，故见痰黄、质黏稠、口渴、饮冷、溲黄便干、咽干；热邪灼伤肺络，或见痰中带血。

（3）寒包热哮型

临床证候：喉中鸣息有声，胸膈烦闷，呼吸急促，喘咳气逆，咳痰不爽，痰黏色黄，或黄白相兼，烦躁，发热，恶寒，无汗，身痛，口干欲饮，大便偏干，舌苔白腻或黄，舌边尖红，脉弦紧。

证候分析：痰热壅肺，复感风寒，客寒包火，肺失宣降，故见喘咳气逆；寒邪闭热，故见烦躁、发热、恶寒、无汗、身痛；热邪伤津，故口干欲饮、大便干。

（4）风痰哮型

临床证候：喉中痰涎壅盛，声如拽锯，或鸣声如吹哨笛，喘急胸闷，但坐不得卧，咳痰黏腻难出，或为白色泡沫痰液，无明显寒热倾向，面色青暗，起病多急，常倏忽来去，发前自觉鼻、咽、眼、耳发痒，喷嚏，鼻塞，流涕，胸部憋塞，随之迅疾发作，舌苔厚浊，脉滑实。

证候分析：痰浊伏肺，风邪引触，鼓动痰涎上壅，肺气郁闭，升降失司，故喘急胸闷、痰涎黏腻、胸中哮鸣；风性挛急，故病证反复发作；风性疏散，易袭阳位，故见苗窍作痒。

（5）虚哮型

临床证候：喉中哮鸣如鼾，声低，气息短促，动则喘甚，发作频繁，甚则持续哮喘，口唇爪甲青紫，咳痰无力，痰涎清稀或质黏起沫，面色苍白或颧红唇紫，口不渴或咽干口渴，形寒肢冷或烦热，舌质淡或偏红，或紫暗，脉沉细或细数。

证候分析：哮病久发，肺肾两虚，摄纳失常，故动则喘促；阳气虚损，无以导气行血布津，津停为痰，阻于肺窍，故见胸闷、咳喘、咳痰；肺络瘀阻，清气不能贯肺入血，故见口唇、爪甲青紫。

（6）喘脱型

临床证候：哮病日久，反复发作，喘息鼻煽，张口抬肩，气息短促，烦躁，神志昏蒙，面青，四肢厥冷，汗出如油，舌质青暗，苔腻或滑，脉细数不清，或浮大无根。

证候分析：哮病反复发作，致使肺肾两亏，气阴亏损，心肾阳衰，陡遇外邪牵动，呈阳不外固、阴不内守之势，变汗出如油、四肢厥冷之阴阳离决危症；痰浊壅盛，阻于心肺，宗气大损，血脉停滞，神机失养，加之痰浊上蒙清窍，故见神昏。

2. 缓解期

脾肾亏虚，痰瘀阻肺型

临床证候：乏力，气短，语声低微，面色萎黄或㿠白，纳呆，腰膝酸软无力，大便松散、溏泄，平素怯冷、畏风，遇风冷易作喘咳，舌质淡红，苔白润或胖大，或无苔，脉细，或芤，或细数。

证候分析：哮病久患不瘥，累及肺脾肾三脏，正气亏耗，精血不充，气虚失运，腠理不固，故见乏力、气短、怯冷、畏风。等虚弱之象；肺朝百脉，肺气虚弱则不能贯气行血，血停为瘀；脾肾亏虚则蒸化水液无力，液停为痰，痰瘀抟结肺窍，宣降失常，故喘咳易作。

三、鉴别诊断

（一）西医鉴别诊断

1. 上气道肿瘤、喉水肿和声带功能障碍

出现窒息，但主要表现为吸气性呼吸困难，肺功能测定流量容积曲线可见吸气相流速减慢。纤维喉镜或支气管镜检查可明确诊断。

2. 各种原因所致的支气管内占位

支气管内良恶性肿瘤、支气管结核等导致的固定的、局限性哮鸣音，需与哮喘鉴别。胸部 CT 检查、纤维支气管检查可明确诊断。

3. 急性左心衰竭

急性左心衰发作时症状与哮喘相似，有阵发性咳嗽、喘息，两肺可闻及广泛的湿啰音和哮鸣音。但急性左心衰患者常有高血压性心脏病、风湿性心脏病、冠心病等心脏疾病史，胸片可见心影增大、肺淤血征，有助于鉴别。

4. 嗜酸性粒细胞性肺炎、变态反应肉芽肿性血管炎、结节性多动脉炎、过敏性肉芽肿

这类患者除有喘息外，胸部 X 线或 CT 检查提示肺内有浸润阴影，可自行消失或复发。常有肺外的其他表现，血清免疫学检查可发现相应的异常。

5. 慢性阻塞性肺疾病

慢性阻塞性肺疾病亦有呼吸困难，常与哮喘症状相似，但前者气道阻塞多为不可逆，后者为可逆，行肺功能检查，评估气道，可资鉴别。

（二）中医鉴别诊断

本病当与喘证相鉴别，在金元以前，哮证与喘证统属于喘促门，《医学正传·哮喘》将哮与喘分为二证，指出："哮以声响

名，喘以气息言，夫喘促喉间如水鸡声者谓之哮，气促而连续不能以息者谓之喘。"《临证指南医案·哮》认为喘证之因，若由外邪壅遏而致者，邪散则喘可止，后不复发；若因肾虚气逆，浊阴上冲而致喘促者，此种喘证病程短，病势危笃。而哮证乃邪伏于里，留于肺俞，每遇邪气引动即作者，故频发频作，迁延不愈，这些从症状特点及有无复发上阐明了二者之不同。总之，哮是指声响言，为喉中有哮鸣音，是一种反复发作的疾病；喘是指气息言，为呼吸气促困难，是多种急慢性疾病的一个症状。另一方面，鉴于哮必兼喘，喘未必兼哮，哮病久延可发展为经常性的痰喘，故而将哮列入喘证范围。

临床上部分慢性咳嗽，经久不愈，反复发作，发展成咳喘、支饮，虽然也有痰鸣气喘症状，但多逐渐发展而加重，病势时轻时重，与哮喘之反复间歇发作、突然发病、迅速缓解、哮吼声重而咳轻，均有显著差异。

四、临床治疗

哮喘治疗目的在于达到哮喘症状的良好控制状态，维持人体正常的生命活动，同时尽可能降低急性发作和死亡、肺功能不可逆损害、药物相关不良反应的风险。经过适当的治疗和管理，特别是有机地进行中西医结合治疗，绝大多数哮喘患者能够达到这一目标。

（一）提高临床疗效的要素

1.注意寒热虚实之间的兼夹转化

寒痰冷哮久郁可化热，尤其在感受外邪引发时，更易如此。小儿、青少年、禀赋充盛等阳气素旺者，感触外邪多会从热化，以热哮多见；但中老年或禀赋虚弱等阳气不足者久病迁延，感触外邪多会从寒化，以寒哮为主。虚实之间也可在一定条件下相互转化，临床所见，新病多实，发时邪实；久病多虚，平时正虚，但实证与虚证可以因果错杂为患。

实证，如痰热久郁会耗损肺肾阴液，可转化为阴虚证；寒痰日久则会耗伤肺脾肾阳气，可以转化为气虚、阳虚证。虚证，如阳气虚者，因肺脾肾不能温化津液，而致津液停积成饮，兼有寒痰标实现象；阴虚者，因肺肾阴虚火炎，灼津成痰，兼有痰热标实现象。

2.发时治标顾本，平时治本顾标

临证所见，哮喘急性发作期，邪实虽多见，但亦有以正虚为主者；缓解期常以正虚为主，但其伏风、伏饮、痰瘀等病理因素仍然存在。因此在治疗哮喘之时，应注意发时未必全从标治，理当治标顾本；平时亦未必全恃扶正，法当治本顾标。特别是对于有喘脱倾向者，更应重视回阳救脱、扶正固本，若拘泥于"发时治标"，则会错失良机，偾事废人！平时当重视治本，病变虽累及肺脾肾三脏，但以补肾健脾为要，因脾肾为先后天之本，五脏六腑之根，脾肾精气充盛则根本得固。但在扶正的同时，还当注意参入祛风透湿、降气化痰、活血通络之品，以祛除体内伏邪，以期减少复发。

3.重视虫类祛风通络药的应用

风邪致病者，为痰伏于肺，外感风邪而触发。具有起病快、病情多变等风邪"善行而数变"的特性，治当祛风解痉，药用麻黄、紫苏叶、荆芥穗、防风等。虫类祛风药擅长走窜入络，搜剔逐邪，可祛肺经伏邪，增强平喘降逆之功，且大多数具有抗过敏、调节免疫功能作用，对缓解支气管痉挛、改善缺氧现象、抑制气道重塑有显著疗效，如白僵蚕、蝉蜕、地龙、土鳖虫、水蛭等。

4.重视既往用药史，避免药害

由于哮喘具有迁延不愈的特点，大多

数患者需要长期用药，药物之功用在于补偏救弊，然长期应用多有致偏之虞。比如长期应用糖皮质激素会耗损体内阳气阴精，形成阴虚阳浮之势，同时也会聚湿敛饮。倘不问既往，径以常量之麻黄、细辛等发汗解表，会出现厥汗喘脱之象，危及生命。

（二）辨病治疗

哮喘的治疗药物可以分为控制药物和缓解药物，以及重度哮喘的附加治疗药物，临床可适时、相互组合应用。

1. 控制药物

指需要每天使用并长时间维持的药物。这些药物主要通过抗感染作用使哮喘维持临床控制，其中包括吸入性糖皮质激素、全身性激素、白三烯调节剂、长效 β_2 受体激动剂、茶碱缓释片、甲磺司特、色甘酸钠等。

2. 缓解药物

又称急救药物，这些药物在有症状时按需使用，通过迅速解除支气管痉挛而缓解哮喘症状，包括速效吸入和短效口服 β_2 受体激动剂、吸入性抗胆碱能药物、短效茶碱和全身性激素等。

3. 重度哮喘的附加治疗药物

主要为生物靶向药物，如抗 IgE 单克隆抗体、抗 IL-5 单克隆抗体、抗 IL-5 受体单克隆抗体和抗 IL-4 受体单克隆抗体等，其他还有大环内酯类等抗感染、免疫药物。

此外，感染是诱发哮喘急性发作加重的重要原因，必要时行对症抗感染治疗。重症哮喘持续发作时，则需尽早进行重症干预，以尽快脱离危险期。

（三）辨证治疗

1. 辨证论治

（1）急性发作期

1）寒哮型

治法：宣肺散寒，化痰平喘。

方药：射干麻黄汤。射干、麻黄、法半夏、细辛、五味子、紫菀、款冬花、生姜、大枣。

加减：若痰涌气逆、不得平卧，可加葶苈子、苏子、前胡、厚朴、沉香、磁石等；咳逆上气、汗多，麻黄可易为麻黄根，或加白芍、山茱萸；若兼夹气阴不足，可加人参、麦冬、南沙参等；表寒明显，恶寒发热、身痛，加桂枝、生姜；若表寒里饮，寒象较重，可改用小青龙汤加附子。

2）热哮型

治法：清热宣肺，化痰定喘。

方药：定喘汤加减。麻黄、黄芩、桑白皮、桃仁、半夏、款冬花、苏子、白果、甘草。

加减：若面赤、气促，加葛根清解阳明郁热；肺气壅实，痰鸣息涌，不能平卧，加葶苈子、地龙；咳黄稠痰，加海蛤壳、芦根、天竺黄、海浮石；大便秘结，加全瓜蒌、生大黄、枳实、芒硝；病久热盛伤阴，加南沙参、羊乳、明党参，甚则加西洋参、麦冬等。

3）寒包热哮型

治法：解表散寒，清热化痰。

方药：小柴胡汤合麻杏石甘汤加减。柴胡、麻黄、桃仁、黄芩、石膏、南沙参、法半夏、生姜。

加减：若表寒重者，可加桂枝、细辛、紫苏叶、防风；痰鸣气逆者，加葶苈子、紫苏子、前胡、厚朴；痰饮迫肺，不能平卧，加葶苈子、防己、椒目；咳吐黄胶黏痰，加瓜蒌皮、天竺黄、海浮石、羊乳。

4）风痰哮型

治法：祛风涤痰，降气平喘。

方药：三合汤加减。麻黄、桃仁、茯苓、法半夏、陈皮、白芥子、紫苏子、莱菔子、僵蚕、前胡、蝉蜕、地龙。

加减：若痰壅喘急，不能平卧，加葶苈子、猪牙皂，或加控涎丹（甘遂、大戟、白芥子）泻肺祛痰；遇风即发，或鼻痒、咽痒、耳痒、鼻塞、喷嚏、流涕，加荆芥穗、广藿香、防风、露蜂房祛风解表；并气虚者，加黄芪、五指毛桃、党参、人参等益气祛风；血虚者，加当归、白芍、鹿角胶等养血息风。

5）虚哮型

治法：补肺纳肾，降气化痰。

方药：安喘至圣丹加减。人参、麦冬、五味子、熟地、山茱萸、枸杞、蛤蚧、核桃、牛膝、苏子、款冬花、茯苓、陈皮、磁石、沉香、生姜。

加减：若肾阳虚，可加鹿角胶、鹿角片、肉苁蓉、补骨脂、紫河车、钟乳石、紫石英等；肺肾阴虚，可加南沙参、明党参、山药、琼玉膏等；痰气瘀阻，唇舌青紫，可加桃仁、苏木、鬼箭羽、水蛭等。

6）喘脱型

治法：温阳敛阴，扶正固脱。

方药：敦复汤。人参、淡附片、山药、鹿角胶、山茱萸、补骨脂、核桃、龙骨、牡蛎、蛤蚧、紫河车、紫石英、黑锡丹、茯苓、鸡内金。

加减：若气息急促，心烦内热，汗出黏手，口干舌红，脉沉细数，加大量熟地（60g 以上）。

（2）缓解期

治法：健脾补肺益肾，祛风化痰活血。

方药：健脾补肺资肾汤。黄芪、人参、炒白术、茯苓、炙甘草、法半夏、陈皮、山药、肉苁蓉、杜仲、补骨脂、桑叶、蝉蜕、防风、桃仁、木蝴蝶、鸡内金、麦芽、生姜、大枣。

加减：若平素遇冷即作喘咳、吐稀白痰，去桑叶，加紫苏叶、干姜；常四肢冰冷，加鹿角胶、淡附片；偏阴虚者，加五指毛桃、南沙参或明党参易黄芪、人参，或加麦冬、黄精之品；胸腹易胀者，加砂仁、白豆蔻、荜澄茄等；瘀象明显，加丹

参、赤芍、水蛭等。

2. 外治疗法

（1）穴位贴敷

取穴：天突、膻中，背俞穴中取肺、心、膈双侧俞穴及大椎穴。

方法：取白芥子 30g，苏合香 10g，延胡索 30g，细辛 15g，甘遂 15g，桃仁 15g 共研细末，用生姜汁调成稠膏状，根据患者耐受程度约 2~6 小时去之，1 次 / 日，连用 10 天。适用于风寒犯肺型、寒饮伏肺型、脾肾两虚型。或于夏季三伏中，初、中、末伏的第 1 天各贴 1 次。

（2）穴位注射

① 喘可治注射液 2ml，注射足三里，或曲池穴。适用于哮喘有脾肾不足之象者。

② 参麦注射液 2ml，注射足三里，或曲池穴。适用于哮喘有气阴不足者。

③ 黄芪注射液 2ml，注射足三里，或曲池穴。适用于哮喘夹有气虚者。

④ 丹参注射液 2ml，注射足三里，或曲池穴。适用于哮喘夹有瘀象者。

（3）中药熏洗

黄芪 30g，白术 30g，防风 15g，淫羊藿 30g，巴戟天 30g，五指毛桃 30g，牛大力 30g，怀牛膝 10g，肉桂 10g。打粗末，每次取 50g，沸水冲泡，待温度适宜后熏洗两足。具有健脾益肾、温阳活血化痰之效，适用于各证型哮喘，可长期应用。

（4）艾灸

① 温灸气海、关元、足三里、丰隆 30 分钟，每日上午巳时（9~11 时）1 次。适用于各证型哮喘。

② 取大椎、风门、肺俞、膻中穴，用麦粒灸，每穴每次灸 3~5 壮，10 天灸 1 次，3 次为 1 个疗程，一般在伏天操作，适用于支气管哮喘缓解期。

（5）针刺

① 实证：取膻中、列缺、肺俞、尺泽为主穴，风寒配风门，痰热配丰隆，喘甚

配天突、定喘。毫针刺，用泻法，风寒可酌用灸法，痰热不宜灸。

② 虚证：取肺俞、膏肓、气海、肾俞、足三里、太渊、太溪为主穴。毫针刺，用补法，可酌加灸法。

3. 成药应用

（1）急支糖浆／莛贝胶囊／肺力咳胶囊／金荞麦胶囊　功效：清热宣肺，化痰止咳。适用于痰热型。

（2）小青龙颗粒　功效：解表散寒，温肺化饮，止咳平喘。适用于哮喘感寒急性发作者。

（3）参苓白术散／香砂六君丸　功效：健脾化痰。适用于哮喘有肺脾不足者。

（4）金匮肾气丸　功效：补肾温阳化气，行水消痰。适用于哮喘属肾气（阳）虚夹有痰湿者。

（5）金水宝胶囊／百令片　功效：补益肺肾，纳气平喘止咳。适用于哮喘属肺肾两虚者。

（6）利舒康胶囊／血府逐瘀丸／桂枝茯苓丸　功效：活血祛瘀。适用于哮喘有痰瘀征象者。

（7）龟龄集胶囊　功效：补益精气，纳气平喘。适用于哮喘稳定期。

（8）蛤蚧定喘丸　功效：滋阴清肺，止咳平喘。适用于哮喘属肺肾两虚、阴虚肺热者。

4. 单方验方

（1）人参 50g，鹿角胶 200g，共研细末，每日晨起空腹冲服 5g。适用于哮喘缓解期期。

（2）人参须 3g，核桃仁 2 个，每日晨起空腹嚼服。适用于哮喘缓解期。

（3）杜仲 15g，补骨脂 3g，核桃仁 2个，水煎服并食用核桃，每日 1 次。适用于哮喘缓解期。

（4）蜂房 15g，水煎服，每日 2 次。适用于各型哮喘。

（5）蚰蜒 20 条，浙贝母 15g，共捣为丸，每次 3g，每日 3 次，或用活蚰蜒加糖水化之口服。适用于哮喘属热证者。

（6）地龙 30g，川贝母 10g，研粉，装胶囊吞服。每次 1.5g，每日 2 次。适用于哮喘属热证者。

（四）医家诊疗经验

1. 金寿山

金老认为哮喘虽有寒喘、热喘之分，但纯寒纯热者少，寒热错杂者多，当其发作之时，必须温寒并进，水热俱捐，以小青龙加石膏汤为主方。

麻黄虽为治喘要药，但对哮喘一病，亦不过治标之药，即使用以治标，有时也非所宜。此因哮喘久发，气阴多虚，麻黄辛散，有劫肺伤阴之弊。《金匮要略·痰饮咳嗽病脉证并治》记载服小青龙汤后出现变证，出五方，即于小青龙汤方中加减药味，但有一点，不复再用麻黄，而且于苓甘五味加姜辛半夏杏仁汤方证中说："其证应纳麻黄，以其人遂痹，故不纳之，若逆而纳之者必厥，所以然者，以其人血虚，麻黄发其阳故也。"申明麻黄之戒。当然，这并不是说麻黄绝对不可应用。

哮喘一病治本在肾，常用紫河车、坎气等药，但用之，效不一定佳，有时反碍痰妨胃。故用当归、地黄、白芍三药，或全用，或用其一、二味，并与化痰药同用，似较用紫河车、坎气等药为佳，亦即为金水六君之意。

治哮喘控制症状不难，难在断根。青少年的哮喘，治愈率较成年人为高，此因青少年正当发育时期，肾气充盈，原有向愈之机。

2. 王正公

王老主张哮喘的治疗应重视如下三点：

（1）顺其生机，因势利导　哮喘是由外邪犯肺，肺失宣透所致，若长期依赖润肺止咳、平喘的治标方药，则影响肺经清肃之令，治疗应顺其生机，因势利导，宣畅肺气，透邪外出。

（2）宣肺透邪以治咳，制源畅流以治痰　本病以咳、痰、喘为三大主症，咳嗽是机体保护性的反射功能，对已成哮喘者，若见咳止咳，见喘平喘，虽症状暂时缓解，但还是没有解决病之根本，药力过后，喘咳又甚，病机迁延，体力日衰，哮喘不易根治之原因即在此。当外邪犯肺，痰阻肺络，应宣肺透邪，邪透则咳自止。对待痰的问题，应考虑滋生痰涎的因素，辨别痰的性质，采用"制源畅流"的方法。"制源"即减少痰涎的来源，"畅流"即加强祛痰作用，但决不能应用促进分泌、稀释痰涎的药物，痰越是稀薄，越不易排出。

（3）扶正固本，复其生机　哮喘缓解期，要及时采取扶正固本治则，目的是恢复机体固有的生理功能，逐步消除过敏现象，以减少哮喘的发作。"因病致虚，因虚致敏"，只有在缓解期标本兼顾，以扶正固本为主，增强正气和抗邪能力，才能促使过敏现象逐步消失。

3.徐嵩年

徐老治疗哮喘主张"在肺治实，在肾治虚"的观点，以治肾为本，治肺为标，但立足于治肾。治肺的重点，在于解决痰气交阻，气道闭塞的病机。治肾则在培本的基础上逐渐恢复其功能。处方配伍以辛温寒合用，着重清热、软坚、祛痰、涤饮。遵循张景岳之法，治疗哮喘，立足于培本补肾，但也并不放弃治肺泻实的一面，用药方法，初则软坚散结，至哮喘缓解病去十之七八，及时加强培本，若因哮鸣音未消除尽，则佐以小量逐痰涤饮之控涎丹清除胶痰固液，使元气渐充。

配伍常以当归、熟地、肉苁蓉、核桃仁滋补肾元；干蟾皮、肉桂、仙茅、补骨脂、淫羊藿、沉香、白果、五味子温肾纳气；麻黄、桂枝、细辛、茯苓、胡颓子叶化饮定喘；玄明粉、地龙、白芥子、寒水石逐痰清热；最后用红参、紫河车、肉桂、沉香等培元固本，巩固疗效。

4.洪百年

洪老认为儿科之支气管哮喘以寒喘较为常见，热喘次之，虚喘常发于迁延日久反复发作者。由于小儿脏腑娇嫩，得病后易于传变，故寒喘、热喘常相互更易。治疗上以扶正固本治疗为主，可据证灵活运用散寒平喘、清肺平喘药，并结合宣透息风的虫类药治疗。大量实践得出，虫类药中治喘以土鳖虫功效最佳，蜈蚣次之，地龙又次之。

5.顾丕荣

顾老认为"湿毒"是哮喘夙根。大凡湿毒，有的来源于先天，有的来源于后天。小儿湿疹（通常叫奶癣）大多可继发哮喘，这是先天湿毒，也有发于麻疹、百日咳或其他疾病之后者，这是后天湿毒，由于湿毒内蕴，互结于内，从而妨碍气化，聚饮酿痰，或湿毒胶结于膈间，或潜伏于肺间，一旦外感非时之邪，或口鼻吸入异气（如花粉、煤气、油漆、农药等），或贪食鱼虾蟹，或过度劳累，触发湿毒之机引动留痰伏饮，上壅于肺，即发为哮喘。由此可知，湿毒是哮喘之"因"，诱发诸因是哮喘之"缘"，膈间胶痰为哮喘之"和"，三者交加相"合"，则哮喘触机而发。前人有言"欲求流之沛，必先澄其源"，湿毒酿结于肺，旷日持久，形成"夙根"，犹莲子嵌于莲蓬，蜂子育于蜂房，挖之不出，涤之难净，欲图根治，唯化湿解毒可以取效。顾老通过多年临床实践，总结出土茯苓煎汤送服五宝丹效果比较理想，同时结合辨证论治，可收到相得益彰的疗效。

6.洪广祥

洪老认为阳气虚弱是哮喘发作的内因，痰瘀伏肺是哮喘发作的宿根，外感六淫是哮喘发作的诱因，"痰瘀气阻"是气道变应性炎症和气道高反应性的病理基础，以"涤痰祛瘀""温阳护卫""疏散外邪"为治疗大法，主张全程运用温法治疗哮喘。小青龙汤和温阳护卫汤为基础治疗方。

7. 晁恩祥

晁老认为"风盛"是哮喘病的主要因素。风哮具备以下临床证候学特征：多症见鼻痒、咽痒、眼痒，流清涕，打喷嚏，寒热痰象不明显，发病迅急、来去匆匆、骤发骤止。治以疏风宣肺、缓急解痉、降气平喘。用药上多以麻黄、紫苏叶辛温发散、开肺祛邪；以五味子、白芍、乌梅等酸味缓急解痉；以蝉蜕、僵蚕、全蝎、蜈蚣疏散风邪、息风解痉，降低气道平滑肌紧张性，降低气道高反应性；以紫菀、前胡、杏仁、枇杷叶等宣肺降气、疏散风邪。

五、预后转归

通过长期规范化治疗，儿童哮喘临床控制率可达95%，成人可达80%。轻症患者容易控制；病情重，气道反应性增高明显，出现气道重构，或伴有其他过敏性疾病者不易控制。若长期反复发作，可逐渐发展为慢性阻塞性肺疾病，甚或并发肺源性心脏病。

六、预防调护

（一）预防

注意保暖，防止感冒，避免寒冷空气刺激。注意居室整洁，避免烟尘异味，避免接触变应原刺激。注意劳逸结合，根据自身身体情况，可适当进行体育锻炼，如游泳、慢跑、太极拳、八段锦等，以增强体质，提高御邪能力。

（二）调护

1. 哮喘患者平素宜饮食清淡，忌食生冷油腻、肥甘厚味、辛辣刺激食物，防止生痰生火。应保持心情舒畅，避免不良情绪的影响。

2. 调护食疗方如下。

（1）健脾益肺粥

组成：五指毛桃30g，鲜山药、薏苡仁、莲子、芡实、粳米各30g。

用法：上药同煮，去五指毛桃后食用。

功效：健脾益气，祛湿化痰。

适应证：各类型哮喘。

（2）陈皮茶

组成：陈皮、炒白芥子各3g。

用法：沸水冲泡当茶饮。

功效：顺气消痰。

适应证：哮喘伴有咳吐稀白痰者。

（3）芪枣汤

组成：黄芪30g，大枣5枚。

用法：沸水冲泡当茶饮，长期服用。

功效：益气固表。

适应证：哮喘缓解期。症见乏力，气短，易感触外邪。

（4）鹿杞酒

组成：鹿茸15g，山药30g，枸杞180g。

用法：加入高度白酒2000ml浸泡，晨起空腹饮5ml，长期坚持。

功效：补肾纳气，填精固卫。

适应证：哮喘缓解期。

（5）巴戟茶

组成：巴戟天10g，西红花10根。

用法：沸水冲泡当茶饮，长期服用。

功效：补肾活血。

适应证：哮喘缓解期，夹有瘀象者。

七、专方选要

（一）截喘汤（姜春华）

组成：佛耳草15g，碧桃干15g，老鹳草15g，旋覆花10g，全瓜蒌10g，姜半夏

10g，防风10g，五味子6g。

功效：降逆纳气，化痰截喘。

主治：咳嗽痰多，气逆喘促。

方解：佛耳草出自《本草拾遗》，功专化痰、止咳、平喘；老鹳草出自《本草纲目拾遗》，功能祛风活血、清热解毒，民间有老鹳草平喘的单方，能祛痰、扩张支气管。老鹳草煎剂对金黄色葡萄球菌、肺炎球菌及链球菌、流感病毒均有抑制作用，能控制支气管哮喘发作期的呼吸道感染；碧桃干酸苦收敛，《饮片新参》有"除劳嗽"的记载，民间有治顽喘的经验，上三味除痰镇咳而平喘逆，且能调节自主神经，为主药。辅以旋覆花开结化痰，降逆止咳；瓜蒌清上焦之积热，化浊痰之胶结，善开胸中痹阻；姜半夏清痰下气，去胸中痰满犹能治咳。佐以五味子补肾纳气，镇咳敛肺；《药法类象》谓防风"治风通用，泻肺实"，是抗过敏的有效药，能抑制支气管哮喘发作期的变态反应，降低过敏原的刺激。上药合用，共具清肺化痰，降逆纳气解喘之效。

加减：气虚者加人参3g，黄芪30g；肾虚者加肉苁蓉15g，巴戟天15g，补骨脂15g，亦可加蛤蚧粉3~5g；阴虚有热者加黄柏、知母、玄参、生地各9g；咳甚引起喘促无痰或痰不多者，可加南天竺子6g，马勃6g，天浆壳3只；热喘加石膏15g，知母、黄芪各10g；寒喘加炮附片9g，肉桂3g，鹅管石9g，研粉服或加服紫金丹（须特制砒石5g，明矾10g，豆豉100g，糊丸成绿豆大小，每服七八丸，日服2次，有肝肾病者勿服，有效与否均只服一星期，切勿多服常服）；痰多咳不爽者，加苏子、白芥子、莱菔子各10g；胃家实，便秘者加服调胃承气汤1剂；喘止后常服河车大造丸、左归丸或右归丸3g，日2次口服。

（二）蠲哮汤（洪广祥）

组成：葶苈子10~15g，青皮10g，陈皮10g，槟榔10g，大黄10g，生姜10g，牡荆子15g，鬼箭羽15g。

功效：泻肺除壅，涤痰祛瘀，利气平喘。

主治：支气管哮喘急性发作期、重症哮喘和哮喘持续状态，亦可用于喘息性支气管炎。

加减：如兼寒痰者加干姜、细辛；兼表寒者加生麻黄、紫苏叶；热痰者加黄芩、鱼腥草；有过敏性鼻炎或其他过敏症状明显者加辛夷花、苍耳子、路路通、防风；肺阳虚者加生黄芪、熟附子；痰不易咳出，但痰出喘减者加磁石、鹅管石；大便不畅者，大黄宜生用后下；大便稀溏者，大黄宜熟用同煎，剂量不减。

（三）温阳护卫汤（洪广祥）

组成：生黄芪15g，鬼箭羽15g，防风15g，路路通30g，熟附子10g，桂枝10g，白芍10g，生姜3片，大枣6枚，生甘草6g。

功效：益气温阳，祛风活血。

主治：哮喘发作期、缓解期有阳虚见证者，亦可用于肺窍失宣证。

方解：本方以生黄芪、熟附子温阳；桂枝调和营卫，以护卫阳；哮证之作，多与风邪有关，故以路路通、防风祛风通窍；鬼箭羽涤痰祛瘀。

加减：若合并鼻痒、眼痒、咽痒，且唇红、舌红，皮肤有湿疹或风疹，存在血分郁热、热极生风征象，可配伍牡丹皮、赤芍、紫草清解血分郁热，配伍枳实、紫苏叶、双钩藤、白蒺藜、千里光、乌梅、蝉蜕、地肤子、白鲜皮等药祛风止痒。

（四）冬令咳喘膏（董漱六）

组成：炙黄芪 120g，党参 120g，焦白术 120g，防风 45g，熟地 120g，山茱萸 90g，山药 120g，天冬 90g，麦冬 90g，五味子 30g，黑附块 90g，桂枝 30g，茯苓 120g，炙甘草 45g，麻黄 45g，紫苏子 90g，杏仁 90g，淡干姜 24g，细辛 24g，益智仁 90g，砂仁 45g，广陈皮 45g，沉香 15g，白果 60g，核桃仁 60g，蛤蚧 1 对（去头足研末），生晒参 50g（另煎汁），阿胶 300g（陈酒烊化冲入收膏）。

功效：温肾纳气，益肺固卫，健脾化湿，散寒涤饮。

主治：老人虚喘，慢性气管炎伴有肺气肿及哮喘病恢复期，属气虚阳虚型。

方解：方用生晒参、党参、黑附块温肾调脾以培元气；炙黄芪、焦白术、防风益气固卫以御外寒；熟地、山茱萸、山药、天冬、麦冬滋肾润肺以养阴津；桂枝、干姜、茯苓、甘草温中散寒以化痰饮；紫苏子、杏仁降气消痰止咳平喘；益智仁、五味子温肾益肺，纳气定喘；麻黄辛温，宣肺散寒，治痰鸣哮喘；细辛辛温，温肺散寒化饮；沉香温中行气平喘；砂仁调胃消滞；陈皮健脾理气化痰；白果温肺化痰，定哮平喘；核桃仁补肾温肺，疗虚寒喘嗽；蛤蚧咸温，补肺肾，益精气，定喘止嗽；再加阿胶，润肺滋肾，补阴养血。方取参附、六味、生脉、玉屏风、苓桂术甘、杏苏、小青龙、人参、蛤蚧等方加减，合诸方于一炉，肺脾肾三经兼顾，温补脾肾为主，宣肺散寒为辅，标本同治，符合病机，冬令进膏调治，可获得预期疗效。

八、研究进展

（一）变应原免疫治疗

变应原免疫治疗（AIT）主要通过产生变应原特异性调节性 T 细胞和减少 Th2 细胞恢复机体对过敏原的免疫耐受，从而治疗过敏性哮喘。其中，树突状细胞、肥大细胞、嗜碱性细胞、B 细胞、滤泡辅助性 T 细胞、调节性 B 细胞也在免疫耐受机制中发挥作用。两种有效的免疫治疗途径包括变应原皮下给药（SCIT）和舌下给药（SLIT）。此外，一些新的免疫治疗方法正在进行临床研究，如口服免疫疗法、淋巴结内免疫疗法、表皮免疫疗法。最近一项评估标准化质量屋尘螨舌下免疫疗法（SQ-HDM SLIT）对过敏性哮喘、鼻炎患者气道炎症和气道结构的影响研究发现，与药物治疗相比，在标准哮喘治疗中使用 SQ-HDM SLIT 可显著降低一氧化氮、气道壁面积 / 体表面积、气道壁厚度、气道壁面积百分比，进而减轻嗜酸性气道炎症、缓解气流受限，改善肺功能和哮喘症状。

（二）生物治疗

全球最常用的生物制剂是抗 IgE 单克隆抗体（78%），其次是抗 IL-5 抗体（43.9%），然后是抗 IL-13R/IL-4R 抗体（36.7%）和抗 IL-5R 抗体（26.7%）。单克隆抗体可与 Th2 产生的相应细胞因子或效应细胞表面受体结合，阻断哮喘气道炎症的级联反应，从而缓解哮喘症状。这类细胞因子抗体（如抗 IL-5 单抗、抗 IL-13R/IL-4R 抗体、抗 IL-5R 抗体等）主要针对重度嗜酸性粒细胞性哮喘，而不论是否合并有过敏性哮喘。

奥马珠单抗是在过敏性哮喘患者中使用最多的生物制剂，不仅可以降低哮喘恶化率，减少哮喘症状，改善肺功能，还可以显著降低呼出气的一氧化氮水平、痰嗜酸性粒细胞计数，但血嗜酸性粒细胞计数似乎不会受到影响。由于奥马珠单抗的良好疗效，人们逐渐开始关心从奥马珠单抗治疗中获益最多的过敏性哮喘患者特征。

研究显示，高度过敏的儿童（定义为对多种气源性过敏原敏感、总血清 IgE 水平升高或血清嗜酸性粒细胞计数增加）最能从奥马珠单抗治疗中获益。无论治疗前的生物标志物水平如何，现实世界的过敏性哮喘患者都可以从奥马珠单抗中受益。

度普利尤单抗的作用机制是对 IL-4 和 IL-13 信号传导的双重阻断。IL-13 刺激气道上皮细胞中诱导型一氧化氮合酶的表达，导致呼出气一氧化氮增高，度普利尤单抗用于过敏性和非过敏性严重哮喘合并鼻息肉病患者，可以改善肺功能，并改善鼻部症状，降低呼出气一氧化氮。另一项研究表明，HDM SLIT 和度普利尤单抗联合使用治疗未控制的哮喘伴鼻炎可提高肺功能并减少呼出气一氧化氮。奥马珠单抗、美泊利单抗、贝那利珠单抗、度普利尤单抗在哮喘中的治疗效果已被证实。

（三）中医药专方研究

射干麻黄汤在临床上可应用于典型哮喘、咳嗽变异型哮喘、哮喘 – 慢性阻塞性肺疾病重叠综合征等各种类型的哮喘，除单独使用，还常与西药或其他疗法联合使用，临床应用表明，射干麻黄汤能有效抑制炎症反应，改善气道高反应性及气道重塑，有效控制哮喘，减少复发。实验研究表明，射干麻黄汤可能通过抑制促炎因子释放、调节免疫反应和促进维生素 D 的合成治疗哮喘，射干麻黄汤单味药成分中，麻黄碱、野鸢尾黄素、木犀草素、细辛酮、β- 谷甾醇、半夏多糖、紫菀酮、款冬花总倍半萜等是治疗哮喘的主要有效成分。

主要参考文献

［1］中华医学会呼吸病学分会哮喘学组. 支气管哮喘防治指南［J］. 2020 年版. 中华结核和呼吸杂志，2020，43（12）：1023-1048.

［2］上海市卫生局. 上海老中医经验选编［M］.

上海：上海科学技术出版社，1978.

［3］洪广祥. 中国现代百名中医临床家丛书·洪广祥［M］. 北京：中国中医药出版社，2007.

［4］陈燕，张洪春，杨道文，等. 晁恩祥教授"从风论治"哮病的思想研究［J］. 中医药管理杂志，2007，15（4）：281-282.

［5］朱世增. 近代名老中医经验集·王正公论肺病［M］. 上海：上海中医药大学出版社，2008.

［6］侯凡，张明远，闫永彬. 射干麻黄汤及其组分治疗哮喘的研究进展［J］. 中华中医药学刊，2023，41（8）：162-167.

［7］李怡，雷佳慧，曲紫玥，等. 过敏性哮喘的研究进展［J］. 中国临床医生杂志，2022，50（12）：1395-1398.

第四节　支气管扩张症

支气管扩张症是指继发于急、慢性呼吸道感染和支气管阻塞后，反复发生支气管炎症，导致支气管壁破坏，引起支气管异常和持久性扩张的疾病。支气管扩张症是呼吸科化脓性疾病之一，由于各种致病因素导致慢性炎症，气道分泌物增多，气道廓清障碍，出现痰液积聚，气道梗阻，进而出现病原微生物定植，增生及感染的概率增加。而反复的细菌感染会加重气道炎症反应及气道壁的破坏和增厚，反过来影响气道廓清能力。近年来，随着急、慢性呼吸感染的有效治疗，其发病率有减少趋势。依据其临床表现，中医学将其归属于"咳嗽""咯血"等病证范畴。

一、病因病机

（一）西医学认识

1. 病因

本病分先天性和继发性两类。先天性

者指由支气管先天发育不全所致，继发性者的主要发病因素是因支气管－肺组织的感染和支气管阻塞，两者相互影响，导致支气管扩张症的发生和发展。

（1）感染 支气管扩张症的主要病因为支气管－肺组织的感染和支气管阻塞。支气管－肺组织的感染使支气管黏膜充血、水肿，分泌物增多，阻塞管腔，使管腔狭窄，痰液引流不畅又加重感染，二者相互影响，使支气管扩张久治难愈。另外，支气管内外的肿瘤和异物、支气管内黏液痰栓、支气管周围肿大淋巴结压迫、支气管内膜结核等引起管腔狭窄和阻塞，也可导致支气管扩张症。支气管内膜结核由于多发生在上叶，引流较好，痰量少或无痰，故称为"干性支气管扩张症"。

（2）全身性疾病 目前已发现类风湿关节炎、系统性红斑狼疮、溃疡性结肠炎、人类免疫缺陷病毒（HIV）感染、支气管哮喘和泛细支气管炎等疾病可同时伴有支气管扩张症。丙种球蛋白缺乏和低蛋白血症患者因免疫功能低下，易伴发支气管炎症，从而导致支气管扩张症。

（3）支气管外部的牵拉 因各种疾病引起支气管周围纤维（如肺结核）增生，广泛胸膜增厚、粘连以及肺不张等造成牵拉，也是导致支气管扩张症的重要原因。

（4）变态反应 由于曲菌感染导致，变态反应性支气管肺曲菌病，损害支气管壁，导致支气管近端的扩张。

（5）先天因素 支气管扩张症也可由先天性发育不全和遗传因素引起，但较少。

2.病理

支气管扩张症常常是由于段或亚段支气管管壁破坏和发生炎性改变，受累管壁的结构（包括软骨、肌肉和弹性组织破坏）被纤维组织替代所造成。扩张的支气管内可积聚稠厚脓性分泌物，其外周气道也往往被分泌物阻塞或被纤维组织闭塞所替代。

随着病情的进展，进而形成三种不同类型。

（1）柱状扩张 支气管呈均一管形扩张，突然在一处变细，远处的小气道往往被分泌物阻塞。

（2）囊状扩张 扩张的支气管呈囊状改变，支气管末端的盲端也呈无法辨认的囊状结构。

（3）不规则扩张 支气管腔呈不规则改变或串珠样改变。显微镜下可见支气管炎症和纤维化、支气管壁溃疡、鳞状上皮化生和黏液腺增生。

（二）中医学认识

本病常见的致病原因有火热、痰湿和瘀血；病邪的侵入与机体正气不足也有关。故中医认为本病不外虚实两端，而又以邪实为主。

支气管扩张的病位主要在肺。因肺为娇脏，喜润而恶燥，不耐寒热。《金匮要略·肺痿肺痈咳嗽上气病脉证治》中说："风中于卫，呼气不入；热过于荣，吸而不出。风伤皮毛，热伤血脉。风舍于肺，其人则咳，口干喘满，咽燥不渴，时唾浊沫，时时振寒。热之所过，血为之凝滞，蓄结痈脓，吐如米粥……"由于外感六淫之邪，风热伤肺，以致气血凝滞，而成肺痈，这是导致支气管扩张的外在因素；《诸病源候论》说："肺痈者，由风寒伤于肺，其气结聚所成也。肺主气，候皮毛，劳伤血气，腠理则开，而受风寒；其气虚者，寒乘虚伤肺，寒搏于血，蕴结成痈；热又加之，积热不散，血败为脓。"戴原礼谓："劳嗽……所嗽之痰，或脓，或时有血腥臭异常。"强调正虚感邪是本病的内因，指出化脓成痈与热邪不散有关。正气虚弱，肺虚卫外不固，或素有痰热内蕴，或过食辛辣厚味使痰热滋生，化火伤金，或郁怒伤肝，木火刑金，导致支气管扩张。

本病致病因素中应注意"痰""瘀"两

方面。痰火相结，阻塞气机，加重肺的宣肃功能失常。瘀血是本病所伴随的必然产物。久病入络即有瘀，一旦出血，离经之血不行，往往导致再次出血，故治疗中应重视化瘀药物的应用。

二、临床诊断

（一）辨病诊断

1. 症状

（1）慢性咳嗽，咳浓痰　支气管扩张症最常见的症状（＞90%），且多伴有咳痰（75%~100%），痰液可为黏液性、黏液脓性或脓性。合并感染时咳嗽和咳痰量明显增多，可呈黄绿色，重症患者痰量可达每日数百毫升。引起感染的常见病原体为铜绿假单胞菌、金黄色葡萄球菌、流感嗜血菌、肺炎链球菌和卡他莫拉菌。

（2）呼吸困难　72%~83%患者伴有呼吸困难，这与支管扩张的严重程度相关，且与 FEV_1 下降及高分辨率 CT 显示的支气管扩张程度及痰量相关。

（3）咯血　半数患者可出现不同程度的咯血，多与感染相关。咯血可从痰中带血至大量咯血，咯血量根据病情严重程度、病变范围不完全一致。部分患者以反复咯血为唯一症状，临床上称为"干性支气管扩张"。约三分之一的患者可出现非胸膜性胸痛。

支气管扩张症常因感染导致急性加重。如果出现至少一种症状加重（痰量增加或成脓性痰、呼吸困难加重、咳嗽增加、肺功能下降、疲劳乏力加重）或出现新症状（发热、胸膜炎、咯血），往往提示急性加重。

2. 体征

早期或干性支气管扩张症患者可无异常体征，病变重或继发感染时下胸部、背部可听到固定而持久的局限性粗湿啰音，有时可闻及哮鸣音。随着并发症如支气管肺炎、肺纤维化、胸膜增厚、肺气肿等的发生，可有相应体征。病变严重尤其是有慢性缺氧、肺源性心脏病和右心衰竭的患者可出现杵状指。

3. 相关检查

（1）胸部 X 线片　早期可见病变区肺纹理增多、增粗现象。支气管柱状扩张 X 线的典型表现为纵切面显示"双轨征"，横切面显示"环形阴影"；囊状支气管扩张 X 线片典型的改变为卷发阴影，表现为粗乱的肺纹理中有多个不规则的蜂窝状透亮阴影，感染时阴影内有液平面。

（2）胸部 CT　高分辨率 CT（HRCT）提高了 CT 诊断支气管扩张症的敏感性。胸部 CT 对支气管扩张症的诊断具有特异性。CT 能显示支气管壁是否有柱状增厚，并延伸至肺的周围；是否有囊状扩张成串或成簇的囊状样改变，囊腔内是否有液体；混合型扩张是否呈念珠状改变。近年来，高分辨率 CT 较常规 CT 具有更清晰的空间和密度分辨力，能够显示肺内细微结构。由于无创，易被患者接受，现已成为支气管扩张症的主要诊断方法。

（3）痰液检查　痰涂片革兰染色检查、培养分离细菌以及药物敏感试验，对抗生素的选择及提高疗效具有指导意义。如疑为结核性支气管扩张症，应多次做痰结核菌检查。

（4）纤维支气管镜　当支气管扩张呈局灶性且位于段支气管以上时，纤维支气管镜可发现弹坑样改变，对支气管扩张、阻塞的诊断均有一定的意义。

（5）血液检查　合并细菌感染时，白细胞升高并伴有中性粒细胞比例增加，血沉加快。

4. 诊断

对有反复、持久性咳嗽，咳大量脓痰，反复咯血，肺部同一部位反复感染等病史，胸部闻及固定而持久的局限性湿啰音及杵状指（趾）等体征，以及儿童时期有诱发支气管扩张的呼吸道感染或全身性疾病病史者，一般临床可做出初步诊断。胸部 X 线、支气管造影和胸部 CT（尤其是 HRCT）可进一步明确诊断。

（二）辨证诊断

1. 痰热壅肺型

临床证候：咳嗽，咳痰，痰色黄，或痰质稠，或脓痰、痰中带血，发热，或口渴，大便秘结，舌红，或苔黄，或苔黄腻，脉数或滑数。

证候分析：痰热壅肺，肺失清肃，加之热性炎上，气机上逆，故见咳嗽；热邪耗气伤津，故见痰黄、质黏稠、口渴、大便秘结；热邪灼伤肺络，则见痰中带血。

2. 气虚痰浊型

临床证候：咳嗽，咳痰，痰色白，遇风易咳，气短，倦怠乏力，痞满，食欲不振，或食少，周身沉重，舌苔白腻，脉滑或弦滑。

证候分析：肺虚脾弱，气虚失运，痰浊内蕴，阻于肺窍，肺失宣降，故见咳嗽、咳痰；劳则气耗，故见动则气短、倦怠乏力；肺脾气弱，卫气不足，腠理疏松，故遇风即咳。

3. 肝火犯肺型

临床证候：气逆咳嗽，咳引胸胁，少量白黏痰，口苦咽干，心烦易怒，情绪诱发，舌红，苔薄白或薄黄，脉细弦。

证候分析：肝火上逆，煎灼肺脏，炼液成痰，痰阻肺窍，故见气逆咳嗽；肝火内郁，瘀热自生，干扰心神，故见心烦易怒、口苦咽干。

4. 气阴两虚型

临床证候：干咳，或咳嗽痰少，或痰黏难咳，神疲乏力，动则加重。自汗，或易感冒；盗汗，或手足心热。口干或咽干，或口渴，舌淡白或红，脉沉细，或细弱，或细数。

证候分析：气阴两虚，肺津不足，肺叶焦举，故见干咳、少痰；气阴不足，百骸失养，故见神疲、乏力，动则加重；虚热内扰，故见咽干、口干、口渴；阴虚则阳浮，阳不摄津，无法固护肌腠，则见自汗、盗汗、易感冒。

5. 脾肾两虚型

临床证候：咳嗽，痰色白，或痰质稀，气短，动则加重，腰膝酸软，怯风，畏寒，自汗，或易感冒，纳呆或食少，神疲或乏力，痞满或腹胀，或便溏，舌体胖大或有齿痕，脉沉细，或沉缓，或细弱。

证候分析：肺疾久患不瘥，累及肺脾肾三脏，正气亏耗，精血不充，气虚失运，腠理不固，故见乏力、气短、怯风、畏寒、遇寒发病等虚弱之象；肺朝百脉，肺气虚弱则不能贯气行血，血停为瘀；脾肾亏虚则蒸化水液无功，液停为痰，痰瘀抟结肺窍，宣降失常，故喘咳易作。

三、鉴别诊断

（一）西医鉴别诊断

1. 慢性阻塞性肺疾病

多中年发病，进展缓慢，多有长期吸烟史，活动后气促，肺功能表现为不完全可逆的气流受限（$FEV_1/FVC < 70\%$）。

2. 肺结核

所有年龄均可发病，可有低热、乏力、盗汗和消瘦等结核中毒症状，约半数有不同程度的咯血。以咯血为首发症状，出血量多少不一，病变多位于双肺上野。影像学检查提示肺浸润性病灶或结节状空洞样改变，细菌学检查可确诊。

3. 慢性肺脓肿

起病初期多有吸入因素，表现为反复不规则发热、咳脓性痰、咯血，消瘦、贫血等全身慢性中毒症状明显。影像学检查提示厚壁空洞，形态可不规则，内可有液平面，周围有慢性炎症浸润及条索状阴影。

4.慢性支气管炎

多发生在中年以上的患者，冬、春寒冷季节咳嗽、咳痰症状加重，痰液呈白色黏液，多泡沫，咯血少见，胸透或拍胸片多见肺纹理增粗，常并发肺气肿，与支气管扩张症X线特征易鉴别。

5.肺囊肿继发感染

与支气管扩张症很相似，但X线检查肺囊肿伴有液平面，周围无炎症反应，常无明显毒性症状。液体排空后成气性囊肿，囊壁薄，周围无实变。

6.支气管肺癌

多见于40岁以上患者，可伴有咳嗽、咳痰、胸痛。咯血少量到中量，多为痰中带血，持续性或间断性，大咯血者较少见。影像学检查、痰细胞学检查有助于确诊。

7.心血管疾病

多有心脏病病史，常见疾病包括风湿性心脏病二尖瓣狭窄、急性左心衰竭、肺动脉高压等。体检可能有心脏杂音，咯血可多可少，肺水肿时以咳大量浆液性粉红色泡沫样血痰为其特点。

（三）中医鉴别诊断

肺痨

二者均可见到咳嗽、咳痰、咯血，但肺痨除上述症外，多伴胸痛、潮热、盗汗、消瘦等症。结合X线肺部检查，可帮助确诊。

四、临床治疗

支气管扩张症是气道慢性疾病，其病理改变不可逆。支气管扩张的治疗目的包括治疗潜在病因以延缓疾病进展、减少急性加重、改善症状、维持或改善肺功能、改善患者的生活质量。西医治疗主要是治疗基础疾病、控制感染、充分引流排痰，对于反复感染或大咯血危及生命者，经药物治疗不能控制，且病变范围比较局限的患者，可行手术治疗。中医治疗本病多从"痰""热""瘀""虚"治疗，视病情、症状给予相应的祛痰、清热、活血、补虚等对症治疗。

（一）提高临床疗效的要素

1.辨证论治，灵活用药

本病患者体质多以气火旺盛，阴虚肺燥者居多，而支气管扩张症的发作以春秋季为多，这与中医所说的肝气旺于春、秋燥伤肺的特点有密切关系。因此春季应用平肝清肺方药，秋季应服用清燥润肺方药。而久病不愈者，多阳气虚衰，应填补阳气，以柔剂养阳，避免刚燥伤津损肺，如应用肉苁蓉、菟丝子、枸杞子、鹿角胶等。

2.扶本固正，预防复发

在缓解期既要调肝泻肺以治肝理肺，又要强调扶正固本，通过补益肺、脾、肾以提高机体的免疫功能，增强抗御外邪的能力，减少复发的机会。

3.谨守病机，防在未发

唐容川《血证论》说："凡物有根者，逢时必发。失血何根？瘀血即其根也，即凡复发者，其中多伏瘀血，以及遇节气，遇阴雨，而即蒸热发动者，均是瘀血为病。"故对支气管扩张症咯血的治疗，一是乘其未发，药先于病。如春服五味逍遥散，夏服生地黄散，秋服太平丸，冬服麦味地黄汤，每能阻止其症萌发；二是血止之后，即用血府逐瘀汤之类以除病根。

（二）辨病治疗

1.治疗基础疾病

对活动性肺结核伴支气管扩张应积极抗结核治疗，低免疫球蛋白血症可用免疫球蛋白替代治疗。

2. 控制感染

支气管扩张症急性加重的治疗需要综合处理，抗生素治疗是关键。开始抗生素治疗前应送检痰培养加药敏试验，在等待培养结果时即应开始经验性抗生素治疗。经验性抗生素治疗应参考既往的痰培养结果。既往无痰培养结果的中重度支气管扩张症患者，因国内支气管扩张症患者铜绿假单胞菌分离率最高，应常规覆盖铜绿假单胞菌，选择具有抗铜绿假单胞菌活性的药物，如β-内酰胺类抗生素（头孢他啶、头孢哌酮舒巴坦、头孢吡肟、哌拉西林钠他唑巴坦等），碳青霉烯类（亚胺培南、美罗培南等），氨基糖苷类，喹诺酮类（环丙沙星或左氧氟沙星），可单独应用或联合应用。近来新上市的具有抗假单胞菌活性药物如头孢他啶阿维巴坦、新型喹诺酮类药物西他沙星等也可供选择。合并结核分枝杆菌或真菌感染者，需对应给予相关药物治疗。

临床疗效欠佳时，需根据药敏试验结果调整抗菌药物，并即刻重新送检痰培养，有条件可行支气管镜下灌洗及刷检取样进行微生物培养。急性加重期抗菌药物治疗的最佳疗程尚不确定，建议疗程为14天，轻度急性加重的支气管扩张症患者可适当缩短疗程。

3. 改善气流受限

建议程对支气管扩张症患者进行常规随访，追踪肺功能的变化，尤其是已经有阻塞性通气功能障碍的患者。长效支气管舒张剂（长效 β_2 受体激动剂，长效抗胆碱能药物，吸入糖皮质激素）可改善气流受限并帮助消除分泌物，对伴有气道高反应及可逆性气流受限的患者有一定疗效。但由于缺乏循证医学的依据，在支气管舒张剂的选择上，目前并无常规推荐的用药。

4. 清除气道分泌物

包括物理排痰和使用化痰药物。物理排痰包括体位引流，一般头低臀高，配合拍击背部协助痰液引流。气道内雾化吸入生理盐水，短时间内吸入高渗生理盐水、甘露醇，或吸入黏液松解剂如乙酰半胱氨酸、盐酸氨溴索等，可有助于痰液的稀释和排出。其他如胸壁震荡、正压通气、主动呼吸训练等合理使用也可以起到排痰作用。祛痰药物包括黏液活性药和吸入高渗制剂等。祛痰药物根据不同作用机制分为：高渗制剂（如生理盐水、甘露醇），黏液溶解剂（如乙酰半胱氨酸、桉柠蒎等口服或雾化剂），黏液动力剂（如氨溴索口服及雾化剂），黏液调节剂（如福多司坦、羧甲司坦等）。

5. 免疫调节剂

使用一些促进呼吸道免疫增强的药物如细菌细胞壁裂解产物可以减少支气管扩张症患者的急性发作。部分支气管扩张症患者长期使用十四环或十五环大环内酯类抗生素可以减少急性发作并改善患者的症状，但需要注意长期口服抗生素带来的其他不良反应，包括心血管、听力、肝功能的损害及出现细菌耐药性等。

6. 咯血的治疗

对反复咯血的患者，如果咯血量少，可予氨甲苯酸、卡络磺钠等对症治疗或口服卡巴克洛、裸花紫珠颗粒。若出血量中等，可静脉给予垂体后叶素或酚妥拉明；若出血量大，经内科治疗无效，可考虑介入栓塞治疗或手术治疗。使用垂体后叶素需要注意低钠血症的产生。

7. 外科治疗

如支气管扩张为局限性，经内科充分治疗仍顽固反复发作者，可考虑外科手术切除病变肺组织。如大出血来自增生的支气管动脉，经休息和抗生素等保守治疗不能缓解，仍反复大咯血时，病变局限者可考虑外科手术，否则采用支气管动脉栓塞术治疗。对于那些采取了所有治疗，仍无效的病例，合适者可考虑肺移植。

（三）辨证治疗

1. 辨证论治

（1）痰热壅肺型

治法：清热化痰，宣肺止咳。

方药：千金苇茎汤加减。芦根、冬瓜子、薏苡仁、桃仁、桔梗、浙贝母、甘草。

加减：若痰液黄稠、不易咳出，加海浮石、天竺黄、瓜蒌；咳逆气急、咳痰浓浊量多，重用芦根、桔梗，加瓜蒌、葶苈子；大便秘结，加生大黄、枳实；胸闷加瓜蒌皮、郁金；乏力、气短，加五指毛桃、人参、南沙参等；伴咯血者，加茜草、铁苋菜、白及、花蕊石等。

（2）气虚痰浊型

治法：健脾益气，涤浊化痰。

方药：理脾涤饮汤加减。五指毛桃、黄芪、人参、生白术、茯苓、干姜、法半夏、陈皮、砂仁、白豆蔻、莱菔子、炒苏子、白芥子。

加减：若痰浊胶结，不易咳出，重用生白术，加皂角刺、大枣；畏寒明显，加附子、钟乳石、巴戟天、肉苁蓉等；兼有恶寒等表证，加桂枝、紫苏叶、防风等；夹有瘀象，加水蛭、鬼箭羽、降香等。

（3）肝火犯肺证

治法：清肝宁肺。

方药：丹栀逍遥散合黛蛤散加减。牡丹皮、焦栀子、银柴胡、白术、茯苓、当归、白芍、海蛤壳、青黛。

加减：若咳嗽频作，气逆欲咳，加枇杷叶、木蝴蝶、前胡、旋覆花、竹茹、枳壳；胸闷明显，加青皮、郁金、瓜蒌皮、丝瓜络；痰黏难咳，加海浮石、鲜竹沥、天竺黄等；气虚者，加太子参、明党参、北沙参；咯血者，加茜草、侧柏叶、白茅根、白及等。

（4）气阴两虚型

治法：滋阴益气，润肺化痰。

方药：清燥救肺汤。人参、麦冬、阿胶、生石膏、枇杷叶、黑芝麻、桑叶、杏仁、甘草、胡麻仁。

加减：若盗汗明显，加瘪桃干、稽豆衣；气逆欲咳，加前胡、紫菀、木蝴蝶；热伤血络，咯血较多，加黄芩、牡丹皮、三七、茜草、铁苋菜、白及、侧柏叶等；大量咯血，可配用独参汤以益气摄血、防止血脱。

（5）脾肾两虚型

治法：健脾滋肾，补益肺气。

方药：健脾补肺温肾汤加减。黄芪、人参、炒白术、茯苓、炙甘草、法半夏、陈皮、山药、肉苁蓉、杜仲、补骨脂、炒桃仁、款冬花、砂仁、鸡内金、麦芽。

加减：若平素遇冷即作喘咳、怯寒、肢冷，加鹿角胶、淡附片；痰量偏多者，加白芥子、紫苏子；偏阴虚者，五指毛桃、南沙参或明党参易黄芪、人参，或加麦冬、黄精、天门冬等滋阴益气安气之品；胸腹易胀者，加白豆蔻、荜澄茄等；瘀象明显，加丹参、赤芍、水蛭等；痰中夹有血丝者，可合用补络补管汤（三七、山茱萸、生龙骨、生牡蛎）、黄明胶等。

2. 外治疗法

（1）针刺

适应证：支气管扩张症咯血者。

取穴：三阴交、孔最、肺俞、鱼际、列缺、尺泽。实证用泻法，虚证用补法。

（2）穴位贴敷

适应证：支气管扩张症咯血者。

方法：以大蒜头1个，捣泥，取适量敷于双侧涌泉穴。

3. 成药应用

（1）裸花紫珠颗粒　功效：消炎、解毒，收敛，止血。用于呼吸道出血。

（2）云南白药胶囊　功效：化瘀止血，

活血止痛，解毒消肿。用于支气管扩张咯血。

（3）固本咳喘颗粒　功效：益气固表，健脾补肾。用于脾虚痰盛、肾气不固所致的咳嗽、痰多喘息气促、动则喘剧；支气管扩张症见上述证候者。

4. 单方验方

白及、三七各 30g，鱼鳔胶 50g，棉丝 10g（煅），共研细粉，早晚各冲服 5g。用于咯血。

（四）医家诊疗经验

1. 洪广祥

洪老治疗支气管扩张症多从如下方法论治。

（1）补益宗气以杜绝"生痰之源"　经过实践和验证，以补中益气汤补益宗气，杜绝生痰之源治疗支气管扩张症，患者不仅痰量明显减少，而且全身虚弱状态也得到明显改善。补中益气汤在一般情况下全程使用，但必须与整体辨证论治方案紧密衔接，不能单独使用，常与清化痰热或益气养阴方药联合应用。当热象突出，或肝火犯肺证明显时，临床先治其标实，待标实得到顿挫，病情稳定后可考虑应用补中益气汤。

支气管扩张症，"痰"是诸症中的主要矛盾，痰可致瘀，又易化热，是引起反复感染的重要原因。除补益宗气以杜绝生痰之源外，还应看到，痰为阴邪，非温不化，张仲景有"病痰饮者当以温药和之"的治则。

（2）消壅祛腐以祛壅邪之实　支气管扩张症的基本病机为痰、热、瘀、虚。虚实夹杂、病程缠长、反复发作是其基本特点。西医认为，支气管扩张症是肺内支气管管腔持久不可复性扩张、伴管壁纤维性增厚的慢性化脓性疾病。由于支气管黏液腺分泌大量黏液，加重管腔阻塞，引流不

畅而加重感染，极易"化腐成脓"，从而引发支气管扩张，黏膜表面出现慢性溃疡。因此在治疗过程中，必须把补虚泻实治则贯穿始终。在本症的稳定期，常将补中益气汤、薏苡附子败酱散、加减大黄牡丹皮汤、排脓汤进行加减组合，在辨证论治原则指导下，酌情运用。

（3）温阳宣通以治阳虚之本　《外科证治全生集》的阳和汤主要功用为温阳通脉，散寒化痰，主治痈疽阴证。阴疽多为人体阳气不足，气血虚损，邪气寒化所致。阳和汤用于阴疽，如离照当空，阴霾自散，化阴凝而使阳和，故以"阳和"名汤。阳和汤由熟地、白芥子、鹿角胶、肉桂、姜炭、麻黄、生甘草组成。

支气管扩张症的病理基础决定了"生痰"与"排痰"始终是一对突出矛盾，而且全程显现，故而需要通过合理治疗减少矛盾的激化，控制反复感染的发生。但"痰郁"是一个永恒的病机，"化热"也就随时呈现。所以在"温阳宣通"的同时，要仍然注意"清痰热"和"排痰"的有机结合，解决顾此失彼的被动状态。由于支气管扩张症患者脾虚失运而胃纳不佳的证候长期存在，故应保护脾胃生机并防止胶质滋腻碍胃现象的出现，方中将鹿角胶改为鹿角霜，既可避免碍胃，又可防止出血。

2. 吴银根

吴老认为支气管扩张症急性发作期病机以痰、热、风、火为标，常以蒲公英、半支莲、紫草、紫花地丁、白花蛇舌草、鱼腥草、虎杖、金荞麦等清热，且多与化痰宽胸之品合用，以免形成寒凝气郁。吴老指出，铜绿假单胞菌感染的中医病机特点为黄属热、绿（青）属风，强调清热祛风，指出因风因火而生痰者，但治其风火，风火息则痰自清。吴老善用蜈蚣、全蝎配合，以其走窜脏腑，通行经络，可与清热之品共奏祛风化痰之功。对感染铜绿假单

胞菌，迁延不愈，尤其出现痰液栓者效佳。他重视肺弱阴虚，在急性发作期后期多应用益气扶正、养阴疏邪之法；缓解期，以填精固本为要，以扶正不留邪，祛邪不伤正为原则，以调补为主，清热、化痰、降气、解郁、化瘀、和络、凉血等为辅；主张化瘀通络法应贯穿各期，因为"瘀血"既是病理产物，又贯穿本病整个过程，是导致疾病反复发作的重要因素，痰瘀同病，需痰瘀同治，方能奏效，临证用药常加入活血行瘀通络之品，如三棱、莪术、桃仁、红花、蜈蚣、全蝎等。

3. 邵长荣

邵老治疗支气管扩张症多用如下方法：

（1）清热化痰抗感染　支气管扩张症是一种反复感染性疾病，患者多有反复长期应用多种抗生素的经历，然而临床上并不能完全控制症状，如咳吐黄脓痰、绿痰、分层痰就是长期肺部反复感染的表现，还伴有发热、口渴、口臭、大便干结等症状。辨其原因，是由痰热壅遏于肺所致，更由于肺与大肠相表里，腑气不通，胃肠之热熏蒸于上，加重了痰热壅肺，肺失宣肃而致痰咳不止。邵老采用民间治疗肺热咯血的鹿衔草合大剂量黄芩清肺凉血，再配重楼、鱼腥草、败酱草以增强清肺热、化脓痰作用，加桃仁、生大黄润肠通腑，达到清肺化痰抗感染的效果。

（2）平肝清火疗咯血　对于咯血患者，邵老认为支气管扩张咯血除了因疲劳、用力过度引发外，还与患者情绪抑郁或性情急躁有关。肝脉上注于肺，肝失疏泄，肝火偏旺，木火刑金，灼伤肺络，而出现肝火肺热之咯血症状。支气管扩张急性发作，常咯血如涌，患者的肝火炽盛和邪火迫肺见症非常突出，治疗应平肝清火为先，以阻止病情发展，火降则血宁，气顺血自归经。对于少量咯血，长期不愈的患者，邵老认为反复咯血常有瘀血交叉存在，治疗

要在平肝清火的基础上加几味活血祛瘀的药物，如川芎、桃仁等，常常可起到相辅相成的作用。根据西医痰病理细胞学、痰生化学和痰细菌学等综合分析，细菌性炎症是引起支气管扩张咯血主要的原因，从而为以清热解毒、祛痰为主的治疗提供了一定的理论依据。这与邵老主张用清肺化痰抗感染、平肝清火疗咯血的治疗方法是一致的。

（3）健脾化湿祛顽痰　支气管扩张患者常常咳痰不尽，尤其早上起来老痰不尽，口淡乏味，食欲不振，有时感到胸闷背重，如负重担，疲惫无力，舌苔白腻等，此为脾气虚弱，痰湿阻肺之征。痰湿阻肺常可使支气管扩张缠绵难愈，此时用一般的清肺化痰药疗效平平，而以健脾祛湿排痰的方法常可获效，此乃治疗支气管扩张的关键。脾乃生痰之源，肺为贮痰之器。脾气虚弱，不能运化水湿，久则聚而为痰，痰湿互结，上阻于肺，使患者咳痰不已。邵老常用二陈平胃散健脾化湿，配用陈胡芦、防己、车前草加强利湿之功，合黄芪益气补脾，以促进培土生金的作用，使元气恢复。有的患者咳痰厚黏且量多，咳之不畅，邵老认为此乃老痰也。因为宿痰伏肺，气机郁滞，升降失常，常可影响血脉运行，出现痰瘀胶结不解，常用自拟的三海汤治疗，即海浮石、海藻、海蛤壳。其中海浮石、海蛤壳入肺经，具有软坚化痰清肺之功。《本草衍义补遗》称此药具有"消积块，化老痰"之效。邵老认为，排痰化湿是一个缓慢过程，用药宜渐消缓化，如果猛剂急攻，则痰未消而正气已伤，必须权衡邪正虚实，缓急轻重，必要时用攻补兼施的方法，可酌加功劳叶、仙鹤草益气补虚，提高免疫力。

（4）肺鼻同治　支气管扩张患者常伴有副鼻窦炎，出现鼻塞、流黄脓涕，中医学称为鼻渊。慢性副鼻窦炎经久不愈，脓

涕可沿着咽喉、气管壁向下流，沉积于小支气管，使其反复感染，久而久之造成支气管扩张，以右下肺多见。而支气管扩张又常因感冒、上呼吸道感染而复发，尤其是合并副鼻窦炎者，使支气管扩张的防治更为复杂。邵老在长期临床实践中常将两病同治，用千金苇茎汤加鹿衔草、黄芩、佛耳草、羊乳、鱼腥草等药清热解毒，排脓痰。对鼻塞严重者，还在处方中配伍辛夷、苍耳子、路路通、牛蒡子等以开窍通鼻，可获得意想不到的效果。

五、预后转归

本病如能早期确诊，及时治疗，阻断疾病的发展，则病情较轻，疗程较短，预后良好；若本身体虚，加上失治误治，则病情会进一步发展，溃脓出血，或痰液排不出来，出现危象，预后不佳。

六、预防调护

（一）预防

儿童期麻疹、百日咳、流行性感冒等疾病可导致支气管壁受损，发展成为支气管扩张。因此在儿童期间应积极治疗呼吸道感染和肺不张。

加强劳动保护和体育锻炼，预防感冒，减少呼吸道刺激。

平时注意引流排痰，以保持呼吸道通畅，减少继发感染，预防病情发展。

通过支气管镜或支气管切除术去除异物或腺瘤。积极治疗支气管内膜结核和淋巴结核，切除支气管瘢痕性狭窄。

（二）调护

1. 调摄饮食

禁烟、酒，慎食或禁食辛辣刺激性食物，忌食辛燥之发物，如狗肉、猪头肉等；避免暴饮暴食；平素饮食宜清淡质素、多食用营养丰富的食物或蔬菜、水果，常食绿豆、薏苡仁等凉性食物；痰量特别多时应给予高蛋白、低脂肪食品以补充蛋白质的丢失。

2. 调摄起居

居室要经常通风换气，寒冷天气要注意保暖，免遭风邪，避免感冒，尽量减少或避免呼吸道受寒冷空气的刺激。进行适当的体育锻炼，宜早起，深呼吸，增加新鲜空气的吸入，增强呼吸道的抵抗力，减少感染的机会。可经常散步、打太极拳等，但要劳逸结合，注意不可使机体长期处于疲劳状态。

3. 调摄情志

保持性情平和，身心愉快，保持乐观情绪，避免过分激动、暴躁发怒，因为不正常的情志变化会加重病情或诱发支气管扩张咯血。

4. 注意记录生命体征

记录体温、脉搏、呼吸、血压、痰量及性状（颜色、气味）等，鼓励患者咳痰，指导体位排痰或协助翻身、拍背，促进痰液排出。记录咯血量，警惕大咯血的发生，准备支气管镜随时抽吸气管内积血，防止窒息。

5. 食疗方

（1）莲藕粥／地黄粥

组成：莲藕或鲜地黄、粳米。

用法：莲藕或鲜地黄适量，切块或榨汁与粳米同煮。

功效：滋阴清热，凉血止血。

适应证：咯血，辨证夹有热象者。

（2）鹿安茶

组成：鹿衔草。

用法：上药取适量，沸水冲泡当茶饮。

功效：补肾宁嗽，活血止血。

适应证：支气管扩张、肺结核等咯血者，无论寒热虚实证均可应用。

（3）宁血茶

组成：西红花、枸杞。

用法：西红花 5~10 根，枸杞适量，沸水冲泡。

功效：养血宁血活血。

适应证：支气管扩张症稳定期，无大量出血者。

七、专方选要

清肺补络汤（胡国俊）

组成：南沙参、冬瓜仁、茜草、薏苡仁、芦根、桑白皮、丹皮、黄芩、三七、麦冬、葶苈子、生龙骨、生牡蛎、蒲黄炭。

功效：清热养阴，止血化痰。

主治：支气管扩张症，辨证属气阴两伤、痰热郁滞、咳黄痰者。

方解：方中南沙参、麦冬滋阴补肺，薏苡仁、芦根、桑白皮、黄芩、葶苈子清肺泻火化痰，茜草、蒲黄炭、三七凉血止血。现代药理研究认为：三七所含五加皂苷能缩短凝血酶原时间，且可降低毛细血管通透性；茜草根含紫茜素、茜素等，有止咳、祛痰作用，能缩短血液凝固时间，止血抑菌；丹皮所含的牡丹酚、牡丹酚甙等对白色葡萄球菌、枯草杆菌、伤寒杆菌等有较强抗菌作用，同时也能降低血管通透性，消除浮肿；黄芩含黄芩甙、汉黄芩素等多种有效成分，具有抗感染、抗变态反应、解热利尿等作用。

主要参考文献

[1] 支气管扩张症专家共识撰写协作组. 中国成人支气管扩张症诊断与治疗专家共识 [J]. 中华结核和呼吸杂志, 2021, 44 (4): 311-321.

[2] 世界中医药学会联合会. 支气管扩张症中西医结合诊疗专家共识 [J]. 中医杂志, 2022, 63 (22): 2196-2200.

[3] 洪广祥. 中国现代百名中医临床家丛书·洪广祥 [M]. 北京：中国中医药出版社, 2007.

[4] 李欣. 吴银根治疗支气管扩张症的经验 [J]. 中国中医药信息杂志, 2003 (7): 68-69.

[5] 夏以琳, 徐亚娜. 邵长荣治疗支气管扩张的经验 [C] // 中华中医药学会内科肺系病专业委员会、世界中医药学会联合会呼吸病分会学术研讨会论文汇编, 2008: 2.

[6] 韦球, 钟娟, 杨超勉. 支气管扩张发病机制的研究进展 [J]. 中国医药指南, 2022, 20 (23): 66-68+75.

第五节　慢性阻塞性肺疾病

慢性阻塞性肺疾病，简称慢阻肺，是一种常见的、可以预防和治疗的疾病，其特征是持续存在的呼吸系统症状和气流受限，通常与显著暴露于有害颗粒或气体中引起的气道和肺泡异常有关。依据临床症状表现，中医学将本病归属于"肺胀""喘证""咳嗽""痰饮"等疾病范畴。

一、病因病机

（一）西医学认识

1. 病因及危险因素

引起慢阻肺的危险因素具有多样性，可以宏观地概括为个体易感因素和环境因素。

（1）个体因素　①遗传因素：慢阻肺有遗传易感性；②年龄和性别：年龄越大，患病率越高，女性对烟草烟雾更敏感；③肺生长发育：胚胎期、出生后和青少年时期直接或间接暴露于有害因素中，影响肺的生长，肺的生长发育不良是慢阻肺的危险因素；④支气管哮喘和气道高反应性：哮喘不仅可以和慢阻肺同时存在，也是慢阻肺的危险因素，气道高反应性参与慢阻肺的发病过程；⑤体重指数（BMI）：BMI越低，慢阻肺的患病率越高。

（2）环境因素　①烟草：吸烟是慢阻肺最重要的环境致病因素；②燃料烟雾：燃烧时产生的大量烟雾可能是不吸烟女性发生慢阻肺的重要原因；③空气污染：污染物中的颗粒物质（PM）和有害气体（二氧化硫、二氧化氮、臭氧、一氧化碳等）对支气管黏膜有刺激和细胞毒性作用，空气中$PM_{2.5}$浓度超过35ug/m³时，慢阻肺的危险程度增加。④职业性粉尘：当职业性粉尘（二氧化硅、煤尘、棉尘和蔗尘等）的浓度过大或接触时间过久，可导致慢阻肺的发生；⑤呼吸道感染和慢性支气管炎：是慢阻肺发病和加剧的重要因素。

2. 发病机制

慢阻肺的发病机制复杂，尚未完全阐明。吸入烟草烟雾等有害颗粒或气体可引起气道氧化应激、炎症反应、蛋白酶/抗蛋白酶失衡，与自身免疫调控机制、遗传危险因素及肺发育相关因素等有关。

3. 病理

慢阻肺特征性的病理学改变存在于气道、肺实质和肺血管。气道壁多种炎症细胞浸润（巨噬细胞、中性粒细胞、B细胞和T细胞等），增多的黏液分泌物阻塞气道管腔，引起固定性气道阻塞及气道壁重构。肺气肿导致附着在小气道周围的肺泡间隔破坏，使维持小气道开放的力量减弱。肺血管会随着慢阻肺的进展，逐渐发生血管内膜增厚、平滑肌细胞增生肥大、蛋白多糖和胶原的增多，以至血管壁弹性纤维增厚、平滑肌增殖、血管壁炎症细胞浸润和毛细血管量减少。慢阻肺晚期继发肺源性心脏病时，部分患者可见多发性肺细小动脉原位血栓形成。

（二）中医学认识

中医学认为本病的发生多因内伤久咳、久喘、久哮、肺痨等肺系慢性疾患迁延失治，痰浊潴留，壅阻肺气，气出纳失常所致。若加之年高体虚不能卫外，六淫反复乘袭，感邪后正不胜邪而病益重，反复罹病则正更虚，如是循环往复，终致本病形成。

本病的基本病因病机为久病正虚，痰浊、水饮、血瘀互结于肺，气道壅塞，肺气胀满，不能敛降，发为肺胀。病位在肺，继则影响脾肾，后期病及于心。病理性质多属标实本虚，肺、肾、心、脾脏气亏虚为本，痰浊、水饮、血瘀互结为标，标本彼此影响，互为因果。外感诱发时则偏于邪实，平时偏于本虚。早期由肺而及脾、肾，多属气虚、气阴两虚；晚期以肺、肾、心为主，气虚及阳，或阴阳两虚，正虚与邪实每多互为因果。如阳虚卫外不固，则易感外邪，痰饮难蠲；若痰饮壅盛，复感风寒，则易伤阳气，阳虚更甚；再如阴虚，邪易从热化，反之，痰热蕴蒸则更伤阴津，故虚实诸候常夹杂出现，每致愈发愈频，甚则持续不已。

二、临床诊断

（一）辨病诊断

1. 临床表现

（1）病史

1）危险因素：见上文病因部分。

2）既往史：包括哮喘史、过敏史、结核病史、儿童时期呼吸道感染及呼吸道传染病史，如麻疹、百日咳等。

3）家族史：慢阻肺有家族倾向。

4）发病规律：起病隐匿，进展呈缓慢渐进性，常有反复呼吸道感染及急性加重史，随着病情进展，急性加重愈渐频繁。

5）发病与年龄、与季节有关：多于中年以后发病，秋冬寒冷季节症状明显。

6）合并症：心脏病、骨质疏松、骨骼

肌肉疾病、肺癌、焦虑和抑郁等。

7）慢性呼吸衰竭和肺源性心脏病史：慢阻肺后期出现低氧血症和（或）高碳酸血症，可合并慢性肺源性心脏病和右心衰竭。

（2）症状

1）主要临床表现：慢阻肺主要症状是慢性咳嗽、咳痰和呼吸困难。早期慢阻肺可无明显症状，随着病情进展日益显著；咳嗽、咳痰症状通常在疾病早期出现，而后期则以呼吸困难为主要表现。

2）症状特征及演变：①慢性咳嗽是慢阻肺常见的症状。咳嗽症状出现缓慢，迁延多年，以晨起和夜间阵咳为著。②咳痰多为咳嗽伴随症状，痰液常为白色浆液性，常于早晨起床时剧烈阵咳，咳出较多黏液浆液样痰后症状缓解；急性加重时痰液可变为黏液脓性，不易咳出。③气短和呼吸困难早期仅在劳累时出现，之后逐渐加重，以致日常生活甚至休息时也感到呼吸困难；活动后呼吸困难是慢阻肺的"标志性症状"。④部分患者有明显的胸闷和喘息，此非慢阻肺特异性症状，常见于重症和急性加重患者。

（3）并发症表现

1）右心功能不全：当慢阻肺并发慢性肺源性心脏病失代偿时，可出现食欲不振、腹胀、下肢（或）全身浮肿等体循环淤血相关的症状。

2）呼吸衰竭：多见于重症慢阻肺或急性加重的患者。由于通气功能严重受损而出现显著低氧血症和二氧化碳潴留（Ⅱ型呼吸衰竭），此时患者可有明显发绀和严重呼吸困难；当二氧化碳严重潴留，呼吸性酸中毒失代偿时，患者可出现行为怪异、谵妄、嗜睡甚至昏迷等肺性脑病的症状。

3）自发性气胸：多表现为突然加重的呼吸困难、胸闷和（或）胸痛，可伴有发绀等症状。

（4）体征

慢阻肺的早期体征可不明显，随着疾病发展，胸部体检可见以下体征。

1）视诊及触诊：胸廓前后径增大、剑突下肋骨角（腹上角）增宽；呼吸变浅、呼吸频率增快、呼气时相延长、辅助呼吸肌（如斜角肌和胸锁乳突肌）参加呼吸运动，重症患者可见胸腹呼吸矛盾运动，部分患者在呼吸困难加重时采用缩唇呼吸方式和（或）前倾体位；合并低氧血症时可见黏膜和皮肤发绀；触诊可有剑突下心脏抬举感等。

2）叩诊：胸部叩诊可呈过清音，心浊音界缩小，肺肝界降低，均系肺过度通气所致。

3）听诊：双肺呼吸音降低，呼气延长，可闻及干性啰音或哮鸣音和（或）湿啰音；心音遥远，剑突下心音较响亮。

此外，合并肺心病时，患者可见下肢水肿、腹水、肝脏肿大，并有压痛等体征；合并肺性脑病时，偶可引出神经系统病理体征。

2.相关检查

（1）肺功能检查：是判断持续气流受限的主要客观指标。吸入支气管扩张剂后，$FEV_1/FVC < 70\%$ 可确定为持续气流受限。肺总量、功能残气量、残气量增高，肺活量减低，表明肺过度充气。

（2）胸部 X 线检查：慢阻肺早期胸片无异常变化。以后可出现肺纹理增粗、紊乱等非特异性改变，也可出现肺气肿。X 线胸片对于诊断慢阻肺特异性不高，但对于与其他肺疾病进行鉴别具有重要价值，对于明确自发性气胸、肺炎等常见并发症也十分有用。

（3）胸部 CT 检查：CT 检查可见慢阻肺小气道病变的表现、肺气肿的表现及并发症的表现，其主要临床意义在于排除其他具有相似症状的呼吸系统疾病。高分辨率 CT 对辨别小叶中央型或全小叶型肺气肿，以及确定肺大疱的大小和数量，有较高的敏感性和特异性，对预估肺大疱切除或外科减容手术等效果有一定价值。

（4）脉搏血氧饱和度（SpO_2）和动脉血气分析：当患者临床症状提示有呼吸衰竭或右心衰竭时应监测 SpO_2。如果 SpO_2 < 92%，应该进行动脉血气分析检查，对确定发生低氧血症、高碳酸血症、酸碱平衡失调以及判断呼吸衰竭类型有重要价值。

（5）其他：慢阻肺合并细菌感染时，外周血白细胞计数增高，核左移。痰培养可能查出病原菌。

3. 诊断

根据吸烟等高危因素史、症状、体征等资料，临床可以怀疑慢阻肺。肺功能检查确定持续气流受限是慢阻肺诊断的必备条件，吸入支气管扩张剂后 FEV1/FVC < 70% 为确定存在持续气流受限的界限，若能同时排除其他已知病因或具有特征病理表现的气流受限性疾病，则可明确诊断为慢阻肺。

（二）辨证诊断

慢性阻塞性肺疾病的主要症状为咳逆上气痰多、胸闷、喘息、动则加剧，甚则鼻煽气促、张口抬肩、目胀如脱、烦躁不安。病情轻重不一，每因感受外邪加重并伴有寒热表证。危重者可见心悸、面唇发绀、肢体浮肿、吐血、便血、谵妄、嗜睡昏迷、抽搐、厥脱等候。

辨证总属标实本虚，但有偏实偏虚的不同。一般感邪时偏于邪实，平时偏于本虚。偏实者需分清风寒、风热、痰浊、痰热；偏虚者当区别阳（气）虚、阴虚的性质，以及肺、心、肾、脾病变的主次。

1. 急性期

（1）外寒内饮型

临床证候：咳逆喘满不得卧，气短气急，咳痰白稀，呈泡沫状，胸部膨满，恶寒，周身酸楚，或口干不欲饮，面色青暗，舌体胖大，舌质暗淡，舌苔白滑，脉浮紧。

证候分析：寒饮停肺，阻滞气机，肺失宣降，故见咳嗽、咳痰；饮为水类，具有流动性，可随体位改变，其性黏滞，卧则壅阻于上，故胸部膨满、咳逆喘满不得卧；饮为阴邪，耗损阳气，机体失于温煦，故见恶寒、周身酸楚、面色青暗；痰饮内停，阻滞阳气运行，水津难以上承，故见口干不欲饮。

（2）气虚痰浊型

临床证候：胸膺满闷，咳嗽痰多，痰色白黏腻或成泡沫状，短气喘息，稍劳即著，怕风多汗，胃脘痞闷，纳少，倦怠乏力，舌暗，苔白腻或浊腻，脉滑。

证候分析：肺虚脾弱，气虚失运，痰浊内蕴，阻于肺窍，肺失宣降，故见咳嗽、咳痰；劳则气耗，故见动则气短、倦怠乏力；肺脾气弱，卫气不足，腠理疏松，故见怕风多汗。

（3）痰热郁肺型

临床证候：咳逆喘息气粗，痰黄或白，或痰中带血，黏稠难咳，胸闷烦躁，目胀睛突，或发热汗出，或微恶寒，溲黄便干，口渴欲饮，舌质暗红，苔黄或黄腻，脉滑数。

证候分析：由风温之邪从口鼻而入，或风寒、风热之邪入里化热，内壅于肺所致。热壅于内，蒸腾于外，故见壮热、肌肤灼热；热灼津伤故饮水自救而见口渴多饮；热扰心神，而见心烦躁扰，甚则昏不知人；邪热壅盛，气道闭阻，则呼吸困难，甚至鼻翼煽动；热伤血络，迫血妄行，则见鼻衄、咯血；肺热久壅，血败肉腐，而成肺痈，咳吐脓血腥臭痰；里热炽盛，灼伤津液，津伤肠燥，则大便秘结、小便短赤；里热壅盛或痰热内阻，故见舌红、苔黄、脉滑数。

（4）肺肾两虚型

临床证候：呼吸浅短难续，咳声低怯，胸闷，短气，甚则张口抬肩，倚息不能平卧，咳嗽，痰如泡沫，咳吐不利，心悸，形寒汗出，面色晦暗，舌淡或紫暗，苔白润，脉沉细无力或软芤无力。

证候分析：肺司呼吸，肾主纳气，肺肾两虚，则呼气无力，吸乏摄纳，故见胸闷、气短、动则加重；气化不利，痰浊内生，上壅于肺，故见倚息不能平卧、咳嗽、吐痰。

（5）阳虚水泛型

临床证候：面浮肢肿，或一身悉肿，脘痞腹胀，或腹满有水，尿少，心悸，咳喘不能平卧，咳痰清稀，怕冷，面唇青紫，舌胖质暗，苔白滑，脉沉虚数或促，或结代。

证候分析：久病不愈，脾肾亏损，阳气虚弱，气化失运，不能蒸化水液，水泛高原，故见咳嗽、咳喘不能平卧；阳虚失运，不能鼓舞气血上行、温煦肌表，故见怕冷、面色青紫；肾虚则水散于皮，故见面浮肢肿等水肿之象。

（6）痰蒙神窍型

临床证候：喉中痰鸣，痰黏稠，喘促，动则喘甚，头痛，烦躁，恍惚，嗜睡，谵妄，昏迷，瘛疭甚则抽搐，舌苔腻，脉滑数。

证候分析：痰气相搏，肺失宣降，金不平木，引动肝风，风痰上涌气道，清气无以入肺脏以成宗气，故见喉中痰鸣、痰黏稠、喘促、动则喘甚；痰浊蒙蔽厥阴心包，扰乱心神，故见头痛、烦躁、恍惚、嗜睡、谵妄、昏迷、瘛疭甚则抽搐。

2. 稳定期

脾肾亏虚，痰瘀阻肺型

临床证候：乏力，气短，语声低微，面色萎黄或㿠白，或见纳呆，或腰膝酸软无力，或见大便松散、溏泄，平素怯冷、畏风，遇风冷易作喘咳，舌质淡红，苔白润，

或胖大，或无苔，脉细，或芤，或细数。

证候分析：久罹肺病，累及脾肾，从而三脏衰颓。肾虚则精血不充，筋骨不坚，故见腰膝酸软无力；脾虚失运，致使气血生化乏源，故见乏力、气短、面色无华、大便溏；肺虚则腠理不固，故怯风、畏寒、易感触外邪；肺朝百脉，肺气虚弱则不能贯气行血，血停为瘀；脾肾亏虚则蒸化水液无功，液停为痰，痰瘀抟结肺窍，遇风冷外邪牵动，则肺失宣降，喘咳易作。

三、鉴别诊断

（一）西医鉴别诊断

1. 哮喘

通常在早年（童年）就发病，症状变异大，夜间或清晨症状明显，常同时有过敏性鼻炎和（或）湿疹，有家族史，气流受限大多可逆。

2. 充血性心力衰竭

肺底湿啰音，胸片或胸部CT示心脏扩大，肺水肿，肺功能示限制性通气功能障碍。

3. 支气管扩张症

大量脓痰，通常有细菌感染，肺部粗糙湿啰音，杵状指，胸片或胸部HRCT示支气管扩张，支气管壁增厚。

4. 肺结核

各年龄均可发病，胸片示肺部有浸润或结节表现，微生物学检查可确诊，有结核接触史。

5. 闭塞性支气管炎

发病多为年轻不吸烟者，可能有风湿性关节炎病史，呼气相CT示肺低密度结节灶。

6. 弥漫性支气管炎

大多数为男性非吸烟者，几乎都有慢性鼻窦炎，胸片或胸部HRCT示弥漫性小叶中央性斑片影和过度充气。

（二）中医鉴别诊断

气短

慢性阻塞性肺疾病与气短同为呼吸异常，但慢性阻塞性肺疾病是以呼吸困难、张口抬肩，甚至不能平卧为特征；气短亦即少气，呼吸微弱而浅促，或短气不足以息，似喘而无声，亦不抬肩，但卧为快。

哮证的发生，为宿痰内伏于肺，复加外感、饮食、情志、劳倦等因素，以致痰阻气道，肺气上逆。其基本病理变化为"伏痰"遇感引触，痰随气升，气因痰阻，相互搏结，壅塞气道，肺管狭窄，通畅不利，肺气宣降失常，引动停积之痰，而致痰鸣，气息喘促。主要表现为发作和缓解均迅速，多为突然而起。亦可有先兆症状。如鼻喉作痒，喷嚏，鼻流清涕，呼吸不畅，胸中不适，嗳气，呕吐，情绪不宁等，继则咽塞胸闷，微咳干呛，以至呼吸困难，呼气延长，喉中痰鸣有声，痰黏量少，咳吐不利，甚则张口抬肩，目胀睛突，不能平卧，端坐俯伏较舒，烦躁不安，面色苍白，唇甲青紫，额汗淋漓，或伴有寒热。哮证尤指声响言，为喉中有哮鸣音，是一种反复发作的疾病。哮证迁延不愈，可衍变为本病。

四、临床治疗

治疗慢阻肺，目标在于减轻当前症状，包括缓解呼吸系统症状、改善运动耐量及健康状况；防止疾病发展、防止急性加重、减少病死率。

（一）提高临床疗效的要素

1. 老年、久病感邪恶化，解表慎重

由于本病以高龄者居多，且多数为久病，肺脾肾俱亏，体虚不能卫外，六淫反复乘袭，感邪后正不胜邪而病益重，反复罹病则正更虚，故在急性加重期有表邪存在时，要施行扶正解表、托里解表之法，避免徒恃耗散，造成亡阳、喘脱、绝汗危象。

2. 痰瘀胶结为病，活血化痰贯穿始终

本病早期以痰浊为主，渐而痰瘀并见，终至痰浊、血瘀、水饮错杂为患。

痰浊、水饮、血瘀三者之间又互相影响和转化。如痰从寒化则成饮；饮溢肌表为水；痰浊久留，肺气郁滞，心脉失畅则血郁为瘀；瘀阻血脉，"血不利则为水"，水饮内停。因而活血化痰治疗应贯穿始终，是治疗本病、取得良效的关键所在。

3. 整体调治，因势利导

肺以清肃为顺，以壅阻为逆，肺经受病而咳喘痰壅，治宜宣肺祛痰，此即顺其肺之生机，反之为逆。若直接止咳，反致咳嗽迁延不愈。因此，注重因势利导，透邪则咳自止，豁痰则喘自平。慢性咳喘，多以秋冬加重，夏季缓解，采取冬病夏治的治法常可达到预防治疗的效果。

（二）辨病治疗

1. 支气管扩张剂

支气管扩张剂是现有控制症状的主要措施，主要有 β_2 肾上腺素受体激动剂，短效制剂有沙丁胺醇气雾剂，长效制剂有沙美特罗、福莫特罗、茚达特罗等；抗胆碱能药，短效制剂如异丙托溴铵气雾剂，长效制剂有噻托溴铵粉吸入剂；茶碱类，如氨茶碱、二羟丙茶碱、多索茶碱。

2. 糖皮质激素

对于高风险患者，长期吸入糖皮质激素与 β_2 肾上腺素受体激动剂的联合制剂可增加运动耐量、减少急性加重频率、提高生活质量。急性加重期患者，可联用甲泼尼龙，口服或静脉滴注。

3. 祛痰药

适用于痰不易咳出者，常用药物为盐酸氨溴索、羧甲司坦、乙酰半胱氨酸、桉

柠蒎等。

4. 抗生素

当患者呼吸困难加重，咳嗽伴痰量增加、有脓性痰时，应根据患者所在地常见病原菌及其药物敏感情况，积极选用抗生素治疗。

5. 长期氧疗

可提高慢阻肺并发慢性呼吸衰竭者生活质量和生存率，对血流动力学、运动能力和精神状态均会产生有益的影响。氧疗指征：① PaO_2（动脉血氧分压）$\leqslant 55mmHg$ 或 $SaO_2 \leqslant 88\%$，有或没有高碳酸血症；② $PaO_2 55\sim60mmHg$，或 $SaO_2 < 89\%$，并有肺动脉高压、右心衰竭或红细胞增多症。

6. 机械通气

对于并发症较严重呼吸衰竭的患者可使用机械通气治疗。

7. 康复治疗

包括呼吸生理治疗、肌肉训练、营养支持、精神治疗、教育等多方面措施，对于改善患者活动能力、提高生活质量有重要意义。

（三）辨证治疗

1. 辨证论治

（1）急性期

1）外寒内饮型

治法：温肺散寒，降逆化饮。

方药：小青龙汤。麻黄、桂枝、法半夏、干姜、细辛、五味子、白芍、炙甘草。

加减：若饮郁化热，烦躁而喘，加生石膏或葛根、黄芩；伴气阴亏虚，加人参、麦冬；汗出，心悸，去麻黄，加麻黄根、茯苓、山茱萸；素体阳气虚弱，加鹿角胶、附子、淫羊藿、胡芦巴、肉苁蓉；夹有瘀象者，加鹿角片、鬼箭羽、水蛭、土鳖虫等。

2）气虚痰浊型

治法：健脾益肺，降气化痰。

方药：理脾涤饮汤加减。五指毛桃、黄芪、人参、生白术、茯苓、干姜、法半夏、陈皮、砂仁、白豆蔻、莱菔子、炒苏子、白芥子。

加减：若痰浊胶结，不易咳出，重用生白术，加皂角刺、大枣；畏寒明显，加附子、钟乳石、巴戟天、肉苁蓉等；兼有恶寒等表证，加桂枝、紫苏叶、防风等；夹有瘀象，加水蛭、鬼箭羽、降香等。

3）痰热郁肺型

治法：清肺泄热，降逆平喘。

方药：麻杏石甘汤合大陷胸丸加减。麻黄、桃仁、生石膏、甘草、葶苈子、大黄、芒硝。

加减：若胸闷明显，加瓜蒌皮、广藿香、郁金、枳实；痰黄胶黏，加海浮石、天竺黄、鲜竹沥、浙贝母；痰热伤津，口干明显，加西洋参、南沙参、羊乳等；夹有瘀血者，加地龙、丹皮、赤芍、丹参等。

4）肺肾两虚型

治法：补肺纳肾，降气平喘。

方药：安喘至圣丹加减。人参、麦冬、五味子、熟地、山茱萸、枸杞、蛤蚧、核桃、牛膝、苏子、款冬花、茯苓、陈皮、磁石、沉香、生姜。

加减：若肾阳虚，可加鹿角胶、鹿角片、肉苁蓉、补骨脂、紫河车、钟乳石、紫石英等；肺肾阴虚，可加南沙参、明党参、山药、琼玉膏等；痰气瘀阻、唇舌青紫，可加当归、桃仁、苏木、鬼箭羽、水蛭等。

5）阳虚水泛型

治法：温阳利水。

方药：破格救心汤加减。黄芪、人参、白术、茯苓、干姜、附子、麦冬、五味子、山茱萸、肉苁蓉、巴戟天、水蛭、肉桂、麻黄、桃仁、陈皮。

加减：若水肿势剧，上渍心肺，心悸喘满，不能卧，咳吐白色泡沫痰涎者，重用茯苓，可加活血利水之泽兰、益母草以消散水瘀。

6）痰蒙神窍型

治法：涤痰平喘，开窍息风。

方药：涤痰汤加减。制半夏、制南星、茯苓、石菖蒲、竹茹、生姜、枳实、橘红、远志、郁金。

加减：若痰热内盛，烦躁谵语，可加葶苈子、天竺黄、竹沥清热豁痰；肝风内动，抽搐者加钩藤、全蝎、羚羊角粉平肝息风；唇甲发绀、瘀血甚者加丹参、苏木、桃仁、红花活血通脉。

2. 稳定期

脾肾亏虚，痰瘀阻肺型

治法：健脾补肾，活血化痰。

方药：补肾健脾益肺汤。黄芪、人参、炒白术、茯苓、炙甘草、法半夏、陈皮、当归、白芍、山药、山茱萸、枸杞、杜仲、补骨脂、核桃仁、丝瓜络、桃仁、红花、鸡内金、麦芽、生姜、大枣。

加减：若平素遇冷即作喘咳，吐稀白痰，加紫苏叶、干姜；常四肢冰冷，加鹿角胶、淡附片；偏阴虚者，去黄芪、人参，加五指毛桃、南沙参或明党参，或加麦冬、黄精之品；胸腹易胀者，加砂仁、白豆蔻、荜澄茄等；瘀象严重，加丹参、赤芍、水蛭等。

2. 外治疗法

（1）穴位贴敷

取穴：天突、膻中，背俞穴中取肺、心、膈双侧俞穴及大椎穴。

方法：取白芥子30g，苏合香10g，延胡索30g，细辛15g，甘遂15g，桃仁15g共研细末，用生姜汁调成稠膏状，贴敷上穴6小时，1次/日，连用10天。适用于风寒犯肺型、寒饮伏肺型、脾肾两虚型。

（2）穴位注射

① 喘可治注射液2ml，注射足三里，或曲池穴。适用于慢阻肺有脾肾不足之象者。

② 参麦注射液2ml，注射足三里，或曲池穴。适用于慢阻肺有气阴不足者。

③ 黄芪注射液2ml，注射足三里，或曲池穴。适用于慢阻肺兼有气虚者。

④ 丹参注射液2ml，注射足三里，或曲池穴。适用于病程较长的慢阻肺。

（3）中药熏洗　黄芪30g，白术30g，防风15g，淫羊藿30g，巴戟天30g，五指毛桃30g，牛大力30g，怀牛膝10g，肉桂10g。打粗末，每次取50g，沸水冲泡，待温度适宜后熏洗两足。具有健脾益肾、温阳活血化痰之效，适用于慢阻肺各证型，可长期应用。

（4）艾灸　温灸气海、关元、足三里、丰隆30分钟，每日上午巳时（9~11时）1次。适用于慢阻肺各证型。

3. 成药应用

（1）急支糖浆/葶贝胶囊/肺力咳胶囊/金荞麦胶囊　功效：清热宣肺，化痰止咳。适用痰热郁肺型。

（2）通宣理肺丸/三拗片　功效：解表散寒，宣肺祛痰止咳。适用于慢阻肺感寒急性发作者。

（3）参苓白术散/香砂六君丸　功效：健脾化痰。适用于慢阻肺有肺脾不足者。

（4）金匮肾气丸　功效：补肾温阳化气，行水消痰。适用于慢阻肺属肾气（阳）虚兼有痰湿者。

（5）金水宝胶囊/百令片　功效：补益肺肾，纳气平喘止咳。适用于慢阻肺属肺肾两虚者。

（6）利舒康胶囊/血府逐瘀丸/桂枝茯苓丸　功效：活血祛瘀。适用于慢阻肺夹有痰瘀征象者。

（7）龟龄集胶囊　功效：补益精气，纳气平喘。适用于慢阻肺稳定期。

4. 单方验方

（1）人参 50g，鹿角胶 200g，共研细末，每日晨起空腹冲服 5g。适用于慢阻肺稳定期。

（2）人参须 3g，核桃仁 2 个，每日晨起空腹嚼服。适用于慢阻肺稳定期。

（3）茯苓 50g，肉桂 3g，水煎服。适用于慢阻肺阳虚水泛型。

（4）杜仲 15g，补骨脂 3g，核桃仁 2 个，水煎服并食用核桃，每日 1 次。适用于慢阻肺稳定期。

（四）医家诊疗经验

1. 许公岩

许老认为治疗咳喘的关键是调整脾胃气机升降，升降正常，则肺之阳降，咳喘即止。但由于外感风寒而郁闭，内有痰浊中阻，均影响到肺气之降，故临床在调理升降中，常需结合疏表、化痰等法。许老在临床实践中创立宽中化降法、推降痰浊法，升运脾阳，宣降肺气，在祛邪的同时恢复人体正常生理气机。"辛甘发散为阳，酸苦涌泄为阴"，苍术、麻黄、胡黄连、莱菔子等药具有很好的升降作用。苍术、麻黄合用始见于《金匮要略》之麻黄加术汤。苍术辛苦温，其辛温之气味升散，使脾气上升，继之脾气上归于肺；若脾失上升、胃失和降，必不能下输膀胱，则用麻黄辛温发汗利尿，以促脾胃转输复常，并助肺宣达调降。二药协同，共具升脾宣肺之功。许老使用苍术多在 12~30g，而麻黄用量在 1~6g，可见许老更重视健脾升清在升降中的比例。许老在痰湿中阻和痰湿蕴肺两证型中运用这两味药，再配伍莱菔子理气推降以助胃气下行，胡黄连苦寒推降湿热，桔梗辛平以复脾肺之升降功能。咳喘病的根除，关键在于恢复升降之气机，许老在咳喘病的治疗中时时注重把握这一点，无论在咳喘的初期还是恢复期，都会嘱咐患者勿贪凉饮冷，以免损伤中阳，阻碍脾阳之升和肺气之降，从而保证升降运化无阻，从根本上杜绝咳喘的发展。

2. 颜德馨

颜老认为咳喘之病有寒热虚实之分、新感沉痼之辨。故辨证之法，各有特征要领，在肺者为气上逆，在脾者为痰饮阻气，在肾者为虚不纳气，机制悬殊，证候亦异，唯其平喘共论耳。

（1）风燥痰热为患，首重肃降肺气，盖肺气得降，则喘自平矣！临床见呛咳、喘息、咳痰不畅、咽痒等症，辄投之以麻杏石甘汤加葶苈子，每多应手而效，痰多者加入半夏、橘红以加强化痰之力，尝谓葶苈子辛苦大寒，肺经，功能祛痰平喘、下气行水，能伸其治节，俾浊气下趋，乃为宣达之机，为治实喘之要药。凡需宣肃肺气，即可投之，不必见痰壅热盛而可先发制人，亦寓截断扭转之意。临床可据病情加入枇杷叶、紫苏子、旋覆花、降香等药以加强肃肺之力。

（2）新感引动沉痼，法宜温阳化饮。喘证久发，多属沉痼顽疾，因有痰饮内停，难以骤化，故不能取效于一时。痰饮病者，饮邪充斥，掩蔽阳气，以致阳不卫外，无能御邪，只要稍一冒寒触风，即可引动伏饮，挟感而发。若久发不止，正气溃散，精气内伤，肾之真元损伤，根本不固，则非一般宣肺化痰之药所能胜任。且饮为阴邪，得温则化，得寒则凝，若以西医消炎观指导中医临床，投之清热解毒之品更大谬矣！《金匮要略》云"病痰饮者，当以温药和之"，并立小青龙汤散寒解表，温肺化饮，治疗支饮，实为沉痼挟感而设，此方最宜用之。然小青龙汤毕竟为宣散之剂，温阳之力尚嫌不足，凡阳气不到之处，即为饮邪停滞之所，唯有加入附子一味，温扶阳气，使邪正对峙之局突然改观，庶可克敌，其中细辛温肺化饮，亦为治饮要药，麻附细辛汤合小青龙汤之所以取效，全赖细辛之克敌制胜。若病情危重，附子、细辛用量各可达9g以上，能使病情迅速缓解，半夏可以生用，加强化饮之力。在临床中，凡咳喘、咳白色泡沫状痰、背寒冷、舌苔白腻等，即投麻附细辛配小青龙汤加减，颇有效。若表证重者重用麻、桂；水气重者重用姜、辛、半夏；若痰郁化热，加入石膏，在散寒蠲饮同时，稍佐清泄；唯痰多者，五味子不可贸然重用，以免敛邪，此不可不慎也。

（3）虚喘为肺肾两亏，当培补脾肾。新喘在肺，穷必及肾，故虚喘从肾论治，寓滋苗灌根之意，盖肾居下焦，元阳内居，功能助肺纳气，为气之根。故若久喘，逆而上奔，或阳虚寒水不化，水无所主，上凌心肺而为喘呼，动则尤甚，在老年患者或久发咳喘之人中尤为常见。《素问·逆调论篇》曰："夫不得卧，卧则喘者，是水气之客也。"当是之时，温补下元，镇纳浮阳，温肾利水，协调阴阳，最为关键，常用局方黑锡丹与济生肾气丸合包同煎，加入坎气、紫河车大补元气，以固根本。同时认为"肺为贮痰之器""脾为生痰之源"，故脾之作用大矣哉！张仲景立苓桂术甘汤为治饮大法，足资效法。喘证后期，肺脾肾三脏俱虚，诸症蜂起，往往有顾此失彼之感，前贤谓"培土生金""上下交损，当治中焦"，故论治可从健脾入手，以断生痰化饮之源，药用香砂六君子汤加苍术、怀山药等品，或以"冬病夏治"，嘱患者在三伏天服用苓桂术甘汤加附子，借天之阳气以助药力，铲除深伏人体中之痰饮宿根，防患于未然。

（4）久病必瘀，痰瘀同治。痰饮总因水饮内停、阳虚阴凝所致，但病位有在肺、在脾、在肾之分，病程有久暂之别，尝谓痰饮咳逆哮喘之发不离乎肺，但又不止于肺。心肺同居上焦，心主行血，肺朝百脉，全身气血均要经过心肺才能运行全身，因此肺有辅心而行血脉之功。痰饮患者，肺失宣畅，缠绵时日，久病必致心血瘀阻、痰瘀交阻。如咳喘后期，常见心悸、胸闷、口唇发绀、青筋暴露、脉结代等，久则血瘀亦可化为水而见全身浮肿。唐容川说："瘀血乘肺，咳逆喘促。"朱丹溪说："肺胀而嗽，或左或右，不得眠，此痰夹瘀碍气而病。"颜老认为，久病必有瘀，故温化之外，还应参以化瘀之药，轻则苏木、丹参，重则水蛭、蒲黄。尤其常用水蛭，一般以3g入煎，或以水蛭粉吞，每服1.5g，日1~2次，能改变缺氧症状，但因水蛭性寒，宜与降香末或沉香粉和匀另吞。

3. 洪广祥

洪老认为肺肾两虚是慢阻肺的基本病理基础，与宗气虚弱亦十分紧密。临床上使用"补益宗气"或"益气举陷"法联合"补肾纳气"法治疗可收良效。他提出慢阻肺的本虚为阳气虚；标实为痰瘀伏肺，补虚泄实为慢阻肺的全程治则。临床治疗上突出温肺散寒、宣肺泄热、益气温阳、祛痰行瘀。其中祛痰行瘀为慢阻肺基本治法，无论急性加重期或稳定期均可与其他治法综合应用。

4. 姚梅龄

姚老认为"痰"或"饮"在慢阻肺的发病、证候演变、治疗与预后方面处于关键地位。慢阻肺中痰、饮病主要可以从来源、形成机制、脉象、舌象、痰涎、气色、兼证方面进行鉴别。其鉴别点如下：

（1）从来源看，痰成于津液，多有水谷精微参与其中；饮成于水停。

（2）从形成机制上看，痰多为阳热煎熬津液所致；饮则多为阴寒凝聚，阳气气化不及所致。并由此可以推定，单纯的痰证或饮证多为气分病变。

（3）从脉象上看，痰病脉多滑或兼有弦脉，至少不涩；饮病脉多弦或涩（不流利）。此为痰饮鉴别的关键之处。

（4）从舌象上看，痰病苔白多厚腻，可随兼夹邪气不同而变化；饮病舌质淡嫩，舌体或胖大，若为饮邪郁热则舌质偏红。

（5）从痰涎上看，痰多得咳而出，吐唾黏稠，可随兼夹的邪气有所差异，其中，热痰、燥痰等容易与饮进行鉴别，而寒痰与寒饮鉴别就有些难度，若为寒痰，则形如泡沫，或吐痰为蛋清状，触舌觉冷。饮多得呕而出，咳喘伴呕吐，较多黏涎，得畅吐则咳喘可减，多涎唾，所吐清稀透明，若饮邪郁热，所吐略黏稠，可略带黄色，气味略有酸腐，扯丝明显，咳喘或轻或重。痰出咳喘减，随体位改变不明显，咳喘伴喉中辘辘有声，咳出痰多而稀黏，遇寒饮冷则易发咳喘，咳喘多在体位变化后随即而发。

（6）从气色上看，痰病者面色如常，或面垢腻；饮病者可见面色暗滞，似鳌黑，称为"水色"，或见两目周围有黑圈环绕，称为"水环"，或见头额、鼻柱、两颊、下巴的皮里肉外之处出现黑斑，称为"水斑"。

（7）从兼证上看，痰病者因兼夹不同邪气而差异较大；饮病者多背冷，身恶寒，手足清冷，多无口渴，饮入不舒，少数欲得热饮，或常心悸，大便可间作溏薄，小便清。欲辨水饮之有无，可从渴与不渴，或心下有无坚满着手。慢阻肺中，"饮"病主要包括风饮、水（寒）饮、热饮等证候类型；"痰"病主要包括风、寒、（火）热、湿、燥痰等证候类型。其中"风饮"一证，在传统中医典籍中鲜见，但经姚老临床观察，"风饮"证在临床上日益增多，主要见于感冒、鼻鼽、哮证、风团等疾病，在慢阻肺中其发病率也呈上升趋势。此处之风，既指内风又指外风。本病多为外感引发，即外风引动在内之饮邪，形成风饮合邪；或内外风相引，再引动饮邪为患。该病多为慢性迁延性疾病，以本虚标实为主要病机特点，由于气血阴阳的亏虚，极易引起气血的逆乱与阴阳的动荡而产生"内

风"。加之，相当一部分的慢阻肺患者，是由过敏性哮喘、咳嗽变异性哮喘等发展而来，其病因中的风邪、饮邪迁延不愈为患，所以慢阻肺在发病过程中，外风和（或）内风与内在之饮邪相合为患，"风饮"一证也就逐渐成为该病的常见证候类型之一。其临床表现为：咳喘较明显，遇风则加重，多因咽痒或天突穴处痒而咳，口不渴，痰稀偏多而黏，脉浮弦常兼涩，舌淡红，苔白多滑。多伴有眼睑浮，鼻塞，卧则显著，清涕甚多而黏，鼻酸痒则嚏，或面浮，或汗出不彻，或左右侧卧交替时鼻塞交替迅速，或泪多且以咳时显著，或小便欠利。少数患者软腭上尚有较多透明小疱疹。治宜疏风化饮，宣肺平喘。方用小青龙汤加蝉蜕、金沸草，亦可合用防己茯苓汤。

五、预后转归

本病多由各种慢性肺系疾病逐渐加重演变而成。发病缓慢，病久多虚或老年体弱者，易感外邪，致使病情愈演愈重。由于咳嗽、咳痰经久不愈，气喘反复发作，致使肺脏虚损，肺虚则气失所主，短气、喘促加重。由于肺虚病久及肾，而使肾虚。如《难经·四难》曰："呼出心与肺，吸入肾与肝。"肺肾功能正常，互相协调，呼吸才能正常进行，只有肾气充沛，肺气下行纳于肾，才能使肺脏气道通畅，呼吸均和。《类证治裁》云："肺为气之主，肾为气之根，肺主出气，肾主纳气，阴阳相交，呼吸乃和。"如果肾虚，则根本不固，摄纳无权，呼入之气不能摄纳于肾，则气逆于肺，呼多吸少，气不得续，气短不足以息，动则喘促尤甚。肺肾两虚，脏腑功能失调，人体卫外功能日趋低下。肺居上焦，外与皮毛相合，肺为娇脏，极易受外邪侵袭，无论受寒、热之邪，还是痰湿，均为邪盛壅塞于肺，气道不利，肺之升降失常，而见喘促、咳嗽、咳痰等症，可见本病平时

以本虚为主，复感外邪则虚中夹实。若屡屡频发，则肺肾虚损日趋严重，形成恶性循环，病势愈深。

久病喘咳，肺、脾、肾、心四脏交亏，正气虚衰，诱致急性发作，故病程中常常会有各种并发症和兼有症，这些病证往往十分严重，甚至危及生命，临床常见有以下几种，必须积极抢治，采取中西医结合治疗，达到提高疗效、降低病死率的目的。

此外，呼吸道感染是慢阻肺恶化的常见原因之一。患者因抗生素使用种类多、剂量大、疗程长、抗菌谱广及联合用药多，消灭了正常菌群中的拮抗菌群，干扰了维生素的代谢，促进了真菌生长，同时，大剂量及频繁用药又削弱了机体抵抗力，是真菌感染最主要的外部诱因之一；糖皮质激素的应用亦降低机体免疫力，使患者对外部侵袭缺乏反应而致真菌感染。因此对慢阻肺患者要注意改善营养不良，免疫力低下的状况，同时应合理应用抗生素及糖皮质激素，减少真菌感染的内外诱因。如发展为全身性多部位真菌感染，则治疗棘手，预后差。

六、预防调护

（一）预防

预防本病，首先要远离香烟等烟雾刺激；亦要积极防治慢性支气管炎、哮喘等原发疾病，避免迁延不愈，发展为本病。注意保暖，防止感冒，避免接触寒冷空气、烟尘，防止诱发加重本病。如因外感诱发，应立即治疗，以免加重。

（二）调护

1. 注意劳逸结合，根据自身身体情况，可适当进行体育锻炼，如游泳、慢跑、太极拳、八段锦等，以增强体质，提高御邪能力。

2. 平素忌食生冷油腻、肥甘厚味、辛辣刺激食物，防止生痰生火。应保持心情舒畅，避免不良情绪的影响。

3. 调护食疗方如下。

（1）健脾益肺粥

组成：五指毛桃30g，鲜山药、薏苡仁、莲子、芡实、粳米各30g。

用法：上药同煮，去五指毛桃后食用。

功效：健脾益气，祛湿化痰。

适应证：慢阻肺。症见乏力，咳嗽，咳痰，气促，怯风冷，腰膝无力，脉细，或芤，或软。

（2）陈皮茶

组成：陈皮、玳玳花、炒白芥子各2g。

用法：沸水冲泡当茶饮。

功效：顺气消痰。

适应证：慢阻肺急性发作期。症见咳吐稀白痰，或有胸闷。

（3）芪枣汤

组成：黄芪30g，大枣5枚。

用法：沸水冲泡当茶饮，长期服用。

功效：益气固表。

适应证：慢阻肺稳定期。症见乏力，气短，易感触外邪。

（4）鹿杞酒

组成：鹿茸15g，山药30g，枸杞180g。

用法：加入高度白酒2000ml浸泡，晨起空腹饮5ml，长期坚持。

功效：补肾纳气，填精固卫。

适应证：慢阻肺，属虚证。症见乏力，腰膝酸软，动则气促，怯寒，遇风冷即咳，吐稀白痰，脉细或软芤。

（5）巴戟茶

组成：巴戟天10g，西红花10根。

用法：沸水冲泡当茶饮，长期服用。

功效：补肾活血。

适应证：慢阻肺稳定期。症见乏力，气短，易感触外邪，夹有瘀象者。

七、专方选要

（一）阳和平喘汤（胡翘武）

组成：熟地30g，淫羊藿20g，当归10g，麻黄6g，紫石英30g，肉桂3g，白芥子6g，鹿角片20g，五味子4g，桃仁10g，皂角刺3g。

功效：温肾纳气，化痰调营。

主治：慢性气管炎、喘息性支气管炎、肺气肿之属肾督虚冷、痰瘀凝滞而致咳喘经久不已者。

方解：本方以熟地、鹿角片、淫羊藿、肉桂温养肾督峻补下元；易鹿角胶为鹿角片者，以胶者凝滞有助痰浊之弊，鹿角除秉温补肾督功用外，更具活血通络散滞之用，与熟地相伍，温补精血，减少胶、地同用黏滞碍膈之嫌；淫羊藿补肾壮阳，肉桂温养命火，紫石英质重色赤，性味甘温，功擅温养下元，主咳逆痰喘，与五味子配用镇摄之力更显，合此六味温而不燥，补而不腻，既摄又重镇，为补虚填精求本培元之道。当归养血活血，更具"主逆上气"（《神农本草经》）之用；桃仁破血行瘀，是"止咳逆上（《名医别录》）佳品，以此合鹿角片、紫石英，既调营通络，又止咳平喘，皆为一药而二得其用之品，为咳喘由气及血，络脉瘀阻不缺如之味也。白芥子利气豁痰，皂角刺滑痰通窍，皆辛温入肺之为寒痰壅肺痹阻气道首选之药。麻黄宣闭通滞止咳平喘，与五味子配对，可一开一合，启闭肺气。且肺金得肾督之温养，治宣肃之职有复，协同麻黄、五味子，更利气体出纳、痰浊排送。方虚实补泻得宜，肺肾上下同疗，为下元虚寒、肺金痰瘀咳喘之良方。

加减：阳虚及阴者，去肉桂，加山药20g，山茱萸10；寒痰化热者，去白芥子，加葶苈子10g，泽漆15g；气急喘甚者，加苏子10g，沉香3g（后下）；大便秘结者，加肉苁蓉20g，紫菀20g；胃脘饱满，纳食不馨者，加砂仁6g，麦芽、稻芽各30g；痰浊消减者，去白芥子、皂角刺，加橘红10g，茯苓20g。

（二）四子平喘汤（陆芷青）

组成：葶苈子12g，炙苏子9g，莱菔子9g，白芥子2g，杏仁9g，浙贝母12g，制半夏9g，陈皮5g，沉香5g（后下），生地12g，当归5g，紫丹参15g。

功效：化痰止咳，纳气平喘。

主治：肾虚失纳、痰饮停肺之咳喘。症见胸膈满闷，咳喘短气，痰多色白，苔白腻，脉沉细滑等。

方解：本方取《太平惠民和剂局方》苏子降气汤方意，合三子养亲汤（《韩氏医通》）、金水六君煎（《景岳全书》）化裁而来。肺为气之主，肾为气之根，肺主呼气，肾主纳气。咳喘之因，在肺为实，实则气逆，多因痰浊壅阻；在肾为虚，虚不纳气，多因精气亏虚，而致肺肾出纳失常。故咳喘之病主要在肺，又关乎肾，其治不离肺肾。又脾为生痰之源，治痰应不忘理脾。因津血同源，治疗又当痰瘀同治，临床方能显效。本方以四子为君，苏子降气化痰平喘，白芥子温肺利膈豁痰，莱菔子利气行滞消痰，葶苈子泻肺化痰利水，四者合用奏化痰之功；沉香、生地为臣，沉香温肾纳气平喘，生地滋肾培本，且制诸药之燥，佐以杏仁、浙贝母化痰止咳，半夏、陈皮燥湿健脾；更用当归，一则《神农本草经》谓治咳逆上气，再则合丹参以增养血活血化瘀作用，共为使药。全方配伍，有行有补，有燥有润，降纳并施，标本兼顾，是一首治疗肺实肾虚咳喘的效方。

加减：畏寒肢冷加肉桂；咳嗽甚者加百部、前胡；咳痰黄稠去沉香、生地，加黄芩、焦栀子；咳痰不畅加竹沥、瓜蒌皮。

（三）定喘散（朱良春）

组成：红参 15g，北沙参 15g，五味子 15g，麦门冬 9g，橘红 9g，紫河车 20g，蛤蚧 1 对。

功效：补益肺肾，纳气平喘。

主治：用于各类因呼吸道疾病久治不愈所导致的老人虚性咳喘。

方解：方中以红参、紫河车、蛤蚧峻补肺脾肾，佐以沙参、麦门冬、五味子收敛肺肾之气。朱老之定喘散，是宗李东垣《内外伤辨惑论》之生脉散（人参 10~15g，麦冬 15g，五味子 6~10g）扩充而成。生脉散功能益气养阴、止咳敛汗，朱师补入润养肺肾之阴的北沙参峻补肾经气阴，且用血肉有情之品的蛤蚧、紫河车，更增加了本方的补益纳气作用，故对各种疾病所致的老年虚性咳喘收效尤佳。咳喘之症常与痰浊有关，故复佐以理气化痰、功效平和且价廉易得的橘红，既可直接祛邪，又防蛮补壅中。能补虚不滞邪，祛邪不伤正。

八、研究进展

千金苇茎汤引自《古今录验方》，由苇茎、桃仁、薏苡仁、冬瓜子四味中药组成，其清肺、化痰、逐瘀之功显著，临床用治慢阻肺及其病证疗效确切。目前应用千金苇茎汤治疗慢阻肺使用原方时多有加减，或单独应用，或与他方 / 西药合用。治疗慢阻肺稳定期、慢阻肺急性加重、慢阻肺合并症及痰热郁（壅 / 阻）肺证等慢阻肺相关中医证候时，可显著改善临床症状、肺功能及血气指标，抑制炎症反应等。动物实验主要从慢阻肺的病理改变层面探究其作用机制：调节辅助性 T 细胞 17

（Th17）/ 调节性 T 细胞平衡、上调肺组织单免疫球蛋白白细胞介素 1 受体相关蛋白（SIGIRR）以抗感染；上调细胞增殖抑制基因（HSG）、抑制 Wnt 信号途径激活以抑制气道重塑。

梁汝对于肺脾气虚型慢阻肺稳定期患者予六君子汤治疗，和常规西医治疗对照组比较，运用六君子汤治疗总有效率高于对照组；并且治疗 3 个月后，六君子汤组 IgA、IgM、$CD4^+/CD8^+$ 水平均显著高于对照组。说明六君子汤不仅能够显效治疗肺脾气虚型稳定期慢性阻塞性肺疾病，且能够提高患者免疫力，减少患者急性加重发作次数。

主要参考文献

[1] 中华医学会呼吸病学分会慢性阻塞性肺疾病学组. 慢性阻塞性肺疾病诊治指南 [J]. 2021 年修订版. 中华结核和呼吸杂志，2021，44（3）：170-205.

[2] 张国英，王伏声，杜捷. 许公岩运用升降理论治疗咳喘病的经验 [J]. 北京中医药，2008，27（12）：934-935.

[3] 颜德馨. 中国百年百名中医临床家丛书·颜德馨 [M]. 北京：中国中医药出版社，2000.

[4] 石强，姚梅龄. 慢性阻塞性肺疾病"痰""饮"分治说 [J]. 北京中医药，2021，20（2）：27-29.

[5] 彭鑫，王蕴，秦云普，等. 千金苇茎汤治疗慢性阻塞性肺疾病的研究进展 [J]. 中国实验方剂学杂志，2023.

[6] 梁汝，陈韬. 中医辨证六君子汤在 COPD 稳定期肺脾气虚血瘀证中的治疗效果及对患者免疫功能的影响 [J]. 临床医学工程，2018，25（8）：1037-1038.

第七章　肺部感染性疾病

第一节　肺炎

肺炎是由病原微生物（如细菌、病毒、真菌、支原体、衣原体、立克次体、寄生虫等）或其他因素（如放射线、化学损伤、免疫损伤、过敏及药物损伤等）引起的终末气道、肺泡腔及肺间质的炎症。其中细菌性肺炎是最常见的肺炎，也是最常见的感染性疾病之一。依据临床表现，中医学将本病归属于"咳嗽""喘病""喘嗽""痰饮"等病范畴。其中特发性间质性肺炎可归属于中医的"肺痿""肺胀""肺痹"等范畴。

一、病因病机

肺炎可按病因、解剖或患病环境加以分类。按病因分类分为细菌性肺炎、非典型病原体所致肺炎、病毒性肺炎、肺真菌病、其他病原体所致肺炎、理化因素所致的肺炎。按解剖学分类分为大叶性（肺泡性）肺炎、小叶性（支气管性）肺炎、间质性肺炎。由于细菌学检查阳性率低，培养结果滞后，病因分类在临床上应用较为困难。目前又可按肺炎的获得环境分成两类，即社区获得性肺炎、医院获得性肺炎。

（一）西医学认识

1. 病因及发病机制

正常情况下气管隆嵴以下的呼吸道是无菌的。肺炎的发生取决于病原体和宿主这两个因素。如果病原体数量多、毒力强和（或）宿主呼吸道局部和全身免疫防御能力降低时可发生肺炎。病原体最常见的入侵方式是空气吸入，还可通过血行播散、邻近感染部位蔓延、上呼吸道定植菌误吸等途径引起。由于引起肺炎的致病因素不同，其病因及发病机制也各有特点，现分述如下：

（1）细菌性肺炎　如肺炎链球菌、金黄色葡萄球菌、甲型溶血性链球菌、肺炎克雷伯杆菌、流感嗜血杆菌、铜绿假单胞菌肺炎等。

1）肺炎链球菌肺炎：约占社区获得性肺炎的半数。根据肺炎链球菌荚膜多糖的抗原特性，现分为86个血清型，成人致病菌多属1~9型及12型，其中3型毒力最强。肺炎链球菌能在干燥痰中存活数月，但阳光直射1小时，或加热至52℃10分钟即可被杀死，对苯酚等消毒剂亦很敏感。寄居在口腔及鼻咽部的肺炎链球菌，在人体免疫功能正常时，为一种正常菌群，当受寒、疲劳、醉酒或病毒感染后，由于呼吸道防御功能受损，大量肺炎链球菌被吸入下呼吸道，并在肺泡内繁殖而导致肺炎。

2）葡萄球菌肺炎：葡萄球菌有凝固酶阳性和阴性两种，前者如金黄色葡萄球菌（简称金葡菌），后者如表皮葡萄球菌。主要通过呼吸道感染引起肺炎，也可经血行播散感染。毒素与酶是其主要致病物质，具有溶血、坏死、杀伤白细胞及致血管痉挛的作用。金葡菌是化脓性感染的主要原因。

（2）非典型病原体所致肺炎　如军团菌、支原体和衣原体等。

1）肺炎支原体肺炎：其大小介于细菌与病毒之间，可以在无细胞培养基上生长。由口、鼻分泌物在空气中传播引起呼吸道感染。感染以儿童及青年人居多，传染潜伏期2~3周，痊愈后带菌时间长，流行表现为间歇性发病，流行可持续数月至一两年。病原体通常潜伏在纤毛上皮之间，不侵入肺实质。近年发现，其致病性还可能与患者对病原体或其代谢产物过敏有关。

2）肺炎衣原体肺炎：肺炎衣原体的宿主是人，可通过呼吸道分泌物传播，也可通过污染物导致肺部感染。多发生于年老体弱、营养不良、免疫功能低下者，常在聚集场所的人群中流行。

3）病毒性肺炎：病毒性感染在呼吸道感染性疾病中比例较高，约占90%，包括腺病毒呼吸道合胞病毒、流感病毒、副流感病毒、鼻病毒、冠状病毒、麻疹病毒、巨细胞病毒、单纯疱疹病毒等。这些病毒主要通过飞沫与直接接触传播，且传播迅速，传播面广，可两种以上病毒同时感染，常继发细菌感染，可累及肺间质及肺泡，也可经血行播散感染。传染性非典型肺炎是由 SARS 冠状病毒（SARS-CoV）引起的，是一种全新的冠状病毒，通过短距离飞沫气溶胶或接触污染的物品传播。发病机制未明，人群普遍易感，呈家庭和医院聚集性发病，多见于青壮年，儿童感染率较低。高致病性人禽流感病毒性肺炎是因感染禽流感病毒 H5N1 亚型毒株引起，因患者病情重，病死率高，故称为高致病性禽流感病毒。迄今，人感染 H5N1 符合禽－人传播，可能存在环境－人传播，还有少数未得到证据支持的人－人传播。虽然人类广泛暴露于感染的家禽当中，但 H5N1 的发病率相对较低，表明阻碍获得禽流感病毒的物种屏障是牢固的。家族成员聚集发病可能系共同暴露所致。

4）肺真菌病：近年来由于广谱抗生素、糖皮质激素、细胞毒药物及免疫抑制剂的广泛使用，器官移植的开展，以及免疫缺陷病如艾滋病的增多，肺真菌病有增多的趋势。常见的肺真菌病包括肺念珠菌病、肺曲霉菌病、肺隐球菌病、肺孢子菌病、肺毛霉菌病等。

（3）其他病原体所致肺炎　如立克次体（如 Q 热立克次体）、弓形虫（如鼠弓形虫）、寄生虫（如肺包虫、肺吸虫、肺血吸虫）等。

（4）理化因素所致肺炎　如放射线损伤引起的放射性肺炎、胃酸吸入引起的吸入性肺炎、对吸入或内源性脂类物质产生炎症反应的类脂性肺炎等。

2. 病理

病原体到达下呼吸道，在其中生长繁殖，引起周围肺泡毛细血管充血水肿、肺泡内纤维蛋白渗出及细胞浸润。除了金黄色葡萄球菌、铜绿假单胞菌和肺炎克雷伯杆菌等可引起肺组织坏死性病变易形成空洞外，肺炎治愈后多不遗留瘢痕，肺的结构与功能均可恢复。其病理变化分述如下：

（1）大叶性（肺泡性）肺炎　病原体先在肺泡引起炎症，经肺泡间孔（Cohn 孔）向其他肺泡扩散，致使部分或整个肺段、肺叶发生炎症改变。典型者表现为肺实质炎症，通常并不累及支气管。致病菌多为肺炎链球菌。病理改变有充血期、红肝变期、灰肝变期及消散期。

（2）小叶性（支气管性）肺炎　病原体经支气管入侵，引起细支气管、终末细支气管及肺泡的炎症，常继发于其他疾病，如支气管炎、支气管扩张、上呼吸道病毒感染以及长期卧床的危重患者。其病原体有肺炎链球菌、葡萄球菌、病毒、肺炎支原体以及军团菌等。支气管腔内有分泌物，故常可闻及湿性啰音，无实变征象。

（3）间质性肺炎　是以肺间质为主的炎症。可由细菌、支原体、衣原体、病毒或肺孢子菌等引起。累及支气管壁以及支气管周围，有肺泡壁增生及间质水肿，因病变仅在肺间质，故呼吸道症状较轻，异常体征较少。

此外，按患病环境加以分类的社区获

得性肺炎（CAP）是指在医院外罹患的感染性肺实质炎症，包括具有明确潜伏期的病原体感染，而在入院后平均潜伏期内发病的肺炎。其临床诊断依据是：①新出现咳嗽、咳痰，或原有呼吸道疾病症状加重，并出现脓性痰，伴或不伴胸痛。②发热。③肺实变体征和（或）闻及湿性啰音。④白细胞计数 $> 10 \times 10^9/L$ 或 $< 4 \times 10^9/L$，伴或不伴中性粒细胞核左移。⑤胸部 X 线检查显示片状、斑片状浸润性阴影或间质性改变，伴或不伴胸腔积液。以上 1~4 项中任何 1 项加第 5 项，除外非感染性疾病可做出诊断。医院获得性肺炎（HAP）亦称医院内肺炎，是指患者入院时不存在，也不处于潜伏期，而于入院 48 小时后在医院（包括老年护理院、康复院等）内发生的肺炎。HAP 还包括呼吸机相关性肺炎（VAP）和卫生保健相关性肺炎（HCAP）。其临床诊断依据是 X 线检查出现新的或呈进展性的肺部浸润阴影，加上下列三个临床证候中的两个及以上：①发热超过 38℃。②血白细胞增多或减少。③脓性气道分泌物。但 HAP 的临床表现、实验室和影像学检查特异性低，应注意与肺不张、心力衰竭、肺水肿、基础疾病肺侵犯、药物性肺损伤、肺栓塞和急性呼吸窘迫综合征（ARDS）等相鉴别。

传染性非典型肺炎是由 SARS 冠状病毒（SARS-CoV）引起的一种具有明显传染性、可累及多个系统器官的特殊肺炎，世界卫生组织（WHO）将其命名为严重急性呼吸综合征（SARS）。病理改变主要为弥漫性肺泡损伤和炎症细胞浸润，早期的特征是肺水肿、纤维素渗出、透明膜形成、脱屑性肺炎及灶性肺出血等病变；机化期可见到肺泡内含细胞性的纤维黏液样渗出物及肺泡间隔的成纤维细胞增生，仅部分病例出现明显的纤维增生，导致肺纤维化甚至硬化。

高致病性人禽流感病毒性肺炎病理改变有严重肺损伤，伴弥漫性肺泡损害，包括肺泡腔充满纤维蛋白性渗出物和红细胞，且有透明膜形成、血管充血、肺间质淋巴细胞浸润和反应性成纤维细胞增生现象。

（二）中医学认识

1. 病因

中医学认为肺炎多与外感风邪和本身正气不足有关。风为百病之长，致病往往夹寒、夹热，在性质上有寒、热之分，风邪犯肺或感受风寒，郁而化热、热壅于肺，均可引起本病发生。但人体的发病与否，还取决于机体抵抗外邪能力的强弱。"正气存内，邪不可干""邪之所凑，其气必虚"。当人体寒热失调，受凉淋雨，或起居无常，过度疲劳时，正气受损，卫外能力下降，此时病邪侵入人体而发病。

2. 病机

肺炎病位首先在肺在卫，常深入营血或逆传心包，《温热论》指出："温邪上受，首先犯肺。"肺居上焦，为五脏之华盖，上连咽喉，开窍于鼻，外合皮毛，而主卫表。风热之邪侵袭人体，从口鼻而入，首犯肺卫；或风寒束表，卫气郁阻，肺气不宣，故在病初期可见发热恶寒、咳嗽、头身疼痛等肺卫表证。继而热入气分，或寒郁化热，邪热壅肺，肺热郁蒸，因而身热重、不恶寒。热邪蒸迫津液外泄，热盛伤津，见面赤汗出，口渴思饮。肺气宣降失常，肺热灼津为痰，痰热交阻，则咳嗽加剧，喘促气急，鼻煽，胸痛，痰黄稠，若热灼肺络，则痰中带血，或呈铁锈色痰；正邪相搏，如正不压邪，痰热壅肺，久郁成毒，热毒炽盛，内传营血，血行受阻，则唇面青紫，或发斑衄血。轻者热灼营阴，扰乱心神，而烦躁不安、心悸失眠；重者邪热内陷，热传心包，蒙蔽清窍，出现神昏谵语，或昏聩不语，如不及时救治，进一步发展则病势凶险，邪热闭阻于内，阳气不达，故身体灼热而四肢逆冷。热深则厥亦深，邪热太壮，正气不支；或汗出过多，阴液骤降，气阴两伤，脉微欲绝，为阴竭阳脱之危象。如正邪相搏，正胜邪退，热虽渐退，但余热未净，热邪伤阴液，导致真阴损耗，虚热内生，故见低热、手足心热尤甚；阴液不能上乘，则口干舌燥、气短乏力，为气阴两伤之候。

二、临床诊断

（一）辨病诊断

1. 临床表现

（1）细菌性肺炎

1）肺炎链球菌肺炎

①主要症状：发热、胸痛、咳铁锈色痰。发病前常有受凉、淋雨、疲劳、醉酒、病毒感染等诱因；起病多急骤，高热，寒战，数小时内体温升至39℃~40℃，或呈稽留热，全身肌肉酸痛；胸痛，并可放射至肩部或腹部；咳嗽，咳痰，但痰少，可带血或呈铁锈色；食欲差，偶有恶心、腹痛或腹泻，可被误诊为急腹症。

②体征：患者呈急性热性病容，口角或鼻周可出现单纯性疱疹，严重者可见气急、发绀。早期肺部无明显异常体征，仅有呼吸幅度减小、叩诊轻度浊音、听诊呼吸音减低。肺实变时叩诊呈浊音、听诊语颤增强和支气管呼吸音等典型体征。消散期可闻及湿啰音。病变累及胸膜时可有胸膜摩擦音。伴有胸腔积液时，叩诊呈实音，听诊呼吸音明显减弱，语颤亦减弱。重症患者可伴肠胀气，上腹部压痛。有败血症者，皮肤和黏膜可有出血点，巩膜黄染，累及脑膜时可出现颈抵抗。心率增快，有时心律不齐。

③并发症：主要有感染性休克、胸膜炎、脓胸、心包炎、脑膜炎和关节炎。但目前均较少见。

2）葡萄球菌肺炎

①主要症状：常发生于糖尿病、血液病、艾滋病、肝病、营养不良等免疫功能受损的患者。院外感染起病较急，寒战，高热（体温多高达39℃~40℃），胸痛，咳嗽，咳脓痰，痰带血丝或呈脓血状，常有进行性呼吸困难，发绀。病情较肺炎链球菌肺炎更严重，常伴有明显的全身毒血症症状，危重者早期即可出现循环系统衰竭。院内感染起病稍缓慢，亦有高热、脓痰，老年人症状多不典型。经血行播散引起的金黄色葡萄球菌肺炎呼吸系统症状多不明显，而以原发感染灶的表现及毒血症状为主。

②体征：早期可无体征，病情发展可出现两肺散在湿啰音。病变较大或融合时可有肺实变体征。并发气胸或脓胸时可有相应体征。血源性葡萄球菌肺炎还可能伴发其他肺外病灶相应体征。

③并发症：常可形成单个或多发性肺脓肿，若穿破胸膜则导致气胸或脓胸。重者还伴发化脓性心包炎、脑膜炎等，也可经血行感染至神经系统、骨髓、关节、皮肤及肝、肾等处。

（2）肺炎支原体肺炎

①主要症状：潜伏期2~3周，通常起病较缓慢。主要表现为乏力、咽痛、头痛、咳嗽、发热、食欲不振、腹泻、肌痛、耳痛等。咳嗽多为阵发性刺激性呛咳，咳少量黏液。发热持续2~3周，体温恢复正常后可能仍有咳嗽。偶伴有胸骨后疼痛。肺外表现更为常见，如皮炎（斑丘疹和多形红斑）等。

②体征：体格检查可见咽部充血，儿童偶可并发鼓膜炎、中耳炎或颈淋巴结肿大。胸部体格检查与肺部病变程度常不相称，可无明显体征。

（3）肺炎衣原体肺炎

①主要症状：起病多隐匿，早期表现

为上呼吸道感染。临床上与支原体肺炎颇为相似。通常症状较轻，发热，寒战，肌痛，干咳，非胸膜炎性胸痛，头痛，有不适和乏力感，少有咯血。发生咽喉炎者表现为咽喉痛、声音嘶哑，有些患者可表现为双阶段病程：开始表现为咽炎，经对症处理好转，1~3 周后又发生肺炎或支气管炎，咳嗽加重。少数患者可无症状。肺炎衣原体感染时也可伴有肺外表现，如中耳炎、关节炎、甲状腺炎、脑炎、吉兰 - 巴雷综合征等。

②体征：体格检查肺部偶闻湿啰音，随肺炎病变加重湿啰音可变得明显。

（4）病毒性肺炎

①主要症状：好发于病毒性疾病流行季节，临床症状通常较轻，与支原体肺炎的症状相似，但起病较急，发热、头痛、全身酸痛、倦怠等较突出，常在急性流感症状尚未消退时，即出现咳嗽、白色黏液痰或少痰、咽痛等呼吸道症状。小儿或老年人易发生重症病毒性肺炎，表现为呼吸困难、发绀、嗜睡、精神萎靡，甚至发生休克、心力衰竭和呼吸衰竭等并发症，也可发生急性呼吸窘迫综合征。

②体征：本病常无显著的胸部体征，病情严重者有呼吸浅速、心率增快、发绀、肺部干湿性啰音。传染性非典型肺炎潜伏期 2~10 天，起病急骤，多以发热为首发症状，体温高于 38℃。患者多无上呼吸道卡他症状。肺部体征不明显，部分患者可闻及少许湿啰音，或有肺实变体征。

（5）高致病性人禽流感病毒性肺炎

①主要症状：潜伏期 1~7 天，主要表现为发热，可伴有流涕、鼻塞、咳嗽、咽痛、头痛、肌肉酸痛和全身不适。部分患者可有恶心、腹痛、腹泻、稀水样便等消化道症状。重症患者可高热不退，病情发展迅速，几乎所有患者都有明显的肺炎表现，可出现急性肺损伤、急性呼吸窘迫综合征、肺出血、胸腔积液、全血细胞减少、多脏器衰竭、休克及瑞氏综合征等多种并发症。可继发细菌感染，发生脓毒症。

②体征：体温大多持续在 39℃以上。

（6）肺念珠菌病

①主要症状：白色念珠菌主要存在于正常人的口腔、上呼吸道、阴道、肠黏膜上，一般不致病。当人体抵抗力下降、营养不良、长期应用抗生素或免疫抑制剂时，则在慢性肺系疾病基础上继发感染而发病。临床上有支气管炎、肺炎两种类型。支气管炎型有类似慢性支气管炎症状，全身状况良好，一般无发热，有阵发性刺激性咳嗽，咳大量白色泡沫稀痰，口腔、咽部及支气管黏膜上散在点状白膜。随病情进展，痰渐黏稠，伴喘憋、气短，夜间尤甚。肺炎型类似急性细菌性肺炎，临床表现较重，可有高热、畏寒、咳嗽、憋气、咯血、乏力、胸痛。典型者咳白色粥样痰，也可呈乳酪块状。痰液有酵母臭味，或口腔及痰有甜酒样芳香味为其特征性表现。

②体征：支气管炎型除偶闻肺部啰音外，可无特殊体征。肺炎型可闻及湿啰音。

③并发症：肺炎型可并发多发性脓肿，少数病例可有渗出性胸膜炎。

2. 实验室及相关检查

（1）周围血象检查　大多数细菌性肺炎，血中白细胞总数可增高，以中性粒细胞增加为主，通常有核左移或细胞内出现毒性颗粒。年老体弱、酗酒、重症感染、免疫低下者的白细胞计数反而正常，但中性粒细胞百分比仍高。军团菌、葡萄球菌肺炎可有贫血表现。肺炎支原体感染时，周围血白细胞总数正常或稍高，细胞分类正常。血沉常增快，常伴轻度贫血、网织红细胞增多。

病毒性肺炎白细胞计数可正常、稍高或偏低，淋巴细胞增多，血沉通常正常。合并细菌性感染时白细胞计数、中性粒细胞增多。传染性非典型肺炎外周血白细胞计数一般不升高，或降低，常有淋巴细胞减少，可有血小板降低。部分患者血清转氨酶、乳酸脱氢酶等升高。霉菌性肺炎可有中性粒细胞偏高。

（2）病原体检查　由于人体上呼吸道黏膜表面及其分泌物含有许多微生物，即所谓的正常菌群，因此，途经口咽部下呼吸道分泌物极易受到污染。有慢性气道疾病者、老年人和危重病患者等，其呼吸道病菌明显增加，影响痰中致病菌的分离和判断。另外，应用抗菌药物后可影响细菌培养结果。因此，采集呼吸道标本进行细菌培养时尽可能在抗菌药物应用前采集，及时送检，其结果才能起到指导治疗的作用。目前常用的方法有：

1）痰：采集方便，是最常用的下呼吸道病原学标本。采集后在室温下 2 小时内送检。先直接涂片，光镜下观察细胞数量，如每低倍视野鳞状上皮细胞 < 10 个，白细胞 > 25 个，或鳞状上皮细胞：白细胞 < 1：2.5，可作为污染相对较少的"合格"标本接种培养。痰定量培养分离的致病菌或条件致病菌滋度 ≥ 10^7cfu/ml，可以认为是肺部感染的致病菌；≤ 10^4cfu/ml 则为污染菌；介于两者之间建议重复痰培养。如连续分离到相同细菌，10^5~10^6cfu/ml 连续两次以上，也可认为是致病菌。

2）支气管镜或人工气道吸引：受口咽部细菌污染的机会较咳痰为少，如吸引物细菌培养黏度 ≥ 10^5cfu/ml，可认为是致病菌，低于此浓度则多为污染菌。

3）防污染样本毛刷：如细菌 ≥ 10^3cfu/ml，可认为是致病菌。

4）支气管肺泡灌洗：如细菌 ≥ 10^4cfu/ml，防污染 BAL（经纤支镜支气管肺泡灌洗）标本细菌 ≥ 10^3cfu/ml，可认为是致病菌。

5）经皮细针吸检和开胸肺活检：敏感性和特异性均很好，但由于是创伤性检查，容易引起并发症，如气胸、出血等，临床一般用于对抗菌药物经验性治疗无效或其他检查不能确定者。

6）血培养和胸腔积液培养：肺炎患者血培养和痰培养分离到相同细菌，可确定为肺炎的病原菌。如仅为血培养阳性，但不能用其他原因，如腹腔感染、静脉导管相关性感染解释菌血症的原因，培养的细菌也可认为是肺炎的病原菌。胸腔积液培养的细菌则基本可认为是肺炎的致病菌。由于血或胸腔积液标本的采集均经过皮肤，故其结果须排除操作过程中皮肤细菌的污染。

7）尿抗原试验：包括军团菌和肺炎链球菌尿抗原。

8）血清学检查：测定特异性 IgM 抗体滴度，如急性期和恢复期之间抗体滴度有 4 倍增高可诊断，例如支原体、衣原体、嗜肺军团菌和病毒感染等。

虽然目前有许多病原学诊断方法，但仍有高达 40%~50% 的肺炎不能确定相关病原体。病原体低检出率以及病原学和血清学诊断的滞后性，使大多数肺部感染治疗，特别是初始的抗菌治疗都是经验性的，而且相当一部分患者的抗菌治疗始终是在没有病原学诊断的情况下进行的。但是，对 HAP、免疫抑制宿主肺炎和抗感染治疗无反应的重症肺炎等，仍应积极采用各种手段确定病原体，以指导临床的抗菌药物治疗。

（3）X 线检查

1）肺炎球菌肺炎：早期仅见肺纹理增粗或受累的肺段、肺叶稍模糊，随病情进展可见大片炎症浸润阴影或实变影，沿大叶、肺段或亚肺段分布，实变阴影中可见支气管充气征。肋膈角可有少量胸腔积液。消散期肺部炎性浸润逐渐吸收，可见散在的大小不一的片状阴影，继而变成索条状阴影，最后完全消散，如片块区域吸收较快，呈"假空洞"。近年，由于抗生素的广泛应用，典型大叶实变少见，以肺段性病变多见，少数可见胸膜炎、气胸、脓胸等改变。老年患者因炎症消散较慢，容易吸收不完全而出现机化性肺炎。

2）葡萄球菌肺炎：X线表现具有特征性。其一为肺段或肺叶实变，其内有空洞，或小叶状浸润中出现单个或多发的液气囊腔。另一特征为X线阴影的易变性，表现为某处炎性阴影消失而在另一部位出现新的病灶，或单一病灶融合成大片阴影。痊愈后肺部阴影几乎完全消散，少数遗留索条状或肺纹理增粗、增多等现象。

3）肺炎支原体肺炎：肺部多种形态的浸润影，呈节段性分布，多见于肺下野，近肺门较深，逐渐向外伸展。经3~4周病变基本可自行消失。

4）肺炎衣原体肺炎：X线表现以单侧下叶肺泡渗出为主，双侧病变可表现为间质性肺炎与肺泡渗出同时存在。相对症状、体征而言，X线表现异常明显。

5）病毒性肺炎：X线检查可见肺纹理增多，小片状或广泛浸润，病情严重者可见双肺下叶弥漫性密度均匀的小结节状浸润影，边缘模糊，大叶实变及胸腔积液少见。传染性非典型肺胸部X线检查早期可无异常，一般1周内逐渐出现肺纹理粗乱的间质性改变、斑片状或片状阴影，典型的改变为磨玻璃影及肺实变影，可在2~3天内波及一侧肺野或两肺，约半数波及双肺。病灶多在中下叶并呈外周分布。少数出现气胸和纵隔气肿。CT还可见小叶内间隔和叶间隔增厚（碎石路样改变）、细支气管扩张和少量胸腔积液。病变后期部分患者肺部有纤维化改变。

3. 诊断

肺炎的诊断程序包括确定肺炎诊断、评估严重程度和确定病原体三方面。本病根据病史、症状和体征，结合X线检查和实验室检查，不难做出明确诊断。病原菌检测是确诊各型肺炎的主要依据。

如果肺炎的诊断成立，评价病情的严重程度对于决定门诊还是入院治疗，甚或ICU治疗至关重要。肺炎严重性决定于三个主要因素：局部炎症程度、肺部炎症的播散程度和全身炎症反应程度。如果肺炎患者需要通气支持（急性呼吸衰竭、气体交换严重障碍伴高碳酸血症或持续低氧血症）、循环支持（血流动力学障碍、外周低灌注）和加强监护和治疗（肺炎引起的脓毒症或基础疾病所致的其他器官功能障碍）可认为属重症肺炎。目前我国推荐使用CURB-65作为判断CAP患者是否需要住院治疗的标准。CURB-65共五项指标，满足1项得1分：①意识障碍；②尿素氮 > 7mmol/L；③呼吸频率 ≥ 30次/分；④收缩压 < 90mmHg或舒张压 ≤ 60mmHg；⑤年龄 ≥ 65岁。评分0~1分，原则上门诊治疗即可；2分建议住院或严格随访下的院外治疗；3~5分应住院治疗。同时应结合患者年龄、基础疾病、社会经济状况、胃肠功能、治疗依从性等综合判断。若CAP符合下列1项主要标准或 ≥ 3项次要标准者可诊断为重症肺炎，需密切观察，积极救治，有条件时收住ICU治疗。主要标准：①需要气管插管行机械通气治疗；②脓毒症休克经积极液体复苏后仍需要血管活性药物治疗。次要标准：①呼吸频率 ≥ 30次/分；②PaO_2/FiO_2 ≤ 250mmHg（1mmHg=0.133kPa）；③多肺叶浸润；④意识障碍和（或）定向障碍；⑤血尿素氮 ≥ 20mg/dl（7.14mmol/L）；⑥收缩压 < 90mmHg，需要积极的液体复苏。

（二）辨证诊断

1. 邪犯肺卫型

临床证候：疾病初起，咳嗽，咳痰不爽，痰色白或黏稠色黄，发热重，恶寒轻，无汗或少汗，口微渴，头痛，鼻塞，舌边尖红，苔薄白或微黄，脉浮数。

证候分析：风热袭肺，肺气被壅，失于清肃则咳嗽；风热灼津，炼液为痰，见痰稠色黄；肺卫受邪，卫气奋起抗争，故发热；风热为阳邪，阳热袭表，腠理开泄，故见汗出；肺卫失宣，鼻窍不利而鼻塞不通；热伤津液则口干；舌红苔黄，脉数为内有热邪之征。

2. 痰热壅肺型

临床证候：咳嗽，咳痰黄稠或咳铁锈色痰，呼吸气促，高热不退，胸膈痞满，按之疼痛，口渴烦躁，小便黄赤，大便干燥，舌红苔黄，脉洪数或滑数。

证候分析：本证为风温之邪从口鼻而入，或风寒、风热之邪入里化热，内壅于肺所致。热壅于内，蒸腾于外，故见壮热，肌肤灼热；热灼津伤故饮水自救而见口渴多饮；热扰心神，而见心烦躁扰，邪热壅盛，气道闭阻，则呼吸困难，甚至鼻翼煽动；肺热久壅，血败肉腐，而成肺痈，咳吐脓血腥臭痰；里热炽盛，灼伤津液，津伤肠燥，则大便秘结、小便短赤；里热壅盛或痰热内阻，故见舌红、苔黄、脉滑数。

3. 热闭心包型

临床证候：咳嗽气促，痰声辘辘，烦躁，神昏谵语，高热不退，甚则四肢厥冷，舌红绛，苔黄而干，脉细滑数。

证候分析：热邪犯肺，炼液成痰，阻塞肺窍，故见咳嗽、气促、痰声辘辘；热邪逆传闭郁心包，干扰心神，故见烦躁、神昏谵语；热入营血分，故见高热不退，热深厥亦深，故见四肢厥冷。

4. 阴竭阳脱型

临床证候：高热骤降，大汗肢冷，颜面苍白，呼吸急迫，四肢厥冷，唇甲青紫，神志恍惚，舌淡青紫，脉微欲绝。

证候分析：热入营血，津血煎熬，气随血脱，阳随津亡，故见高热骤降、大汗

肢冷、颜面苍白、呼吸急迫，四肢厥冷，唇甲青紫，神志恍惚。舌淡青紫，脉微欲绝为阳气虚脱之象。

5. 正虚邪恋型

临床证候：干咳少痰，咳嗽声低，气短神疲，身热，手足心热，自汗或盗汗，心胸烦闷，口欲饮，或虚烦不眠，舌红，苔薄黄，脉细数。

证候分析：正气不足，邪气缠绵，气阴两伤，弱阳易动，故见气短神疲、身热、手足心热、自汗或盗汗；阴虚生内热，热扰心包，则见心胸烦闷；阳不入阴，则见虚烦不眠。

6. 肺脾气虚型

临床证候：乏力，气短神疲，食欲不振，脘腹不舒，咳嗽，可咳少量稀白痰，遇风发作明显，大便溏，舌质淡红，苔白润或腻，边有齿痕，脉弦软，或芤，或细。

证候分析：正胜邪退，肺脾精气耗损，气血生化乏源，气血布散无权，故见乏力、气短神疲；气虚卫外不固，则遇风即咳；脾失健运，中焦气滞，故见食欲不振、脘腹不舒。

三、鉴别诊断

（一）西医鉴别诊断

1. 肺结核

多有全身中毒症状，如午后低热、盗汗、疲乏无力、体重减轻、失眠、心悸，女性患者可有月经失调或闭经等。X线胸片见病变多在肺尖或锁骨上下，密度不均，消散缓慢，且可形成空洞或肺内播散。痰中可找到结核分枝杆菌。一般抗菌治疗疗效不佳。

2. 肺癌

多无急性感染中毒症状，有时痰中带血丝，血白细胞计数不高。但肺癌可伴发阻塞性肺炎，经抗菌药物治疗炎症消退后

肿瘤阴影渐趋明显，或可见肺门淋巴结肿大，有时出现肺不张。若抗菌药物治疗后肺部炎症不见消散，或消散后于同一部位再次出现肺炎，应密切随访。对有吸烟史及年龄较大的患者，必要时做 CT、MRI、支气管镜和痰液脱落细胞等检查，以免贻误诊断。

3. 肺血栓栓塞症

多有静脉血栓的危险因素，如血栓性静脉炎、心肺疾病、创伤、手术和肿瘤等病史，可发生咯血、晕厥，呼吸困难较明显。X 线胸片示区域性肺血管纹理减少，有时可见尖端指向肺门的楔形阴影。动脉血气分析常见低氧血症及低碳酸血症。D- 二聚体、CT 肺动脉造影、放射性核素肺通气 / 灌注扫描和 MRI 等检查可帮助鉴别。

4. 非感染性肺部浸润

需排除非感染性肺部疾病，如间质性肺炎、肺水肿、肺不张和肺血管炎等。

（二）中医鉴别诊断

1. 麻疹

初起见发热、恶寒、头痛、咳嗽等肺卫证候，与风温、肺炎喘嗽颇相似，但麻疹以小儿多见，每呈流行性，口腔可查到麻疹黏膜斑，经过 3~5 天即出现皮疹。

2. 感冒

系由风寒或风热外邪引起，多有头痛、鼻塞、咽痛等肺卫表证，与风温、肺炎喘嗽之发热重、恶寒轻、口渴、舌边红、脉浮数相比，其病情多轻浅，以肺卫失宣、清窍不利为主，全身症状不重，热象不重，病程较短，数日即愈，很少传变。

四、临床治疗

抗感染治疗是肺炎治疗的最主要环节。细菌性肺炎的治疗包括经验性治疗和针对病原体治疗。肺炎的抗生素治疗应尽早进行，一旦怀疑为肺炎马上给予首剂抗生素。病情稳定后可从静脉途径转为口服治疗。抗生素疗程至少 5 天，大多数患者需要 7~10 天或更长疗程，如体温正常 48~72 小时，肺炎临床稳定可停用抗生素，其标准为：① T ≤ 37.8 ℃；②心率 ≤ 100 次 / 分；③呼吸频率 ≤ 24 次 / 分；④收缩压 ≥ 90mmHg；⑤呼吸室内空气条件下动脉血氧饱和度 ≥ 90% 或动脉氧分压，≥ 60mmHg；⑥能够口服进食；⑦精神状态正常。重症肺炎的治疗首先应选择广谱的强有力抗生素，并应足量、联合应用。中西医结合治疗，可有效改善临床症状，提升治疗效果，缩短治疗时间。

除西医针对病原体进行治疗外，中医进行相应的辨证治疗，可有效缩短病程，改善相关临床症状。

（一）提高临床疗效的要素

本病治疗要谨守病机，中西合用，双管齐下。中医治疗各类肺炎多从"风温"辨证。风邪与温邪俱为阳邪，"两阳相劫，必伤阴液"，故治疗时当以"宣肺透邪，顾护阴液"为治疗原则。初起邪在肺卫，治以辛凉解表、疏风泄热；邪热入里，痰壅于肺，治以清热化痰、宣肺解毒；热陷心包，合以清心开窍；正气暴脱，当益气固脱；后期邪热伤阴，治以滋阴养液。在提高治愈率、降低病死率方面，可收到较好的疗效。特发性间质性肺炎在西医学治疗方面缺乏有效的治疗手段，肾上腺糖皮质激素及免疫抑制剂由于存在着较多的不良反应而影响了其临床上的应用。早期病情较轻时以肺阴亏虚的表现为多，晚期病情较重时则多见阳气不足的表现，以滋阴清热、健脾温肺为治疗大法。此外要重视活血化瘀药的应用，并多伍利水之品。本病早期可用中药治疗，中后期或急性期应配合西药抗菌消炎药，西医辨病，中医辨证，中西合用，从而达到与早期治疗一样的效果。

（二）辨病治疗

1. 一般支持治疗

注意休息，保持室内空气流通，注意隔离消毒，预防交叉感染。要保证患者有足够蛋白质、热量和维生素的摄入。鼓励饮水，轻症患者不需常规静脉输液，重症患者要积极治疗，监测神志、体温、呼吸、心率、血压、血氧饱和度及尿量等，防止可能发生的休克，必要时给予机械通气治疗。

2. 病因治疗

尽早应用抗生素是治疗感染性肺炎的首选治疗手段。一经诊断，留取痰标本后，即应开始经验性抗感染治疗，不必等待细菌培养结果。疗程通常为5~7天，或在退热后3天停药，或由静脉用药改为口服，维持数日。

（1）细菌性肺炎

1）肺炎球菌肺炎：首选青霉素G。成年轻症患者，可用240万U/d，分3次肌内注射。病情稍重可用240万~480万U/d静脉滴注，每6~8小时1次，疗程7~10天。重症及并发脑膜炎者，剂量可增至1000万~3000万U/d，分4次静脉滴注。对青霉素过敏者，或耐青霉素，或多重耐药菌株感染者，可用氟喹诺酮类、头孢噻肟或头孢曲松等药物，多重耐药菌株感染者还可用万古霉素、替考拉宁、利奈唑胺等。经抗菌药物治疗后，高热常在24小时内消退，或数日内逐渐下降。若体温降而复升或3天后仍不降者，应考虑肺炎球菌的肺外感染，如脓胸、心包炎或关节炎等。

持续发热的其他原因尚有耐青霉素的肺炎球菌、混合细菌感染、药物热或并存其他疾病。肿瘤或异物阻塞支气管时，经治疗后肺炎虽可消散，但阻塞因素未除，肺炎可再次出现。10%~20%肺炎球菌肺炎伴发胸腔积液，应酌情取胸腔积液检查并培养以确定其性质。若治疗不当，约5%并发脓胸，应积极排脓引流。

2）葡萄球菌肺炎：近年来，金黄色葡萄球菌对青霉素G的耐药性已高达90%左右，因此可选用耐青霉素酶的半合成青霉素或头孢菌素，如苯唑西林钠、氯唑西林、头孢呋辛钠等联合氨基糖苷类，如阿米卡星等，亦有较好疗效。阿莫西林、氨苄西林与酶抑制剂组成的复方制剂对产酶金黄色葡萄球菌有效，亦可选用。对于耐甲氧西林金黄色葡萄球菌（MRSA），则应选用万古霉素、替考拉宁和利奈唑胺等，如万古霉素1.5~2.0g/d静脉滴注，但应注意有药物热、皮疹、静脉炎、肾功能损害等不良反应。临床选择抗菌药物时可参考细菌培养的药物敏感试验。

（2）肺炎支原体肺炎　大环内酯类抗菌药物为首选，如红霉素、罗红霉素和阿奇霉素。氟喹诺酮类如左氧氟沙星和莫西沙星等，及四环素类也用于肺炎支原体肺炎的治疗。疗程一般2~3周。因肺炎支原体无细胞壁，故而青霉素或头孢菌素类等抗菌药物治疗无效。本病具有自限性，多数患者不经治疗即可自愈。病程早期可通过适当的抗生素治疗减轻症状，缩短病程。

（3）肺炎衣原体肺炎　治疗与支原体肺炎相似。首选红霉素，亦可选用多西环素或克拉霉素，疗程均为14~21天。阿奇霉素0.5g/d，连用5天。氟喹诺酮类也可选用。

（4）病毒性肺炎　以对症治疗为主，原则上不宜应用抗菌药物预防继发性细菌感染，一旦明确已合并细菌感染，应及时选用敏感的抗菌药物。目前已证实较有效的病毒抑制药物有：①利巴韦林。具有广谱抗病毒活性，包括呼吸道合胞病毒、腺病毒、副流感病毒和流感病毒。0.8~1.0g/d，分3~4次服用；静脉滴注或肌内注射10~15mg/（kg·d），分2次应用；亦可用雾化吸入，每次 10~30mg，加蒸馏水 30ml，每日 2 次，连续 5~7 天。②阿昔洛韦。具有广谱、强效和起效快的特点。临床用于疱疹病毒、水痘病毒感染。尤其对免疫缺陷或应用免疫抑制剂者尽早应用。每次 5mg/kg，静脉滴注，一日 3 次，连续给药 7 天。③更昔洛韦。主要用于巨细胞病毒感染。7.5~15mg/（kg·d），连用 10~15 天。④奥司他韦。为神经氨抑制剂，对甲、乙型流感病毒均有很好作用，耐药发生率低。每次 75mg，每天 2 次，连用 5 天。⑤阿糖腺苷。具有广泛的抗病毒作用，多用于治疗免疫缺陷患者的疱疹病毒与水痘病毒感染。5~15mg/（kg·d），静脉滴注，10~14 天为一疗程。⑥金刚烷胺。有阻止某些病毒进入人体细胞及退热作用，临床用于流感病毒等感染。成人量每次 100mg，早晚各 1 次，连用 3~5 天。

传染性非典型肺炎一般性治疗和抗病毒治疗同病毒性肺炎。重症患者可酌情使用糖皮质激素，具体剂量及疗程应根据病情而定，并应密切注意糖皮质激素的不良反应和 SARS 的并发症。对出现低氧血症患者，可使用无创机械通气，应持续使用直至病情缓解，如效果不佳或出现 ARDS，应及时进行有创机械通气治疗。注意器官功能的支持治疗，一旦出现休克或多器官功能障碍综合征，应予相应治疗。疑诊或确诊 H5N1 感染的患者都要住院隔离，进行临床观察和抗病毒治疗。除了对症治疗以外，尽早服用奥司他韦，成人 75mg，每天 2 次，连用 5 天，年龄超过 1 岁的儿童按照体重调整每日剂量，分 2 次口服；在治疗严重感染时，可以考虑适当加大剂量，治疗 7~10 天。

（5）肺真菌病

1）肺念珠菌病：轻症患者通过消除诱因（如停用广谱抗生素、糖皮质激素、免疫抑制剂及体内留置导管），病情常能逐渐好转，病情严重者则应及时应用抗真菌药物。氟康唑、伊曲康唑和伏立康唑均有效果。氟康唑，每日 200mg，首剂加倍，病情重者可用 400mg/d。两性霉素 B 亦可用于重症病例，0.5~1.0mg/（kg·d），但毒性反应较大。棘白菌素类抗真菌药，如卡泊芬净、米卡芬净等对念珠菌也有效。临床上应根据患者的状态和真菌药敏结果选用。

2）肺曲霉病：侵袭性肺曲霉病、侵袭性气管支气管曲霉病和慢性坏死性肺曲霉病的治疗首选伏立康唑，首日剂量 6mg/kg，随后 4mg/kg，每 12 小时 1 次；病情好转后可转为口服，200mg 每 12 小时 1 次。疗程至少 6~12 周。以往两性霉素 B 被视为治疗真菌的金标准，由于新的抗真菌药的出现，目前已不作为首选，但其具有价廉、疗效好的优点。首次宜从小剂量开始，每日 0.1mg/kg 溶于 5% 葡萄糖溶液中缓慢避光静脉滴注，逐日增加 5~10mg，尽快尽可能给予最大耐受剂量［1~1.5mg/（kg·d）］，然后维持治疗。目前对疗程、总剂量还没有统一的意见，可根据患者病情的程度、对治疗的反应、基础疾病或免疫状态个体化给予。主要不良反应为畏寒、发热、心慌、腰痛及肝肾功能损害等。但用药过程中出现中度肾功能损害并非停药的指征。两性霉素 B 脂质复合体，其肾毒性较小，主要适合已有肾功能损害或用性霉素 B 后出现肾毒性的患者，剂量 5mg/（kg·d）。还可选用卡泊芬净和米卡芬净等棘白菌素类药物。

曲霉肿的治疗主要是预防威胁生命的大咯血，如条件许可应行手术治疗。支气管动脉栓塞可用于大咯血的治疗。支气管内和脓腔内注入抗真菌药或口服伊曲康唑可能有效。

急性变应性支气管肺曲霉病（ABPA）的治疗首选糖皮质激素，开始可用泼尼松 0.5mg/（kg·d），2 周后改为隔日 1 次。急性 ABPA 糖皮质激素剂量 7.5~10mg/d。疗程根据情况决定，一般需 3 个月或更长。抗真菌治疗可用伊曲康唑，200mg/d，口服，疗程大于 16 周。伏立康唑和泊沙康唑也有效。可酌情使用 β₂ 受体激动剂或吸入糖皮质激素。

3）肺隐球菌病：治疗上可选用氟康唑、伊曲康唑或两性霉素 B。对免疫功能正常的无症状者，可临床观察随访或口服氟康唑 200~400mg/d，疗程 3~6 个月；有症状的患者疗程 6~12 个月，重症患者尤其是合并隐球菌脑膜炎者可联合两种抗真菌药物治疗，如两性霉素 B 联合 5- 氟胞嘧啶治疗。术前未经化疗而手术切除的肺隐球菌病，建议术后口服氟康唑 200~400mg/d，疗程 2~4 个月。

4）肺孢子菌肺炎（PCP）：首选复方磺胺甲噁唑（TMP-SMZ），TMP 15~20mg/（kg·d）或 SMZ75~100mg/（kg·d），分 3~4 次口服或静脉滴注，疗程 2~3 周；如对 TMP-SMZ 耐药或不耐受，也可选用氨苯砜、克林霉素＋伯氨喹、甲氧苄啶＋氨苯砜、阿托伐醌等。棘白菌素类抗真菌药如卡泊芬净等对 PCP 也有良好的疗效。此外，糖皮质激素可抑制 PCP 的炎症反应，降低病死率，对于 PaO₂ ≤ 70mmHg 者，应尽早使用泼尼松 40mg，每日 2 次口服，连续 5 天，随后 40mg/d，连续 5 天，然后 20mg/d 直至停用。临床对高危人群可预防性化学治疗。

3. 对症治疗

（1）咳嗽、咳痰　咳嗽剧烈时，可适当用止咳化痰药物，一般祛痰剂即可达到减轻咳嗽的作用，而不用镇咳剂。咳嗽无痰，特别是因咳嗽引起呕吐或严重影响睡眠者可服用中枢性镇咳剂。

（2）发热　尽量物理降温，不用阿司匹林或其他解热药，以免过度出汗、脱水，干扰真实热型，引起临床判断失误。鼓励饮水，每日 1~2L，失水者可输液。

（3）其他　剧烈胸痛者，可酌用少量镇痛药，如可待因。中等或重症患者（PaO2 < 60mmHg 或有发绀）应给氧。若有明显麻痹性肠梗阻或胃扩张，应暂禁食、禁饮和胃肠减压，直至肠蠕动恢复。烦躁不安、谵妄、失眠者酌用镇静剂，禁用抑制呼吸的镇静药。

（三）辨证治疗

1. 辨证论治

肺炎种类较多，除去西医对因治疗外，中医则执简驭繁进行辨证论治，可全程参与肺炎各期的治疗，有利于改善临床症状，缩短恢复时间。但实践表明对于肺真菌病，中医药治疗效果不佳。

（1）邪犯肺卫型

治法：疏风清热，宣肺止咳。

方药：桑菊饮。桑叶、菊花、杏仁、连翘、薄荷、桔梗、芦根、甘草。

加减：若恶寒偏重，加麻黄以宣肺散寒；气逆频咳，加前胡、枳壳降气止咳；咽喉肿痛，加炒牛蒡子、马勃、射干清热利咽；头痛剧烈，重用菊花，加蔓荆子清利头目；痰热甚而咳痰浓稠者，重用芦根，加黄芩、瓜蒌皮、鲜竹沥清肺化痰；邪热伤津、口渴咽干，加南沙参、明党参、天花粉以生津止渴；发热甚，气粗似喘，加生石膏、葛根、黄芩。

（2）痰热壅肺型

治法：清热化痰，宽胸止咳。

方药：麻杏石甘汤合千金苇茎汤。麻黄、杏仁、石膏、芦根、桃仁、薏苡仁、冬瓜子、甘草。

加减：若痰热盛者，可加鱼腥草、瓜蒌、黄芩等清肺化痰；血热盛，咳痰带血者，加黄芩、白茅根、茜草凉血止血；胸闷或有胸痛，加瓜蒌皮、郁金以理气宽胸除闷；合并胸腔积液，加葶苈子、龙葵以泻水。

（3）热闭心包型

治法：清热解毒，化痰开窍。

方药：清营汤加减。水牛角、生地、玄参、麦冬、金银花、连翘、竹叶心、丹参、黄连、石菖蒲、郁金。

加减：若见烦躁、谵语，可加服紫雪丹，以加强清热息风之功；窍闭神昏者，可加服安宫牛黄丸或至宝丹以清心开窍；肝风内扰抽搐者，加桑叶、钩藤、全蝎、地龙、重楼息风止痉。

（4）阴竭阳脱型

治法：益气养阴，回阳固脱。

方药：生脉散合四逆汤加减。人参、麦冬、五味子、干姜、附子、山茱萸、甘草。

加减：阴竭者，生脉散加味，药用西洋参、麦冬、五味子、山茱萸、煅龙骨、煅牡蛎浓煎频服，或用生脉注射液或参麦注射液40ml，加200ml液体中，静脉滴注，每日1次。阳脱者，参附汤加味，药用人参、附子、麦冬、五味子、煅龙骨、煅牡蛎浓煎频服，或用参附注射液50ml，加入500ml液体中，静脉滴注，每日2~3次。

（5）正虚邪恋型

治法：益气养阴，润肺化痰。

方药：竹叶石膏汤。竹叶、生石膏、人参、麦冬、法半夏、甘草、粳米。

加减：若余热未退，可用西洋参易人参，或加玄参、生地黄、白薇增强养阴、清虚热之功；若肺热盛，咳嗽咳痰，加杏仁、前胡、浙贝母、瓜蒌皮以化痰止咳；气虚甚者，加五指毛桃补气化痰。

（6）肺脾气虚型

治法：健脾补肺，益气化痰。

方药：玉屏风散合香砂六君汤加减。五指毛桃、黄芪、山药、党参、炒白术、茯苓、法半夏、陈皮、广藿香、防风、砂仁。

加减：若咽痒、咳嗽明显，加紫苏叶、蜂房、杏仁、前胡以疏风降气止咳；乏力甚者，以人参易党参；腰膝酸软者，可加入牛大力、鹿衔草、鹿角胶等补肾强腰。

2. 外治疗法

（1）理疗　微波治疗病灶区，可加速炎变的吸收消散。

（2）刺血疗法

① 高热者急刺大椎、十宣放血；伴神昏加人中、涌泉。

② 大椎、十宣、尺泽、委中、十二井穴，常规消毒后用三棱针点刺放血，出血须在10~15ml，用于本病退热。

③ 取太冲、肺俞，三棱针点刺放血；取大椎、膻中，火罐拔吸15分钟；后颈、胸、背部，梅花针弹刺出血。用于迁延性肺炎。

3. 成药应用

（1）金荞麦胶囊/肺力咳胶囊　功效：清热解毒，祛痰止咳平喘。适应证：肺炎属风热犯肺或痰热壅肺者。症见咳吐黄浓痰，或有发热者。

（2）鲜竹沥/复方鲜竹沥　功效：清热化痰止咳。适应证：咳吐黄浓痰。

（3）喜炎平注射液　功效：清热解毒，清肺化痰。适应证：风热犯肺或痰热壅肺型。症见咳嗽，咳黄痰者。

（4）血必净注射液　功效：清热凉血，活血祛瘀。适应证：热入营血分，高热不退，感染危重者。

（四）医家诊疗经验

蒲辅周

蒲老认为，腺病毒肺炎初期多属实，乃气实、邪实也。一般说来，七日以前多正旺邪实，其治以逐邪为主，邪在表者，或辛散温开，或辛凉透邪，重在开闭，寒凉过之则影响宣闭。肺炎初期用药，最怕凉血，引邪内陷；亦忌滋润而助邪。七日之后，正气渐虚，或正虚邪实，或正虚邪衰，总以虚实互见为多，其治宜扶正逐邪，或攻补兼施。肺炎后期，如血分有热，才可用凉血药。末期阴伤则宜润，可重用沙参、玉竹、百合、麦冬、天门冬一类润肺养阴之品；和胃宜酌加大枣、谷芽、麦芽、荷叶之类。但临床不能拘泥于七日之说，要四诊、八纲全面分析。

五、预后转归

本病初期邪犯肺卫，或热入营血，只要阴伤不甚，一般预后良好，但若失治误治，病变会进一步发展。若高热突然下降，颜面苍白，大汗淋漓，神昏谵语，呼吸急促，脉微欲绝，有正气虚脱之象，则预后不良，需要紧急抢救。

六、预防调护

（一）预防

1. 预防上呼吸道感染的发生，对感冒和支气管炎进行积极治疗。

2. 锻炼身体，增强体质，提高机体抵御外邪的能力，可练太极拳。

（二）调护

1. 注意饮食生活起居方面的卫生，避免受寒，避免劳累，注意室内空气流通，保持新鲜空气。

2. 卧床休息，高热时可在前额放置冰袋或乙醇擦浴；气急或有发绀等缺氧表现时，给予鼻导管吸氧。

3. 多饮水和果汁，多吃新鲜瓜果，忌烟，戒酒，禁食辛辣等有刺激性的食品。以下为食疗方。

（1）百合山药粥　鲜百合30g，山药50g，粳米30g，同煮食用。

功效：益气养阴。

适应证：肺炎后期，辨证属气阴两虚，症见口干、干咳、少痰者。

（2）百合川贝粥　鲜百合30g，川贝5g，粳米30g，同煮食用。

功效：润肺化痰。

适应证：肺炎初期，辨证属热邪犯肺，症见咳嗽、咳黄痰、黏稠、不易咳出者。

七、专方选要

病毒肺炎方（马莲湘）

组成：麻黄5g，杏仁10g，甘草5g，石膏25g，瓜蒌皮10g，天竺黄10g，金银花10g，连翘10g。加万氏牛黄清心丸1粒研开冲服。

功效：宣肺清热，化痰止咳。

主治：病毒性肺炎，属邪热壅肺或痰热壅肺者。症见咳嗽，咳黄浓痰，喘息等。

方解：麻黄、杏仁宣肺止咳、疏散邪气；石膏、金银花、连翘清热解毒；瓜蒌皮、天竺黄清热化痰、宽胸除闷；万氏牛黄清心丸清热解毒、镇静安神。

辨证加减：若口腔溃疡，加玄参10g；气急痰鸣甚者，加葶苈子5g；颈项强直者，加石决明25g；热退气平，去麻黄、石膏，加玄参10g、麦冬8g、北沙参10g。

八、研究进展

社区获得性肺炎是常见的呼吸系统疾病，抗感染药物的应用，曾经有效控制了疾病进展，并降低了其病死率。但近些年，由于新病原体的出现，以及病原体对抗感染药物的耐药、免疫受损宿主的增加，使得社区获得性肺炎的治疗出现了许多新问题。及时有效地对病原进行针对性治疗是决定其预后的关键。DNA测序技术，可以在对患者病原体检测的同时，检测微生物毒力因子、耐药基因、生物学状态等，随着其检测成本的下降，其应该成为更多患者的优先选择，这将成为临床社区获得性肺炎病原学检测的主要发展趋势。其可以使得对感染药物的选择更具针对性，避免抗感染药物的滥用。

肺与肠道的黏膜系统是组成公共黏膜免疫系统的一部分，具有免疫相关性，当肠道黏膜发生病变时，可以通过黏膜免疫的途径影响到肺，反之亦然。黏膜的免疫屏障功能是肺与肠道相互关联的体现。研究发现 CAP 患者多伴有肠道黏膜屏障损伤，使体内释放大量炎症递质，激活相关免疫细胞，从而促进炎症介质释放，进一步破坏肠黏膜屏障功能。当肠黏膜完整性遭到破坏时，可导致肠道大量致病菌经破损的黏膜移位进入血液，通过循环系统迁移到肺部，加重肺部的损伤。因此，调节肠道菌群，维持肠道黏膜屏障可以干预肺部炎症反应。

主要参考文献

［1］中华医学会. 成人社区获得性肺炎基层诊疗指南（2018 版）［J］. 中华全科医师杂志. 2019.18（2）：117-126.

［2］中华中医药学会内科分会. 社区获得性肺炎中医诊疗指南（2018 版）［J］. 中医杂志，2019，60（4）：150-159.

［3］王浩. 蒲辅周治疗腺病毒肺炎经验总结［J］. 中国中医药信息杂志，2010，17（12）：89-90.

［4］刘文，王西华. 社区获得性肺炎病原学检测研究进展［J］. 西医学，2022，50（11）：1490-1494.

［5］胡健，李泽庚，张峰，等. 基于"肺与大肠相表里"探讨中医药调节肠道菌群治疗社区获得性肺炎研究进展［J］. 新中医，2022，54（21）：26-30.

第二节　肺结核

肺结核是由结核分枝杆菌（简称结核杆菌或结核菌）侵入人体后所引起的慢性肺部感染性疾病，占各器官结核病总数的 80%~90%，其中痰中排菌者称为传染性肺结核病。由于其强烈的传染性、抗药性、顽固性和潜伏性，至今仍严重地威胁着人们的健康。

目前全球有 1/3 的人（约 20 亿）曾受到过结核分枝杆菌的感染。结核病的流行状况与经济水平大致相关，结核病的高流行与国内生产总值（GDP）的低水平相对应。据 WHO 统计，2021 年全球新发结核病数量约为 1060 万例，发病率 134/（10 万），大多数的结核病发生在东南亚地区（45%）、非洲（25%）和西太平洋地区（18%），东地中海区（8.1%）、美洲（2.9%）和欧洲（2.2%）所占比例较小。30 个结核病高负担国家占全球所有估算结核病患者数量的 87%，其中印度（28%）、印度尼西亚（9.2%）、中国（7.4%）、菲律宾（7.0%）、巴基斯坦（5.8%）、尼日利亚（4.4%）、孟加拉国（3.6%）和刚果（2.9%）8 个国家占全球结核病患者总数的 2/3。

据 2010 年我国第 5 次结核病流行病学抽样调查估计：结核病年发病例 100 万，发病率 78/（10 万）；当年有活动性肺结核患者 499 万，患病率 459/（10 万）；涂阳肺结核患者 72 万，患病率 66/（10 万）；菌阳肺结核患者 129 万，患病率 119/（10 万）；结核病年死亡人数 5.4 万，死亡率 4.1/（10 万）；TB/HIV 双重感染患者约 2 万；每年新发 MDR-TB 约 10 万人。通过加强结核病防治工作和落实现代结核病控制措施，近十年来我国的结核病疫情呈下降趋势。2021 年 WHO 估算我国的新发结核病患者数为 78.0 万，估算结核发病率为 55/（10 万）；MDR/RR-TB 患者数为 3.3 万，其中实验室确诊的 MDR/RR-TB 患者数为 16826 例，发病率为 2.3/（10 万）。由于我国原结核病疫情比较严重，各地区差异大，西部地区肺结核患病率明显高于全国平均水平，结核病防控工作任重而道远，必须坚持不懈地加强结核病防控工作。

肺结核临床以咳嗽、咯血、潮热、盗汗、胸痛、消瘦、食欲不振等为主要表现。本病属于中医学"肺痨"范畴。历代对本病，病名的变迁不一，一是根据症状特点命名，如骨蒸、劳嗽、急痨等；一是据其传染性命名，如尸注、传尸等。

一、病因病机

（一）西医学认识

结核菌侵入宿主体内，从感染、发病到转归均与多数细菌性疾病有显著不同，宿主反应具有特殊意义。结核菌感染引起的宿主反应分为4期：起始期、T细胞反应期、共生期及细胞外增殖和传播期。其中在T细胞反应期形成的T细胞介导的细胞免疫（CMI）和迟发型过敏反应（DTH）对结核病发病、演变及转归产生决定性影响。CMI是宿主获得性抗结核保护作用的最主要的机制。结核杆菌经C3调理作用而被巨噬细胞吞噬，在细胞内酸性环境下其抗原大部分被降解，一部分则与胞体内的Ia分子耦联成复合物而被溶酶体酶消化，并被转移至细胞膜，递呈给Th细胞，作为第一信号。在这一过程中伴随产生的淋巴细胞激活因子即IL-1成为第二信号，两者共同启动T细胞应答反应。CMI以$CD4^+$细胞最重要，他产生和释放多种细胞因子放大免疫反应。$CD8^+$参与Th_1/Th_2调节。与CMI相伴的DTH是结核病免疫反应另一种形式，长期以来认为两者密不可分，只是表现形式不同。结核分枝杆菌属分枝杆菌科的分枝杆菌属，有人型、牛型、非洲型和田鼠型，其中引起人类结核病的主要为人型结核菌。人型菌与牛型菌形态相似，对豚鼠有较强致病力，但人型菌对家兔免疫致病力则远较牛型菌为强。饮用未经消毒的带有牛分支杆菌的牛奶，可引起肠道结核感染。结核菌为需氧菌，不易染色，经品红加热染色后，即使用酸性乙醇冲洗亦不能脱色，故称为抗酸杆菌。结核菌对外界抵抗力较强，在阴湿处能生存5个月以上，但在阳光下暴晒2小时、5%~12%甲酚皂溶液接触2~12小时、70%接触2分钟，或煮沸1分钟，即可被杀灭。最简单的灭菌方法是直接焚毁带有病菌的痰纸。

结核菌主要通过呼吸道传播，传染源主要是排菌的肺结核患者（尤其是痰涂片阳性、未经治疗者）的痰。排菌者通过咳嗽、说话、打喷嚏将有传染性的气溶胶排至空气中，免疫力低下者吸入气溶胶，通过呼吸道进入肺泡引起感染。此外结核病还有消化道传染、皮肤和黏膜接触传染等，均属少见。

（二）中医学认识

中医认为肺结核的致病因素主要有两方面：一为感染痨虫，一为正气虚弱（包括禀赋不足、酒色劳倦、营养不良、病后失调等）。肺结核发病不外乎内外两端，痨虫传染为外因，正气虚弱为内因。

肺结核的病变部位主要在肺。若肺脏本体虚弱或因其他脏器耗伤肺气，则导致肺虚。根据脏腑互相资生、制约的关系，肺与脾肾关系最为密切，也可涉及心肝。初起痨虫侵肺，肺体受损，肺阴耗伤，肺失滋润，主要表现为肺阴亏损，阴虚而生内热，致阴虚火旺，或阴伤气耗，导致气阴两虚，肺阴虚，不能下降于肾，"母病及子"致肾阴虚；肺阴虚则夺脾气以自养，"子夺母气"则肺脾同病；土不生金，导致肺脾气虚；甚则阴损及阳，表现为阴阳两虚；若肺虚不能制肝，肾虚不能养肝，肝火偏旺，可上逆侮肺；若肺虚心火乘之，肾虚则水不济火。

一般发病以缓慢者多见，少数呈急性

发作，出现剧烈咳嗽、咳吐大量鲜血、喘促倚息等严重症状，俗称"急痨""百日痨"，预后较差。

二、临床诊断

（一）辨病诊断

1.临床表现

肺结核的临床表现不尽相同，但有共同之处。

（1）症状

1）呼吸系统症状：咳嗽、咳痰两周以上或痰中带血是肺结核的常见可疑症状。咳嗽较轻，干咳或少量黏液痰。有空洞形成时，痰量增多，若合并其他细菌感染，痰可呈脓性。若合并支气管结核，表现为刺激性咳嗽。约1/3的患者有咯血，多数患者为少量咯血，少数为大咯血。结核病灶累及胸膜时可表现胸痛，为胸膜性胸痛。随呼吸运动和咳嗽加重。呼吸困难多见于干酪样肺炎和大量胸腔积液患者。

2）全身症状：发热为最常见症状，多为长期午后潮热，下午或傍晚开始升高，翌晨降至正常。部分患者有倦怠乏力、盗汗、食欲减退和体重减轻等症状。育龄期女性患者可见月经不调。

（2）体征　多寡不一，取决于病变性质和范围。病变范围较小时，可以没有任何体征；渗出性病变范围较大或干酪样坏死时，则可以有肺实变体征，如触觉语颤增强、叩诊浊音、听诊闻及支气管呼吸音和细湿啰音。较大的空洞性病变听诊也可以闻及支气管呼吸音。当有较大范围的纤维条索形成时，气管向患侧移位，患侧胸廓塌陷、叩诊浊音、听诊呼吸音减弱并可闻及湿啰音。结核性胸膜炎时有胸腔积液体征：气管向健侧移位，患侧胸廓望诊饱满、触觉语颤减弱、叩诊实音、听诊呼吸音消失。支气管结核可有局限性哮鸣音。

少数患者可以有类似风湿热样表现，称为结核性风湿病。多见于青少年女性。常累及四肢大关节，在受累关节附近可见结节性红斑或环形红斑，间歇出现。

2.诊断方法

（1）病史和症状体征诊断

1）症状体征情况：明确症状的发展过程对结核病诊断有参考意义。体征对肺结核的诊断意义有限。

2）诊断治疗过程：确定患者是新发现还是已发现病例。记录首次诊断情况特别是痰排菌情况、用药品种、用药量和时间、坚持规律用药情况等，这对将来确定治疗方案有重要价值。如果是复发患者，治疗史对判断耐药情况有参考意义。

3）肺结核接触史：主要是家庭内接触史，对邻居、同事、同宿舍者等有无肺结核也应了解。记录接触患者的病情、排菌情况、治疗方案和用药规律情况、接触时间、接触密切程度等。

（2）影像学诊断　胸部X线检查是诊断肺结核的常规首选方法。计算机X线摄影（CR）和数字X线摄影（DR）等新技术广泛应用于临床，可增加层次感和清晰度。胸部X线检查可以发现早期轻微的结核病变、确定病变范围、部位、形态、密度、与周围组织的关系、病变阴影的伴随影像；判断病变性质、有无活动性、有无空洞、空洞大小和洞壁特点等。肺结核病影像特点是病变多发生在上叶的尖后段、下叶的背段和后基底段，呈多态性，即浸润、增殖、干酪、纤维钙化病变可同时存在，且密度不均匀、边缘较清楚、病变变化较慢，易形成空洞和播散病灶。诊断最常用的摄影方法是正、侧位胸片，常能将心影、肺门、血管、纵隔等遮掩的病变以及中叶和舌叶的病变显示清晰。

CT能提高分辨率，对病变细微特征进行评价，减少重叠影像，易发现隐匿的胸部和气管、支气管内病变，可在早期发现肺内粟粒阴影，减少微小病变的漏诊；能清晰显示各型肺结核病变特点和性质、与支气管关系、有无空洞以及进展恶化和吸收好转的变化；能准确显示纵隔淋巴结有无肿大。

（3）痰结核分枝杆菌检查 是确诊肺结核病的主要方法，也是制订化疗方案和考核治疗效果的主要依据。每一个有肺结核可疑症状或肺部有异常阴影的患者都必须查痰。

1）痰标本的收集：肺结核患者的排菌具有间断性和不均匀性的特点，所以要多次查痰。通常初诊患者至少要送 3 份痰标本，包括清晨痰、夜间痰和即时痰，复诊患者每次送两份痰标本。无痰患者可采用痰诱导技术获取痰标本。

2）痰涂片检查：是简单、快速、易行和可靠的方法，但欠敏感。每毫升痰中至少含 5000~10000 个细菌时可呈阳性结果。除采用齐-尼染色法外，目前 WHO 推荐使用 LED 荧光显微镜检测抗酸杆菌，具有省时、方便的优点，适用于痰检数量较大的实验室。痰涂片检查阳性只能说明痰中含有抗酸杆菌，不能区分是结核分枝杆菌还是非结核性分枝杆菌，由于非结核性分枝杆菌致病的机会非常少，故痰中检出抗酸杆菌对诊断肺结核有极重要的意义。

3）培养法：结核分枝杆菌培养为痰结核分枝杆菌检查提供准确、可靠的结果，灵敏度高于涂片法，常作为结核病诊断的"金标准"。同时也为药物敏感性测定和菌种鉴定提供菌株。改良罗氏法结核分枝杆菌培养费时较长，一般为 2~8 周。近期采用液体培养基和测定细菌代谢产物的 BACTEC-TB960 法，10 日可获得结果并提高 10% 分离率。

4）药物敏感性测定：主要是初治失败、复发以及其他复治患者应进行药物敏感性测定，为临床耐药病例的诊断、制订合理的化疗方案以及流行病学监测提供依据。WHO 把比例法作为药物敏感性测定的"金标准"。由于采用 BACTEC-TB 960 法以及显微镜观察药物敏感法和噬菌体生物扩增法等新生物技术，使药物敏感性测定时间明显缩短，准确性提高。

5）其他检测技术：如 PCR、核酸探针检测特异性 DNA 片段、色谱技术检测结核硬脂酸和分枝菌酸等菌体特异成分以及采用免疫学方法检测特异性抗原和抗体、基因芯片法等，使结核病快速诊断段取得一些进展。

（4）纤维支气管镜检查 纤维支气管镜检查常应用于支气管结核和淋巴结支气管瘘的诊断，支气管结核表现为黏膜充血、溃疡、糜烂、组织增生、瘢痕和支气管狭窄，可以在病灶部位钳取活体组织进行病理学检查和结核分枝杆菌培养。对于肺内结核病灶，可以采集分泌物或冲洗液标本做病原体检查，也可以经支气管肺活检获取标本检查。

（5）结核菌素试验 结核菌素试验广泛应用于检出结核分枝杆菌的感染，而非检出结核病。结核菌素试验对儿童、少年和青年的结核病诊断有参考意义。由于许多国家和地区广泛推行卡介苗接种结核菌素试验阳性不能区分是结核分枝杆菌的自然感染还是卡介苗接种的免疫反应，因此，在卡介苗普遍接种的地区，结核菌素试验使结核分枝杆菌感染的检出受到很大限制。目前 WHO 推荐使用的结核菌素为纯蛋白衍化物（PPD）和 PPD-RT23。

结核分枝杆菌感染后需 4~8 周才能建立充分的变态反应，在此之前，结核菌素试验可呈阴性；营养不良、HIV 感染、麻疹、水痘、癌症、严重的细菌感染，包括重症结核病如粟粒型结核和结核性脑膜炎等，结核菌素试验结则多为阴性或弱阳性。

（6）γ-干扰素释放试验（IGRAs）通过特异性抗原ES-AT-6和GFP-10与全血细胞共同孵育，然后检测γ干扰素水平或采用酶联免疫斑点试验（ELISPOT）测量计数分泌γ-干扰素的特异性T淋巴细胞，可以区分结核分枝杆菌自然感染与卡介苗接种及大部分非结核分枝杆菌感染，因此诊断结核感染的特异性明显高于PPD试验，但由于成本较高等原因，目前多用于研究评价工作，尚未广泛推行。

3.结核病分类

（1）原发型肺结核：含原发综合征及胸内淋巴结结核。多见于少年儿童、无症状或症状轻微者，多有结核病家庭接触史，结核菌素试验多为强阳性，X线胸片表现为哑铃型阴影（即原发病灶、引流淋巴管炎和肿大的肺门淋巴结），形成典型的原发综合征。原发病灶一般吸收较快，可不留任何痕迹。若X线胸片只有肺门淋巴结肿大，则诊断为胸内淋巴结结核。肺门淋巴结结核可呈团块状、边缘清晰和密度高的肿瘤型或边缘不清、伴有炎性浸润的炎症型。

（2）血行播散型肺结核：含急性血行播散型肺结核（急性粟粒型肺结核）及亚急性、慢性血行播散型肺结核。急性粟粒型肺结核多见于婴幼儿和青少年，特别是营养不良、患传染病和长期应用免疫抑制剂导致抵抗力明显下降的小儿，多同时伴有原发型肺结核。成人也可发生急性粟粒型肺结核，起病急，持续高热，中毒症状严重，身体浅表淋巴结肿大，肝脾大，有时可发现皮肤淡红色粟粒疹，可出现颈项强直等脑膜刺激征，约1/3的患者眼底检查可发现脉络膜结核结节。X线胸片和CT检查开始为肺纹理重，在症状出现两周左右可发现肺尖至肺底有大小、密度和分布三均匀的粟粒状结节阴影，结节直径2mm左右。亚急性、慢性血行播散型肺结核起病较缓，症状较轻，X线胸片呈双上、中肺野

为主的大小不等、密度不同和分布不均的粟粒状或结节状阴影，新鲜渗出与陈旧硬结和钙化病灶共存。

（3）继发型肺结核：继发型肺结核含浸润性肺结核、纤维空洞性肺结核和干酪样肺炎等。临床特点如下。

1）浸润性肺结核：浸润渗出性结核病变和纤维干酪增殖病变多发生在肺尖和锁骨下，影像学检查显示有小片状或斑点状阴影，可融合形成空洞。渗出性病变易吸收，而纤维干酪增殖病变吸收很慢，可长期无改变。

2）空洞性肺结核：空洞形态不一，多由干酪渗出病变溶解形成洞壁不明显的、多个空腔的虫蚀样空洞；伴有周围浸润病变的新鲜的薄壁空洞，当引流支气管壁出现炎症半堵塞时，因活瓣形成，而出现壁薄的、可迅速扩大和缩小的张力性空洞以及肺结核球干酪样坏死物质排出后形成的干酪溶解性空洞。空洞性肺结核多有支气管播散病变，临床症状较多，发热、咳嗽、咳痰和咯血等。空洞性肺结核患者痰中经常排菌。应用有效的化学治疗后，出现空洞不闭合，但长期多次查痰阴性，空洞壁由纤维组织或上皮细胞覆盖，诊断为"净化空洞"。但有些患者空洞还残留一些干酪组织，长期多次查痰阴性，临床上诊断为"开放菌阴综合征"，仍须随访。

3）结核球：多由干酪样病变吸收、周边纤维膜包裹或干酪空洞阻塞性愈合而形成。结核球内有钙化灶或液化坏死形成的空洞，同时80%以上的结核球有卫星灶，可作为诊断和鉴别诊断的参考。直径2~4cm，多小于3cm。

4）干酪性肺炎：多发生在机体免疫力和体质衰弱，又受到大量结核分枝杆菌感染的患者中，或有淋巴结支气管瘘，淋巴结中的大量干酪样物质经支气管进入肺内而发生。大叶性干酪性肺炎X线影像呈

大叶性密度均匀磨玻璃状阴影，逐渐出现溶解区，呈虫蚀样空洞，可出现播散病灶，痰中能查出结核分枝杆菌。小叶性干酪性肺炎的症状和体征都比大叶性干酪性肺炎轻，X线影像呈小叶斑片播散病灶，多发生在双肺中下部。

5）纤维空洞性肺结核：特点是病程长，反复进展恶化，肺组织破坏重，肺功能严重受损，双侧或单侧出现纤维厚壁空洞和广泛的纤维增生，造成肺门抬高和肺纹理垂柳样，患侧肺组织收缩，纵隔向患侧移位，常见胸膜粘连和代偿性肺过度充气。结核分枝杆菌长期检查阳性且常耐药。在结核病控制和临床上均为老大难问题，治疗关键在于初期给予合理化学治疗，以预防纤维空洞性肺结核的发生。

（4）结核性胸膜炎：含结核性干性胸膜炎、结核性渗出性胸膜炎、结核性脓胸。

（5）其他肺外结核：按部位和脏器命名，如骨关节结核、肾结核、肠结核等。

（6）菌阴肺结核：菌阴肺结核为三次痰涂片及一次培养均阴性的肺结核，其诊断标准为：①典型肺结核临床症状和胸部X线表现；②抗结核治疗有效；③临床可排除其他非结核性肺部疾病；④PPD（5IU）强阳性，血清抗结核抗体阳性；⑤痰结核菌PCR和探针检测呈阳性；⑥肺外组织病理证实结核病变；⑦支气管肺泡灌洗（BAL）液中检出抗酸分枝杆菌；⑧支气管或肺部组织病理证实结核病变。具备①～⑥中3项或⑦～⑧中任何1项可确诊。

（二）辨证诊断

1.肺阴亏损型

临床证候：干咳，咳声短促，痰中有时带血，如丝如点，色鲜红，午后手足心热，皮肤干燥灼热，或有轻微盗汗，口干咽燥，胸部隐隐闷痛，苔薄，舌边尖红，脉细或兼数。

证候分析：阴虚肺燥，肺失滋润，故干咳痰少；肺损络伤，则痰中时夹血丝、血点，胸闷隐痛；阴虚内热，可见手心皮肤灼热；肺阴耗伤，故口干咽燥；苔薄质红，脉细或兼数，俱属阴虚之候。

2.阴虚火旺型

临床证候：咳呛气急，痰少质黏，或吐稠黄多量之痰，时时咯血，血色鲜红，午后潮热、骨蒸，五心烦热，颧红，盗汗量多，口渴，心烦，失眠，性急善怒，胸胁掣痛，男子可见遗精，女子月经不调，形体日渐消瘦，舌质红绛而干，苔薄黄或剥，脉细数。

证候分析：肺病及肾，肺肾阴伤，虚火内灼，炼津成痰，故咳呛气急，痰黏或质稠色黄；虚火灼伤血络，可致咯血反复发作，水亏火旺则潮热骨蒸，营阴外泄，故夜卧盗汗；肝肺络脉不和，致胸胁掣痛；心肝火炎，故心烦失眠，善怒；相火偏旺则梦遗失精；冲任失养故月经不调；阴精耗伤以致形体日瘦；舌绛苔黄或剥，脉细数系阴虚燥热内盛之象。

3.气阴耗伤型

临床证候：咳嗽无力，气短声低，痰中偶有夹血，血色淡红，午后潮热，热势一般不剧，面色㿠白，颧红，舌质嫩红，边有齿印，苔薄，脉细弱而数。

证候分析：肺脾同病，阴伤气耗，清肃失司，肺不主气而为咳，气不化津而成痰，肺虚络损则痰中夹血，气虚不能卫外，阳陷入阴，故见气虚身热、怕风、自汗，阴虚则内热、盗汗；脾虚不健则食少、便溏，气阴两伤故面白颧红、舌质嫩红、脉细弱而数。

4.阴阳两虚型

临床证候：咳逆喘息少气，痰中或夹血，血色暗淡，潮热、形寒、自汗、盗汗、声嘶失音，面浮肢肿，心慌，唇紫，肢冷，五更腹泻，口舌生糜，大肉尽脱，男子滑精、阳痿，女子经少、经闭，舌光质红少津，或舌淡体胖，边有齿痕，脉微细而数，或虚大无力。

证候分析：阴伤及阳，肺脾肾三脏并损，肺虚气逆则喘咳；声道失润，金破不鸣而声嘶；脾肾两虚，故见浮肿、肾泄；病及于心，乃致心慌、唇紫；虚火上炎则口舌生糜；卫气虚则形寒自汗；阴伤则潮热盗汗；精气虚竭，无以充养形体，资助冲任之化源，故女子经少或经闭，大肉尽脱；命门火衰故男子滑精、阳痿；舌光质红少津，或舌淡体胖边有齿痕，脉微细数、虚大，均系阴阳交亏之候。

三、鉴别诊断

（一）西医鉴别诊断

1.肺癌

病史：部分患者有长期吸烟史；病程中多无发热；刺激性干咳；反复发作的同一部位肺炎；痰中反复带血较多见，伴有胸痛、胸闷，发病多无明显诱因。体征：体温多正常，肿瘤压迫支气管时可闻及干啰音，引起阻塞性肺炎时远端可闻及湿啰音；晚期常伴有锁骨上淋巴结转移，上腔静脉压迫综合征，Horner综合征，声音嘶哑。影像：中央型肺癌常痰中带血，肺门附近有阴影，与肺门淋巴结核相似；周围型肺癌呈球形，分叶状块影，有时需与结核球鉴别。癌肿病灶边缘常有切迹、毛刺。实验室检查：痰结核菌和脱落细胞检查，以及纤维支气管镜检查和活组织检查有助于鉴别诊断。预后：抗感染治疗后略见好转或无效，症状及肺内病变呈进行性恶化。

2.肺炎

病史：起病急骤，寒战高热，患者一般状态较肺结核差，常伴有咳嗽、咳痰，痰的颜色和性质具有特征性，如肺炎双球菌肺炎为铁锈色痰，克雷伯杆菌肺炎为砖红色稠胶样痰等。体征：体温38~40℃，呈稽留热，病变部位可闻及湿啰音，多以双下肺及背部为主。转归：抗生素治疗有效，一般可在3周左右完全消散。支气管肺炎亦可在2~3周自行消散。

3.肺脓肿

浸润型肺结核伴空洞须与肺脓肿鉴别。肺脓肿起病急，发热高，脓痰多，痰中无结核菌，但细菌多，血白细胞及中性粒细胞增多，抗生素治疗有效。

4.慢性支气管炎

老年慢性支气管炎症状似慢性纤维空洞型肺结核，常有慢性咳嗽、咳痰，有时少量咯血，反复发作，但无明显的全身症状。X线仅有肺纹理增粗和肺气肿征象。做痰结核菌素试验不难鉴别。

5.支气管扩张

须与慢性纤维空洞型肺结核相鉴别。支气管扩张有慢性咳嗽、咳痰和反复咯血史，一般不发热，仅在继发感染时才发热。X线平片多无异常发现，或仅见局部肺纹理增粗或卷发状阴影。做痰结核菌素试验不难鉴别。

6.尘肺

二氧化硅、石棉、氧化铁、铍以及某些有机物质的吸入，可使肺X线片出现浸润，其中硅肺的聚合性团块中甚至出现空洞，与结核病相似。但上述疾病为职业性，有粉尘接触史，诊断不难。

（二）中医鉴别诊断

1.虚劳

虚劳是由脏腑亏损，元气虚弱而致的多种慢性疾病虚损证候的总称。病程较长，病势缠绵，不会传染。病位以脾肾为主，而肺痨病位以肺为主。虚劳病机主在气血阴阳亏虚，肺痨主在阴虚。

2.肺痿

肺痿与肺痨两者病位均在肺，但肺痿是多种慢性疾患后期的转归，如肺痈、肺痨、咳嗽日久等导致肺叶痿弱不用，均可导致肺痿。然而肺痨的晚期可转归形成肺痿，但有从轻到重的因果关系，而且临床主症表现不同。肺痿是以咳吐浊唾涎沫为主，而肺痨是以咳嗽、咯血、潮热、盗汗为特征。

3.肺痈

肺痈是肺叶生疮，形成脓疡，临床以咳嗽、胸痛、发热、咳吐腥臭浓痰，甚则脓血相兼为主要特征的一种疾病。肺痈的病机总属邪热郁肺。二者不难鉴别。

四、临床治疗

（一）提高临床疗效的要素

1.消灭病源，防其传变

杀虫以绝其根本是治疗肺痨的一大法则。古代医家早已认识到这一点。宋代杨仁斋《仁斋直指方》提出"治瘵疾，杀瘵虫"的治疗方法；明代李中梓《医宗必读》提出"补虚以补其元，杀虫以绝其根"的治疗大法，其中特别强调杀虫之法，说"能杀其虫，虽病者不生，亦可绝其传疰耳"，认为杀虫不仅有治疗意义，还有预防意义。西医学对于肺结核的治疗，也非常注重结核药物的合理应用。控制和消灭传染源是防治肺结核的有效手段，若不着眼于消除结核菌，其治疗方法无非是调整体质、控制症状，终属被动。

2.培补正气，滋养肺阴

补虚以复其真元，是治疗肺痨的又一法则。正气虚弱是本病发生的关键，也是本病传变、转归和预后的决定性因素，"正气存内，邪不可干"，因此应重视补虚培元，以增强正气，提高抗病能力。瘵虫致病最易伤阴动热，故有"劳瘵主乎阴虚"之说，而本病在演变过程中也是"阴虚者十之八九"，因此补虚者以滋阴为主，火旺者兼以降火，若合并气虚、阳虚见症者，则当同时兼顾。从西医学研究来讲，结核病的发生、发展与结核患者的免疫功能紊乱有关，采用扶正固本法，将有利于改善机体的免疫反应状态，调动机体的积极因素，促进病变的恢复。

3.掌握"虚中夹实"的特殊性

本病虽以虚为主，但亦可见虚中夹实，故在补虚的同时，应不忘治实，如阴虚夹痰热者，在滋阴的同时佐以清化痰热；气虚夹痰浊者，在补益肺脾之气的同时，参以宣化痰湿；咯血而有血瘀者，又应化瘀止血。现代研究亦表明，对于肺结核球及干酪病灶，临床见瘀血或痰浊，运用活血化瘀、化湿祛痰法可取得较为理想的疗效。因此临床治疗时应辨明疾病特点，掌握其"虚中夹实"的特殊性，辨证论治，注意祛邪法的临证应用，从而达到良好的治疗效果。

4.合理应用化疗药物

实践证明，合理的化疗是治疗结核病、控制和消灭传染源的首要方法。合理的化疗可使病灶全部灭菌、痊愈，而传统的休息和营养疗法都只起辅助作用。若应用化疗药物，疗程结束时痰菌未能转阴，或在疗程中转阳，X线显示病灶未能吸收、稳定，甚至恶化，说明化疗失败。其重要原因多为化疗方案不合理，未规律用药或停药过早，或者细菌耐药，机体免疫力低下等。为了避免失败，必须合理应用化疗药物，正确拟订化疗方案，患者应坚持早期、适量、规律、全程、联用敏感药物。

5.注重对主症的处理

本病的症状，如潮热不休、盗汗甚多、咳嗽不止、大量咯血、失眠、遗精、泄泻等，均应进行针对性的治疗。

6.注重饮食、摄生等综合治疗

在药物治疗的同时，肺痨患者还应注

意饮食、摄生等综合治疗。结核病是一种慢性消耗性疾病，因此要注意加强营养，给予富含维生素且营养均衡的食物；要规律休息，适量运动，活动不可过度，精神要愉快。《明医杂著·劳瘵》提出："然必须病患爱命，坚心定志，绝房室，息妄想，戒恼怒节饮食，以自培其根，否则虽服良药，亦无用也。"

（二）辨病治疗

1. 化学治疗的原则

肺结核化学治疗的原则是早期、规律、全程、适量、联合。整个治疗方案分强化和巩固两个阶段。

2. 化学治疗的主要作用

（1）杀菌作用　迅速地杀死病灶中大量繁殖的结核分枝杆菌，使患者由传染性转为非传染性，减轻组织破坏，缩短治疗时间，可早日恢复工作，临床上表现为痰菌迅速转阴。

（2）防止耐药菌产生　防止获得性耐药变异菌的出现是保证治疗成功的重要措施，耐药变异菌的发生不仅会造成治疗失败和复发，而且会造成耐药菌的传播。

（3）灭菌　彻底杀灭结核病变中半静止或代谢缓慢的结核分枝杆菌是化学治疗的最终目的，使完成规定疗程治疗后无复发或复发率很低。

3. 常用抗结核病药物

（1）异烟肼（INH，H）　异烟肼是单一抗结核药物中杀菌力，特别是早期杀菌力最强者。INH 对巨噬细胞内外的结核分枝杆菌均具有杀菌作用。最低抑菌浓度为 0.025~0.05μg/ml。口服后迅速吸收，血中药物浓度可达最低抑菌浓度的 20~100 倍。脑脊液中药物浓度也很高。用药后经乙酰化而灭活，乙酰化的速度取决于遗传因素。成人剂量每日 300mg，顿服；儿童为每日 5~10mg/kg，最大剂量每日不超过

300mg。结核性脑膜炎和血行播散型肺结核的用药剂量可加大，儿童 20~30mg/kg，成人 10~20mg/kg。偶可发生药物性肝炎。肝功能异常者慎用，需注意观察。如果发生周围神经炎可服用维生素 B_6。

（2）利福平（RFP，R）　最低抑菌浓度为 0.06~0.25μg/ml，对巨噬细胞内外的结核分枝杆菌均有快速杀菌作用，特别是对 C 菌群有独特的杀菌作用。INH 与 RFP 联用可显著缩短疗程。口服 1~2 小时后达血药峰浓度，半衰期为 3~8 小时，有效血药浓度可持续 6~12 小时，药量加大则持续时间更长。口服后药物集中在肝脏，主要经胆汁排泄，胆汁药物浓度可达 200μg/ml。未经变化的药物可再经肠吸收，形成肠肝循环，能保持较长时间的高峰血药浓度，故推荐早晨空腹或早饭前半小时服用。利福平及其代谢物为橘红色，服后大小便、眼泪等为橘红色。成人剂量为体重在 50kg 及以下者为 450mg，50kg 以上者为 600mg，顿服。儿童每日 10~20mg/kg。间歇用药为 600~900mg，每周 2 次或 3 次。用药后如出现一过性转氨酶上升可继续用药，加保肝药治疗观察，如出现黄疸应立即停药。流感样症状、皮肤综合征、血小板减少多在间歇疗法期出现。妊娠 3 个月以内者忌用，超过 3 个月者要慎用。其他常用利福霉素类药物有利福喷丁（RFT），该药血清峰浓度（C_{max}）和半衰期分别为 10~30μg/ml 和 12~15 小时。RFT 的最低抑菌浓度为 0.015~0.06μg/ml，比 RFP 低很多。上述特点说明 RFT 适于间歇使用。使用剂量为 450~600mg，每周 2 次。RFT 与 RFP 之间完全交叉耐药。

（3）吡嗪酰胺（PZA，Z）　吡嗪酰胺具有独特的杀菌作用，主要是杀灭巨噬细胞内酸性环境中的 B 菌群。在 6 个月标准短程化疗中，PZA、INH 和 RFP 联合用药是三个不可或缺的重要药物。对于新发现初

治涂阳患者，PZA仅在前2个月使用，因为使用2个月的效果与使用4个月和6个月的效果相似。成人用药为1.5g/d，每周3次用药为1.5~2.0g/d，儿童每日为30~40mg/kg。常见不良反应为高尿酸血症、肝损害、食欲缺乏、关节痛和恶心。

（4）乙胺丁醇（EMB，E）乙胺丁醇对结核分枝杆菌的最低抑菌浓度为0.95~7.5μg/ml，口服易吸收，成人剂量为0.75~1.0g/d，每周3次用药为1.0~1.25g/d。不良反应为视神经炎，应在治疗前测定视力与视野，并在治疗中密切观察，提醒患者发现视力异常时应及时就医。鉴于儿童无症状判断能力，故不用。

（5）链霉素（SM，S）链霉素对巨噬细胞外碱性环境中的结核分枝杆菌有杀菌作用。肌内注射每日量为0.75g，每周5次；间歇用药每次为0.75~1.0g，每周2~3次。不良反应主要为耳毒性、前庭功能损害和肾毒性等。使用时要严格掌握剂量，儿童、老人、孕妇、听力障碍和肾功能不良者等要慎用或不用。

（6）抗结核药品固定剂量复合制剂（FDC）由多种抗结核药品按照一定的剂量比例合理组成。由于FDC能够有效防止患者漏服某一药品，而且每次服药片数明显减少，对提高患者治疗依从性，充分发挥联合用药的优势具有重要意义，成为预防耐药结核病发生的重要手段。目前FDC的主要使用对象为初治活动性肺结核患者。复治肺结核患者、结核性胸膜炎及其他肺外结核也可以用FDC组成治疗方案。

4. 标准化学治疗方案

为充分发挥化学治疗在结核病防治工作中的作用，解决滥用抗结核药物、化疗方案不合理和混乱造成的治疗效果差、费用高、治疗期过短或过长、药物供应和资源浪费等实际问题，在全面考虑化疗方案的疗效、不良反应、治疗费用、患者接受

性和药源供应等条件后，经国内外严格对照研究证实的化疗方案，可供选择作为标准方案。实践证实、执行标准方案符合投入效益原则。

（1）初治活动性肺结核（含涂阳和涂阴）治疗方案

1）每日用药方案。①强化期：异烟肼、利福平、吡嗪酰胺和乙胺丁醇，顿服，2个月。②巩固期：异烟肼、利福平，顿服，4个月。

2）间歇用药方案。①强化期：异烟肼、利福平、吡嗪酰胺和乙胺丁醇，隔日1次或每周3次，2个月。②巩固期：异烟肼、利福平，隔日1次或每周3次，4个月。

（2）复治涂阳肺结核治疗方案 强烈推荐进行药物敏感性试验。敏感患者投下列方案治疗，耐药者纳入耐药方案治疗。

1）复治涂阳敏感用药方案。①强化期：异烟肼、利福平、吡嗪酰胺、链霉素和乙胺丁醇，每日1次，2个月。②巩固期：异烟肼、利福平和乙胺丁醇，每日1次，6~10个月。巩固期治疗4个月时，未转阴，可继续延长治疗期6~10个月。

2）间歇用药方案。①强化期：异烟肼、利福平、吡嗪酰胺、链霉素和乙胺丁醇，隔日1次或每周3次，2个月。②巩固期：异烟肼、利福平和乙胺丁醇，隔日1次或每周3次，6个月。

上述间歇方案为我国结核病规划所采用，但必须采用全程督导化疗管理，以保证患者不间断地规律用药。

5. 耐多药肺结核

耐药结核病，特别是MDR-TB（至少耐异烟肼和利福平）和当今出现的广泛耐多药结核病（XDR-TB）（除耐异烟肼和利福平外，还耐二线抗结核药物）对全球结核病控制构成严峻的挑战。制订MDR-TB治疗方案的通则是：详细了解患者用药史、该地区常用抗结核药物和耐药流行情况；

尽量做药敏试验；严格避免只选用一种新药加到原失败方案中；WHO 推荐尽可能采用新一代的氟喹诺酮类药物；不使用交叉耐药的药物；治疗方案至少含 4 种二线的敏感药物；至少包括吡嗪酰胺、氟喹诺酮类、注射用卡那霉素或阿米卡星、乙硫或丙硫异烟肼、PAS 或环丝氨酸；药物剂量依体重决定；加强期应为 9~12 个月，总治疗期为 20 个月或更长，以治疗效果决定。监测治疗效果最好以痰培养为准。

6. 其他治疗

（1）对症治疗　肺结核的一般症状在合理化疗下很快减轻或消失，无需特殊处理。咯血是肺结核的常见症状，一般少量咯血，多以安慰患者、消除紧张、卧床休息为主，可用氨基己酸、氨甲苯酸、酚磺乙胺、卡巴克洛等药物止血。大咯血时先用垂体后叶素 5~10U 加入 25% 葡萄糖液 40ml 中缓慢静脉注射，一般为 15~20 分钟，然后将垂体后叶素加入 5% 葡萄糖液按 0.1U/（kg·h）速度静脉滴注。垂体后叶素收缩小动脉，使肺循环血量减少而达到较好止血效果。高血压、冠状动脉粥样硬化性心脏病、心力衰竭患者和孕妇禁用。对支气管动脉破坏造成的大咯血可采用支气管动脉栓塞法。

（2）糖皮质激素　糖皮质激素治疗结核病主要是利用其抗感染、抗病毒作用。仅用于结核毒性症状严重者。必须确保在有效抗结核药物治疗的情况下使用。使用剂量依病情而定，一般用泼尼松口服每日 20mg，顿服，1~2 周，以后每周递减 5mg，用药时间为 4~8 周。

（3）肺结核外科手术治疗　经合理化学治疗后无效，有多重耐药的厚壁空洞、大块干酪灶、结核性脓胸、支气管胸膜瘘和大咯血保守治疗无效者应用当前肺结核外科手术治疗。

（三）辨证治疗

1. 辨证论治

（1）肺阴亏损型

治法：滋阴润肺，杀虫止咳。

方药：月华丸加减。生地、熟地、天门冬、麦冬、沙参、百部、獭肝、川贝母、三七、白及、茯苓、怀山药。

加减：咳嗽甚者，加用杏仁、前胡、瓜蒌；盗汗加糯稻根；肺阴虚较著，加百合、玉竹、羊乳滋补肺阴；痰中带血较著，予仙鹤草、白茅根；骨蒸潮热者，加银柴胡、功劳叶、白薇。

（2）阴虚火旺型

治法：滋阴降火，补肺益肾。

方药：百合固金汤合秦艽鳖甲散加减。南沙参、北沙参、麦冬、玉竹、百合、百部、白及、生地、五味子、玄参、阿胶、龟甲、冬虫夏草。

加减：若咳嗽痰黄量多者酌加桑白皮、天花粉、知母；盗汗明显者，加乌梅、煅龙骨、煅牡蛎、麻黄根、浮小麦、稽豆衣等敛营止汗；咯血量多者，加白茅根、仙鹤草、紫珠草以止血；伴胸痛可加三七、血余炭、花蕊石、广郁金等化瘀和络止血。

（3）气阴耗伤型

治法：益气养阴，润肺止咳。

方药：保真汤加减。人参、白术、茯苓、黄芪、甘草、五味子、生地、熟地、天冬、麦冬、白芍、当归、莲子心、地骨皮、百部、白及。

加减：咯血量多者，可加山茱萸、仙鹤草、煅龙牡、三七等，奏补气摄血之功；阴伤明显，潮热骨蒸者，加银柴胡、龟甲、鳖甲；气虚明显，汗出较多者，加浮小麦、桂枝、防风、牡蛎、碧桃干。

（4）阴阳虚损型

治法：滋阴补阳。

方药：补天大造丸加减。人参、黄芪、

白术、山药、麦冬、生地、五味子、阿胶、当归、枸杞、山茱萸、龟甲、鹿角胶、紫河车。

加减：若肾虚气逆喘息者，配冬虫夏草、补骨脂摄纳肾气。

2.外治疗法

（1）针刺治疗 以太渊、肺俞、膏肓、足三里、三阴交、太溪为主穴。肺阴亏虚者配照海；阴虚火旺者配合谷、行间；气阴两虚者配脾俞、肾俞、气海；潮热者配尺泽、鱼际；盗汗者配阴郄；咯血者配孔最；遗精者配志室；闭经者配血海。针刺用补法，每日1次。

（2）灸法 选肺俞、大椎、关元、脾俞、膏肓、肾俞穴，每穴灸3~5壮，灸20分钟，隔日1次。

（3）贴敷法

① 大蒜贴敷：鲜大蒜适量捣泥，置纱布上敷贴两足底涌泉穴，20~30分钟局部疼痛时取下。

② 肺痨膏：白鸽粪、五灵脂、白芥子、大蒜各30g，白凤仙花连根叶1株，醋化麝香0.6g。先将白鸽粪、五灵脂、白芥子共研细末，再加大蒜、白凤仙捣碎成液，将醋化麝香兑入。调和均匀，密贮备用。取肺俞、膏肓、百劳、脾俞，每穴用蚕豆大小，贴于穴位，覆盖纱布，胶布固定，2天换1次，2周为一疗程，休息3天，再继续贴用。

3.成药应用

（1）金水宝/百令片 功效：补益肺肾，纳气平喘。适应证：肺结核阴阳两虚型，或气短、乏力、动则喘促者。

（2）裸花紫珠颗粒 功效：清热凉血止血。适应证：肺结核咯血者。

（3）参苓白术颗粒 功效：健脾补肺。适应证：肺结核有肺脾气虚证候者。

（4）人参固本丸 功效：益气养阴，滋肾补肺。适应证：肺结核之气阴耗伤、肺阴亏损者。

4.单方验方

（1）白蛤散 白及60g，蛤蚧20g，海浮石20g，共研细粉。早中晚餐前服2.5g。

（2）桔贝丸 川贝母100g，桔梗60g，百部60g，乳香60g，没药60g，共研细末，水泛为丸。早晚各服6g。

五、预后转归

肺痨患者往往表现为本虚为主，因此其转归主要取决于人体正气的盛衰，若正气比较旺盛，或得以正确治疗，本病可逐渐恢复。若邪盛正虚，病情可进行性加重，趋向恶化，由肺虚渐损脾肾心肝，由阴及气及阳，形成五脏亏损。若正气较虚，正邪相争，病势起伏，病情慢性迁延，亦属难治。

本病患者的预后，主要取决于体质的强弱、病情的轻重、治疗的迟早。如《肘后备急方·治尸注鬼注方》说："觉知此候者，便宜急治之。"《明医杂著·劳瘵》说："此病治之于早则易，若到肌肉消铄，沉困着床，脉沉伏细数，则难治矣。"提出早期治疗的重要性。若能早期发现，及早治疗，预后一般良好；若治疗不及时，迁延日久，预后较差。肺阴亏损、肺脾气虚证在病程的早期正气未衰，若及时治疗，预后良好；虚火灼肺、气阴耗伤证，预后尚可；心肾阴虚、阴阳虚损证属晚期，预后多不良。

六、预防调护

（一）预防

1.建立建全防治系统

建立防治系统和健全各级结核防治组织是整个防治工作的关键。早期发现并治愈涂阳患者是切断传染源的最有效方法。

2.卡介苗接种

卡介苗是活的无毒力牛分枝杆菌疫

苗。接种对象是未受感染的人，主要是新生儿。卡介苗并不能预防感染，但能减轻感染后的发病和病情严重程度，新生儿和婴幼儿接种后比未接种的人保护力可维持5~10年。

（二）调护

加强营养，注意休息，可食疗调护，目的在于保护和增强人体正气，提高抗病能力。食疗方如下。

1. 健脾益肺粥

五指毛桃 30g，鲜山药、薏苡仁、莲子、芡实、粳米各 30g，同煎煮，去五指毛桃后食用。

功效：健脾益气、祛湿化痰。

适应证：肺结核。症见乏力，咳嗽，咳痰，气促，怯风冷，腰膝无力，脉细，或苁，或软。

2. 黄精粥

生黄精 30g，薏苡仁 30g，粳米 30g，煮粥食用。

功效：补益肺肾。

适应证：肺结核。症见潮热，盗汗，消瘦，干咳，无痰。

3. 宁血茶

西红花 10 根，枸杞 15g，沸水冲泡饮。

功效：养血宁血活血。

适应证：肺结核见咯血，但量不多者。

4. 穞豆浆

黑穞豆 50g，做成豆浆食用。

功效：滋阴清热，敛阴止汗。

适应证：于肺结核见潮热、盗汗者。

七、专方选要

抗痨合剂

组成：百部、十大功劳叶、党参、黄芪、白及、川贝、葎草、沙参。

功效：益气养阴，抗结核，杀虫。

主治：肺结核属气阴两虚者。

方解：黄芪、党参、沙参益气养阴，扶助正气，可减轻化疗药物伤及脾胃的症状；十大功劳叶滋阴清热，且能止血；百部、川贝养阴润肺，化痰止咳，抑制结核杆菌；白及、葎草解毒生肌，宁络止血。本方与相关结核化疗方案同用，可起到增效减毒之功。

主要参考文献

[1] 苏海涛，李同霞，吕洪清，等. 中医中药治疗耐多药肺结核的概况 [J]. 中医临床研究，2020，12（24）：140-143.

[2] 呼吸系统疾病基层诊疗指南编写专家组. 肺结核基层诊疗指南 [J]. 中华全科医师杂志，2019，18（8）：709-717.

第三节　肺脓肿

肺脓肿是由多种病原菌引起的肺实质坏死性病变。早期为肺组织的感染性病变，继而坏死、液化，外周有肉芽组织包围形成脓肿，胸部 X 线显示肺实质内后壁空洞或空洞内伴液平。临床特征表现为高热、咳嗽和咳吐大量脓臭痰。多发生于壮年，男性多于女性。自抗生素广泛应用以来，肺脓肿的发生率已大为降低。

中医学根据咳嗽、胸痛、发热、咳吐腥臭浊痰，甚则脓血相间的临床特征，将其归属于"肺痈"范畴。

一、病因病机

（一）西医学认识

1. 病因

肺脓肿的细菌感染，为一般上呼吸道感染，包括需氧、兼性厌氧和厌氧菌。感染时常为混合性感染，包括需氧和厌氧的革兰阳性球菌和杆菌。国外报道嗜肺军团菌所致的肺炎，约有25%可形成肺脓肿，尤其是免疫抑制者。

2.发病机制

（1）吸入性肺脓肿是最常见类型，病原体经口腔、上呼吸道吸入致病，误吸是常见原因。扁桃体炎、鼻窦炎、牙槽脓肿或龋齿的分泌物，以及口腔、鼻腔部手术后的血块、呕吐物等，在全身麻醉、酗酒、癫狂发作、使用镇静剂过量等发生意识障碍，或由于受寒、极度疲劳等，发生全身抵抗力下降、咽喉保护性反射减弱或消失、气道防御清除功能下降时，可经气管吸入肺内造成细支气管阻塞，远端肺组织萎缩，病原菌迅速繁殖，引起化脓性炎症、组织坏死，形成脓肿。吸入性肺脓肿常为单发，其发生部位与支气管解剖结构和体位有关。由于右肺总支气管较左侧陡直，且管径较粗大，吸入物易吸入右肺，故右肺发病多于左肺。由于重力作用，吸入物易流到偏下肺段。在仰卧位时，好发于上叶后段或下叶背段；在坐位时，好发于下叶后基底段；右侧位时，好发于右上叶前段、后段。

（2）血源性肺脓肿为皮肤创伤感染、疖肿、化脓性骨髓炎、泌尿道感染、腹腔感染、感染性心内膜炎、盆腔感染等所致的菌血症，病原菌脓毒栓子，经血行途径播散至肺，导致小血管栓塞，进而导致肺组织炎症、坏死，形成脓肿。此型病变常为多发性，常发于两肺的外周边缘部。病原菌以金黄色葡萄球菌多见。

（3）继发性肺脓肿多继发于肺部其他疾病，如支气管扩张、支气管囊肿、支气管肺癌、空洞性肺结核等。肺部邻近器官化脓性病变，如膈下脓肿、肾周围脓肿、脊柱旁脓肿和食管穿孔感染等，穿破至肺也可形成肺脓肿。阿米巴肝脓肿好发于右肝顶部，易穿破膈肌至右肺下叶，形成阿米巴肺脓肿。支气管异物气道阻塞，也是引起肺脓肿特别是小儿肺脓肿的重要因素。

（二）中医学认识

中医学认为该病病位在肺。痈，"肿也"（《说文解字》），多是由于邪热犯肺，蕴结不解而致。若风热之邪，由口鼻或皮毛侵犯于肺，或风寒袭肺，郁而化热，肺受邪热熏灼，血热壅聚而发病。正如《类证治裁》所说："肺痈者，咽干吐脓，因风热客肺，蕴毒成脓。"若先天正气不足或过度疲劳，肺卫薄弱，则外邪易乘虚犯肺，也是致病的重要原因。

肺痈的病理性质属实、属热。在发病机制方面，总因邪热郁肺，蒸液成痰，邪阻肺络，血滞为瘀。血瘀则生热，血败肉腐而成脓，又加痰热与瘀血搏结，蕴酿成痈。《环溪草堂医案》则概括为："肺痈之病，皆因邪热瘀阻于肺络，久蕴生热、蒸化成脓。"在肺痈成脓期，热壅血瘀，表现为高热、振寒、咳嗽、气急、胸痛等；溃脓期肺络受损，脓肿内溃外泄，排出大量腥臭浓痰或脓血痰；病程后期，邪毒渐尽，正气日盛，病灶渐愈；若溃后脓毒不尽，邪恋正虚，日久迁延不愈，热伤气阴，病势转为慢性，病理性质为虚实夹杂。

二、临床诊断

（一）辨病诊断

1.临床诊断

急性肺脓肿患者畏寒、高热，体温可达39~40℃，伴有咳嗽、咳黏液痰。炎症累及胸膜可引起胸痛。病变范围较广泛时，可出现气急。同时还伴有精神不振、全身乏力、食欲不振等全身症状。如感染不能及时控制，7~10天后，咳嗽加剧，咳出大量脓臭痰及坏死组织，每日可达300~500ml。约有1/3患者有痰血或小量咯血，偶有中、大量咯血。如治疗及时，一般在咳出大量浓痰后体温明显下降，全身毒性症状随之减轻，数周后一般情况逐渐恢复正常，获得治愈。急性阶段如未能得到及时有效的治疗，如支气管引流不畅，抗感染治疗效果不佳、不充分、不彻底，迁延个月以上即为慢性肺脓肿。患者常有慢性咳嗽、咳浓痰、不规则发热、反复咯血、消瘦、贫血等慢性毒性症状。

其中血源性肺脓肿多常有肺外感染史，先有原发病灶引起的畏寒、高热等全身毒血症的症状。经数日至两周后才出现咳嗽、咳痰，痰量不多，极少咯血。

疾病早期病变较小或于肺深部病变，肺部可无异常体征，或于患侧出现湿性啰音等肺炎体征。病变继续发展可出现肺炎实变体征，即叩诊浊音或实音，可闻及支气管呼吸音。疾病较晚期，肺脓肿脓腔较大时，支气管呼吸音则更明显，可有空瓮性呼吸音或空洞型呼吸音。病变累及胸膜可闻及胸膜摩擦音或出现胸腔积液体征。产生脓胸或脓气胸时则出现相应体征。慢性肺脓肿常伴有杵状指趾。

2. 相关检查

（1）周围血象　急性肺脓肿血白细胞计数达（20~30）×10⁹/L，中性粒细胞占比在90%以上，核左移明显，常有毒性颗粒。慢性肺脓肿患者的白细胞可正常或稍升高，但可有轻度贫血。

（2）病原学检查　痰细菌学检查是诊断肺脓肿的基础。痰涂片进行革兰染色，需直接从脓肿部位穿刺引流留取标本涂片。疑为真菌感染可行嗜银染色、过碘酸希夫染色等特殊染色。并发脓胸时行胸腔积液培养，血源性肺脓肿行血培养均有助于确定病原体，对于选择有效的抗菌药物具有指导意义。

（3）X线检查　吸入性肺脓肿多发生于肺的下垂部分，如上叶的后段或尖后段，下叶背段或基地段。吸入性肺脓肿早期在胸片上呈大片浓密模糊浸润阴影，边缘不清，或为团片状浓密阴影，病变一边常紧贴胸膜、纵隔或叶间裂，呈肺段性分布。肺脓肿形成以后，若脓液经支气管咳出，胸片上能显示带有液平面的圆形空洞，空洞的内壁光滑或不规则，四周有较厚的云雾状炎性浸润。若支气管引流不畅时，可形成张力性空洞。急性肺脓肿吸收恢复期、经脓液引流和抗生素治疗后，空洞日趋缩小，周围炎症逐渐吸收，最后仅残留条索状阴影和胸膜增厚。

慢性肺脓肿肺部X线平片的征象变异很大。以后壁空洞为主要表现，空洞大小、形状不一，空洞周围有纤维组织增生，边缘不整，四周可有放射状条索影，称之为"长毛刺"。支气管因显微组织的牵拉、扭曲或因管壁炎性肿胀而使管腔堵塞，液化不能排出而干涸，因而在X线片上仅团块状浓密阴影。

血源性肺脓肿在一肺或两肺边缘部有多发的散在小片状炎症阴影或边缘整齐的球形病灶，其中可见脓腔和液平面。炎症吸收后可呈局灶性纤维化或小气囊。并发脓胸时，患侧胸部呈大片浓密阴影；若并发气胸则可见到液平面。侧立X线检查可明确肺脓肿的部位及范围大小，有助于作体位引流和外科手术治疗。

（4）CT检查　胸部CT扫描表现为浓密球形病灶，其中有液化，或呈类圆形的厚壁脓腔，脓腔内可出现液平面，脓腔内壁常呈不规则状，周围有模糊炎性影。伴脓胸者尚有患侧胸腔积液改变。胸部CT对于进行体位引流和外科手术治疗很有帮助。

（5）支气管镜检查　肺脓肿患者痰微生物学和细胞学检查未能明确病因，或抗生素治疗1周后无效者，应行支气管镜检查，有助于发现某些引起支气管阻塞的病因，如气道异物或肿瘤。应及时解除气道的阻塞，并同时行纤维支气管镜抽吸，引流支气管内的脓性分泌物。可取出异物，作病理活检诊断或局部治疗，同时此项检查也是鉴别肺脓肿、结核、肿瘤的一个重要方法。疑为肿瘤阻塞，则可取病理标本。但应注意，对于直径大于4cm，伴有液平的肺脓肿，行支气管镜的危险较大，毛刷或活检钳进入肺脓肿腔可使脓腔破溃导致大量脓液溢出，若不及时吸出则有窒息的危险。

（二）辨证诊断

1.表证期（初期）

临床证候：恶寒发热，咳嗽，胸痛，咳则痛甚，呼吸不利，咳白色黏痰，痰量日渐增多，口干鼻燥，苔薄白或薄黄，脉浮滑或浮数。

证候分析：风热客表，卫表不和，故见恶寒发热表证；风热犯肺，肺气失于宣肃，而见咳嗽、胸痛、咳黏白痰。风热上受，则口干鼻燥；风热在表，故苔薄黄，脉浮滑数。

2.成痈期

临床证候：壮热不退，咳嗽气急，咳吐黄稠浓痰，气味腥臭。时时振寒，烦躁不安，口干咽燥，舌质红，苔黄腻，脉滑数或洪数。

证候分析：邪热从表入里，热毒内盛，正邪交争，故壮热、振寒、汗出、烦躁。热毒壅肺，肺气上逆，肺络不和，则咳嗽气急胸痛。痰浊瘀热郁蒸成痈，则咳吐黄浊痰，喉中有腥味。热入血分，耗津伤液，故口干咽燥而渴不多饮。痰热内盛，故苔黄腻，脉滑数。

3.溃脓期

临床证候：咳吐大量血痰，或痰如米粥，或脓血相间，腥臭异常。胸中烦满而痛，有时咯血，甚则气喘不能平卧。身热、面赤，烦渴喜饮。舌质红或降，苔黄腻，脉滑数。

证候分析：血败肉腐，痈脓内溃外泄，故陡然咳吐大量腥臭脓血痰，热毒瘀结，肺损络伤则咯血，脓毒蕴肺，肺气不利，则胸中烦满而痛，气喘，热毒内蒸，故身热、面赤，烦渴，苔黄腻，质红或降，脉滑数。

4.恢复期

临床证候：身热渐退，咳嗽渐轻，脓痰日渐减少，或有胸胁隐痛，短气，自汗盗汗，心烦，口干咽燥，或神疲乏力，面色不华，形体消瘦，精神萎靡，舌质红，苔薄黄，脉细数。

证候分析：脓溃之后，邪毒已去，故热降咳轻、脓痰日少、痰转清稀、神振纳佳，但因肺损络伤，溃处未敛，故胸胁隐痛。肺气亏虚则气短、自汗。肺阴耗伤，虚热内灼则盗汗、低热、潮热、心烦、口干。正虚未复，故面色不华、形瘦神疲。气阴两伤故舌质红或淡红，脉细或细数无力。

三、鉴别诊断

（一）西医鉴别诊断

肺脓肿应与以下列各疾病鉴别。

1.细菌性肺炎

早期肺脓肿与细菌性肺炎在临床上症状和X线检查很相似，肺炎链球菌肺炎常有口唇疱疹和铁锈色痰，而非大量脓臭痰；X线胸片示肺叶或肺段实质呈片状淡薄炎性病变，边缘模糊不清，没有空腔形成。应用抗生素治疗后，胸部X线示病变可消失，若高热不退、咳嗽、咳痰加剧并咳出大量脓痰时应考虑为肺脓肿。痰和血的细菌分离可作鉴别诊断。其他有化脓倾向的葡萄球菌、克雷伯杆菌肺炎等可借助下呼吸道分泌物和血液细菌分离做出鉴别。

2.空洞性肺结核继发感染

肺脓肿和肺结核具有相同好发部位，且慢性肺脓肿有不少病例以咯血为主诉就诊。空洞性肺结核常发病缓慢，病程较长，伴午后潮热、乏力、盗汗、长期咳嗽、痰多。X线片示空洞壁较厚，其周围可见结核浸润病灶，有时伴有同侧或对侧的结核传播病灶，痰结核杆菌阳性可确诊。当合并肺炎时，表现与肺脓肿相似，可出现咳嗽、咳大量脓痰，当急性感染控制后，胸部X线显示纤维空洞及周围多形性的结核病变。

3. 支气管肺癌

肿瘤阻塞支气管引起远端肺部阻塞性肺炎症，呈肺叶、段分布，但形成肺脓肿的病程相对较长，毒性症状多不明显，脓痰量较少。多发于40岁以上有长期大量吸烟病史的患者，若肺局部反复感染，且应用抗生素疗效较差的患者，要考虑有支气管肺癌所致的阻塞性肺炎的可能。支气管鳞癌病变可能发生坏死液化，形成空洞。胸部X线空洞常成偏心、厚壁、内壁凹凸不平，一般无液面形成，空洞周围无炎症反应。由于癌肿经常发生转移，故常见到肺门淋巴结肿大。通过X线体层摄片、胸部CT扫描、痰脱落细胞学检查和纤维支气管镜检查可确诊。

4. 肺囊肿继发于感染

肺囊肿继发于感染时，囊肿内可见液平面，周围组织无炎症反应或反应相当轻，无明显中毒症状或大量脓痰。当感染控制，则呈现光洁整齐的囊肿壁。若与感染前的X线片相比较，则诊断更为容易。

（二）中医鉴别诊断

肺痈应与下列各疾病鉴别。

1. 肺痿

常有肺脏内伤久咳病史，起病缓，病程长。以咳吐浊唾涎沫为主症，虚弱者痰黏而稠，不易咯出，易咯血；虚冷者吐涎沫，痰清稀而量多。肺痈与肺痿，一实一虚，正如《金匮要略心典·卷上》说："肺痿、肺痈二证多同，惟胸中痛、脉滑数、唾脓血，则肺痈所独也……故脉有虚实不

同，而其数则一也。"

2. 痰饮咳嗽

痰饮咳嗽多因脾虚健运失常，致痰湿内生，上渍于肺，故咳嗽而痰白黏，而非腥臭脓痰，或兼脓血痰，且痰饮咳嗽的热势不如肺痈亢盛，故二者不难鉴别。

四、临床治疗

（一）提高临床疗效的基本要素

1. 分辨痰浊，认准病情

发热、胸痛、咳嗽气急、咳出浊痰等症，为一般外感咳嗽所共有，若辨其是否为肺痈，关键需辨清痰浊。《医学入门》说："肺痈……咳唾脓血腥臭，置水中则沉。"《医灯续焰》说："凡人觉胸中隐隐痛，咳嗽有臭痰，吐在水中，沉者是痈脓，浮者是痰。"肺痈初期咳痰色白微黄，质黏，量少，无特殊气味；成痈期黄绿色，质稠，量较多，有腥臭味；溃脓期呈黄红色，如米粥，量少，腥臭异常；恢复期呈黄白色，质清稀，量少，臭味渐减。在治疗过程中，根据痰浊的变化而随时调整遣方用药，将会收到较好的疗效。

2. 辨清虚实，知常达变

肺痈在发展的不同阶段，有虚、实不同病理表现。在肺痈的初起及成痈阶段，症见恶寒高热、咳嗽气急、咳痰黏稠量多、胸痛、舌红、苔黄腻、脉滑数，属于实证、热证。溃脓之后，大量腥臭脓痰排出，咳痰呈黄白色，身热也随之减退，但伴有胸胁隐痛，短气自汗，面色不华，消瘦乏力，脉细或细数无力，属于虚实夹杂之证。久咳伤津耗气，可出现阴虚或气虚的证候，属于虚证。掌握肺痈临床证候的虚实变化规律，做到以常达变，对疾病的治疗及预后有重要的意义。如在肺痈初期，在对症疏风散热、宣肺化痰的同时，要防止疾病的转变，酌加清热解毒的药物，如鱼腥草、

黄芩等。

3. 谨守病机，把握重点

在肺痈的表证期、成痈期、溃脓期和恢复期四个阶段，其成痈期为治疗的关键，溃脓期为病情顺逆之转折。因此，抓住这两个时期的治疗，尤为重要。成痈期为邪热壅肺，脓痰刚成，此时治疗要切中病机，若治疗及时、得当，则病情按规律顺势发展，否则，邪热内陷，灼阴伤血，病势逆向发展，甚而出现谵妄、惊风等危象。在溃脓期，若引流干净，病势控制较好，则身热渐退，病情渐愈；若贻误病情，引流不彻底，则咳嗽不退，胸胁隐痛，自汗盗汗，疾病迁延不愈，转向慢性阶段。

4. 中西医结合，托脓排痰

中医、中西医结合治疗肺脓肿有一定的优势，而治疗肺脓肿的关键是要脱脓排痰。在肺脓肿的急性期，用抗生素配合中药以解毒排痰，如金银花、蒲公英、鱼腥草、葶苈子、桔梗、浙贝母等，若单用抗生素无效，或配合中药疗效不显著，应考虑到由于痈脓未溃，宜使痈脓破溃排出，使邪有出路，可加用皂角刺等，效果较佳。在大量痈脓排出之后，可停用或间断使用抗生素，用生黄芪、薏苡仁、太子参、金银花、桔梗、瓜蒌仁等中药以扶正祛邪。为求速效，可用胸腔插管闭式引流，同时配合抗生素和中医清热解毒、化痰排脓或益气养阴、活血散结之中药，可缩短疗程。

（二）辨病治疗

1. 一般治疗

肺脓肿患者一般多有消耗性表现，特别是体质差者，应加强营养治疗，如补液、高营养、高维生素治疗。有缺氧表现时可以吸氧。肺脓肿患者常有高热，大量脓痰处于高消耗、高代谢状态。由于应用抗生素、糖皮质激素、茶碱类等药物可使食欲减退，胃肠功能紊乱，影响食物的消化吸收，则出现营养不良或营养缺乏，加上呼吸功耗增加，肺功能进行性减退，机体抵抗力下降，病程延长，使死亡率增加。因此要及时补充能量，控制感染，改善肺功能，缩短病程，降低患者病死率。

2. 药物治疗

因急性肺脓肿的感染细菌包括厌氧菌，对青霉素敏感，故一般采用青霉素治疗。根据病情，严重者每天静脉滴注240万～1000万单位，一般状况可每天用160万～240万单位，每日分2~3次肌内注射。

若青霉素疗效不佳，可改用林可霉素，或氯林霉素，或甲硝唑治疗。因肺脓肿的致病厌氧菌中，仅脆弱拟杆菌对青霉素不敏感。可用林可霉素1.8g/d静脉滴注，或0.5g每日3~4次口服；或氯林霉素0.15~0.3g，每日4次口服；或甲硝唑0.4g，每日3次口服或静脉注射。

若为嗜肺军团杆菌所致的肺脓肿，可用红霉素。轻症患者1.0~2.0g/d，分4次口服；重症患者，用药2~3周。

葡萄球菌和链球菌所致的血源性肺脓肿，可选用耐酶的青霉素或头孢菌素。可用万古霉素1.0g静脉滴注，每日2次；或替考拉宁，每日0.4g静脉滴注，首剂加倍。除积极进行败血症的有关治疗外，尚需积极处理肺外化脓性病灶。

抗生素类药物颇多，临床上不可滥用，应结合血培养、细菌的药物敏感培养选择抗生素。

在全身用药的基础上，可配合局部治疗。如环甲膜穿刺、鼻导管气管内或经纤维支气管镜滴药，常用青霉素30万U稀释在10ml生理盐水中，滴药后按脓肿部位采取适当体位，静卧1小时，每日1次。

3. 脓液引流

是提高疗效的有效措施。痰黏稠不易咳出者可口服祛痰药或雾化吸入生理盐水、祛痰药或支气管舒张剂以利痰液引流。身体状况较好者可采取体位引流排痰，引流的体位应使脓肿处于最高位，每日2~3次，每次10~15分钟。痰液引流不畅者，可经纤维支气管镜冲洗及吸引。

4.手术治疗

急性肺脓肿经有效的抗生素治疗，大多数患者可治愈，少数患者疗效不佳，在全身状况和肺功能允许情况下，可考虑外科手术治疗。其手术适应证：①肺脓肿经内科治疗3个月以上，脓腔不缩小，或脓腔过大（5cm以上）不易闭合者。②并发支气管胸膜瘘或脓胸，经抽吸、引流和冲洗疗效不佳者。③大咯血经内科治疗无效或危及生命者。④支气管阻塞限制了气道引流，如肺癌。多数患者手术后可完全康复，有少数可发生支气管扩张。

（三）辨证治疗

1.辨证论治

（1）表证期（初期）

治法：疏风散热，宣肺化痰。

方药：银翘散加减。金银花、连翘、芦根、竹叶、生甘草、荆芥穗、淡豆豉、牛蒡子、鲜苇根。

加减：热势较甚者，加黄芩、鱼腥草以清热；头痛者加桑叶、菊花等以疏风热、清头目；痰热蕴肺，咳痰甚多者加瓜蒌仁、贝母、杏仁以化痰止咳；胸痛甚者加郁金、瓜蒌、桃仁以清肺化痰。

（2）成痈期

治法：清肺解毒，肃肺化瘀。

方药：千金苇茎汤合如金解毒散。苇茎、薏苡仁、冬瓜仁、桃仁、黄芩、黄连、栀子、黄柏、甘草、桔梗。

加减：胸闷喘满、咳吐痰浊量多者，加用葶苈子、瓜蒌仁、桑白皮以泻肺去痈；热毒盛者，加金银花、蒲公英、紫花地丁、鱼腥草、败酱草等以加强清热解毒作用；若心烦口渴者，可配伍石膏、知母以清热

泻火；若咳痰稠浊量多者，可合用葶苈大枣泻肺汤以泻肺逐痰。

（3）溃脓期

治法：清热解毒，化瘀排脓。

方药：千金苇茎汤合加味桔梗汤。桔梗、金银花、薏苡仁、甘草、浙贝母、橘红、葶苈子、白及、苇茎、冬瓜仁、桃仁。

加减：若津伤、口渴、心烦者，可加用沙参、麦冬、百合等养阴清热之品；咯血或痰中带血者，可加用大小蓟、三七、白茅根等以凉血止血解毒；热毒壅盛者，加鱼腥草、金荞麦等解毒之品；胸部胀满，咳喘甚者，重用葶苈子，加用桑白皮、苏子以降气平喘。

（4）恢复期

治法：益气养阴，扶正祛邪。

方药：沙参清肺汤加减。北沙参、生黄芪、太子参、桔梗、薏苡仁、生甘草、合欢皮、白及、冬瓜仁。

加减：如气虚汗出较甚者，重用黄芪、太子参；低热、盗汗、烦渴者，可加用麦冬、百合、天花粉等以养阴清热；咳吐脓血者，加鱼腥草、金荞麦、败酱草以解毒排脓；咯吐脓血久延不愈者，可加白及、白蔹、藕节以止血解毒。

2.外治疗法

（1）针刺治疗 主穴：大椎、合谷、曲池、外关、尺泽、鱼际等穴位，用泻法，用于表证期；肺俞、大椎、太溪、期门、内关等穴位，用泻法，用于成痈期和溃脓期；肺俞、气海、太溪、天门、复溜穴等，采用平补平泻，用于恢复期。

（2）耳针疗法 选用肺、神门、气管、耳尖、下耳背或下屏尖等穴位。方法是每次取2~3穴，捻转中、强刺激，留针20~30分钟。用于肺脓肿的各个时期。

（3）体位引流 体位引流是肺脓肿治疗过程中必不可少的措施之一，患者一般状况较好时，可采用体位引流排脓。将

病变的部位放在高位，保持规定体位，使引流支气管方向向下，同时用手轻拍患者背部，并嘱患者进行呼吸。根据患者身体状况和病情，每日施行1次或数次，每次15~30分钟。用于成痈期、溃脓期。

（4）湿化疗法 把药液雾化或超声雾化，进行局部治疗，可配合体位引流术进行。通常用于湿化疗法的中药有桔梗、鱼腥草、浙贝母、黄芩等。用于成痈期、溃脓期。

3.成药应用

（1）以金荞麦粉为原料的乙醇提取物"黄烷醇" 每片相当于生药1.5g，成人每次5片，每日3次。适用于各个时期。

（2）穿心莲针剂或黄连素针剂 可作为雾化吸入的药液，每次10ml。适用于成痈期和恢复期。

（3）鱼腥草针剂 静脉滴注，也可肌内注射和雾化吸入。适用于成痈期和溃脓期。

（4）清热解毒口服液 每次20ml，每日3次，口服。适用于成痈期和溃脓期。

（5）双黄连口服液 每次20ml，每日3次，口服。适用于表证期。

4.单方验方

（1）一味生黄豆浆 黄豆适量，每次服300ml，每日3次。适用于成痈期和溃脓期。（《千家妙方》）。

（2）百合白及猪肉汤 百合120g，白及60g，瘦猪肉适量。以上前2味共研为末，取6g与适量瘦猪肉末一起用水调至糊，炖熟后服用之，每日1次。适用于成痈期及溃脓期。（《千家妙方》）。

（3）金不换草根汤 三七30g，捣汁酒煎服3次。适用于成痈期及溃脓期。（《百草镜》）。

（4）浆水饮 豆腐浆1杯煮开，冲入浸芥菜的卤汁半杯，加上鱼腥草之捣汁半杯。适用于成痈期及溃脓期。（《中国秘方全书》）。

（5）千层塔蜜汁 千层塔鲜叶30g，捣烂绞汁，蜂蜜调服。日1~2次。适用于成痈期及溃脓期。（《福建中草药》）。

（四）医家诊疗经验

李国勤

李国勤教授结合多年临床经验，辨治肺痈不拘泥古训，主张"祛瘀通络消肺痈，扶正祛邪贯始终"。他认为肺痈的发展演变无外邪正的消长。辨治肺痈必据其邪正盛衰的程度，决定遣方用药中扶正、祛邪的强度。肺痈初起，祛邪当先，扶正宜慎，适当配伍益气扶正之品，可扶助正气祛邪外出，勿贸然过用扶正，以防留寇；痈脓已成或脓成已溃，祛邪为主，有脓必排，宜大剂清热解毒、消痈排脓之品，佐以扶正，可重用黄芪之类益气托毒排脓；恢复期邪去正虚或正虚邪恋，热退身凉，脓痰转清，反遗体倦乏力、自汗、盗汗、口干引饮等气阴两虚之候，宜重扶正，佐以祛邪，重用益气养阴之品，共复已衰之正气、已亏之阴津、已损之肺体。

五、预后转归

急性肺脓肿经积极抗生素治疗、体位引流以后，一般预后较好。有少数由于在急性期治疗不彻底或引流不畅，可转化为慢性肺脓肿。中医虽然将肺痈分为表证期、成痈期、溃脓期和恢复期四型，但并非一定按照此规律发展。现代有人提出"截断"理论，早期诊断，及时治疗，在未成脓前使痈肿得到部分消散，则病程短，病势较轻。而对于一些体质弱、老年及儿童，或素体痰热较盛之人，要防止病情迁延生变。溃脓期是疾病顺逆发展的转折点：若溃后声音清朗，脓血稀而渐少，臭味转淡，饮食知味，胸胁少痛，身体热降，舌淡苔薄，脉象缓滑，则为顺证，可按恢复期进行调治；若溃后音喑无力，脓血如败酱，腥臭异常，出现气喘、鼻煽、胸痛、身热不退、指甲青紫而带弯、脉短涩或弦急，则为肺叶腐败之危候，应积极抢救；若大量咯血而出现脱证者，可参考支气管扩张症等章节之治疗方法进行抢救。

六、预防调护

（一）预防

1. 对于预防吸入性肺脓肿，应首先对口腔、上呼吸道的慢性感染进行治疗，以避免污染分泌物误吸入肺，而增加诱发感染的机会。

2. 对于需要口腔和胸膜手术者，要注意麻醉的深度，及时清除口腔呼吸道血块和分泌物，同时慎用镇静、镇痛、止咳的药物，保持呼吸道通畅。

3. 对于预防血源性肺脓肿，应积极治疗皮肤的疖、痈或肺外化脓性病灶，防止随血行播散而诱发肺脓肿。现代研究表明机体免疫力低下者，或在劳累、淋雨等情况后，在深睡时可发生将污染物误吸入肺内的情况，因此，平时应注意饮食、起居等，并提高免疫力。

4. 对于素体痰热盛者，应禁酒及辛辣炙煿食物，以免燥热伤肺。若一旦发病，则当尽早治疗，力求在脓成之前消散，以减轻病情，缩短疗程。

（二）调护

1. 对于肺脓肿的调护，要根据疾病的不同阶段，采取相应的调护措施，如在疾病的发展期与恢复期要分别调护，以协助治疗。对于任何类型的肺脓肿的任何阶段，让患者得到安静的休息都是必要的，以利于机体恢复。

2. 要让患者安静卧床休息，每天观察体温脉搏的变化、有无咳嗽、咳痰难易，以及痰的色、质、量、味，并做好记录，必要时定期做好痰液检查。注意室温调节，保持适度湿度。在溃脓后可根据肺部病变，予以指导体位引流。要警惕患者出现大咯血、血块阻塞气道、昏迷的情况，准备好支气管镜等其他抢救设施，以便及时抽吸血液，抢救患者。

3. 应禁烟酒及辛辣炙煿食物，以免燥热伤肺。饮食宜清淡，多食蔬菜，忌油腻厚味。高热者给予半流质食物，如将黄豆磨浆，兑入冷开水或豆汁，频频服之。多吃水果，如橘、梨、枇杷等。恢复期可用薏米粥、桔梗贝母粥以糜养。禁食一切辛辣刺激及海鲜发物，如辣椒、葱、韭菜、黄鱼、鸭蛋、虾子、螃蟹等。

七、评价与展望

肺脓肿是一种常见疾病，中西医结合治疗肺脓肿的优势已得到临床验证和专家们的认可，中医药预防肺脓肿也有一定的特色。大量的临床报道显示采用中西医结合疗法可取得较好的疗效，具有疗程短、治疗彻底等优势。

中医治疗肺脓肿主要采用解毒祛痈类药物。临床观察，鱼腥草、金银花配薏苡仁、葶苈子排脓效果显著。部分医家又根据自己的临床体会，除用解毒排脓外，尚加入活血、益气托脓类药物，以改善病变局部微循环状态，取得了满意疗效。对于慢性肺脓肿，中医有较好的疗效。一般采用益气养阴的药物，加用活血、解毒之品，对慢性肺脓肿患者改善咳嗽、咯血症状，调整机体免疫功能状态有显著作用。近年来，随着对清热解毒类中药研究的深入，应用中医药治疗肺脓肿受到进一步重视。如根据民间验方从金荞麦根中提取的"黄烷醇"片治疗急性肺脓肿，有效率达到97%，后国家权威部门报道了用金荞麦制剂治疗急性、亚急性肺脓肿，有效率70.3%；另还有金银花、鱼腥草等各种制剂的普遍应用，充分显示了中医药在治疗肺脓肿中具有很大的潜力和广阔的前景。

主要参考文献

［1］国钰妍，吕庆帅，亢秀红，等．李国勤治疗肺脓肿经验［J］．中医杂志，2014，55（5）：795-797.

［2］袁思成，芮庆林．古代医籍肺痈方剂用药规律的数据挖掘技术分析［J］．中国中医急症，2020，29（11）：1912-1915.

［3］边玉玲．千金苇茎汤治疗肺脓肿临床研究［J］．中国卫生标准管理，2015，6（4）：104-105.

［4］陶银煜，袁卫东．葶苈大枣泻肺汤加减联合常规治疗对肺脓肿患者的临床疗效［J］．中成药，2018，40（12）：2640-2643.

第八章　肺循环疾病

第一节　肺水肿

肺的正常解剖和生理机制保持肺间质水分恒定并使肺泡处于理想的湿润状态，以利于完成肺的各种功能。如果某些原因引起肺血管外液体量过度增多甚至渗入肺泡，则可转变为病理状态，称之为肺水肿。临床表现为呼吸困难、发绀、咳嗽、咳白色或血性泡沫痰，两肺散在湿啰音，影像学呈现为以肺门为中心的蝶状或片状模糊阴影。本病的预后与基础病变、肺水肿的程度和有无并发症及治疗是否得当关系密切，个体差异很大。

古代医学文献中无此病名，但现代临床上屡有发现，其类似症状的记述多有所见，散见于"支饮""喘促""肺胀""水气""上气咳嗽"等中。且属中医急症范畴。

一、病因病机

（一）西医学认识

1.病因

（1）心源性肺水肿　根据引起静脉压力增高的原因，可分为：肺静脉压升高而无左室舒张未充盈压增加，如二尖瓣狭窄和左房黏液瘤致左房压升高、肺静脉压升高；继发于左室舒张未充盈压增高，如主动脉瓣膜病、高血压病、冠心病和心肌病；肺毛细血管压升高继发于肺动脉压升高，即所谓过度灌注性肺水肿。

（2）非心源性肺水肿　非心源性肺水肿，指不存在左心室或左心房负荷过重，且不存在心肌收缩力减弱时肺间质和（或）肺泡腔内渗液增加的疾病。非心源性肺水肿病因繁多，发病机制复杂，不同类型原因不同。

1）神经源性肺水肿：几乎所有严重神经系统疾病，如颅脑创伤、脑血管意外等，都已有诱发神经源性肺水肿的报道。丘脑下部的水肿中枢，因创伤、颅内高压、炎症或缺氧，而受到损害，中枢的抑制作用被解除，结果引起肾上腺交感神经兴奋性增加，患者出现肺毛细血管压力升高和通透性增加。

2）高原性肺水肿：典型的高原性肺水肿常发生于年轻人，海拔迅速上升至2500米以上，可因高海拔地带缺氧，而引起患者神经激素释放和血流动力学变化，继之微血管床灌注过度，毛细血管流体静脉压增高、毛细血管渗出，肺水肿即可发生。

3）感染性肺水肿：肺部感染或全身感染，可引起患者肺血管通透性增高，进而导致感染性肺水肿。

4）肺复张后肺水肿：患者在经历快速、大量胸腔抽气、抽液后，肺复张引起间质负压增大，进而引发肺水肿。

5）中毒性肺水肿：包括药物性肺水肿和化学性肺水肿。

6）低渗透压所致肺水肿：见于肾病、肝病、失蛋白性肠病、皮肤病或营养性疾病所致的低蛋白血症，这些疾病导致血浆渗透压降低，进而引起肺水肿。

2.发病机制

正常情况下，液体不断从肺毛细血管过滤到肺间质，液体不断通过淋巴系统从间质排出，使肺内液体运动保持动态平衡。任何病理因素都会导致肺部液体运动失衡，当过滤出的液体超过回收时，就会形成肺水肿。肺脏表面呈苍白色，湿重明显增加，切面有大量液体渗出。镜下可见广泛的肺充血，间质间隙、肺泡和细支气管内充满含有蛋白质的液体，肺泡内有透明膜形成，有时可见间质出血和肺泡出血，肺毛细血管内可见微血栓形成，有时亦可见灶性肺不张。

（二）中医学认识

根据肺水肿的主要临床表现，结合古代认识和现代中医临床，其病因可归纳为外邪袭肺、心病及肺和久病体虚三个方面。

本病之主要病机为水饮痰瘀壅阻肺气，病属急重。肺为邪阻，清气不入，浊气不出，氤氲闷绝，宗气无所生，精血无所成，邪气弥盛，正气日残，以致不治。病理性质总属病急标实，但有邪实为主与正虚邪实之分。邪实为水饮、痰、瘀壅阻于肺，致肺气痹阻。水饮又可见寒饮阻肺与水热互结之不同。正虚主要是阳虚气衰。病位在肺，涉及肾、心与脾。急性起病者，邪实为主，病位在肺。久病而发或他脏及肺者，多因虚致实，或久病肺脏自虚，气虚阳微，气不布津，津液留为痰饮，内阻于肺，或心气、心阳不足，肺失温养，血脉不利，血不利而为水饮，瘀阻于肺；或久病肾衰，肾阳不足，失于蒸化，水液内停，上凌心肺；或久病肺、脾、肾三脏俱虚，水无制约，横行汪溢，侵害五脏，标虽在肺，而本为多脏同病，极易发生亡阳、虚脱等危重证情，甚至导致死亡。

二、临床诊断

（一）辨病诊断

1.临床诊断

呼吸困难、端坐呼吸、烦躁、窒息感是肺水肿患者常见的典型的症状，严重者可昏迷，同时患者还有原发病的相应临床表现。心源性肺水肿患者，早期可出现咳嗽，严重者可出现咳粉红色泡沫样痰，常有端坐呼吸。另外，在早期还可出现血压增高的情况，随着患者病情进展，血压可下降，甚至发生心源性休克。

几乎所有肺水肿患者的肺部听诊，都能发现异常，特别是可闻及湿啰音。早期心源性肺水肿患者，其湿啰音位于肺底部。随着肺水肿的进展，湿啰音范围扩大。严重肺水肿患者，特别是渗透性增加所致者，通常有外围分布的现象，肺部可出现实变，医生叩诊呈浊音，呼吸音传导增强。大多源自左心衰竭的肺水肿患者，也可有一侧或双侧胸腔积液。合并存在的肺外体征，通常是提示肺水肿起源的重要线索。

2.相关检查

（1）X线检查　心源性肺水肿和非心源性肺水肿的X线表现不同。心源性肺水肿：疾病早期，患者在心功能受损和（或）容量负荷过重的情况下，X线片可显示心影增大，双上肺纹理增粗增多，或可见扩大的肺门影，被认为是"肺水肿前期"的特征。"间质水肿期"出现典型的间隔线，支气管壁和周围结缔组织的水肿，可与支气管腔内的气体形成明显对比，X线片表现为支气管"袖口征"和"双轨征"。"肺泡水肿期"时，X线片显示为双肺渗出性病变，肺野透亮度减低，两肺门可有大片云雾状，或蝶翼状阴影。非心源性肺水肿：X线片可见心脏大小正常，肺血管影宽度正常，肺血流分布均匀，肺血量正常。但由于肺泡充满液体，所以在X线片可显示为线条状透亮带，即"支气管气相"。肺野透亮度减低，而相对干燥的气管从中通过，

（2）核磁共振成像术（MRI）　可根据MRI信号强弱确定肺的含水量，而血管中流动的液体几乎不显影，从而可区分出肺充血和间质水肿。

（3）肺动脉导管（PAC）　PAC测量的

肺毛细血管楔压（PCWP），是诊断急性心源性肺水肿的金标准。同时，医生通过肺动脉导管还可以在治疗的过程中监测心室充盈压力、心输出量以及全身血管的阻力。当 PCWP > 18mmHg，在除外其他引起慢性左心房压增高的疾病时，提示存在慢性心功能不全，而非心源性肺水肿 PCWP 不高。非心源性肺水肿与伴发疾病一起，常表现为高血流动力学状态，患者表现为外周血管扩张，高中心静脉血氧分压（或血氧饱和度）、全身氧输送（D2）及氧消耗（VO2）增加，二氧化碳产量增加。而心源性肺水肿常见心输出量降低、周围血管阻力增加。

（4）经肺热稀释技术（TPTD）　TPTD 可动态监测心输出量、心功能，以及血管外肺水（EVLW）等指标。医生经中心静脉（通常为右颈内静脉）注射热指示剂（通常为冰盐水），同时通过热敏探头在体循环动脉处（通常为股动脉或桡动脉）感受血温的变化，并描记出热稀释曲线，医生通过热稀释曲线可以得出心输出量（CO）、心脏血容量（即全心舒张末期容积，GEDV）、胸腔内血容量（TBV）等血流动力学参数，并可进一步估算出血管外肺水（EVLW）的含量。正常情况下，血管外肺水含量不超过 7~10ml/kg，非心源性肺水肿患者血管外肺水的含量，通常明显高于心源性肺水肿的患者。

（5）动脉血气分析　氧分压在疾病早期主要表现为低氧，吸氧能使氧分压明显增高。二氧化碳分压在疾病早期主要表现为低 CO_2，后期则出现高 CO_2，出现呼吸性酸中毒和代谢性酸中毒。

（6）其他检查　包括血、尿常规，肝、肾功能，心肌酶谱和电解质检查。

（二）辨证诊断

1. 饮邪客肺型

临床证候：气喘，咳嗽，胸满不得卧，痰多如泡沫状，或为粉红色清痰，尿少，舌淡胖，苔白滑，脉沉弦。

证候分析：饮邪客肺，肺失宣降则见气喘，咳嗽，胸满不得卧；津液遇寒而凝聚为饮则见咳痰多，如泡沫状；肺络损伤，气化不行则见粉红色清痰，尿少；舌质淡，舌苔白腻或薄白，脉滑数或虚大无力为饮邪客肺之征。

2. 水气凌心型

临床证候：喘咳，胸闷，心悸，咳痰清稀量多，色粉红，或下肢浮肿，舌淡胖，苔白滑，脉细弱或结代。

证候分析：水气为阴邪，心阳不足，肺失温养，血脉不利而为水饮，水饮内停，上凌于心，则见喘咳、胸闷、心悸；津液遇寒而凝聚为饮以致咳痰清稀量多；阳气不能达于四肢，气化不行则见下肢浮肿；舌淡胖，苔白滑，脉细弱或结代为水气凌心之征。

3. 心肾阳虚型

临床证候：面色苍白，唇指青紫，四肢厥冷，汗出如珠，心悸气喘，张口抬肩，咳吐粉红色痰沫，尿少浮肿，舌紫暗，脉细微欲绝。

证候分析：久病体虚，损伤心肾之阳，心阳不振，则见心悸，张口抬肩；胸中阳气不足则见气喘；肾阳不足，失于蒸化，水液内停，则尿少浮肿，面色苍白，唇指青紫，四肢厥冷；若心肾阳气欲脱则见汗出如珠，咳吐粉红色痰沫；舌紫暗，脉细微欲绝为心肾阳虚之征。

三、鉴别诊断

（一）西医鉴别诊断

根据病史、症状、体检和 X 线表现常可对肺水肿做出明确诊断，但由于肺含水量增多超过 30% 时才可出现明显的 X 线变化，必要时可应用 CT 和核磁共振成像术帮助早期诊断和鉴别诊断。

1. 支气管哮喘或喘息性支气管炎急性发作

临床上一般将肺水肿分为心源性肺水肿和非心源性肺水肿两大类。心源性肺水肿急性发作，伴有哮鸣音时称为心源性哮喘，需与支气管哮喘或喘息性支气管炎急性发作鉴别。前者有心脏病史及体征，心电图异常，发作时常有大量粉红色泡沫痰，双侧肺底以湿啰音为主。可有心动过速，舒张期奔马律，心尖区收缩期或舒张期杂音，以及肺动脉瓣区第二心音亢进。X线示心脏扩大、肺淤血与肺水肿影像。后者多有过敏病史，多呈季节性发作，两肺哮鸣音为主或伴有肺气肿体征。X线呈肺纹理增重和／或肺气肿影像。

2. 自发性气胸、肺栓塞

肺水肿尚需与自发性气胸、肺栓塞相鉴别。根据病史、体征及X线检查一般不难鉴别。如肺栓塞表现为突然胸痛、呼吸困难，但常有咯血，同时有肺动脉栓塞，右室负荷增重的体征（心率增速、血压降低、心脏杂音、颈静脉怒张、肝脏肿大、发绀等），胸片有片状阴影，或呈楔形阴影。心电图呈右心负荷增重表现。自发性气胸则表现为急性发生的胸痛、咳嗽、呼吸困难，X线表现为气胸部位透亮度增加，无肺纹理，患侧肺向肺门收缩、密度增加、与胸腔气体之间有气胸线。同时可作胸腔穿刺抽气与压力测定。

（二）中医鉴别诊断

肺水肿在中医并无此病名，但根据其临床表现及症状，归于喘证范畴，从病因病机及主症上应与气短、哮病、咳嗽相鉴别。

1. 气短

气短也表现为呼吸异常，但本病的主要表现以气促气急、呼吸困难、张口抬肩、倚息不能平卧为特点。气短主要为少气，呼吸微弱而喘促，或短气不足以息，似喘而无声，尚能平卧。正如《证治汇补·喘病》说："若夫少气不足以息，呼吸不相接续，出多入少，名曰气短，气短者，气微力弱，非若喘证之气粗奔迫也。"

2. 哮病

哮病则是以声响为主，为喉中有哮鸣音，是一种反复发作的疾病，而本病主要是呼吸气促困难，是多种急慢性疾病的一个症状。《医宗必读》中描绘得十分具体，"喘者，促促气急，喝喝痰声！张口抬肩，摇身撷肚。短气者，呼吸虽急而不能接续，似喘而无痰声，亦不抬肩，但肺壅而不下。哮者与喘相类，但不似喘开口出气之多，而有呀呷之音。"

3. 咳嗽

肺水肿急性发作时可兼见咳嗽，咳吐痰涎。但咳嗽之病，临床的主要表现为咳嗽、咳痰，无呼吸气促困难等症。而本病主要是呼吸气促，不能平卧，甚则鼻唇青紫，浮肿尿少，属于多种疾病都能出现的一个症状。故据此不难鉴别。

四、临床治疗

（一）提高临床疗效的基本要素

1. 重视病因治疗

病因治疗对肺水肿的预后至关重要，可以减轻或纠正肺血管内外液体交换紊乱。如输液速度过快者应迅速停止或减慢速度。尿毒症患者用透析治疗。感染诱发者适当应用抗生素。毒气吸入者应立即脱离现场，给予解毒剂。麻醉摄入过量者应立即洗胃及给予对抗药。

2. 中西医结合标本兼治

肺水肿属于危急重症，依其临床症状可归入中医喘证范畴。西药对症治疗，如给予减少肺循环血管容量、利尿、给氧等治疗的同时，辅以中医辨证治疗，定能提高临床疗效。急性肺水肿的临床表现，与中医的"喘促"和"水气凌心射肺"颇相类似，常由痰、水、瘀、毒之壅盛，上搏于肺而生，临证虽有邪热壅肺、腑实肺痹、毒气闭肺和心肾阳虚等候之别，但其主要病机则以痰湿、瘀血、热毒、水气等壅塞于肺为特点。因此中医对本病的诊治处理，则应以涤痰、化湿、逐瘀、解毒、泻肺等为治法，随证配合兼用，采用多种剂型，多种投药方式综合急救，标本兼治，可解其急。

（二）辨病治疗

1. 一般措施

采取半坐位，两下肢下垂，以减少静脉回心血量，减轻心脏前负荷。尽快建立静脉通道，抗休克治疗时需采用中心静脉压监测指导补液，除有低蛋白血症，一般不宜输血清白蛋白或低分子右旋糖酐等胶体溶液、以免妨碍水肿液的吸收。

2. 纠正缺氧

可采用鼻塞、鼻导管或面罩给氧，氧流量为每分钟 2~3L，重度缺氧可采用 60% 以上的高浓度氧，但应警惕氧中毒。为消除泡沫，氧气可通过含 50%~70% 乙醇的湿化瓶，用 1% 硅酮或二甲硅油喷雾吸入，抗泡沫效果更好。重度肺水肿，尤其是非心源性肺水肿，常需机械呼吸配合氧疗。

3. 减轻肺毛细血管通透性

（1）肾上腺糖皮质激素。使用原则是：早期、大量、短程。氢化可的松 200~600mg/d 或地塞米松 20~30mg/d，静脉给药，3~5 天为一疗程。

（2）抗感染。感染、中毒或 ARDS（呼吸窘迫综合征）等引起的肺水肿，应用抗生素控制感染，切断病极为重要。最好能根据细菌培养和药物敏感试验的结果选择相应的抗生素。

（3）增加血浆胶体渗透压。对肺水肿患者伴有或不伴有低蛋白血症者均应适量的给予白蛋白或胶质溶液以提高胶体渗透压，但对心源性肺水肿应谨慎，严格的控制速度和剂量，以防心力衰竭的加重。

4. 降低肺毛细血管压

病因多为心源性，如高血压性心脏病、冠心病、左心衰竭和二尖瓣狭窄等。治疗措施如下：

（1）镇静剂：一般用吗啡 5~10mg，皮下注射或肌内注射；或将其稀释于 10% 葡萄糖液 100ml 内静脉滴注、亦可用哌替啶 50~100mg，肌肉或静脉注射，以代替吗啡。

（2）降低循环血容量，静脉注射呋塞米 40~100mg 可迅速利尿，减少循环血量和升高血浆胶体渗透压，减少微血管滤过液体量。

（3）降低左室后负荷，可使用血管扩张剂，常用的血管扩张药有以下几种：

1）硝普钠：血压偏高或正常者，硝普钠 25mg 加入 5% 葡萄糖液 250ml 内，起始每分钟 25μg 静脉滴注，每 5 分钟增加 5μg，逐步增加至每分钟 50~100μg。

2）酚妥拉明：用 5mg 加入 10% 葡萄糖液 20ml 内缓慢静脉推注，获效后继以 10mg 加 10% 葡萄糖液 100ml 内静脉滴注，并根据反应调整滴速，以达良好效果为目的。常用速度为每分钟 0.2~1.0mg。

3）硝酸盐制剂：一般剂量硝酸甘油 5mg 加入 5% 葡萄糖液 250ml 内，缓慢静脉滴注，每日 1 次。根据病情最多可以用至每天 2~4 个上述剂量。开始滴速每分钟 5~10μg，以后酌情调整。

4）改善心肌收缩力，一般可用毒毛花苷 K（毛旋花子苷 K）0.25mg 或毛花苷 C（西地兰）0.2mg，溶于葡萄糖液 20ml 内静脉缓注。必要时 4 小时后可减量重复使用。

5. 病因治疗

在治疗肺水肿的同时也要针对病因进行治疗。

6.其他

防止弥散性血管内凝血（DIC），常用药物为低分子右旋糖酐、肝素等；纠正酸碱失衡和电解质紊乱。

（三）辨证治疗

1.辨证论治

（1）饮邪客肺型

治法：泻肺逐饮。

方药：葶苈大枣泻肺汤合小承气汤加减。葶苈子、大枣、酒大黄、厚朴、枳实。

加减：若咳喘痰壅者，加瓜蒌、葶苈子、桑白皮；浮肿加重者，加车前子、牛膝；瘀血明显者，加赤芍、当归、丹参、桃仁。

（2）水气凌心型

治法：温阳利水。

方药：真武汤加减。茯苓、白芍、白术、生姜、附子。

加减：如病情严重，汗出肢冷，面青唇紫，喘不得卧者，加人参、附子；心阳不足者加桂枝、甘草以通阳气。

（3）心肾阳虚型

治法：温阳利水，益气固脱。

方药：参附龙牡汤合真武汤加减。人参、生牡蛎、熟附子、茯苓、泽泻、猪苓、肉桂、蛤蚧、白术。

加减：若小便清长量多，去泽泻加菟丝子、补骨脂，以温固下元；若心悸、唇青紫，脉虚数或结代，乃水邪上逆，心阳被逼，瘀血内阻，宜重用附子，再加桂枝、炙甘草、丹参以温阳化瘀；若见喘促、汗出，脉虚浮而数，是水邪凌肺，肾不纳气，宜重用人参、蛤蚧、牡蛎，加五味子、山茱萸，以防喘脱。

2.外治疗法

（1）针刺治疗　主穴：大椎、风门、肺俞，手法为点刺，不留针，中强刺激。痰多气壅者，加天突、膻中，手法为泻法，

用于饮邪客肺型。喘而欲脱者，加内关、三阴交，手法为平补平泻用于心肾阳虚型。

（2）灸法　取大椎、肺俞、孔最、脾俞、肾俞，每日灸1次，每穴灸3~6壮，1周为1个疗程用于水气凌心型、心肾阳虚型。

（3）穴位贴敷法　药取白芥子21g，延胡索21g，细辛15g，甘遂12g。共研细末，用姜汁调糊。取穴肺俞、心俞、膻中、华盖。每次每穴敷6~8g药糊，敷后用胶布固定。3天换药1次，3次为1个疗程。用于饮邪客肺型、水气凌心型。

3.成药应用

（1）六神丸　10粒含化服，每日3~4次，重症每小时1次，适用于心肾阳虚型喘促欲脱。

（2）金水六君丸　每次6g，每日3次，适用于饮邪客肺型、水气凌心型痰壅喘促。

（3）黑锡丹　每次3~9g，每日3次，合生脉饮，每次20~30ml，每日3~5次，适用于水气凌心型、心肾阳虚型见上盛下虚之喘促。

（4）参附注射液　每次10~20ml加入50%葡萄糖液20~40ml中静脉推注，每日1~2次，适用于心肾阳虚型心阳欲脱之喘促。

（5）丹参注射液　丹参注射液10~20ml，加入5%葡萄糖注射液100~250ml中，静脉滴注。日1次，10天为1个疗程。适用于本病各型兼见血瘀之症者。

4.单方验方

（1）葶苈子粉　每日3~6g，分3次服，用药1周。适用于水气凌心型。（黄星垣，黄晓苏，黄晓岸．急性肺水肿的中西医结合诊治要点．中西医结合临床杂志）

（2）蟾酥30mg，茯苓270mg，一日量分3次服，适用于突发性肺水肿。（黄星垣，黄晓苏，黄晓岸．急性肺水肿的中西医结合诊治要点．中西医结合临床杂志）

（3）黄芪10g，附片（先煎）6g，葶苈子10g，甘草6g。水煎服，日1剂。适用于水气凌心、心肾阳虚、阳虚水停者。（《古今名医临证金鉴》）

（4）甘遂1g，大戟2.5g，茯苓30g，牵牛子、葶苈子、桑白皮、陈皮各15g，大枣10枚，水煎服。适用于饮邪客肺型，不能平卧者。（《古今名医临证金鉴》）

（5）柴胡、枳实、陈皮、半夏、黄芩各10g，桂枝、葶苈子、茯苓、赤芍各15g，甘遂3g，生姜3片，大枣12枚。水煎服，日2次。适用水气凌心型。（《古今名医临证金鉴》）

（6）附子15~30g，党参24g，白术15g，红花10g，干姜、桃仁、炙甘草各6g。每日1剂，水煎服。适用于心肾阳虚型。（《古今名医临证金鉴》）

（四）新疗法选粹

采用高频喷射通气治疗高原肺水肿，能迅速提高血氧饱和度，有效地降低肺动脉压，而不致 CO_2 潴留。研究表明，高频喷射通气较鼻导管单纯氧气吸入效果显著，血气改变亦相当明显。在症状改善方面，高频喷射通气疗效较传统氧气吸入有显著差异，恢复时间也缩短。

（五）医家诊疗经验

1. 刘启庭

刘老认为中医治疗肺水肿多从水饮喘证等方面论治，认为肺失通调、脾失健运、肾失摄纳、肝失疏泄、心失统摄皆与本病相关。五脏功能失司，致使水湿痰饮输布失调，聚而成邪，积聚于胸，凌心犯肺，发为本病，且疾病日久，必兼气血不畅，故临床以活血利水法，辅以五脏通调论治肺水肿，故自拟中药论治：茯苓、猪苓、泽泻、桑白皮、生姜皮、附子、白术、陈皮、桔梗、麻黄、桂枝、柴胡、蛤蚧、

山茱萸、桃仁、红花、甘草。临床多取得满意疗效。刘老认为本病究其根本，总不离肺脾肾，涉及心肝，而发病关键，一者为水，一者为气，故认为肺水肿病在五脏，水气失调，而又常兼瘀血为患。故在方中加桃仁、红花等以活血化瘀、通利血脉，如此组方，便可使五脏通调，兼顾水气，使水邪排出有道，津液化生得法，五脏功能相济，气血通畅调达，阴阳协调互用，五行生生不息，则疾病自愈。

2. 颜德馨

颜老认为心源性肺水肿，病机关键点是心气、心阳虚，提出"有一分阳气，便有一分生机"，为此制定温运阳气方，药物组成为熟附子、炙麻黄、细辛、生蒲黄、丹参、葛根等。常用药对如熟附子配半夏：两药合用，同气相求，具温阳化饮、降逆散结之效；黄芪配葶苈子：攻补相兼，一升一降，升则补宗气以扶正，降则泻肺气以消水，用治心水证，有固本清源之效。

3. 邓铁涛

邓老认为心源性肺水肿以心阳亏虚为本、瘀血水停为标，五脏相关，以心为本，心阳气亏虚是心源性肺水肿发病的关键，是痰饮产生的始动因素，治疗上亦需注意温补阳气以治本。如果在利水祛邪的同时不温扶心阳，则痰湿水饮源源不断产生，仅利水亦难于奏效。治疗上阴阳分治，以温补阳气为上，温心阳代表方为暖心方（红参、熟附子、薏苡仁、橘红等）。

4. 李可

李老运用破格救心汤救治心源性肺水肿等心阳暴脱之证，以四逆汤合参附龙牡救逆汤及张锡纯来复汤加减，使用大剂量附子、干姜、炙甘草、高丽参、山茱萸、生龙骨、生牡蛎等，能温补收敛元气，固涩滑脱。

五、预后转归

肺水肿是临床常见的综合征，往往以急性呼吸衰竭的形式出现，如能早期发现，及时治疗，预后尚好。但由于肺间质水肿和肺泡水肿表现出的对血流动力学的影响，则间质静水压力升高压迫附近微血管，增加肺循环阻力，升高肺动脉压力等；低氧血症、酸中毒使肺血管收缩，加重右心负荷，引起心功能不全。这些若未能及时纠正，可因心衰、心律失常而死亡。

总的来说，本病的预后与其基础病变、肺水肿的程度、有无并发症及治疗是否得当关系密切，个体差异很大。

六、预防调护

（一）预防

1. 治疗基础病变，防患于未然

应注意避免各种引发非心源性肺水肿的原因，如各种严重的感染、医源性的抽气或抽液后复张性肺水肿等。及时辨别肺水肿，并积极采取相应的治疗措施，对患者预后有很大帮助。

2. 注意气候变化，防寒保暖，避免烟尘刺激，以防外邪入内

感染也是肺水肿的重要诱因，故应嘱患者注意随天气变化增减衣服，预防感冒。并应在平时坚持适当的体育锻炼，如太极拳、气功等，以提高呼吸功能及抗御外邪的能力。

3. 保持心情舒畅，防止七情内伤

肺水肿可由多种疾病引起。患者多有既往病史，情绪紧张易波动。而这些都有可能成为肺水肿发作的诱因，故应了解患者的思想，树立正确对待疾病的观念、战胜疾病的信心，保持乐观向上的情绪，消除紧张、焦虑心理。这不仅能起到预防疾病的作用，且对疾病的康复也大有帮助。

（二）调护

1. 日常病情监测

应在日常中关注患者有无原发病加重的情况，一旦原发疾病病情加重应及时就医，以便及时控制病情。有其他的严重感染、心脏疾病、肾脏疾病等患者应重视早期出现的肺水肿症状并及时处理。

2. 饮食

饮食宜清淡，多食蔬菜、水果、豆类，忌肥甘厚味、过于油腻之品，食勿过饱。病重者，给予流食或暂不进食。

（1）白茅根茶　白茅根 9~30g 泡茶，频服。（《民间实用偏方》）

（2）苓白术茶　茯苓 5g，白术 3g，茉莉花茶 3g。用 200ml 开水冲泡 10 分钟后饮用，冲饮至味淡。（《民间实用偏方》）

（3）薏仁红豆粥　红豆 80g、薏仁 80g，冰糖 80g，广陈皮 3 钱，大枣 10 颗，甘草 1 片。同煮至烂为度，每日早晚各服 1 次。（《民间实用偏方》）

七、专方选要

（一）葶桃承气汤（龚家林）

组成：大黄 50g，芒硝 15g，桔梗 12g，全瓜蒌 12g，浙贝母 10g，葶苈子 5g，桃仁 10g，红枣 7 枚，炙甘草 5g。

功效：逐瘀宣肺，通便行水。

主治：肺水肿。症见呼吸急促，口唇发绀，躁扰不安，口吐粉红色泡沫痰，小便量少或无尿。

方解：本方以大黄、芒硝、桃仁、葶苈子为主药，大黄可酌情重用，后入煎，芒硝峻烈，分量不宜过大，宜冲服之；若瘀结不甚，则桃仁少量用之，肺水肿不严重，痰鸣气喘不很明显，葶苈子可少量与之。其瓜蒌、桔梗有宣肺开胸、提壶揭盖的作用，量须灵活掌握。诸药合用有宣上通下、化瘀排浊之效。

（二）五苓散合桃红四物汤加减方（张浩）

组成：当归15g，川芎15g，红花10g，白术15g，赤茯苓15g，熟地10g，白芍10g，桃仁10g，泽泻10g，猪苓15g。

功效：健脾利水，活血祛瘀。

主治：心力衰竭合并肺水肿，证属阳虚水泛，水湿内停，心脉瘀阻者。

方解：方中红花、桃仁可活血化瘀；川芎可增强红花、桃仁祛瘀效果；白术、赤茯苓可健脾利水；泽泻、猪苓利水渗湿；白芍、熟地、当归滋阴补气，并随症加减。诸药合用，共奏健脾利水、活血祛瘀之功效。

辨证加减：气短乏力者加黄芪15g；阳虚怕冷者加附子10g、肉桂10g。

八、研究进展

肺水肿符合痰饮病范畴，为肺、脾、肾三脏气化功能失调，津液停滞而成。临床表现为语声低微、呼吸微弱等，病机为宗气不足、肺气虚衰，其气虚为本，兼有血瘀、水停、痰饮，为标，当以益气活血法为主。

中医认为高原性肺水肿与平原地区肺水肿具有不同之处。高原环境下，人体呼吸之气匮乏，清气化源不足而发生气虚，提示高原地区气虚证的发生受外环境低氧因素的影响非常突出。低氧是其根本病因，低氧导致机体能量代谢及能量物质的缺乏是其基本病理基础。中医面对高原性肺水肿显示出多组分、多途径、多靶点等优势。如红景天、川芎嗪、丹参注射液对于预防高原性肺水肿，改善高原性肺水肿的血流动力学与血管通透性，抑制炎症反应、抗氧化应激等均有作用。

例如红景天的主要有效成分红景天苷能明显减低低氧导致的肺水肿，低氧吸服红景天可通过活化HIF-1a表达，从而减轻肺水肿的发病程度，增强机体组织对缺氧的耐受能力。

通过对比动物活体一般情况、动物死亡率、肺干湿比值及肺组织病理学等各项评价指标，益气活血法（人参、红景天、黄芪、丹参）具有更好的防治高原肺水肿作用；配合黄芪注射液治疗，较对照组更能缓解高原肺水肿的症状并缩短其病程。

川芎嗪可以通过抑制下游VEGF-A和HIF-1a的激活，降低细胞通透性，从而保护肺微血管改善肺水肿；七叶皂苷可以通过提高体内前列腺素（PGF2a）的水平，并能促进毛细血管通透性修复，减轻肺水肿。

主要参考文献

[1] 付兴，付义. 高原肺水肿发病机制及中医药防治研究进展 [J]. 中国中医基础医学杂志，2019，5（4）：563-565.

[2] 廉国锋，李铜，罗勇军. 高原肺水肿和心源性肺水肿鉴别诊断及治疗研究进展 [J]. 人民军医，2017，60（10）：1045-1047.

[3] 陈涛. 从痰饮论治心源性肺水肿的依据 [J]. 贵阳中医学院学报，2013，35（1）：233-235.

[4] 李豫青，王东林，马红茹，等. 高原病的中医证候类型探讨 [J]. 辽宁中医杂志，2012，（39）4：653-655.

第二节　慢性肺源性心脏病

肺源性心脏病简称肺心病，是由于呼吸系统疾病（包括支气管-肺组织、胸廓或肺血管病变）导致右心室结构和（或）功能改变的疾病，肺血管阻力增加和肺动脉高压是其中的关键环节。根据起病缓急和病程长短，可分为急性肺心病和慢性肺心病两类，本章主要论证慢性肺心病。慢性肺心病多数继发于慢性支气管、肺疾病，尤其是慢阻肺。临床上除原有支气管、肺、胸廓疾病的各种症状和体征外，主要是逐步出现肺、心功能障碍以及其他器官的功能损害。

中医学中无"肺心病"的病名，但根据其发病特点及临床表现，多归于中医的"咳喘""痰饮""心悸""水肿""肺胀"等疾病范畴。

一、病因病机

（一）西医学认识

1. 病因

按原发病的不同部位，引起肺心病的病因可分为以下几类。

（1）支气管、肺疾病 以慢阻肺最为多见，约占80%~90%，其次包括支气管哮喘、肺结核、间质性肺疾病等。

（2）胸廓运动障碍性疾病 较少见，如严重的脊椎后、侧凸，脊椎结核，强直性脊柱炎、胸膜广泛粘连、胸廓形成术后造成的严重胸廓或脊柱畸形，以及神经肌肉疾患（如脊髓灰质炎、肌营养不良等），可引起胸廓活动受限、肺受压、支气管扭曲或变形，导致肺功能受限，气道引流不畅，肺部反复感染，并发肺气肿，或纤维化，最终发展成肺心病。

（3）肺血管疾病 更为少见，累及肺动脉的过敏性肉芽肿病，广泛或反复发生的多发性肺小动脉栓塞、肺小动脉炎以及原因不明的原发性肺动脉高压症，均可引起肺血管阻力增加、肺动脉高压和右心室负荷加重，发展成慢性肺心病。

（4）其他 原发性肺通气不足及先天性口咽畸形、睡眠呼吸暂停低通气综合征等均可造成低氧血症，引起肺动脉压升高，发展成慢性肺心病。

2. 发病机制

肺功能和结构改变致肺血管阻力增加和肺动脉高压，这是导致肺心病的病理生理学基础。上述各种原因致使肺通气不足、肺血管床减少、肺循环阻力增高，加之缺氧引起肺血管痉挛收缩、红细胞增多、血液黏稠度增高，产生肺动脉高压从而加重右心负担，使右心室肥大、扩张，逐渐形成慢性肺心病。肺心病及肺部基础疾病引起缺氧、低灌注、感染、炎症、免疫反应及氧化应激等可引起全身器官损害，最后导致多脏器衰竭。

（二）中医学认识

本病多由于慢性咳喘反复发作，迁延不愈逐渐发展而来。其病多因久病正虚，复感外邪引起。初病在肺，病久累及心脾肾诸脏。其病机特点为本虚标实，久咳气喘，耗伤正气，导致肺气亏虚，进而影响心、脾、肾，形成本虚的病理基础，若复感外邪，兼夹痰饮、水湿、血瘀等病理因素，则形成虚实夹杂的病机。

例如由于肺脾肾三脏虚损，卫外功能低下，多易招致外邪侵袭，外邪与伏痰相搏结，痰涎壅盛，喘促不利，郁久化热，痰热壅盛，热入心包或痰迷心窍，便出现嗜睡、神昏谵语，甚而昏迷症状。气机不利，血脉瘀滞，水饮内停，泛溢肌肤，可见发绀、水肿。病至晚期，气阴两伤，阴损及阳，阳气欲脱，则可出现大汗淋漓，四肢厥冷，脉微欲绝之厥脱证。

二、临床诊断

（一）辨病诊断

1. 临床诊断

本病发展缓慢，临床可见原有支气管、肺和胸廓疾病的各种症状和体征，同时可见肺、心功能障碍以及其他脏器功能障碍的症状和体征。

（1）症状

肺、心功能代偿期症状：咳嗽、咳痰、气促，活动后心悸、呼吸困难、乏力，劳动耐力下降。

肺心功能失代偿期症状：可见呼吸困难加重，夜间为甚，常伴头痛、失眠、食欲下降、白天嗜睡，甚至出现表情淡漠、神志恍惚、谵妄等呼吸衰竭和肺性脑病表现，以及明显气促、心悸、腹胀、恶心等右心衰竭表现。

（2）体征　可有不同程度的发绀，有原发支气管、肺疾病体征，如肺部干湿啰音、肺气肿，同时可见右心室肥厚。严重时可见球结膜充血水肿、皮肤潮红、多汗、颈静脉怒张、心率增快、心律失常、$P_2 > A_2$（肺动脉瓣区第二音亢进）、肝大有压痛、肝颈静脉反流征阳性、腹水、下肢水肿等呼吸衰竭及右心衰竭的体征。严重者可出现肺水肿及全心衰竭。

2. 相关检查

（1）X线检查　除可见肺、胸基础疾病及急性肺部感染的表现外，尚有肺动脉高压征象。

（2）心电图检查　心电图诊断慢性肺心病的阳性率为60.1%~88.2%，可见肺型P波等右心房增大及其他右心增大的心电图表现。

（3）超声心动图检查　对慢性肺心病诊断的阳性率为60.6%~87.0%，可见右心增大、肥厚及肺动脉增宽的征象。

（4）血气分析　慢性肺心病失代偿期可出现低氧血症甚至高碳酸血症及PH异常。

（5）血液化验　可见红细胞及血红蛋白升高，感染时可见白细胞、中性粒细胞升高等；伴有心衰时可有脑钠肽（BNP）升高；部分患者可见肾功能及肝功能异常。

（6）其他　痰病原学检查可指导抗生素应用。病情稳定患者可行肺功能检查评估病情。

（二）辨证诊断

慢性肺心病根据发病时主症不同，归属于属中医"心悸""痰饮""肺胀""咳喘""心悸"等疾病范畴，但病机总不外虚实寒热，虚证多见于气虚、阳虚，实证多见于寒饮、痰浊、痰热，并多夹杂瘀血，治疗上当详查病机，立法选药。

1. 寒饮停肺型

临床证候：喘满不得卧，咳嗽，痰多、色白、质清稀或呈泡沫状，气短，恶寒，遇寒发作或加重，舌质淡，舌苔白滑，脉弦紧。

证候分析：寒饮内停，壅阻肺窍，肺气不利，宣降失常，则见喘满不得卧、咳嗽、咳吐清稀或泡沫样痰；寒饮闭阻肺道，清气不能贯肺入血，故见气短；饮为阴邪，盘踞上焦，耗损阳气，有碍卫气宣发，肌表有失温煦，故见恶寒；卫外不固，则易感受外寒，外寒牵动内饮，则病情易于发作或加重；舌质淡、苔白滑、脉弦均为寒饮停肺之征。

2. 痰浊阻肺型

临床证候：喘促，动则喘甚，咳嗽，痰黏稠，痰白，胸闷，胃脘痞满，纳呆，食少，舌质暗，舌苔白腻，脉滑。

证候分析：肺脾气虚，痰浊内生，上逆于肺，肺失宣降，故见喘促、动则加重、咳嗽、咳白痰；痰浊阻塞气道，则见胸闷；脾气虚弱，则运化失调，致使清不升浊不降，见胃脘痞满，消磨无力、纳呆、食少；舌质暗、苔白腻、脉滑为痰浊阻肺之外候。

3. 痰热壅肺型

临床证候：喘促，动则喘甚，咳嗽，痰黏稠，痰黄，胸闷，口渴，尿黄，大便秘结，舌质红，舌苔黄腻，脉滑数。

证候分析：痰浊内蕴，郁而化热，则

见发热；热邪炼液成痰，壅阻气道，肺失清肃，故见胸闷、咳嗽、咳痰；清气不能贯肺入血，故动则喘促；热邪耗气损津，机体失养，肠失濡润，故见口渴、尿黄、大便秘结。

4.痰蒙神窍型

临床证候：喉中痰鸣，痰黏稠，喘促，动则喘甚，头痛，烦躁，恍惚，嗜睡，谵妄，昏迷，瘛疭甚则抽搐，舌苔腻，脉滑数。

证候分析：痰气相搏，肺失宣降，金不平木，引动肝风，风痰上涌气道，清气无以入肺脏以成宗气，故见喉中痰鸣、痰黏稠、喘促、动则喘甚；痰浊蒙蔽厥阴心包，扰乱心神，故见头痛、烦躁、恍惚、嗜睡、谵妄、昏迷、瘛疭甚则抽搐。

5.阳虚水泛型

临床证候：咳嗽，喘促，气短，肢体浮肿，痰白，胸闷，不能平卧，乏力，发绀，舌苔白滑，脉沉。

证候分析：肺病迁延不愈，累及心脾肾，阳气虚弱，水饮不化，水泛高原，上凌心肺，则见咳嗽、咳痰、喘促、胸闷、不能平卧；肾虚则水散于皮，故见肢体浮肿；阳虚不能煦土，脾胃运化不及，卫气营血化生乏源，则有神疲、纳呆、乏力、肢冷、畏寒。

6.肺肾两虚型

临床证候：喘促，胸闷，气短，动则加重，神疲，乏力，易感冒，腰膝酸软，舌质淡，舌苔白，脉沉弱。

证候分析：肺病及肾，子盗母气，致使肺肾两虚，而肺主呼吸，肾主摄纳，肺虚则呼吸不畅、气短，肾虚则摄纳无权、动则喘促。肾虚筋骨不坚，则现腰膝酸软；肺虚卫外无力，故易感冒。

三、鉴别诊断

（一）西医鉴别诊断

1.先天性心脏病

肺心病应与房或室间隔缺损、病理性杂音不甚明显者相鉴别，后者自左到右的分流引起肺动脉高压和右心室增大，出现类似肺心病表现。病史和超声心动图检查易于鉴别。

2.风湿性心脏病

肺心病患者在三尖瓣区可闻及吹风样收缩期杂音，有时可传到心尖部；有时出现肺动脉瓣关闭不全的吹风样舒张期杂音，加上右心肥大、肺动脉高压等表现，易与风湿性心瓣膜病相混淆。其鉴别点在于风湿性心瓣膜病发病年龄较轻，多有风湿性关节炎或心肌炎的病史；二尖瓣有明显的杂音；X线胸透除心室肥厚外，有明显的左心房扩大；心电图有"二尖瓣型P波"；超声心动图有反映二尖瓣狭窄的"城垛样"改变的图形等征象，可与肺心病区别。

3.冠状动脉粥样硬化性心脏病

肺心病和冠心病都多见于老年患者，且均可发生心脏扩大、心律失常和心力衰竭，冠心病常有高血压、糖尿病、高脂血症、左心功能衰竭的病史，多有典型的心绞痛、心肌梗死或缺血样心电图表现，肺心病无典型心绞痛或心肌梗死的临床表现，伴有慢性支气管炎、哮喘、肺气肿等胸肺疾患史，心电图中ST-T改变多不明显，且类似陈旧性心肌梗死的图形多发生于肺心病的急性发作期和明显右心衰竭时，随着病情的好转，这些图形可很快消失。

4.原发性扩张型心肌病、缩窄性心包炎

前者心脏增大常呈球形，常伴心力衰竭、房室瓣相对关闭不全所致杂音。后者有心悸、气促、发绀、颈静脉怒张、肝肿大、腹水、浮肿及心电图低电压等，均需

与肺心病相鉴别。一般通过病史、X线、心电图等检查不难鉴别。此外，发绀明显，有胸廓畸形者，还需与各种发绀型先天性心脏病相鉴别，后者多有特征性杂音，杵状指较明显而无肺水肿，鉴别一般无困难。

（二）中医鉴别诊断

本病是由肺系多种慢性疾患日久积渐而成，随着病情的发展和演变，可以隶属于喘证、心悸、水肿等范畴，日久不愈又可发展成为肺胀，因外感诱发加剧时，可表现为痰饮病中支饮、伏饮之证。故较复杂，更应注意和其他相似疾病的鉴别。

1. 哮证

哮证是一种发作性的痰鸣气喘疾患。发时喉中哮鸣有声，呼吸气促困难，甚则喘息不能平卧。《医学正传·哮喘》将哮与喘分为二证，指出："哮以声响名，喘以气息言，夫喘促喉间如水鸣声者谓之哮，气促而连续不能以息者谓之喘。"哮指声响，为喉中有哮鸣音，是一种反复发作的疾病。故临床上常说，哮必兼喘，而喘未必兼哮。

2. 溢饮

溢饮属水气病之属。因外感风寒等原因致肺脾输布失职，水饮流溢四肢肌肤，致水寒相杂为患，或郁而化热。《医学金鉴·金匮要略注痰饮咳嗽病》中说："溢饮者……即今之风水水肿病也。"但溢饮水泛肌表成肿，与本病之久病肺脾气虚，肾失蒸腾气化终致的肢体浮肿本质不同，一实一虚，故不难鉴别。

3. 胸痹

胸痹是指胸部闷痛，甚则以胸痛彻背、短气、喘息不能平卧为主症的一种疾病。轻者仅感胸闷如窒，呼吸欠畅，重者则有胸痛，严重者心痛彻背，背痛彻心。胸痹为当胸闷痛，并可引及左侧肩背或左臂内侧，常于劳累、饱餐、受寒、情绪激动后突然发作，历时短暂，休息或用药后得以缓解。而慢性肺心病之胸胁胀痛，持续不解，多伴有咳嗽、肋间饱满、咳痰等肺系证候。且病变首先在肺，后期才病及于心，出现胸痛、满闷、心慌等症。

四、临床治疗

（一）提高临床疗效的要素

明确本病治疗的目的是改善症状，延缓疾病进展，增加患者抵抗力，防止疾病复发，改善患者生活质量。

1. 详细询问病史和进行仔细的体格检查，全面掌握患者的病情特点。

2. 完善相关检查，明确发病病因，积极治疗原发病。

3. 寻找发病诱因，如感染、环境污染等，给予抗感染等治疗。

4. 及时复查相关指标，预防疾病复发。

5. 中西医结合治疗，西医抗感染，化痰，保持气道通畅，氧疗、无创呼吸机辅助通气等；中医辨证论治，分清标本虚实，急则治标，缓则治本，虚实兼顾，可给予化痰清热祛瘀、补肺益肾养心法治疗，二者合用更能增强治疗效果。

6. 失代偿期要及时控制感染，纠正心衰、呼衰症状，同时积极防治并发症。

7. 鼓励患者加强康复锻炼和营养，坚持长期规律用药。

（二）辨病治疗

1. 积极治疗原发病

如吸入抗炎解痉、扩张气管药物，口服化痰药物治疗哮喘、慢阻肺等原发病，应用无创呼吸机治疗睡眠呼吸暂停低通气综合征等。对于哮喘严重发作及慢阻肺急性加重住院患者，可给予口服泼尼松或静脉应用甲泼尼龙针治疗，有利于快速缓解症状，减少住院时间。

2. 控制感染

呼吸道感染是肺心病加重常见原因，会进一步引起呼吸衰竭和心力衰竭，故需积极应用药物予以控制。社区获得性感染以革兰阳性菌占多数，医院感染则以革兰阴性菌为主。在药敏结果之前常选用二者兼顾的抗生素。常用的有青霉素类、氨基糖苷类、喹诺酮类及头孢菌素类抗感染药物，目前主张联合用药。一般需观察 2~3 天，如疗效不明显可考虑改用其他种类抗菌药物，并根据病原学结果及时调整用药方案。

3. 保持呼吸道通畅，纠正呼吸衰竭

可给予雾化、口服及静脉应用祛痰及黏痰溶解药物，如氨溴索、羧甲司坦、乙酰半胱氨酸等；应用支气管扩张剂，如雾化吸入复方异丙托溴铵溶液、特布他林雾化液等，或静脉滴注茶碱类药物。

4. 氧疗

根据病情给予鼻导管吸氧，呼吸衰竭严重时可给予无创呼吸机或气管插管机械通气治疗。

5. 纠正心衰

肺心病心衰症状一般在积极控制感染、改善缺氧、纠正呼衰后可缓解，对于不缓解或伴严重心衰患者，可适当应用利尿剂、扩张血管药物、正性肌力药物。

6. 防治并发症

如纠正酸碱失衡、电解质紊乱、预防消化道出血、预防深静脉血栓、治疗心律失常或休克等。

（三）辨证治疗

1. 辨证论治

（1）寒饮停肺型

治法：宣肺散寒，温化寒饮。

方药：小青龙汤加减。麻黄、桂枝、赤芍、干姜、五味子、细辛、半夏、炙甘草、沉香。

加减：若痰涌气逆，不得平卧，加葶苈子、苏子泻肺降逆平喘，杏仁、白前、陈皮化痰利气；若咳而上气，喉中如有水鸡声，表寒不著者，可用射干麻黄汤；若饮郁化热，烦躁而喘，脉浮，用小青龙加石膏汤兼清郁热。

（2）痰浊阻肺型

治法：化痰降气，健脾益肺。

方药：苏子降气汤合三子养亲汤加减。苏子、前胡、白芥子、半夏、厚朴、陈皮、白术、茯苓、莱菔子、肉桂、当归、沉香、甘草等。

加减：若短气乏力，汗出恶风，可合四君子汤或玉屏风散加减；若痰浊夹瘀，唇甲紫暗，舌苔浊腻者，可合涤痰汤加丹参、地龙、桃仁、红花、赤芍、水蛭等，或合桂枝茯苓丸加减。

（3）痰热壅肺型

治法：清肺化痰，降逆平喘。

方药：桑白皮汤加减。麻黄、黄芩、石膏、桑白皮、杏仁、半夏、苏子、浙贝母、栀子、甘草等。

加减：痰热内盛，胸满气逆，痰黏难出，加鱼腥草、金荞麦、全瓜蒌、海蛤粉、玄明粉清热滑痰利肺；痰鸣喘息，不得平卧，加射干、葶苈子泻肺平喘；痰热伤及阴津，口干舌燥，痰少质黏难出，加天花粉、知母、芦根以生津润燥，沙参、麦冬养阴生津；腑气不通，大便秘结者，加大黄、芒硝通腑泄热以降逆平喘。

（4）痰蒙神窍型

治法：涤痰平喘，开窍息风。

方药：涤痰汤加减。制半夏、制南星、茯苓、石菖蒲、竹茹、生姜、枳实、橘红、远志、郁金。

加减：若痰热内盛，烦躁谵语，可加葶苈子、天竺黄、竹沥清热豁痰；肝风内动，抽搐者加钩藤、全蝎、羚羊角粉平肝息风；唇甲发绀、瘀血甚者加丹参、苏木、桃仁、红花活血通脉。

（5）阳虚水泛型

治法：温补心肾，化饮利水。

方药：真武汤合五苓散加减。附子、桂枝、茯苓、白术、猪苓、泽泻、生姜、白芍等。

加减：血瘀甚，发绀明显，加红花、赤芍、泽兰、益母草、北五加皮行瘀利水。水肿势剧，上渍心肺，心悸喘满，倚息不得卧，咳吐白色泡沫痰涎者，加沉香、牵牛子、椒目、葶苈子、万年青根行气逐水。

（6）肺肾气虚型

治法：补肺纳肾，降气平喘。

方药：平喘固本汤加减。党参、五味子、冬虫夏草、胡桃肉、沉香、灵磁石、脐带、紫苏子、款冬花、清半夏、橘红、黄芪、炙甘草。

加减：若肺肾阳虚畏寒甚者加肉桂、干姜；兼阴虚，舌红苔少，加麦冬、玉竹、生地、沙参；兼血瘀，加当归、赤芍、丹参；如见喘脱危象，急用参附汤送服蛤蚧粉和黑锡丹补气纳肾，回阳固脱。

2. 外治疗法

（1）一般针刺治疗　主穴取心俞、肺俞、风池、大椎。急性加重期配穴：外感风寒加天突、膻中、尺泽、太渊；脾肾阳虚水泛加脾俞、肾俞、气海、足三里；痰蒙清窍加膻中、丰隆、列缺；元阳欲脱加人中、涌泉、内关、关元。缓解期配穴：肺肾气虚加肾俞、气海、关元；肺肾阴虚加肾俞、气海、太溪、三阴交。用提插补泻法补泻兼施，急性期每日1次，10次为一疗程。缓解期隔日1次，10次为一疗程。

（2）芒针疗法　取穴：心肺气虚取鸠尾、上脘、天突、足三里；上盛下虚取天突、气海、关元、秩边、三阴交。每日1次或隔日1次，10次为一疗程。

（3）耳针疗法　发作期配合针刺治疗，也可用于缓解期的预防。取耳之平喘、肾上腺、肺、神门、皮质下、内分泌、交感、气管等穴。用75%乙醇消毒，于0.6cm×0.6cm胶布中心放置王不留行1粒贴于穴位之上，轻轻按揉，直到感觉有发热、胀痛等反应为止。每日轻按3~5次，每次5分钟。

（4）三棱针疗法　取大椎、肺俞、孔最、丰隆，点刺出血，每日1次，开始以6天为一疗程，间隔3天，以后14天一疗程。

（5）头针疗法　选取双侧胸腔区（在胃区与前后正中线之间，发际上下各引2cm直线）。局部消毒，以26~28号1.5~2.5寸长之毫针与头皮呈30°左右夹角用夹持进针，达到该区应有长度后固定不提插，针身左右旋转，每次2~3转然后进行捻转5分钟，间隔10分钟再捻转3分钟，症状出现缓解。一般此法于发作期配合针灸治疗。

（6）灸法　取大椎、膻中、风门、肺俞或加用膏肓俞、中脘、气海，每日灸1~2次，视病情轻重每穴灸3~9壮。喘促加重时可选用瘢痕灸。适用于肺肾亏虚、外感风寒之证。

（7）贴敷

1）冬病夏治贴敷法：取肺俞、心俞、膈俞三穴，用炙白芥子21g、延胡索21g、甘遂12g、细辛12g共研细末，备用，贴敷时取上药1/3的药量，用生姜汁调成糊状，分别摊在6块直径约5cm的油纸或纱布上，贴敷于上述穴位处，用胶布固定。一般贴4~6小时。夏季入伏每隔10天贴1次，即初伏、二伏、三伏各贴1次，共贴3次。个别患者有时局部起小水泡，一般不处理，保持干燥可自然吸收。发作期、缓解期患者均可使用，一般连贴3年。多用于寒饮内伏、肺肾亏虚者。

2）芥末糊贴敷：取生白芥子末适量，以清水调成糊状，将药物直接贴敷于上背部肩胛区，留置30~60分钟。用于发作期外感风寒或寒饮内伏者，贴敷时局部皮肤发热微痛，一般不起泡。

3）割治疗法：取膻中、肺俞两穴，常规消毒皮肤后用1%利多卡因作浸润麻醉，行纵行切口切开皮肤，摘除少许皮下脂肪，再用血管钳或刀柄在局部按揉1~2分钟，使之产生酸胀感觉，最后缝合皮肤，盖消毒纱布。术后一周拆线，可于2~3周后，行第二次治疗。

2. 成药应用

（1）金荞麦胶囊　每次4粒，每日3次，口服。用于痰热内蕴证。

（2）利舒康胶囊　每次2粒，每日3次，口服。用于脾肾亏虚、心肺不足证。

（3）蛤蚧定喘胶囊　每次3粒，每日2次，口服。用于肺肾阴虚，痰热内蕴证。

（4）金水宝胶囊　每次4~6粒，每日3次，口服。用于肺肾亏虚证。

（5）痰热清注射液　20~40ml，加入5%葡萄糖注射液或生理盐水250ml中，静脉滴注，每日1次。用于痰热内蕴证。

（6）参麦注射液　50~100ml，静脉滴注，每日1次。用于气阴两虚证。

（7）参附注射液　20~100ml，加入5%~10%葡萄糖注射液250~500ml中，静脉滴注，每日1次。用于阳虚欲脱之危重证候。

（8）参芎葡萄糖注射液　100ml，静脉滴注，每日1次。用于心血瘀阻证。

3. 单方验方

（1）黄芪50g，益母草100g，每日1剂，煎服。同时送服同样比例、重为15g之丸剂，每次1丸，日服3次，连续用药6周为一疗程。用于治疗缓解期气虚血瘀水肿者。（王刚．扶正固本、益气活血法对缓解期肺心病治疗作用的进一步探讨．中医药学报）

（2）核桃仁15g，淫羊藿20g，五味子15g，熟地20g，党参25g，陈皮15g，每日1剂煎服，连续用药6周为一疗程。用于证属肺肾气（阳）虚者。（王刚．扶正固本、益气活血法对缓解期肺心病治疗作用的进一步探讨．中医药学报）

（3）猪蹄甲、煅白矾、半夏，炒黑研末，每服5g，每日2次，白水送服。（《本草纲目》）

（4）紫河车粉，每日3~6g，饭后服，每年临冬前服用，连续几年可防病情复发，缓解期服用可控制病情发展。用于肺肾亏虚，肾精不足者。

（5）地龙15g，蜂蜜30g。将地龙研成细末，与蜂蜜调匀，每日1次服下，特别适合急性发作期之痰热证者。

（6）紫苏子、白芥子、莱菔子。上3味各洗净，微炒，击碎，用生绢小袋盛之，煮作汤饮。代茶水啜用，不宜煎熬过久。治高年咳嗽，气逆痰痞。适用于痰浊壅肺喘促甚者。（《韩氏医通》）

（四）其他疗法

1. 中药灌肠疗法

中医学认为，肺心病、呼吸衰竭的主要病机为肺、脾、肾三脏亏虚，肠腑不通，痰瘀停肺。中药灌肠之益气通腑法具有涤痰祛瘀、益气通腑之功，其操作简便。此外，药物可直达肠腑，有效避开口服给药的首过效应，提高药物有效浓度，减轻肝脏负荷，减少不良反应的发生，提高疗效，可用于治疗Ⅱ型呼吸衰竭。药物组成：黄芪50g，生大黄25g，枳实25g，厚朴30g，瓜蒌35g，葶苈子30g，茯苓20g，丹参50g。诸药水煎浓缩取汁100ml，将灌肠液温至37~38℃，嘱患者排空大便，取侧卧位，屈膝成80°角，暴露肛门，注意保暖，轻插肛管入直肠10~15 cm，保留30分钟，每日1次。

适应证：肺心病并Ⅱ型呼吸衰竭者，尤其适用于重症无法自行服药者。

2. 刺络放血疗法

刺络放血疗法体现了活血化瘀的思想，其不仅能改善患者的血液黏度，而且可促进局部血液循环，加速炎性物质代谢，降低组织渗透压力。中府穴为气血输布要穴，为肺、脾气血运行必经之路，故在此穴上进行刺络放血，既能达到活血化瘀治疗目的，同时也可以改善周身物质运输，从而起到健脾作用；改善肺心病患者症状，从而达到降低肺动脉压的效果。具体方法：常规消毒患者的双侧中府穴后，用4孔泻血笔放血，让血顺势流出，同时在放血穴位处拔火罐，拔罐时间一般为5~8分钟，待罐内血液不继续流出。起罐后用生理盐水棉球擦拭针孔附近血迹，再用3%碘酒消毒，最后用创可贴贴于针孔处，出血量在5~10ml之间，隔日1次。

适应证：肺心病血瘀证。

（五）医家诊疗经验

1. 汪履秋

汪氏通过自己多年临床观察，根据肺心病病程不同，将其分为五类证型，并按此确定治法方药。①痰浊阻肺型：主症为胸膈满闷，心悸，咳逆喘促，痰多色白，质清稀，口干不欲饮，舌苔白腻。常用方如三拗汤、二陈汤、小青龙汤等。②痰热蕴肺型：主症为发热，胸膈胀闷，咳嗽气急，痰黄黏稠，咳吐不利，烦躁，呼吸困难，面赤口干，大便干结等。常用方为泻白散、清金化痰汤、黛蛤散、三子养亲汤。③痰蒙心窍型：主症为意识蒙眬，昏睡不醒，或躁狂谵妄，四肢抽搐，呼吸急促或表浅等。常选苏合香丸、三生饮、涤痰汤或至宝丹、竹沥水、菖蒲郁金汤。④肺肾两虚型：主症有胸闷气短，言语无力，动则气喘，腰膝酸软。常选用人参胡桃汤、补肺汤、生脉散、百合固金汤。⑤脾肾两虚型：病情复杂，可因脾气亏虚，统摄无权，血不循经而出血；亦可因脾肾阳虚，不能制水，水泛肌肤而浮肿。常用方如金匮肾气丸、参附汤、真武汤等。以上五型，临床多兼夹出现，尚需仔细辨证。

2. 方邦江

方老认为该病以"痰浊、水饮、瘀血"等病理因素错杂为标，以心肺脾肾虚损为本，痰浊、水饮、瘀血既为病理产物，又互为致病因素，多因肺脏气机失调为先，气滞则血瘀，气滞则推动无力，津聚为痰饮，导致痰、饮、瘀互结为病，并可因痰致瘀、互相胶结。该病急性发作时主要以痰多、喘促、气急等标实为主，根据"急则治其标"的原则，治疗上应以理肺、化痰、祛瘀立法，以古方瓜蒌薤白半夏汤、二陈汤和三拗汤化裁加减，拟宽胸理肺汤：全瓜蒌30g，制半夏15g，薤白12g，陈皮12g，茯苓15g，炙麻黄9g，杏仁12g，桃仁9g，地龙9g，甘草6g。以此为基本方，随症加减治疗肺心病，疗效显著。

3. 张崇泉

对于肺心病之心衰，张老认为脏腑虚损是内因，外邪犯肺为外因。病理以虚为本，多为气虚、气阴两虚和阳虚，实以痰浊、水饮和瘀血为主，相互胶着。正虚反复感邪是肺心病心衰发生发展的关键。总之，肺心病心衰基本病机为本虚标实、虚实夹杂，以肺、心、脾、肾等脏亏虚为本，痰浊、水饮、瘀血为标，主要病位在肺与心，累及脾、肾。将肺心病心衰分为急性心衰期和缓解稳定期，临证时不论实邪症状是否表现于外，皆重视脏器亏虚之本。张老遵循标本同治的原则，扶正不忘祛邪，祛邪不忘扶正，故邪去而正不衰。故临床治疗时无论舌苔是否浊腻，都要考虑顾护阴液，固本扶正，在此基础上，施以化痰、利水、祛瘀等法，起到事半功倍的效果。

4. 赵锡武

西医的"慢性肺源性心脏病"，属中

医学"肺胀""痰饮""咳喘""水气"等范围。其病机多属心肾阳虚为本，痰饮停蓄、肺气壅塞是标。治疗应标本兼顾。当心肾阳虚、水饮内停、痰湿阻遏、肺气壅塞时，肺肾并治，用越婢汤宣肺降气以化痰浊、真武汤温通肾阳以利水湿，从而使咳喘减、浮肿消，最后可投以宽胸理气清肺之法而收功。

五、预后转归

本病日久，常反复急性加重，随肺功能的损害程度，病情逐渐加重，多在冬季由于呼吸道感染而导致呼吸衰竭和心力衰竭，多数预后不良，病死率在 10%~15%。其预后受患者体质、病情程度、环境等因素影响。凡体质强、病轻、环境较好，加上医疗措施得当，摄生有方，重视康复，可使患者病情基本稳定，带病延年，反之则迁延恶化。多数认为肺心病患者如伴发严重的心律失常、冠心病、高血压病、肺脓肿等，预后将受到影响。但是肺心病早期至代偿期的病程较长，在此期间患者常有一定的劳动力，所以有充分的时间和条件预防肺心病的发展，从而减少肺心病的急性发作，恢复患者体力和降低病死率。

六、预防调护

（一）预防

1. 未病先防

主要是防治引起本病的支气管、肺和肺血管等疾病。

（1）积极采取各种措施，如宣传教育、有效的戒烟药等。

（2）防治原发病的诱发因素，注意保暖并增强耐寒能力，避开污染的空气，避免有害气体的吸入，做好粉尘作业的防护工作。

（3）加强锻炼，增强体质，提高机体免疫力，增强抗病能力。

（4）做好病室消毒及隔离工作，预防肺心病患者交叉感染。

2. 既病防变

积极预防感冒和其他呼吸道疾病。宜采取以下措施：

（1）锻炼身体，宜持之以恒，并针对疾病做呼吸锻炼和耐寒锻炼，如缩唇呼吸、腹式呼吸、冷水洗面；适当运动，如太极拳、呼吸操、八段锦等。

（2）加强营养，保持心境乐观。

（二）调护

治疗肺心病过程中，患者应避免过劳，同时预防呼吸道感染十分重要。因长期吸烟是本病的主要诱因，故戒烟是防治肺心病的重要措施之一。急性发作时常有严重缺氧症状，应高度警惕并注意吸氧和卧床休息。肺心病患者应慎用安眠类药物，如苯巴比妥、司可巴比妥等，因其在催眠的同时抑制呼吸中枢，可加重缺氧和二氧化碳潴留，严重者还能导致呼吸麻痹。另外在急性发作期呼吸道感染时，应慎用庆大霉素、卡那霉素等对肾脏有损害的药物。

1. 休息

肺心病患者应注意休息，避免剧烈的体育运动及过度疲劳。急性期患者出现严重心律失常时，应绝对卧床休息。当症状缓解，心肺功能改善后每日可轻微活动，但不宜过度。肺心病患者缓解期进行呼吸及耐寒等锻炼时，应注意循序渐进，不可一次过量运动，以免发生意外。

2. 饮食

肺心病患者合理的饮食结构是疾病康复的重要基础。总的来说，宜动、植物蛋白互补，荤素搭配，五谷杂粮混合应用。日常生活中宜保证低脂肪、低糖、少盐、多醋。应多食新鲜蔬菜、水果，补充足够的维生素、适量的无机盐类。蔬菜中的萝卜、蘑菇、丝瓜、豆制品；水果中的梨、藕、西瓜、枇杷等都宜适当多食。而对于刺激性的食物，如胡椒、辣椒、大蒜、生葱、韭菜、酒类等，都能刺激呼吸道，加重病情，故不宜食用或尽量少食。有过敏史的患者还应少食海产品，如带鱼、虾、蟹等。急性发作期的患者，应清淡饮食，不宜食用油炸食物及辛辣肥腻之品，以免助热生痰。

3. 食疗方

（1）四仁鸡子粥：白果仁、甜杏仁、胡桃仁、花生仁，按1∶1∶2∶2共同研末和匀，每日清晨取20g，加鸡蛋1颗，煮一小碗服用，连用半年。有平喘固本、益气补肺之功。（《中医长寿之道》）

（2）桃仁12g（打碎），冬瓜仁20g，栀子3~5g（为末），粳米50g。前二味水煎取汁，入粳米煮成粥，再加入栀子末稍煮即可。每日1剂，分1~2次服用。有清热豁痰、醒神开窍之功，用于治疗热痰内闭型急性发作期肺心病。

（3）生地黄50g，仙鹤草9g，粳米50g。前两味水煎取汁，粳米煮成粥，将药汁调入即可。每日1剂，分1~2次服用。可养阴清热、活血止血，用于治疗热瘀伤络型急发作性肺心病、咯血者。

（4）芡实、扁豆、薏苡仁、山药、龙眼肉、红枣、莲子、百合各6g，粳米150g。共煮粥服用，每日1剂。益肺补肾，可用于肺肾气虚型慢性肺心病缓解期的治疗。

（5）人参10g（为末），蛤蚧一对（为末，每次服10g），大枣5枚，生姜5片，粳米100g。生姜、大枣水煎取汁，入粳米煮成粥后，加入人参末及蛤蚧末调匀即可。每日1剂，分1~2次服用。有益气养阴之功，可用于肺肾气虚兼阴虚型肺心病缓解期的治疗。

（6）乌鱼150g（切片），冬瓜100g（切块），粳米70g。共煮粥，煮沸时，再加入料酒、盐等调味品，直至煮成粥，每日1剂，分2~3次食用。可补虚利水，经常服用对肺心病、心力衰竭浮肿者有益。

（7）珠玉二宝粥：生山药60g，生薏苡仁60g，柿霜饼30g。先将薏苡仁煮至烂熟，后将山药捣碎，柿霜饼切成小块，同煮成糊粥。方中山药等分并用，乃可久服无弊。又用柿霜之凉润肺，同时甘能归脾，故平时常服，不但可以治病，又可充饥。适用于肺脾气虚者。（《医学衷中参西录》）

（8）黑芝麻（炒），生姜（捣汁去渣），白蜜（蒸熟），冰糖。先将黑芝麻与生姜汁拌匀再炒，冷后再与白蜜、冰糖（捣碎蒸溶于蜜中）拌匀，磁瓶收贮，每日早晚各服1匙。（《千家药方》）

七、专方选要

（一）桑苏桂苓饮（费伯雄）

组成：桑白皮、苏子、桂枝、茯苓、泽泻、猪苓、大腹皮、橘皮、半夏、生姜、杏仁。

功效：化饮利水、泻肺平喘。

主治：适用于肺心病水饮不化、支饮证。症见咳逆倚息，短气，其形如肿。

方解：本方以五苓散合二陈汤加减而成。五苓散以苓为名，化气而通行津液。方中茯苓、猪苓、泽泻，皆化气利水之品，更加桂枝通阳温化，使津液上滋心肺，外达皮毛，下注膀胱。二陈汤为治痰首剂。陈皮宣谷气于上，茯苓渗水饮于下，半夏转枢机于中。五苓散温阳利水，消已生之饮；二陈汤健脾化湿，绝未生之痰。方中更入桑白皮泻肺平喘、苏子调中下气、杏仁降气化痰。全方标本兼治，共奏消痰、化饮、降逆之功。

辨证加减：表寒重者，加麻黄；里热盛者，加石膏；水肿甚者重用猪苓、泽泻；腹胀甚者，加用大腹皮，重用陈皮；纳差呃逆者，重用半夏、生姜；不能平卧，加用葶苈子、大枣。

（二）黄芪调胃泻肺汤加味（曹文团）

组成：大黄、芒硝、甘草、黄芪、麻子仁、陈皮。

功效：益气润肠、通腑泄热。

主治：适用于肺心病之痰热壅肺，肺热内郁，清肃失司，肺气上逆所致的发热、咳喘、气急、气粗、口干、咳痰黄稠、大便干结、小便少，甚则神昏、躁动等重症。

方解：方中大黄、芒硝主治燥热内结；甘草取其和中调胃之功；黄芪为补益肺脾之要药；麻子仁、陈皮理气润肠通便。

辨证加减：热盛伤津，可加玄参、生地之类养阴生津之品；肾阳亏虚，加肉苁蓉补肾温阳、润肠通便。

（三）葶苈宽胸逐瘀汤加减（曹文团）

组成：当归、桃仁、赤芍、川芎、枳壳、桔梗、葶苈子、杏仁、黄芪、黄芩、地龙、牛膝、甘草。

功效：活血化瘀、祛痰止咳。

主治：适用于肺心病血脉瘀阻型。症见心悸、胸闷、唇青、舌紫、脉细涩等。

方解：方中当归、桃仁活血祛瘀为主药；川芎、赤芍协助主药活血化瘀；黄芪、枳壳、桔梗疏畅胸中之气，使气行则血行，均为佐药；牛膝祛瘀而通血脉，同时可引药下行，杏仁、葶苈子、黄芩、地龙均有平喘泻肺之功。

辨证加减：痰浊明显者可合瓜蒌薤白半夏汤或三子养亲汤。

（四）芪味补肺汤加减（曹文团）

组成：人参、麦冬、五味子、黄芪、紫菀、桑白皮。

功效：益气养阴、润肺止咳。

主治：适用于肺心病气阴两虚型。临床多见咳喘气短、咳痰质黏、口干、烦热、咽喉不利、汗出、少寐、舌红少苔或无苔、脉细数。

方解：人参、黄芪补肺益气生津为主药，麦冬养阴清肺而生津为辅药，五味子敛肺止汗而生津为佐药，四药合用，补、一清、一敛，具有益气养阴敛肺止咳作用。紫菀、桑白皮可润肺化痰、清肺泄热。

辨证加减：若痰浊内盛，可加葶苈子、款冬花、半夏温肺化痰。

（五）补肺化痰益心汤（张崇泉）

组成：熟地30g，黄芪20g，麦冬10g，五味子8g，北沙参15g，桑白皮10g，炙款冬花10g，炙枇杷叶30g，鱼腥草30g，陈皮10g，法半夏10g，白术10g，茯苓30g，鸡血藤15g，甘草3g。

功效：补益肺气，化痰降浊，利心益肾。

主治：治疗肺心病心衰之阴虚痰浊或痰瘀证患者。

方解：方中熟地黄入肺肾，功专养血滋阴；黄芪归肺脾肝肾经，补气固表，利尿，托毒生肌，两药合用共奏固益肺肾之功。生脉散扶助正气、顾护阴液；桑白皮性甘味寒，入肺脾经，有泻肺平喘、利水消肿之功；炙款冬花性温、味苦，主降，功专润肺下气、止咳化痰；炙枇杷叶清肺降火、止咳化痰；鱼腥草善入肺经，清肺中郁热且解毒，炙枇杷叶和鱼腥草为常用药对，二者合用可清热解毒、化痰止咳平喘、抗菌消炎，具有祛除外邪、控制感染的效果。本病痰饮贯穿始终，瘀血是其发展的必然结果，故应用法半夏燥湿化痰和胃；陈皮理气健脾、燥湿化痰；白术健脾燥湿、茯苓淡渗利水，前者补中健脾，守而不走，后者渗湿助运，走而不守，二者健脾助运相得益彰。鸡血藤养血、活血、化瘀；甘草调和诸药，达到补益肺气、化痰降浊、利心益肾之功，二药共为使药。

辨证加减：久咳、咳痰量多，可加紫苏子、莱菔子、紫菀、百部等化痰；喘咳较重，可加杏仁、厚朴等降肺平喘；阴虚较甚，口干、苔少，可加石斛、玉竹、百合等养阴生津；燥咳不止，加天花粉、瓜蒌、川贝母等滋阴润肺；气虚较甚，动则喘促，气不得续，可加山茱萸、山药、补骨脂、紫河车、紫石英等补肾纳气；口唇紫暗，舌暗或有瘀斑，可加丹参、川芎、桃仁、红花、苏木等活血化瘀。

（六）益气强心汤（汪再舫）

组成：黄芪、党参、益母草、肉桂、红花、泽兰、泽泻、桑白皮。

功效：益气补肾，化瘀利水。

主治：适用于肺心病心衰，肾阳亏虚、气虚血瘀、水饮内停患者。症见咳、喘、动则喘甚，心悸，水肿，面色㿠白或发绀，舌质紫暗或胖嫩，舌苔薄白或白腻，脉沉细，或结代，或弦滑数等。

方解：肺心病心衰病位虽在心肺，实则至关脾肾。盖肺心气虚，则胸阳不振；脾肾阳虚，则心失温煦。阳气式微，鼓动无力而致血脉瘀阻，水饮内停，凌心射肺而成此证。是方重用黄芪，旨在益气强心，直达病所，与肉桂同用则温补肾阳以振心阳，二者相辅相成。用丹参、红花、益母草、泽兰、泽泻、葶苈子、桑白皮活血利水，可通脉而奏强心之功。

辨证加减：咳甚痰多者，加紫苏子、射干、杏仁；咳痰黄黏者，重用黄芩、鱼腥草；水肿明显者，加猪苓、茯苓、车前子、蟋蟀、面唇发绀，有瘀血者，加当归、土鳖虫；气急喘甚者，黄芪加量，加紫石英；畏寒怯冷者，加熟附片（先煎）、补骨脂；恶心呕吐者，加法半夏、陈皮。

（七）肺心灵（雍万熙）

组成：黄芪80g，甘草30g，淫羊藿60g，水蛭、大黄、葶苈子各50g。

功效：益气活血，泻肺利水。

主治：肺心病缓解期，气虚血瘀、痰饮内停证。表现为胁下痞块、唇舌紫暗、心悸、咳逆倚息、短气不得卧等心肝肺三脏功能障碍的严重证候。

方解：水蛭擅长活血化瘀、通络，配大黄有加强活血化瘀之功，配黄芪有益气活血之用，配葶苈子有化瘀利水之能。方中葶苈子有显著的泻肺涤痰、强心利尿作用，是慢性肺心病出现心悸、水肿、喘逆、发绀、小便不利的首选药。大黄不仅可以协助水蛭活血化瘀，而且通过其泻下通腑的作用，既可肃降肺气以平喘逆，又能荡涤体内痰、瘀、水浊等有害的病理产物，清除体内病原微生物的滋生场所，减少感染复发的机会。

辨证加减：急性发作期之气逆痰喘、呼吸困难、唇舌发绀之标证，可加用全蝎、僵蚕、地龙以顿挫喘咳、解痉化痰。

八、研究进展

（一）病因病机

近年来，西医学对肺心病的病理生理、发病机制进行了深入研究，认识日益深化，如目前一些专家认为，缺氧对肺心病的发展有重要影响，缺氧可通过肺血管收缩增加右心后负荷，增加右室心肌的血管紧张素Ⅱ含量，促进心肌肥厚，使右心室肥厚与肺动脉高压并不完全平行。

中医学无肺心病之病名，现代中医多将其归于"肺胀""咳喘""痰饮""水肿"等病范畴。围绕本病的证候，当代医家对其病机的认识亦日渐深刻。有学者认为肺、心、脾、肾四脏虚损是此病之本，外邪侵袭则形成本虚标实之证。首先是肺脏自病，肺失宣肃则咳，咳久伤肺，伤及肺络，血络瘀阻，呼吸不畅，肺气壅塞而为"肺气肿"。其次，肺脏久病涉及心、脾、肾，其病理产物为痰饮、瘀血、水气。另有学者则认为肺心病以痰饮素著于内，风寒复感于外，加重肺、心功能不全则发病。其病机主要是久咳损肺，气阴两伤，痰浊阻络，气道受阻，使肺脏宣发、肃降功能失常，吸入之气不能贯心肺，积于胸中发为肺胀；并认为痰和饮既是肺心病的病理产物，又是其发病根源。还有人认为肺心病急性发作期多为本虚标实，但外邪、痰、瘀是其主要矛盾，缓解期往往是正衰与气滞血瘀为主，而余邪未净为次。

综上所述，其病机可概括为：久咳、久喘、久哮、复感外邪，肺之体用俱损，呼吸功能错乱，气壅于胸，滞留于肺，痰瘀阻结肺管气道，终致肺体胀满，张缩无力，不能敛降而发为本病。

（二）辨证思路

1. 清热化痰

肺心病急性发作时，往往在肺肾气虚、外感寒热的基础上结成痰热，且由此引起的变证也最多。目前普遍治疗肺心病的原则都是"缓则补本，急则治标"。故急性期清热化痰，降气肃肺，使气道通畅是关键。从西医学观点来看，肺心病的急性发作与呼吸道感染关系密切，故只有清除、控制感染，病情才能得到缓解。清热化痰，使病邪疏散，才能做到邪去正安。洪广祥教授认为，对于大多数患者来说，痰是一个主要矛盾，患者不仅痰浊壅盛，而且排痰不畅，极易痰郁化热（或称继发感染）而兼见痰热证候。但因患者素有肺阳虚弱，或久咳久喘伤及肺气，或医者过用寒凉之药损伤肺阳，易造成血瘀，甚或痰瘀互为因果的恶性循环。周次清认为一般应采用

补清结合的方法，使虚者得补，实者得清，邪去正安。

2. 活血化瘀

肺是血液进行气体交换的场所，全身的血液都是通过经脉而聚于肺，然后再输布到全身。肺心病多为久咳久喘损伤肺气，肺阳不足，不能推动血液正常循环，影响血液进行气体交换，血液瘀滞而成。且痰瘀常互相兼杂，相互影响。故活血化瘀在肺心病治疗中必不可少。近期研究还发现，益气活血药物有改善微循环作用，还有助于提高肺心病患者免疫力。可见活血化瘀对于肺心病治疗很有益处。

3. 扶正固本

多数医家认为，肺心病往往病程日久，耗损正气，致使抗病能力低下。在病变过程中，由于各种因素的影响，病情常反复。本虚标实中的正衰，即肺脾肾俱虚，且贯穿始终，故在治标的同时，应兼顾本虚。在缓解期治疗中，更应扶正固本，以提高机体抵抗力，减少肺心病复发次数。用药兼顾肺脾肾三经，以温补脾肾为主，宣肺散寒为辅。肺心病冬日加重，夏天多轻。根据虚则补其母或母子兼顾及春夏养阳、秋冬养阴、虚喘治肾的原则，还可在三伏天使用养肺、健脾、补肾的三补法，冬病夏治，疗效较佳。

（三）中药研究

研究证实，水蛭有明显改善微循环的作用，而纠正微循环又是治疗肺心病的主要措施之一，且水蛭的不良反应较小。丹参能改善肺心病患者存在的不同程度的高凝状态，除活血外，还能促进组织修复和再生，对于阻塞性肺气肿引起的肺心病效果良好。蛇毒中的去纤酶能改善肺心病患者的血液流变学指标。洋金花的活血化瘀作用除对肺心病患者咳、喘明显改善外，还能改善患者的血浆黏度、红细胞比容、

血流、全血黏度及甲皱微循环。赤芍能改善肺血流运动状态，抑制血浆凝集和血栓形成，从而改善心肺功能。冬季给患者服用当归浸膏，能使早期或缓解期的肺心病症状、体征得以改善，对肺通气功能、动脉血 $PaCO_2$ 和 PaO_2 及心电图都有较显著的改善。灵芝能减少肺心病患者急性发作，同时降低死亡率。石菖蒲中含有细辛醚，对进入肺性脑病危重阶段的肺心病患者，可明显改善其烦躁等症状。此外，临床研究还证明，多数温阳药，如附子、肉桂、干姜及多数补气药，如黄芪、党参、太子参等，都能调整患者的免疫功能，提高机体的抗病能力。

（四）外治疗法

本病采用中医外治疗法结合内治疗法常常取得较好效果，临床常用外治方法包括穴位注射、药物贴敷、中药灌肠、针灸等，在肺心病的防治中能起到更好的疗效。尤其针灸疗法对于治疗肺心病有其独特的功效。从传统角度来看，针灸疗法可扶正祛邪、疏通经络和调和阴阳；现代研究认为针灸有增强免疫和调节机体功能的作用，这些对于治疗肺心病都很关键。目前临床针灸治疗多采用辨证取穴的方法，多取心俞、肺俞、风池、大椎、天突、膻中、尺泽、太渊、肾俞、脾俞、气海、太溪、三阴交、丰隆、定喘、秩边、内关等，每日针刺1次，急性发作期多用泻法，缓解期多用补法。有人认为加重期采用毫针、三棱针、水针等疗效为佳。

（五）评价及展望

肺心病病情较复杂。中医经过多年临床实践与研究，在治疗肺心病中取得了较好的疗效，使肺心病患者住院病死率明显下降。可以说，中医治疗肺心病具有独特优势，尤其是中西医结合治疗更是提高疗

效的重要方法。但由于中医辨证分型繁杂多样，尚欠一定的规律性，存在可比性差的弱点，故运用现代科学方法，从不同角度探索中西医结合、辨病与辨证结合，制定统一方法、统一标准，才能更好地发挥各自的优势。

因为肺心病是由多脏腑损伤所致，且急性发作期又变化迅速，病情复杂，因此，只有正确运用中医的四诊、八纲辨证，分期分型论治，治疗才能行之有效。近年来各地对急性发作期重视清热解毒、益气活血、温阳化瘀、通里攻下等法治疗，既能提高抗感染的疗效，又能减少抗菌药物的用量及不良反应，这些都是中医学的独特优势，应总结推广。此外在肺心病治疗中，研制速效、高效的中药新制剂，对急性发作期危重阶段患者的抢救，具有十分重要的意义。也是降低病死率的关键。

中医外治疗法是一种值得研究的治疗方法，多年来进展缓慢，但他又具有见效快、不良反应少、患者易接受等诸多优点，在对肺心病的治疗中应注意开发这一新领域。

主要参考文献

[1] 吴安光. 汪履秋老中医经验 [J]. 江苏中医杂志, 1989,（5): 25.

[2] 唐婉婷, 李志. 张崇泉辨治肺心病心力衰竭经验 [J]. 湖南中医杂志, 2021, 37（5): 29-31.

[3] 侯梦星, 王晨曦, 曹心宁, 等. 益气通腑法中药灌肠联合正压无创呼吸机治疗慢性阻塞性肺疾病合并Ⅱ型呼吸衰竭疗效观察 [J]. 河北中医, 2020, 42（1): 68-72.

[4] 杨媛华, 谢万木. 慢性肺源性心脏病基层诊疗指南（2018 年）[J]. 中华全科医师杂志, 2018, 17（12): 959-965.

[5] 牛国平, 康斐. 针刺治疗急性加重期痰热

壅肺型肺源性心脏病临床研究［J］. 中医学报, 2015, 30（11）: 1687-1689.

第三节　呼吸衰竭

呼吸衰竭是一种严重的肺通气（阻塞性或限制性）和（或）换气障碍，使静息状态下亦不能维持足够的气体交换，导致低氧血症伴（或不伴）高碳酸血症，进而引起一系列病理生理改变和相应临床表现的综合征。在海平面大气压、静息条件、呼吸室内空气下，排除心脏解剖分流和心脏排血量减少后，动脉血氧分压（PaO_2）< 60mmHg，或伴有二氧化碳分压（$PaCO_2$）> 50mmHg，可诊断为呼吸衰竭。根据血气异常发生的急缓可分为急性呼吸衰竭和慢性呼吸衰竭。依据临床表现，中医学将本病归属于"喘证""厥脱"等病范畴。

一、病因病机

（一）西医学认识

1. 病因

（1）呼吸道病变　支气管炎症、痉挛，上呼吸道肿瘤、异物等阻塞气道，引起通气不足，气体分布不匀，导致通气/血流比例失调，发生缺氧和二氧化碳潴留。

（2）肺组织病变　肺炎、重度肺结核、肺气肿、弥漫性肺纤维化、肺水肿、成人呼吸窘迫综合征、硅肺等，可引起肺容量、通气量、有效弥散面积减少，通气/血流比例失调导致肺内分流，引起缺氧和（或）二氧化碳潴留。

（3）肺血管疾病　肺血管栓塞、肺梗死、肺毛细血管瘤，使部分静脉血流入肺静脉，发生缺氧。

（4）胸廓病变　如胸廓外伤、畸形、手术创伤、气胸和胸腔积液等，影响胸廓活动和肺脏扩张，导致通气减少及吸入气体不均，影响换气功能。

（5）神经中枢及其传导系统呼吸肌疾患　脑血管病变、脑炎、脑外伤、电击、药物中毒等直接或间接抑制呼吸中枢；脊髓灰质炎以及多发性神经炎所致的肌肉神经接头阻滞影响传导功能；重症肌无力等损害呼吸动力引起通气不足。

2. 发病机制

阻塞性和限制性肺通气不足、肺泡弥散障碍引起肺泡通气不足，氧气和二氧化碳弥散减少；肺动-静脉样分流造成静脉血，以及通气/血液比例失调，不能保持正常有效的气体交换；氧耗量增加而代偿性通气功能不足等导致缺氧程度的加重，诱发呼吸衰竭。

（二）中医学的认识

中医学对呼吸衰竭的认识是以发病过程和临床表现为依据的，一般多将其成因归为外感六淫、脏腑内伤、阴阳失调、跌仆、烧伤、烫伤、中毒、电击、水溺等。根据本病的临床特点，可属于中医"喘证""肺衰"范畴。病理基础是由于肺脏受伤，气力衰竭，呼吸错乱，百脉不畅。病情险恶，易危及生命，是呼吸与危重症医学科临床常见致死性疾病。

本病病位在肺，与心、脾、肾密切相关，肺虚及肾，肺肾两虚，损及心脾为其本。反复咳喘缠绵难愈，久病伤肺则肺虚。肺金生水，金绝生化之源，则水为之涸流，肺虚久则上损及下，肺虚及肾，肺肾两虚。肺为脾之子，肺虚耗夺母气以自养，肾虚命门火衰则脾土不温，故肺肾两虚又可导致脾虚。心脉通肺，肺通百脉，宗气贯心而行呼吸，心阳根于命门之火，肺肾两虚亦致心脏衰惫。

脾失健运，肺失输布，肾失蒸化皆可致水湿聚而为痰，火热灼津亦可致痰；肺朝百脉，功能失常则血行涩滞，百脉皆瘀，此外，寒热、痰饮、血运失常、心脏衰惫亦致血滞为瘀。热之成因，一由外感，二因内邪。肺、脾、心、肾俱虚，外邪易袭，发而为病，痰瘀蕴结，郁而化热，皆由内郁。

总而言之，本病病变在肺，继则影响脾肾肝，后期病及于心。本病属本虚标实，本虚即肺、肾、心、脾、肝虚损，为产生本病的主要原因，而感受外邪是引起本病的主要诱因，痰浊壅肺、血瘀水阻是其产生变证的主要根源。痰瘀互阻、虚实互患恶性循环，最终伤及阴阳气血，累及五脏。

二、临床诊断

（一）辨病诊断

1. 临床诊断

（1）病史　多有支气管、肺、胸膜、肺血管、心脏、神经肌肉或严重器质性疾病史。

（2）症状　进行性呼吸困难加重，口唇及指端发绀，急性严重缺氧可出现精神错乱、狂躁、昏迷、抽搐等症状，合并二氧化碳潴留，可出现嗜睡、神志淡漠、扑翼样震颤等；出现循环系统症状如心率加快、心肌损伤、周围循环衰竭、血压下降、心律失常、心脏骤停；严重呼吸衰竭患者有肝肾功能受损表现如谷丙转氨酶升高、尿素氮升高，部分患者可出现消化道出血等消化系统症状。

（3）体征　慢性呼吸系统疾病或其他导致呼吸功能减退的体征。

2. 相关检查

（1）血气分析：动脉血氧分压 PaO_2 < 60mmHg，伴二氧化碳分压 $PaCO_2$ > 50mmHg 为 Ⅱ 型呼吸衰竭；$PaCO_2$ < 50mmHg 为 Ⅰ 型呼吸衰竭。

（2）肺功能检查：可协助了解病情，判断通气功能障碍的性质以及是否合并换气功能障碍。

（3）胸部影像学检查：可协助查找病因。

（二）辨证诊断

1. 痰浊蒙蔽型

临床证候：神志恍惚，呼之不应或呼之可应，嗜睡，喘促痰鸣，呼吸气粗，面唇青紫，高枕卧位，咳吐黄浓痰、量多，下肢浮肿甚，小便量少，舌紫暗，苔白或黄腻，脉滑。

证候分析：痰迷心窍，蒙蔽神机，故见神志恍惚，呼之不应；肺虚痰蕴，故喘促痰鸣，呼吸气粗；痰郁化热则见咳吐黄脓痰量多；肺虚气化不行则见下肢浮肿甚，小便量少；舌紫暗，苔白或黄腻，脉滑为痰浊蒙蔽之征。

2. 痰热腑实型

临床证候：神志恍惚或昏睡，面唇紫暗，呼吸浅促，痰喘气急，咳吐黄痰，口干不喜饮，腹胀而大便不通，小便黄少，舌暗苔黄腻，脉弦滑。

证候分析：痰浊内蕴化热，痰热壅肺故见痰喘气急、咳吐黄痰；痰热蒙蔽清窍，则见神志恍惚或昏睡；肺热内郁，清肃失司，腑气不通，则腹胀而大便不通，小便黄少；舌暗，苔黄腻，脉弦滑为痰热腑实之征。

3. 痰热动风型

临床证候：咳喘气促，鼻翼煽动，甚则张口抬肩，不能平卧，颤抖或四肢抽搐，烦躁不安甚则神志昏迷，舌紫红，苔黄，脉弦滑数。

证候分析：肺热痰蕴，火盛伤阴，肝风内动，风动痰升，阻塞心窍则颤抖或四肢抽搐、烦躁不安甚则神志昏迷；肺虚痰蕴，失于宣降，痰壅气阻则见咳喘气促，鼻翼煽动，甚则张口抬肩，不能平卧；舌紫红，苔黄，脉弦滑数为痰热动风之征。

4.脾肾阳虚型

临床证候：咳喘气促，动则尤甚，纳呆便溏，痰多而稀，畏寒，四肢不温，小便清长或下肢浮肿，小便不利，面色晦暗，舌淡，苔薄白，脉沉细或结代。

证候分析：脾肾阳气不运，气不化水，水凌心肺则咳喘气促，动则尤甚；脾阳虚不能运化水谷，则见纳呆便溏；脾肾阳虚，阳气不能敷布于内外，则见畏寒，四肢不温，小便清长或小便不利；水湿下注则见下肢浮肿；舌淡，苔薄白、脉沉细或结代为脾肾阳虚之征。

5.气阴两虚型

临床证候：咳喘气促，痰稠厚，色黄或见血痰，咳吐不易，神疲乏力，潮热盗汗，口咽干燥，舌紫暗，苔少，脉虚数无力。

证候分析：热盛伤津，肺气阴耗伤，肺阴不足，则见咳喘气促，痰稠厚，神疲乏力；阴虚内热则见潮热盗汗，口咽干燥；舌紫暗，苔少，脉虚数无力为气阴两虚之征。

6.肺肾气虚型

临床证候：喘急，胸闷，动则加重，静坐息卧时如常人，咳吐黏痰，每因遇冷风、活动及闻异常气味而引起阵咳，痰白如沫，伴有喘急、哮鸣，口唇、两颊紫暗。舌暗，苔黄或白滑，脉沉。

证候分析：肺肾两虚，不能主气、纳气则喘急、胸闷，动则加重；寒饮伏肺，肾虚水泛，则每因遇冷风、活动及闻异常气味而引起阵咳，痰白如沫；肺失治节，气不帅血而气滞血瘀，则见喘急、哮鸣，及口唇、两颊紫暗；舌暗，苔黄或白滑，脉沉为肺肾气虚之征。

三、鉴别诊断

（一）西医鉴别诊断

1.左心衰

左心衰与呼吸衰竭均出现呼吸困难，但左心衰呼吸困难常为活动后出现，夜间不能平卧，常需端坐呼吸，伴胸闷不适，BNP、心脏彩超与肺部CT常有助于区别。

2.心肌梗死

该类患者亦可出现呼吸困难，但更加明显的表现为胸痛，为心前区压榨性疼痛，不可自行缓解，心电图有特征表现，心肌酶谱异常，此类疾病危及生命，须立即入院治疗。

3.肺动脉栓塞

该类疾病常在活动后出现呼吸困难，伴胸痛，通过D-二聚体检查可初步判断，D-二聚体正常可排除肺栓塞。明确诊断需做肺动脉造影检查。

4.气胸

起病较急，有胸闷胸痛，查体肺部一侧呼吸音消失，双肺呼吸音不对称，胸片可看到肺被压缩。查体和胸片可明确该诊断。

（二）中医鉴别诊断

哮病

哮病与喘证都有呼吸急促的表现，哮必兼喘，而喘未必兼哮。喘以气息言，以呼吸急促困难为主要特征；哮以声响言，以发作时喉中哮鸣有声为主要临床特征。哮为一种反复发作的独立性疾病，喘并发于急慢性疾病过程中。

四、临床治疗

（一）提高临床疗效的要素

1.缓时治本，急时治标

本病痰瘀热为标，肺脾心肾之虚为本，

其病理过程由肺阴亏虚发展到气阴两虚、脾肾阳虚、心阳衰惫。故缓解期补肺脾心肾之虚，治本为要，兼以祛痰化瘀清热；急性发作期多见痰浊蒙蔽、痰火扰心、痰热动风之证，病情危重，故宜以祛痰清热、醒神开窍、息风止痉为治疗关键。

2. 中西合璧

注重祛痰、平喘、抗感染、化瘀、醒神之法。西医学运用祛痰、扩张气管的药物，解除痉挛，扩张血管；中医使用祛痰、解痉平喘、清热解毒以及活血化瘀之剂。中西医在保持呼吸道通畅、控制感染、提高 PaO_2、降低 $PaCO_2$、保持正常的通气/血流比例方面有异曲同工之处。

3. 内外结合，双管齐下

呼吸衰竭为呼吸系统急症，内服药物首先要经消化道吸收，才能发挥作用，而外治药物却可以直达病所，恰到好处地发挥作用。如气道切开术、机械通气、高频通气、雾化吸入等均能有效提高 PaO_2、降低 $PaCO_2$。故在注重内服药物的同时，必须注重外治疗法（包括非药物疗法）。把二者有机结合起来，协同发挥治疗作用，不失为提高临床疗效的捷径。

（二）辨病治疗

呼吸衰竭总体治疗原则为呼吸支持治疗，包括保持呼吸道通畅、纠正缺氧和改善通气等呼吸衰竭病因和诱因的治疗、一般支持治疗以及对其他重要脏器功能的监测与支持。

1. 急性期治疗

主要是保持呼吸道通畅及病因治疗。

当患者昏迷时，应使其处于仰卧位，头后仰，托起下颌打开口，清除口鼻内分泌物及异物，使其保持呼吸道通畅，若无明显改善则应立即建立人工气道，包括简便人工气道（口咽通气道、鼻咽通气道、喉罩）、气管插管和气管切开。若有支气管痉挛，应予以 β_2 肾上腺素受体激动剂、抗胆碱药、糖皮质激素或茶碱类药物。

2. 一般治疗

（1）氧疗　应在保证 PaO_2 迅速达到 60mmHg 或动脉氧饱和度达到 90% 以上时，尽量降低吸入氧浓度，可采用鼻导管或面罩给氧的方式。

（2）病因治疗　针对诱发呼吸衰竭的病因进行针对性治疗，例如气道堵塞应立即去除异物，肺炎应针对病原体进行治疗，心力衰竭应予以强心利尿的治疗等。

（3）一般支持治疗　加强液体管理，防止血容量不足和液体负荷过大。进行呼吸支持治疗，保持气道通畅（振动排痰），纠正缺氧和改善肺部通气；卧床休息，减少耗氧量；床头适当抬高，双下肢按摩，避免下肢形成深静脉血栓；加强营养（以高蛋白高热量饮食为主），将血糖控制在 6~12mmol/L；病情较重时需锻炼在床上大小便能力，保持大便通畅，避免便秘及大便时过度用力；控制液体速度和量，维持水与电解质平衡。

3. 药物治疗

（1）抗感染　根据感染情况和药物敏感试验来选择合适的抗生素，一般疗程 5~8 天。

（2）呼吸兴奋剂　包括尼可刹米、洛贝林、贝美格等，可刺激呼吸中枢或周围化学感受器增强呼吸功能，改善通气。该类药主要用于中枢抑制为主导致的呼吸衰竭，不可用于肺换气功能障碍为主的呼吸衰竭。使用时必须保证患者呼吸肌功能基本正常，气道通畅。

（3）解除支气管痉挛　以短效的支气管扩张剂为主，可联合长效。主要有异丙托溴铵、沙丁胺醇、特布他林等。

（4）纠正酸碱平衡失调　主要是二氧化碳潴留引起的呼吸性酸中毒，予以机械通气纠正；代谢性碱中毒予以盐酸精氨酸和氯化钾治疗。

4. 其他治疗

呼吸频率、节律、幅度严重异常，经充分氧疗后 PaO_2 无改善、$PaCO_2$ 进行性升高，pH 值动态下降时，根据病因及病情，可选择有创或无创的机械通气治疗，包括经面罩正压机械通气和经气管插管或气管切开导管进行的机械通气。主要是纠正缺氧、排除二氧化碳，改善呼吸肌疲劳。

（1）无创正压通气　意识障碍、呼吸微弱或无力、咳痰明显无力的患者应禁止使用。使用期间注意 $PaCO_2$、气道分泌物监测。

（2）气管插管　患者出现严重低氧血症和（或）高碳酸血症（$PaO_2 < 60mmHg$，尤其是充分氧疗后仍小于 60mmHg，$PaCO_2$ 进行性升高，pH 值动态下降），以及气道保护能力明显下降时，应予以气管插管。

（3）气管切开　若气管插管不能在短期内去除指征，或有其他指征，可进行气管切开。

（三）辨证治疗

1. 辨证论治

（1）痰浊蒙蔽型

治法：涤痰开窍。

方药：涤痰汤加减。桃仁、川芎、胆南星、茯苓、法半夏、橘红、枳壳、远志、石菖蒲、郁金。

加减：若痰热内盛，身热，烦躁，神昏，苔黄舌红者，加葶苈子、天竺黄、竹沥；肝风内动，抽搐，加钩藤、全蝎，另服羚羊角粉；血瘀明显，唇甲紫，加丹参、红花、桃仁活血通脉；如皮肤黏膜出血、咯血、便血色鲜者，配清热凉血止血药，如水牛角、生地、牡丹皮、紫珠草等。

（2）痰热腑实型

治法：清肺化痰通腑。

方药：陷胸承气汤加减。瓜蒌仁、枳实、生大黄（后下）、半夏、黄连、芒硝（冲服）。

加减：若痰热内盛，胶黏不易咳吐者，加鱼腥草、瓜蒌皮、海蛤粉、玄明粉清热滑痰利肺；痰鸣喘息，不得平卧，加射干、葶苈子泻肺平喘；痰热伤津，口干舌燥，加天花粉、知母、芦根以生津润燥；阴伤而痰量已少者，酌减苦寒之味，加沙参、麦冬等养阴。

（3）痰热动风型

治法：清热化痰，平肝息风解痉。

方药：清金化痰汤加味。栀子、黄芩、桔梗、麦冬、桑白皮、浙贝母、知母、瓜蒌仁、橘红、茯苓、甘草、羚羊角、钩藤、赤芍、郁金。

加减：若痰黄如脓或腥臭，酌加鱼腥草、金荞麦、薏苡仁、冬瓜子清化痰热；胸满咳逆，痰涌，便秘，配葶苈子、玄明粉泻肺逐痰；热邪伤津，酌加南沙参、天门冬、天花粉养阴生津；烦渴引饮加石膏、知母以清热。

（4）脾肾阳虚型

治法：健脾温肾，温化痰饮。

方药：苓桂术甘汤合真武汤加味。白术、桂枝、附子、甘草、茯苓、赤芍、生姜、益母草、川芎、丹参。

加减：若小便不利者加猪苓、泽泻；如气短声弱，气虚甚者，加人参、黄芪健脾补气；若水肿势剧加沉香、牵牛子、万年青根行气逐水；血瘀甚，发绀明显，加泽兰、红花、五加皮化瘀行水。

（5）气阴两虚型

治法：益气养阴、清肺化痰祛瘀。

方药：生脉散合千金苇茎汤加减。麦冬、西洋参、五味子、芦根、冬瓜子、薏苡仁、桃仁。

加减：若虚实夹杂者可酌加桑白皮、葶苈子、丹参补虚顾实；胸闷不适加枳壳、瓜蒌皮；便秘加杏仁、郁李仁、芒硝；发热加金银花、连翘；口渴加芦根、天花粉；胸闷痛者加丹参、三七、郁金、五灵脂以活血通络。

（6）肺肾气虚型

治法：培补肺肾、降气平喘。

方药：平喘固本汤合补肺汤加减。人参、黄芪、党参、茯苓、熟地、枸杞子、五味子、沉香、橘红、紫苏子、炙甘草、法半夏、款冬花、紫菀。

加减：若畏寒怕冷，舌质淡，加肉桂、干姜、钟乳石；兼有阴伤、低热，舌红苔少，加麦冬、玉竹、生地；气虚血瘀，颈脉动甚，面唇发绀明显，加当归、丹参、苏木活血通脉。

2. 外治疗法

（1）针刺疗法

① 针刺治疗气阴两虚，脾肾阳虚等虚证，取天突、肺俞、大杼、太渊、足三里、丰隆、膏肓、气海、肾俞。昏迷者可配人中、素髎、涌泉等穴。

② 针刺治疗痰浊蒙蔽型、痰热动风型等实证，取人中、素髎、涌泉、人迎、内关、合谷、百会、关元、气海、神阙、绝骨、太冲、足三里等。

（2）三棱针 取督脉、膀胱经穴及手井穴，如大椎、身柱、肺俞、膈俞、少商、中冲、关冲等点刺治疗咳喘实证，对于昏迷患者可选用十宣穴点刺放血。

（3）耳针 选用耳穴之支气管、肺，加刺交感、降压点，留针捻转治疗实证昏迷患者。

（4）穴位注射

① 取足三里、肺俞等穴位注射喘可治注射液 1~2ml，用于肺肾气虚型、脾肾阳虚型。

② 醒脑静 1~2ml，注射于膻中、曲池、中府、肺俞、足三里等穴，用于痰浊蒙蔽型、痰热动风型等实证。

（5）搐鼻疗法 用搐鼻散（细辛、皂角刺、半夏）和通关散（猪牙皂、细辛、薄荷、麝香），或单用以上 1~2 味有辛香走窜功用的药物，研为细末，撒入或吹入患者鼻腔内，使之喷嚏，必要时可隔 15~30 分钟重复 1 次，以达到兴奋呼吸和苏醒神志的目的。本法适用于痰浊蒙蔽型、痰热动风型见昏迷不醒者。

3. 成药应用

（1）安宫牛黄丸或至宝丹：1 次 1 丸，1 日 1~3 次，口服或水调后鼻饲。用于痰浊蒙蔽型、痰热动风型。

（2）醒脑静注射液 10~20ml 加入 5% 葡萄糖 250ml 中静脉滴注，1 日 1 次。用于痰浊蒙蔽型、痰热动风型等实证。

（3）血必净注射液 50~100ml 加入生理盐水 100ml 中静脉滴注，1 日 1~2 次。用于痰浊蒙蔽型、痰热动风型等实证。

（4）参附注射液 50~100ml 加入 5% 葡萄糖液 150~500ml 中静脉滴注。用于脾肾阳虚型。

（5）参麦针 50~100ml 加入 5% 葡萄糖液 250ml 中静脉滴注。用于气阴两虚型。

（6）丹参注射液 1 次 10~20ml，用 5% 葡萄糖注射液 100~250ml 稀释后使用，静脉滴注，1 日 1 次。用于兼有血瘀证者。

（7）胎盘片，每次 4~6 片，每日 3 次，用于肺肾气虚型、脾肾阳虚型虚喘。

（8）地龙胶囊，每次 3~6g，每日 3 次，用于痰浊蒙蔽型、痰热动风型热喘、实喘。

4. 单方验方

皂矾散，煅白矾 2g，煨皂角刺 1g，每次 1.5g，每日两次服，用于痰热内盛。（《急症中西医诊疗技术》）

（四）其他疗法

1. 体外膜氧合（ECMO）

也称为体外生命支持，能够为患者提供有效的气体交换，降低患者机械通气强度，允许肺充分休息，在严重低氧性呼吸衰竭的治疗中发挥着重要作用。适应证：最佳机械通气策略下，仍然存在严重的低氧血症或（和）二氧化碳潴留；肺保护性通气策略无法实施。不良反应：局部损伤、感染、出血（手术及插管部位、肺、胃肠道、颅内）、血液凝固（氧合器、管路部位）、溶血、弥散性血管内凝血（DIC）等。

2. 肺泡灌洗

张伟在对照组治疗基础上，选用中药鱼腥草注射液代替生理盐水，经纤支镜进行病变部位支气管及肺泡灌洗治疗23例呼吸衰竭，治疗后呼吸衰竭纠正时间、感染控制窗出现时间、机械通气时间及住院天数与对照组比较有显著性差异，疗效良好。

（五）医家诊疗经验

1. 洪广祥

洪老认为痰瘀热壅证多见于慢阻肺急性加重期，临床表现以呼吸衰竭为主。病机：痰瘀热壅，气道郁闭，腑气不通。治法：泄热除壅，涤痰行瘀，通利腑气。方药：礞石滚痰丸、千缗汤、涤痰汤加减。药用：白毛夏枯草、黄芩、金荞麦、生大黄、礞石、小牙皂、法半夏、葶苈子、胆南星、竹沥、石菖蒲、桃仁、郁金、全瓜蒌、枳实。方义：方中用白毛夏枯草、黄芩、金荞麦清肺泄热，控制感染；礞石、小牙皂、法半夏、葶苈子、全瓜蒌涤痰除壅，减轻气道阻塞；胆南星、石菖蒲、竹沥豁痰开窍醒神，有助于精神症状的改善和稠黏痰的排出；桃仁、郁金活血行瘀，其与涤痰除壅药相伍，可有效改善缺氧状态和心肺循环；大黄、枳实通利腑气，泻下通便，有利于肺气肃降，减轻气道壅塞，改善通气功能。临床经验证明，慢性肺心病患者绝大多数会出现便秘，而便秘往往直接使病情加重，影响预后。因此，对便秘患者及时通利腑气、泻下通便，对控制感染、稳定病情，甚至对呼吸衰竭和肺性脑

病的改善，均具有不可忽视的协同疗效。"肺与大肠相表里"理论和《伤寒论》承气汤的配方原则，对肺系病证和肺心病及其合并症的治疗，有着重要的指导作用。

2. 姜良铎

姜老认为痰浊、水饮、瘀血阻滞于肺，是导致呼吸无力、呼吸不能的关键病理因素。急性发作时应祛痰浊、化饮利水、活血化瘀。①祛痰浊：见喘息咳逆、喉间痰鸣、面色紫暗、神志恍惚、谵妄、表情淡漠、烦躁不安、昏迷者，为痰浊壅盛、蒙蔽清窍，治以涤痰开窍醒神，常用羚羊角粉、石菖蒲、竹沥、川贝母、胆南星、天竺黄等；可加用芳香开窍之剂，冲服安宫牛黄丸、紫雪丹等。必要时给予吸痰等治疗以挽救生命。②利水：若见呼吸急促表浅、气短不能平卧，动则喘剧、全身水肿、心慌心悸、四肢冷凉、舌淡苔白腻，治以温阳利水，常用茯苓、猪苓、桂枝、车前子、芫花等，水肿严重者可适当加用西药利尿剂。③活血：若见呼吸急促表浅、气短不能平卧，唇甲发绀，颈侧青筋暴露，胸中憋闷，肌肤甲错，肤见瘀斑，舌质紫暗等，治以祛瘀通络，常用郁金、石菖蒲、水蛭、土鳖虫、全蝎等。若见咯血、便血者，可加用三七、仙鹤草等。

姜老认为呼吸衰竭是多种慢性疾病发展的结果，缓则重视补虚，要辨别肺虚、脾虚、肾虚、阴虚和阳虚，要综合兼顾，常分如下类型论治。①肺脾肾亏虚、肾不纳气：呼吸短浅难续，甚则张口抬肩，不能平卧，咳痰不利，色白如沫，胸闷心慌，纳差，治以补肺健脾益肾纳气平喘，常用生黄芪、党参、冬虫夏草、熟地黄、黄精、紫石英、磁石、沉香等。②气阴将竭：喘促喘剧，汗出黏手、谵妄烦躁、四肢躁动、舌红，脉细数或结代。治以益气敛阴、纳气归肾，多用西洋参、麦冬、五味子、紫石英、山茱萸等；加用生脉注射液静脉滴

注。③心肾阳衰：喘剧心慌，烦躁不安，面青舌紫，汗出如珠，肢冷，神昏谵语，四肢厥逆，脉浮大无根或模糊。治以扶阳固脱、纳气，常用人参、附子、龙骨、牡蛎、干姜、五味子、紫苏子等；加用参附注射液静脉滴注。

五、预后转归

本病的预后与患者自身条件、病因类型关系密切。

若患者基础疾病重，起病急、症状重，出现全身多器官功能障碍，可能导致患者迅速死亡，若患者基础疾病较轻，并且经过及时抢救，预后好。

慢性呼吸衰竭反复发作，长期缺氧可导致肺气肿、肺间质纤维化、心肌损伤、心肌硬化等。另外，呼吸衰竭常需有创机械通气，气管插管时动作粗暴可导致牙齿脱落或下颌关节脱位，还可引起喉头水肿，气囊压迫可导致气管－食管瘘。

中医认为本病病情变化迅速，其转归与病邪性质、正气强弱以及治疗是否得当密切相关。慢性发病者乃久病宿疾，正气本虚、病情随反复感邪而渐进性加重，致正虚邪盛或虚实夹杂。急性呼吸衰竭多属实喘，起病急，发展快，病程短，若能及时得到切实有效的治疗大多可获痊愈。少数患者可因感邪过重或失治误治而预后不良。邪盛正衰患者反复感邪之后，病情骤然加剧，导致正不胜邪，阴阳离决，预后极差。

六、预防调护

（一）预防

呼吸衰竭患者常因肺部其他基础疾病所致，应注意基础疾病的治疗，必要时规范进行氧疗，避免感染及其他发病因素。

（1）积极进行肺功能锻炼，如呼吸操等。

（2）必要时长期家庭氧疗。

（3）戒烟，避免感染及减少有害气体及粉尘吸入，控制环境污染。

（4）尽量避免使用镇静催眠药物。

（二）调护

1. 饮食

呼吸衰竭患者，耗氧增加，对营养需求增加，可适量补充优质蛋白质（鸡鸭鱼肉），避免辛辣、刺激食物。

2. 食疗方

（1）参枣米粥：党参、糯米、大枣、白糖。将党参、大枣煎取药汁备用，然后将糯米煮熟，再将煮好的大枣、党参与白糖煎汁，放于糯米饭中食用。

（2）燕窝粥：燕窝、粳米（无燕窝改用银耳），用纱布包好，烧至沸，取出，加入粳米煮粥，空腹服之。

3. 护理

（1）急性呼吸衰竭和慢性呼吸衰竭急性发作患者要严格卧床休息，注意观察生命体征。

（2）喉间痰多者，随时翻身拍背吸痰，防止痰阻气道，必要时可采用呼吸机辅助呼吸。

（3）高热患者，辅以物理降温与静脉补液支持。

（4）呼吸急迫，发绀明显者，可用呼吸机给氧或加氧呼吸。

七、专方选要

（一）健脾益肺冲剂

组成：人参20g，白术15g，茯苓15g，麦冬15g，桑白皮15g，黄芪10g。

功效：健脾补肺，止咳化痰。

主治：慢性阻塞性肺疾病合并呼吸衰竭，中医辨证为脾气虚者。

方解：方中人参为君，甘温益气，健脾养胃；臣以苦温之白术，健脾燥湿，加强益气助运之力；佐以甘淡茯苓，健脾渗湿，苓术相配，则健脾祛湿之功益著；使以炙甘草，益气和中，调和诸药。配以麦冬、桑白皮、黄芪益气化痰。诸药配伍，共奏益气健脾，止咳化痰之功。

（二）肺肃清煎剂

组成：制大黄9g，炙甘遂2g，葶苈子15g，川芎9g，黄芩15g。

功效：泄热逐水，化痰祛瘀。

主治：慢性阻塞性肺疾病急性发作期并呼吸衰竭，中医辨证属痰热瘀阻者。

方解：方中以制大黄为君，泄热通腑、凉血解毒、逐瘀通经；以制甘遂、葶苈子为臣，有泻下逐饮、破积通便之功，与大黄一起使水热之邪从二便分消而去；佐以生黄芩，清热燥湿、泻火解毒，川芎为血中之气药，具有通达气血之功效。诸药合用共奏泄热逐水，化痰祛瘀之功。

（三）宣肺固卫协定Ⅰ号方

组成：桑叶15g，炙麻黄10g，杏仁10g，款冬花12g，前胡10g，浙贝8g，胆南星15g，桔梗15g，法半夏12g，白果10g，鱼腥草20g，金银花15g，葶苈子10g，黄芪20g，白茯苓30g，白术10g，黄芩10g，丹参12g，红花10g，水蛭3g，百合20g，枳壳10g，甘草5g。

功效：宣肺平喘、健脾化痰、泻肺逐瘀。

主治：肺心病并呼吸衰竭，中医辨证属痰热郁肺者。

方解：方中桑叶入太阳，苦能清，甘能和，善清肺热、润肺燥；麻黄辛温，开宣肺气以平喘，开腠解表以散邪；杏仁降利肺气而平喘咳，与麻黄相配宣降相因；款冬花味辛、微温，主润肺止咳化痰；前胡主下一切气，可清肺热，化痰热，散风邪；浙贝、胆南星善降痰气，开郁结，解热毒；桔梗轻宣上浮，长于宣通肺气，利咽化痰，可载药至胸中；半夏辛温性燥，善燥湿化痰，又和胃降逆；白果主入肺经，长于敛肺气，定喘咳；鱼腥草、金银花主清热解毒；葶苈子泻肺气之壅闭而通调水道，利水消肿，泻肺中水饮而平喘；黄芪、白茯苓、白术健脾以绝生痰之源，渗湿以助化痰之力，固卫以祛外来之邪；黄芩清肺化痰，止咳平喘；丹参、红花、水蛭活血化瘀；百合润肺生津；枳壳理气宽中，除满通便；甘草益气和中，调和诸药。全方药证相应，共奏宣肺平喘，健脾化痰，泻肺逐瘀之功。

辨证加减：失眠甚者加入酸枣仁15g，石菖蒲12g，远志9g；热象明显者加入蒲公英20g；水肿甚者加入泽泻15g；腹胀甚者加入陈皮9g，鸡内金15g；乏力倦怠甚者加入炒党参15g。

八、研究进展

单味化痰中药研究证明，天南星、远志、白芥子、野决明、竹沥、淡竹叶有明显的化痰作用。单味平喘药研究证明，麻黄、樟叶油、山苍子油、苦参、七叶莲、芸香草、华山参、地龙有显著平喘效果。复方及注射液研究显示醒脑静注射液、参麦针对于呼吸衰竭神昏者及气阴两竭脱证患者疗效可观。

近年来，外治疗法尤其是应用针灸治疗呼吸衰竭取得了可喜的进展。在基础研究方面，研究表明针刺水沟穴区有明显的呼吸起动效应或节律恢复作用；急性呼吸衰竭时，电针人迎穴对犬心脏血流动力学的紊乱状态有明显改善；针刺素髎穴用于临床急救，恢复呼吸，成功率达92%；另有报道针刺水沟与会阴点分别有85%与45%动物出现即时性呼吸增强。

主要参考文献

[1] 洪广祥. 正虚痰瘀是慢性肺源性心脏病的病机关键 [J]. 中医药通报, 2007 (1): 9-13.

[2] 张晓梅, 肖培新, 尹婷. 姜良铎教授辨治呼吸衰竭经验 [J]. 中国中医急症, 2014, 23 (10): 1845-1846.

[3] 林智源, 万文蓉. 针灸治疗 COPD 及其并发症研究进展 [J]. 亚太传统医药, 2017, 15: 59-61.

第四节　急性呼吸窘迫综合征

急性呼吸窘迫综合征（ARDS）是以低氧血症为特征的急性起病的呼吸衰竭。各种原因引起的肺泡 - 毛细血管损伤、肺泡膜通透性增加、肺泡表面活性物质破坏、透明膜形成和肺泡萎陷、肺顺应性降低、通气/血流比例失调和肺内血流增加是 ARDS 典型的病理生理改变，进行性低氧血症和呼吸窘迫为 ARDS 的特征性临床表现。ARDS 并非是一个独立的疾病，而是一组具有病理学、病理生理学和临床表现相类似的综合征。

随着对严重创伤、休克、感染等疾病抢救技术水平的提高，很多患者不直接死于这些原发病，但是发生和死于 ARDS 者随之增加。早在 80 年代初美国每年有 ARDS 患者 15 万之多。虽然近几十年来对 ARDS 的研究投入了大量的人力、物力，在其发病机制、病理生理和呼吸支持治疗方面取得了显著进展，但其病死率仍高达 50%~70%。临床表现除外伤、感染、中毒等原发病的相应症状和体征外，还表现为突发性和进行性的呼吸窘迫、气促、发绀，伴有烦躁、焦虑表情、出汗等。X 线胸片早期可无异常，或仅模糊的肺纹理增多，继则出现斑片状，直至融合成大片状浸润阴影，且可见到支气管充气征。中医学根据本病临床所见的呼吸困难、气促等征象，可将 ARDS 列入"喘证"的范畴。

一、病因病机

（一）西医学认识

1. 病因

急性呼吸窘迫综合征的病因包括肺内原因和肺外原因两大类。肺内原因包括：肺炎、误吸、肺挫伤、淹溺和有毒物质吸入。肺外因素包括：全身严重感染、严重多发伤（多发骨折、连枷胸、严重脑外伤和烧伤）、休克、高危手术（心脏手术、大动脉手术等）、大量输血、药物中毒、胰腺炎和心肺转流术后等。此外，按照致病原不同，ARDS 的病因也可以分为生物致病原和非生物致病原两大类：生物致病原主要包括多种病原体，如细菌、病毒、真菌、非典型病原体和部分损伤相关分子模式（DAMPs）、恶性肿瘤等；非生物致病原主要包括酸性物质、药物、有毒气体、机械通气相关损伤等。

2. 发病机制

ARDS 的发病机制尚未完全阐明。尽管有些致病因素可以对肺泡膜造成直接损伤，但是 ARDS 的本质是多种炎症细胞（巨噬细胞、中性粒细胞、血管内皮细胞、血小板）及其释放的炎症介质和细胞因子间接介导的肺脏炎症反应。ARDS 是系统性炎症反应综合征（SIRS）的肺部表现。SIRS 即指机体失控的自我持续放大和自我破坏的炎症瀑布反应；机体与 SIRS 同时启动的一系列内源性抗感染介质和抗感染性内分泌激素引起的抗感染反应称为代偿性抗炎反应综合征（CARS）。如果 SIRS 和 CARS 在疾病发展过程中出现平衡失调，则会导致多器官功能障碍综合征（MODS）。ARDS 是 MODS 发生时最早受累或最常出现的脏器功能障碍表现。

炎症细胞和炎症介质是启动早期炎症反应与维持炎症反应的两个主要因素，在ARDS的发生发展中起关键作用。炎症细胞产生多种炎症介质和细胞因子，最重要的是肿瘤坏死因子–α（TNF–α）和白细胞介素–1（IL–1），导致大量中性粒细胞在肺内聚集、激活，并通过"呼吸暴发"释放氧自由基、蛋白酶和炎症介质，引起靶细胞损害，表现为肺毛细血管内皮细胞和肺泡上皮细胞损伤，肺微血管通透性增高和微血栓形成。大量富含蛋白质和纤维蛋白的液体渗出至肺间质和肺泡，形成非心源性肺水肿和透明膜，进一步导致肺间质纤维化。

（二）中医学认识

中医学认为，呼吸窘迫综合征的发病多因外感温热邪毒，或疔疮痈疽之毒内攻，或创伤、产后等所致。风热邪毒犯肺，炼津成痰，痰热壅盛，阻遏肺气，宣肃失司，气逆而喘，若邪热传入阳明，与肠中糟粕相搏，燥屎内结，则腑气不通，肺与大肠相表里，浊气不得下泻而上迫于肺，肺气上逆而喘。疔疮早期失治，未能及时控制毒势，痈疽因正不胜邪，可发生走黄与内陷，热毒入营，攻心犯肺，壅遏肺气而神昏喘逆。跌仆创伤或大手术后，气血受损，瘀血常留，气机逆乱，可使肺之宣肃功能失常而喘。严重的创伤，或妇人产后，可有败血形成，循经攻心，上搏于肺而成暴喘。

总之，本病病机是热毒炽盛，或瘀血败血，阻遏肺气，宣肃失司。其病理性质多虚实夹杂，以邪实为主，表现为热毒、瘀血壅滞于肺；正虚有气阴不足，或失血阴亏。病情进一步发展，正气不支，可致气阴亏竭，阴阳欲脱，乃至死亡。本病属中医"暴喘"范畴。

二、临床诊断

（一）辨病诊断

1. 临床诊断

目前，国内外ARDS的诊断标准较多，不尽一致，急性呼吸窘迫综合征诊断标准目前多采用柏林定义，要满足四个条件方可诊断，具体如下：

（1）明确诱因下，1周内出现急性或进展性呼吸困难。

（2）胸部X线平片/胸部CT显示双肺浸润影，不能完全用胸腔积液、肺叶/全肺不张和结节影解释。

（3）呼吸衰竭不能完全用心力衰竭和液体负荷过重解释。如果临床没有危险因素，需要用客观检查（如超声心动图）来评价心源性肺水肿。

（4）缺氧的程度要进行相应分层，根据氧合指数确立的急性呼吸窘迫综合征按严重程度分为轻度、中度和重度。200mmHg＜轻度氧合指数≤300mmHg，100mmHg＜中度氧合指数≤200mmHg，重度氧合指数＜100mmHg。

2. 相关检查

（1）X线胸片　早期可无异常，或呈轻度间质改变，表现为边缘模糊的肺纹理增多，继之出现斑片状以至融合成大片状的磨玻璃或实变浸润影。其演变过程符合肺水肿的特点，快速多变。后期可出现肺间质纤维化的改变。

（2）动脉血气分析　典型的改变为PaO_2降低，$PaCO_2$降低，pH升高。根据动脉血气分析和吸入氧浓度可计算肺氧合功能指标，如肺泡–动脉氧分压差［P（A–a）O_2］、肺内分流（QS/QT）、呼吸指数［P（A–a）O/PaO_2］、氧合指数（PaO2/FiO₂）等指标，对建立诊断、严重性分级和疗效评价等均有重要意义。

（3）床边呼吸功能监测 ARDS时血管外肺水增加、肺顺应性降低、出现明显的肺内右向左分流，但无呼吸气流受限。上述改变，对ARDS疾病严重性评价和疗效判断有一定的意义。

（4）心脏超声和Swan-Ganz导管检查 有助于明确心脏情况和指导治疗。通过置入Swan-Ganz导管可测定肺动脉楔压（PAWP），这是反映左心房压较为可靠的指标。PAWP一般 < 12mmHg，若 > 18mmHg则支持左心衰竭的诊断。考虑到心源性肺水肿和ARDS有合并存在的可能性，目前认为PAWP > 18mmHg并非ARDS的排除标准，如果呼吸衰竭的临床表现不能完全用左心衰竭解释时，应考虑ARDS诊断。

（二）辨证诊断

1.热毒犯肺型

临床证候：喘促气粗，鼻翼煽动，高热面赤，胸中烦热，躁动不宁，甚或谵语神昏，痰略黄稠，舌质红，苔黄腻，脉滑数。

证候分析：风热邪毒犯肺，炼津成痰，肃降无权可见喘促气粗，鼻翼煽动；痰热郁蒸则见高热面赤，胸中烦热；热扰心神则躁动不宁，甚或谵语神昏。舌质红、苔黄腻、脉滑数为热毒犯肺之征。

2.腑结肺痹型

临床证候：喘促气急，发热不恶寒，腹满，大便秘结，烦躁，甚或谵语、昏迷，痰涎壅盛，舌质红，苔黄燥，脉弦。

证候分析：邪热传入阳明，与肠中糟粕相搏，则腑气不通，浊气上迫于肺则见喘促气急，发热不恶寒，腹满，大便秘结；腑结气闭，热扰心神则烦躁，甚或谵语，舌质红、苔黄燥、脉弦为腑结肺痹之征。

3.瘀血阻肺型

临床证候：严重损伤后出现呼吸急促，唇面青紫，身倦乏力，烦躁，腹满便秘，舌质暗红，苔白，脉细涩或沉细弱。

证候分析：跌仆损伤或大手术后，气血受损，瘀血常留，气机逆乱出现呼吸急促，身倦乏力；气为血之帅，气滞血瘀则见面唇青紫；气滞血瘀，腑气不通则见烦躁，腹满便秘，舌质暗红、苔白、脉细涩或沉细弱为瘀血阻肺之征。

4.阴阳欲脱型

临床证候：喘促气急加剧，呼多吸少，面色晦暗，神识恍惚，肢冷汗多，舌淡，脉微欲绝。

证候分析：气阴不足，或失血阴亏，阳浮于上，阴竭于下，有离决之势，正气欲脱，肺肾衰败则见喘促气急加剧，呼多吸少；面色晦暗，神识恍惚，肢冷汗多，舌淡、脉微欲绝均是阴精欲绝，阳气暴脱之征。

三、鉴别诊断

（一）西医鉴别诊断

ARDS突出的临床征象为肺水肿和呼吸困难，在诊断标准上无特异性，本病应与下列疾病相鉴别：

1.急性肺栓塞

各种原因导致的急性肺栓塞，患者常起病突然，表现为剧烈胸痛、呼吸急促、烦躁不安、咯血、发绀和休克等症状。动脉血氧分压和二氧化碳分压同时下降，与ARDS相似。但急性肺栓塞多与长期卧床、手术、下肢深静脉血栓形成、肿瘤或羊水栓塞等病史有关，查体可见心动过速、肺部听诊湿啰音、肺动脉第二心音亢进伴分裂、右心衰竭和深静脉血栓形成等体征。血D-二聚体增高。胸片检查可见典型的三角形或圆形阴影，肺动脉段突出。心电图可见 $S_I Q_{III} T_{III}$ 改变，肺型P波、电轴右偏、不完全或完全性右束支传导阻滞。选择性肺动脉造影肺动脉主干或肺小动脉充盈缺损或离断。

2. 重症肺炎

重症肺炎包括细菌性、病毒性等，存在呼吸困难、低氧血症，类似于 ARDS，但是并没有发生 ARDS，通过胸片、炎症指标即可进行鉴别。

3. 心源性肺水肿

见于冠心病、高血压性心脏病、风湿性心脏病等引起的急性左心功能不全。心源性肺水肿时呼吸困难与体位有关，咳泡沫样血痰，强心、利尿剂等治疗效果较好，肺水肿的啰音多在肺底部，肺楔压增高。ARDS 时呼吸窘迫与体位关系不大，血痰常是非泡沫样稀血水样，吸氧情况下 PaO_2 仍进行性下降，啰音广泛，常有高音调"爆裂音"，肺楔压降低或正常。一般有心脏病史与相应临床表现，结合心脏病史、临床表现、胸部 X 线或者心电图、漂浮导管数值，诊断并不困难。

（二）中医鉴别诊断

1. 哮证

哮证以突然发作、呼吸喘促、喉间哮鸣有声为临床特征。常为宿痰内伏于肺，复加外感六淫、饮食厚味、情志劳倦等诱因，以致痰阻气道，肺气上逆所致。哮证在临床上可分为发作期与缓解期，临床上不难做出鉴别。

2. 肺胀

肺胀是因咳嗽、哮喘等病迁延日久，缠绵不愈，肺脾肾虚损，气道滞塞不利所致，出现胸中胀满、痰涎壅盛、上气咳喘、动后尤显，甚则面色晦暗、唇舌发绀、颜面四肢浮肿等病。其诊断依据是有长期慢性咳喘的病史；其次是有明显的由外感诱发出现的咳、痰、喘、肿四大主症病史。

四、临床治疗

（一）提高临床疗效的要素

1. 积极治疗原发病、并发症

ARDS 是由于严重感染、创伤、休克等肺内外疾病袭击后出现的以肺泡毛细血管损伤为主要表现的临床综合征，总的预后很差，总的病死率高达 58%~78%，且近年来无明显改观。目前在有效的机械通气支持下，呼吸衰竭和缺氧本身已不是 ARDS 的主要死亡原因，所以积极治疗原发病、并发症是提高疗效的重要因素。

脓毒血症既是易致 ARDS 的高危因素，也是影响 ARDS 早期和晚期病死率的首要原因。在一组 129 例 ARDS 的临床研究中，有感染脓毒血症者存活率仅 21%，无感染者则为 67%（P < 0.01）。脂肪栓塞引起的 ARDS 较严重创伤合并低血压、需急诊外科处理时发生的 ARDS 预后较好，前者仅靠机械通气就可获得 90% 以上存活率。心肺短路引起的 ARDS 预后亦较好，但骨髓移植并发的 ARDS 死亡率几乎 100%。此外，在 ARDS 病程中常并发多脏器功能衰竭，受累器官的数目和速度严重影响预后，如任何 3 个器官的功能衰竭持续 1 周以上，病死率可高达 98%。除了心、肝功能衰竭对预后有影响外，酸碱状态和肾功能的影响也应该给予重视。

2. 重视活血化瘀

血瘀可导致喘促的实证，当喘促形成以后又造成瘀血的病理表现。中医学对于血瘀在本病中的影响早有认识，提出可由血瘀、外伤等壅滞于肺，肺气失宣，喘促作矣，并在治疗方面提出用宣肺祛瘀法治疗。中医学的这种认识，已得到现代研究的验证。现代研究表明凝血和纤溶功能紊乱，与 ARDS 发病有密切的关系；油酸型呼吸窘迫综合征（RDS）的动物肺组织和肺灌洗液中血小板激活因子（PAF）活性明显增加，与外周血 PLT、PaO_2、肺水肿以及肺内微血栓形成变化规律一致，证明了 PAF 参与 RDS 发病过程，且抗凝药物蝮蛇抗栓酶、肝素、牛磺酸均可减轻 ARDS 的部分病变，尤以蝮蛇抗栓酶可靠。

3. 审明病机，辨清虚实

喘促的发生，因其病因病机不同，故临床表现上有虚实之别，所以为防止失治误治，贻误病情，必须审明病因病机。温病热盛内攻可致邪热壅肺；若邪热内传则不得下泄而内迫于肺，致腑结肺痹；若水湿停着，气血不畅，内犯于肺，则肺窍壅闭。这些都是急性突发，多属实证。肺肾气虚，久病缠绵，或外伤失血多属虚证。但无论虚、实均是肺气衰竭之急候，不可按一般咳嗽、哮喘论治，临证时应当详查，否则失去其急救治疗的机会。

4. 中西医结合，急则治标

本病病情比较危急，故应在辨明病因病机的基础上，中西医结合治疗，既可以先治其标，以现代手段缓其急；亦可以中医治其本，去其致喘之因而缓其急。但中医的论治，必须采取多剂型、多途径投药的综合治疗方法，力求做到标本同治。

（二）辨病治疗

ARDS 的治疗，其原则为纠正缺氧，应提高全身氧输送，维持组织灌注，防止组织进一步损伤，同时尽可能避免医源性并发症，主要包括液体负荷过高、氧中毒、容积伤和院内感染。在治疗上分为病因治疗和支持治疗。

1. 原发病治疗

全身性感染、创伤、休克、烧伤、急性重症胰腺炎等是导致 ARDS 的常见病因。严重感染患者有 25%~50% 发生 ALI/ARDS 急性肺损伤 / 急性呼吸窘迫综合征，而且在感染、创伤等导致的多器官功能障碍（MODS）中，肺往往也是最早发生衰竭的器官。目前认为感染、创伤后的全身炎症反应是导致 ARDS 的根本原因。控制原发病，遏制其诱导的全身失控性炎症反应，是预防和治疗 ALI/ARDS 的必要措施。

2. 呼吸支持治疗

（1）氧疗 ARDS 患者吸氧治疗的目的是改善低氧血症，使动脉血氧分压（PaO2）达到 60~80mmHg。可根据低氧血症改善的程度和治疗反应调整氧疗方式。首先使用鼻导管，当需要较高的吸氧浓度时，采用可调节吸氧浓度的文丘里面罩或带贮氧袋的非重复呼吸储氧面罩。ARDS 患者往往低氧血症严重，大多数患者一旦诊断明确，常规的氧疗常常难以奏效，机械通气仍然是最主要的呼吸支持手段。

（2）机械通气 传统的高频通气（HFV）、高频射流通气（HFJV）虽然可降低峰气道压，减少其造成的肺损伤和气压伤，但是氧合却受平均气道压的很大影响，尤以 ARDS 患者显著；或增加平均气道压，减少静脉回流和心输出量，故 HFV 和 HFJV 已基本上不用于 ARDS 的治疗。

1）呼气末正压通气（PEEP）：根据现代实验和临床研究，提出了最佳 PEEP（Best PEEP）或理想 PEEP（Optimal PEEP）的概念，即是指能最大限度地改善肺顺应性，改变肺顺应性曲线形状，使肺内分流小于心输出量的 15%~20%，$PaO_2/FiO_2 \geqslant 300$，$SaO_2$ 达 90% 以上，而 FiO_2 降到安全限度的 PEEP 水平（一般为 1.47kPa）。患者在维持有效血容量，保证组织灌注条件下，PEEP 宜从低水平 0.29~0.49kPa（3~5cmH_2O）开始，逐渐增加至适量。当病情稳定后，逐步降低 FiO_2 至 50% 以下，然后再降 PEEP 至 ≤ 0.49kPa（5cmH_2O），以巩固疗效。

2）压力控制性反比通气（IRV）：其作用是通过控制压力以降低峰气道压，延长吸气时间使患者产生某种程度的"自动

PEEP"（all to PEEP），总的生理效应是峰气道压降低，平均气道压升高。IRV 可明显降低每分通气量，降低峰气道压和 PEEP，轻微改善氧合，但因平均气道压升高，气胸增加，总的病死率（77%）无明显改善。当产生严重的 CO_2 潴留，患者感觉不适时，可加用镇静剂或麻醉剂。

3）低潮气量通气加适度 PEEP：有人试用低潮气量（7~10ml/kg）通气，加适度的 PEEP（5~18cmH_2O），其优点在控制性低 PIP 的情况下提供合适通气，预防肺不张，还可改善心输出量和动脉氧合。只要保持氧合充分，不至于引起严重生理功能紊乱，因为恶性心律失常只在酸中毒合并严重低氧血症时才发生。

4）改良体外膜肺氧合器（ECMO）：ARDS 经人工气道机械通气、氧疗效果差，且呼吸功能在短期内无法纠正的场合下，有人应用 ECMO 维持生命。ECMO 是通过体外氧合器长时间体外心肺支持，也就是通过体外循环代替或部分代替心肺功能的支持治疗手段。重症低氧血症患者通过 ECMO 保证氧合和二氧化碳清除，同时积极治疗原发病，可有效纠正患者气体交换障碍，改善低氧血症。

3.ARDS 药物治疗

（1）维持适宜的血容量　对于因外伤等诱因发病者，若失血过多，必须输血。输血宜输入新鲜血液，库存 1 周以上血液必须加微过滤器，以防微型颗粒损害肺毛细血管内皮细胞。在保证组织器官灌注前提下，应实施限制性的液体管理，有助于改善 ALI/ARDS 患者的氧合和肺损伤，要求出入液量轻度负平衡（–500~–1000ml/d）。在内皮细胞通透性增加时，胶体可渗至间质内，加重肺水肿。故在 ARDS 早期不宜给胶体液，但存在低蛋白血症的 ARDS 患者，可通过补充白蛋白等胶体溶液和应用利尿剂，实现液体负平衡，并改善氧合。

（2）糖皮质激素的应用　全身和局部炎症反应是 ARDS 发生和发展的重要机制，调控炎症反应是 ARDS 的根本治疗措施。利用糖皮质激素的抗感染作用预防和治疗 ARDS 一直存在争议。大剂量糖皮质激素不能起到预防 ARDS 发生和发展的作用，反而增加感染等并发症。应用小剂量糖皮质激素治疗 ARDS，在起始时间、剂量、疗程与适用人群方面也一直备受关注。对于早期重症 ARDS 患者，可根据患者个体情况决定是否应用小剂量糖皮质激素，而晚期 ARDS 患者不宜应用糖皮质激素治疗。

（3）肺泡表面活性物质应用　ARDS 患者存在肺泡表面活性物质减少或功能丧失，易引起肺泡萎陷。因此，补充肺泡表面活性物质可能成为治疗 ARDS 的手段。但研究显示，补充表面活性物质并不缩短机械通气时间，也不降低死亡率，而且目前药物来源、用药剂量、具体给药时间、给药间隔等诸多问题仍有待解决，因此，目前表面活性物质还不能作为 ARDS 的常规治疗手段。

（4）前列腺素 E_1（PGE_1）　其不仅是血管活性药物，还具有免疫调节作用，可抑制巨噬细胞和中性粒细胞的活性，发挥抗感染作用。但是 PGE_1 没有组织特异性，静脉注射 PGE_1 会引起全身血管舒张，导致低血压。目前已经完成了多个静脉注射 PGE_1 用于治疗 ARDS 的 RCT 研究，但无论是持续静脉注射 PGE_1，还是间断静脉注射脂质体 PGE_1，与对照组相比，PGE_1 组在 28 天病死率、机械通气时间和氧合等方面并无差异。有研究报道吸入型 PGE_1 可以改善氧合，但这需要进一步 RCT 研究证实。因此，只有在 ALI/ARDS 患者低氧血症难以纠正时，可以考虑吸入 PGE_1 治疗。

（5）营养支持　由于 ARDS 患者处于高代谢状态，应及时补充热量和高蛋白、高脂肪营养物质。应尽早给予强有力的营养支持，鼻饲或静脉补给，保持总热量摄取 20~40kcal/kg。但是过度营养亦可导致脂肪肝、CO_2 潴留、呼吸性酸中毒等不良后果。补充二十碳五烯酸（EPA）和 γ- 亚油酸，有助于改善 ALI/ARDS 患者氧合，缩短机械通气时间。有人提出给予适量的镇静剂和肌松剂，以降低代谢消耗，但此说法需进一步探讨。

（三）辨证治疗

1. 辨证论治

（1）热毒犯肺型

治法：清热解毒，化痰降逆。

方药：黄连解毒汤合麻杏甘石汤加减。黄连、黄芩、栀子、石膏、知母、金银花、连翘、桃仁、杏仁、麻黄、甘草、浙贝母。

加减：若痰黄难出或腥臭，加鱼腥草、薏苡仁、冬瓜仁；胸满咳逆，便秘，加葶苈子、玄参；痰热伤津加南沙参、天冬、天花粉。

（2）腑结肺痹型

治法：通腑泻下，宣肺平喘。

方药：宣白承气汤加减。石膏、杏仁、瓜蒌皮、桑白皮、大黄、枳实、厚朴。

加减：若身热甚者加石膏、知母；喘不能卧，痰壅便秘加葶苈子、玄明粉；胸闷、胸痛者加木香、瓜蒌皮、郁金、枳壳。

（3）瘀血阻肺型

治法：通腑逐瘀，益气救脱。

方药：桃仁承气汤合生脉散。大黄、芒硝、桃仁、赤芍、当归、甘草、麦冬、五味子、人参、厚朴、红花。

加减：若痰浊偏盛，胸部满闷加薤白、杏仁、瓜蒌；胸闷气逆，肌肤蒸热加沙参、麦冬、玉竹、天花粉养阴生津；咳嗽加百部、川贝。

（4）阴阳欲脱型

治法：回阳救逆。

方药：四逆汤加味。熟附子、高丽参、干姜、炙甘草、龙骨、牡蛎。

加减：若四肢厥冷，脉浮大无根加麦冬、五味子；如汗出不止者，可加黄芪、龙骨、牡蛎、山茱萸以敛汗固脱。

2. 外治疗法

（1）针刺疗法

① 针刺内关、人中，辅以肺俞、丰隆、气舍等穴。用于腑结肺痹型、阴阳欲脱型。

② 选用大椎、风门、肺俞为主穴，手法为点刺，不留针，起针后加火罐。痰多气壅者加天突、膻中，手法用泻法；喘而欲脱者加内关、三阴交，手法为平补平泻。

③ 针刺大椎、肺俞、风门、定喘、天突等穴，用强刺激手法。用于热毒犯肺型。

（2）穴位注射　将喘可治注射液注射于双侧足三里穴位，每次4ml，每穴各2ml，2次/周，共治疗12次。用于阴阳欲脱型。

（3）耳针治疗　取心、肺、交感、肾上腺、皮质下、脑干等穴，用0.5寸毫针强刺激。用于腑结肺痹型。

3. 成药应用

（1）清开灵注射液40ml加入5%葡萄糖液中静脉滴注，每日1次，用于热毒犯肺型。

（2）醒脑静注射液20ml加入5%葡萄糖液中静脉滴注，每日1次，用于热毒犯肺型。

（3）双黄连粉针剂3g加入5%葡萄糖液中静脉滴注，每日1次，用于腑结肺痹型。

（4）血必净注射液60ml加入5%葡萄糖液中静脉滴注，用于瘀血阻肺证。

（5）参附注射液10ml加入50%葡萄糖液20ml中静脉注射，每日1次，用于阴阳欲脱型。

（6）鲜竹沥水30ml或人工牛黄粉3g，每日3次，口服。用于热毒犯肺型。

（7）安宫牛黄丸1丸，每日1~2次，

口服或鼻饲，用于腑结肺痹型。

（四）医家诊疗经验

陈乔林教授应用保肺解窘汤治疗脓毒症致 ARDS。该方由醋炒甘遂 2g（冲服）、生石膏 60g、生大黄 10g、杏仁 15g、全瓜蒌 30g、虎杖 15g、车前草 30g、人参 30g（另煎）、苏木 30g、葶苈子 15g、麦冬 10g、五味子 10g 组成。诸药当中具有清热解毒作用的药物有生石膏、生大黄、虎杖、车前草；具有泻肺作用的药物有杏仁、葶苈子；具有通腑作用的药物有生大黄、全瓜蒌、甘遂；具有活血作用的药物有生大黄、虎杖、苏木；具有利水作用的药物有车前草、甘遂、葶苈子；具有补益宗气作用的药物有人参、五味子。诸药合用，共奏扶正祛邪、标本兼治之效。该方治疗脓毒症所致的轻度 ARDS 疗效较好，可以阻止病情向中重度 ARDS 和 MODS 发展，从而降低该病的病死率。

五、预后转归

中医学认为本病一般初起多为实喘，其病位主要在肺，治疗以祛邪为主，邪去则喘自平，一般预后较好。如果久治误治，病邪羁留，可致肺、脾、肾三脏功能失常，脾虚生痰，久咳久喘。肾不纳气，由实转虚，治疗多难于见效。如喘息陡作，特别是急、慢性疾病危重阶段出现呼吸迫促，气不续接，烦躁不安，头汗如珠如油，四肢不温，面赤躁扰，脉象散大无根者，为阴阳离决之危象，预后不良。

ARDS 的病死率为 36%~44%。预后与原发病、疾病严重程度明显相关。继发于感染中毒症或免疫功能低下的患者并发条件致病菌，引起肺炎，预后极差。ARDS 单纯死于呼吸衰竭者仅占 16%，49% 的患者死于 MODS。另外，老年患者（年龄超过 60 岁）预后不佳。若并发多脏器功能衰竭，

预后极差，且与受累器官的数目和速度有关，如 3 个脏器功能衰竭持续 1 周以上，病死率可高达 98%，有效的治疗策略和措施是降低病死率、改善预后的关键做法。经积极处理，机械通气治疗 ARDS 的病死率呈现明显的下降，这可能与采取的允许性高碳酸血症和保护性肺通气策略、早期应用抗生素、预防溃疡和血栓形成、良好的液体管理、营养支持和其他脏器支持等措施有关。ARDS 存活者肺脏大部分能完全恢复，部分遗留肺纤维化，但多不影响生活质量。

六、预防与调护

（一）预防

1. 积极锻炼身体，增强体质。

2. 积极治疗原发病，预防感染。

3. 对高危患者应严密观察，加强监护，一旦发现呼吸频速、PaO_2 降低等肺损伤表现，在治疗原发病时，就应早期给予呼吸支持及其他有效的预防和干预措施，防止 ARDS 的进一步发展和重要脏器的损伤。

（二）调护

1. 休息与环境

室内空气要新鲜，避免烟尘刺激；注意保暖，避免寒冷；结合体质选择适当的活动方式。

2. 护理要点

（1）保持呼吸道通畅，及时清除呼吸道分泌物。必要时作雾化吸入，痰液黏稠时可给予化痰药物，情况紧急时行气管切开，持续给氧（5~6 升 / 分）。

（2）密切观察情况变化，每半小时测血压、脉搏、呼吸 1 次，必要时随时测量。病情稳定及夜间可每小时测 1 次血压。

（3）及时、准确地记录病情。

（4）对于外伤或手术后者，严格无菌

操作技术，减少感染机会。

（5）预防褥疮，每2小时翻身1次，臀部垫气圈，腰部垫软枕。

（6）口腔护理。用生理盐水进行口腔清理，每日2次，口唇涂石蜡油少许。

（7）精神护理。要注意同患者沟通思想，避免医务人员言行对患者产生不良影响。

3. 食疗方

饮食宜清淡而富有营养，忌油腻、荤腥。或配合以下几种食疗方案。

（1）枇杷梨　梨子1个，枇杷30g。将梨子洗净，挖空心，去核，加入枇杷，糖少许，隔水蒸炖，熟后温食。每日1次，连服数天。（《中国民间疗法》）

（2）胎盘粥　牛或猪胎盘1个，粳米100g。将牛或猪胎盘洗净，切成碎块，加适量水煮烂后加粳米煲成粥，加调味品食之。（《中国民间疗法》）

七、专方选要

（一）加味定喘汤

组成：白果7个，苏子15g，制半夏15g，制南星15g，地龙20g，黄芩20g，鱼腥草20g，棉花根50g，杏仁12g，炙桑皮12g，炙款冬花10g，炙麻黄10g，防风10g，生姜3片，大枣5枚。

功效：清化痰热，肃降肺气。

主治：治疗呼吸窘迫。中医辨证属实喘、热喘者。

方解：本方用白果、半夏、苏子祛痰降肺气，麻黄、杏仁宣肺平喘，棉花根补气活血、利水消肿，桑白皮、黄芩清肺热，款冬花、甘草止咳，更加地龙解痉清热平喘，鱼腥草清热解毒，防风疏风，制半夏配合制南星祛痰，合为清热、祛痰、降气、平喘之良方。

（二）增液承气汤加减

组成：玄参、生地、麦冬、大黄、枳实、郁李仁。

功效：滋阴增液，泄热通便。

主治：治疗呼吸窘迫。中医辨证属于痰湿阻肺，痰热壅肺痰迷心窍者。

方解：本方主治热结阴亏，燥屎不行之证。温热之邪，最易伤津耗液，热结胃肠，津液被灼，肠腑失调，传导失常，故燥屎不行。燥屎不行，邪热愈盛，阴津渐竭，故肠中燥屎虽用下法而不通，此即《温病条辨》"津液不足，无水舟停"之证候。口干舌燥，舌红苔黄，乃热伤津亏之证。根据以上病机，治当滋阴增液，泄热通便。方中重用玄参为君，滋阴泄热通便，麦冬、生地为臣，滋阴生津，君臣相合，即增液汤，功能滋阴清热，增液通便；大黄、芒硝泄热通便、软坚润燥。配以郁李仁增强滋阴润燥之功。

八、研究进展

（一）病因病机

有学者通过对178例ARDS患者中医证候进行聚类分析，发现ARDS病机虚实夹杂，既有实证痰热、热毒闭肺，又有虚证肺脏亏虚、阴阳离决等。熊氏结合ARDS的基本病理，认为肺气闭塞后，易致心血不畅，故本证病机是腑结肺阻，气滞血瘀。另有学者通过对ARDS患者临床证候演变规律的探究发现，肺肠相关是其重要的病因病机之一，治疗上主张肺肠同治。

（二）治疗方法

1. 通里攻下法

有研究报道，采用大承气汤灌肠联合机械通气治疗急性呼吸窘迫综合征患者，在治疗24小时后进行观察对比，发现联合治疗组患者的氧合指数、动脉血氧分压、肺动态顺应性均高于西医治疗组。这就表明，大承气汤能够改善 ALI/ARDS 患者肺泡的氧合功能，提高机械通气治疗的效率。叶平胜等采用大承气汤联合机械通气治疗急性呼吸窘迫综合征患者，发现联合治疗组患者机械通气时间、住院时间均少于西医单纯治疗组（P < 0.05），差异具有统计学意义，这与大承气汤能够抑制血清炎性介质表达有关。

2. 益气活血化瘀法

研究发现复方丹参注射液能够抑制急性肺损伤患者血小板活性因子表达，改善 ALI 患者高凝以及低纤溶状态，从而控制病情发展。川芎嗪通过减轻机体的炎症反应与内皮损伤、调节血管内皮生长因子、抗氧化、抑制 Rho/ROCK 信号通路等，在 ALI/ARDS 的防治中发挥着重要的作用。

3. 肺肠同治法

有学者发现在常规西医治疗基础上予中药宣白承气汤，相较单纯西医治疗组，更加有益于 ALI 患者呼吸力学参数、呼吸功能的改善，其机制与减轻机体的炎症反应有关。有研究报道，肺肠同治法可以显著改善 ARDS 患者的氧合指数、缩短机械通气时间、降低血清降钙素原（PCT）水平。

4. 清热解毒法

有学者采用凉膈散治疗内毒素诱导的大鼠急性肺损伤模型，在造模后的第 2 小时、4 小时、8 小时分别进行肺组织取样，结果显示治疗组可以显著降低肺组织中 TLR4 蛋白的表达（P < 0.05，P < 0.01），减轻肺损伤。有研究发现，清热解毒中药可以抑制 NF-κB p65 从胞浆向胞核转移，减弱炎症的瀑布效应，发挥抗感染的功效。

5. 扶正祛邪法

有研究将 70 例急性呼吸窘迫综合征患者随机分为治疗组和对照组，对照组患者给予西医常规治疗，治疗组在对照组的基础上联合参芪扶正注射液进行治疗。结果显示治疗组治愈率高于对照组（P < 0.05），治疗组患者的治疗后 APACHE Ⅱ 评分、机械通气时间均低于对照组（P < 0.05）。有学者研究发现，在常规西医治疗基础上联合扶正祛邪的中药治疗急性肺损伤患者，机械通气时间明显缩短、炎症因子表达显著下降，均优于西医单纯治疗组。

6. 清热化痰法

有学者观察清热化痰法对急性肺损伤大鼠的治疗作用，中药组予中药痰热清注射液，西药组予乌司他丁，结果显示，中药组和西药组较模型组 TNF-α、IL-6、MMP-9 含量均有不同程度的下降，差异具有显著性（P < 0.05，P < 0.01），而中药组与西药组间无差异。

7. 外治疗法

急性呼吸窘迫综合征的发病机制主要为气滞血瘀，闭阻三焦以及水热壅肺，人体的肺与大肠互为表里，肺主要位于上焦，主要功能为宣发肃降，大肠在下焦，主要功能为传化以及排浊气，若肺气不通并且浊气不出就会导致患者出现腹满痞胀现象，甚至会加重喘促，所以治疗应该以泄热通腑、通里攻下为主，以此来达到缓解血瘀以及宣畅胃肠气机等目的。有研究报道，采用双黄灌肠液进行灌肠治疗之后，明显改善患者的血气分析指标、增强患者的胃肠功能、促进胃肠道蠕动，同时还可改善微循环的血液流速，使得毛细血管的通透性不断降低。

（三）评价及展望

目前对 ARDS 的诊断主要是根据临床表现进行综合判断。有关的实验室检查，只能反映 ARDS 发病情况的某一侧面，因此，寻找敏感、特异和临床实用的 ARDS 早期诊断指标，是今后研究的主要方向之一。对 ARDS 预后的诊断，除应重视肺外脏器的功能外，尤要注意多脏器功能衰竭（MOF）和感染的发生。就治疗方法而言，如肺表面活性物质替代疗法、吸入 NO（血管内皮细胞衍生舒张因子）、氧自由基清除剂、抗氧化剂及免疫治疗，目前尚处于探索阶段，有些具体操作问题未能解决。

主要参考文献

[1] 苏景深，刘恩顺，赵鑫民. 急性肺损伤/急性呼吸窘迫综合征中医药治疗研究进展 [J]. 吉林中医药，2019，39（5）：696-699.

[2] 谷鑫. 中医药治疗急性呼吸窘迫综合征的研究进展 [J]. 中医临床研究，2019，11（35）：132-135.

[3] 黄瑞音，李雁，李昕，等. 益气化瘀解毒方治疗内毒素致 ARDS 大鼠的炎症作用研究 [J]. 环球中医药，2017，10（2）：141-145.

[4] 于国强，石绍顺，李明飞. 自拟通腑泻热方治疗急性呼吸窘迫综合征的临床观察 [J]. 中国中医急症，2016，25（4）：734-736.

[5] 苏玉杰，李云华，胡瑞，等. 脓毒症致急性呼吸窘迫综合征的中医救治经验 [J]. 中国中医急症，2017，26（9）：1582-1585.

第五节　肺栓塞

肺栓塞（PE）是以各种栓子阻塞肺动脉系统为其发病原因的一组疾病或临床综合征的总称，包括肺血栓栓塞症（PTE）、脂肪栓塞综合征、肿瘤栓塞、羊水栓塞、空气栓塞等。

肺血栓栓塞症为肺栓塞最常见的类型，占肺栓塞中的绝大多数，通常所称的肺栓塞即指肺血栓栓塞症。

急性肺血栓栓塞症造成肺动脉较广泛阻塞时，可引起肺动脉高压，至一定程度导致右心失代偿、右心扩大，出现急性肺源性心脏病。

肺动脉发生栓塞后，若其支配区的肺组织因血流受阻或中断而发生坏死，称为肺梗死。引起肺血栓栓塞症的血栓主要来源于深静脉血栓形成（DVT）。深静脉血栓形成与肺血栓栓塞症实质上为一种疾病过程在不同部位、不同阶段的表现，两者合称为静脉血栓栓塞症。

中医学虽无肺栓塞的病名，但按其不同的病理阶段和主要临床表现，内容多见于中医"喘证""胸痹""咳嗽""厥证"等疾病篇中。

一、病因病机

（一）西医学认识

1. 病因

血液高凝状态、静脉系统内皮损伤以及静脉血液淤滞，均有很大可能性导致本病；获得性危险因素导致本病发作的可能性很大，针对此，相关研究已经得到部分明确结论，具体为：肥胖、吸烟、口服避孕药、妊娠/产褥期、高龄、肿瘤、中心静脉插管、创伤、骨折、近期外科手术以及长期卧床等，当前常见的遗传性危险因素也十分常见，其主要为 V 因子 Leiden 突变、蛋白 S 缺乏、蛋白 C 缺乏以及抗凝血酶缺乏等。

2. 发病机制

血栓形成的 3 个机制，即血流停滞、血液高凝性和血管内皮损伤。病理表现为肺栓塞形成，管腔堵塞，血流减少或中断，引起不同程度的血流动力学和呼吸功能改变。轻者可几无任何变化；重者肺循环阻力突然增加，肺动脉压升高，心排血量下降，脑血管和冠状血管供血不足，导致晕厥、休克，甚至死亡。

肺栓塞分为急性和慢性两种。急性肺栓塞是血栓突然阻塞了肺动脉主干或肺动脉大分支所致。慢性肺栓塞是多发的较小的血栓阻塞肺动脉，逐渐伴有肺动脉高压，造成右室肥厚或右心衰竭。

（二）中医学认识

本病属中医内科急症，对其认识主要依据发病过程、临床表现等。本病的病因多缘于久病后体虚，在脏腑气血功能失调的基础上，加之种种诱因而致急性发作，引起证候的急剧演变和加重。由于脏腑气血功能的严重受损和亏耗，终至出现危急的证候。

本病主要诱因为六淫、七情、饮食劳倦、久病卧床、手术、外伤、妊娠及分娩等，其发病的主要机制是痰瘀阻滞脉道，气血逆乱。病理产物为痰、瘀。本病病位主要在心肺，涉及肝、肾等脏。总为本虚标实之证。

痰湿内聚、肺气上逆，失于宣肃则哮喘咳嗽；胃气衰败，受纳无权，失于和降则呕恶、烦躁、厌食；阳气衰微，则四肢厥冷，或冷汗淋漓；肝经疏泄失常，气机升降失司，气机受阻，肝气郁结，可引起两胁疼痛或胸部疼痛等；胸阳不振，血液运行不畅，瘀阻脉络，心脉痹阻则心前区疼痛；同时肺气虚弱，日久及心，肺失其朝百脉、辅心行血脉的功能，不能治理调节心血运行，则心气亦虚，血流不畅，出现胸闷、气促、心悸、唇色发绀等症；气化失司，水道不利则见尿少、尿闭等证候。各种因素相互影响，或互为因果，则病为"喘证""胸痹""咳嗽""厥证"等。

二、临床诊断

（一）辨病诊断

1. 临床诊断

诊断肺栓塞的首要需要临床医生提高对本病的认识。其次，要了解肺栓塞发生存在的危险因素，如下肢无力、静脉曲张、

不对称性下肢浮肿和血栓静脉炎；当原有疾病发生突然变化，出现呼吸困难或加重，及外伤后胸痛、咯血；晕厥发作；不能解释的休克；低热、发绀、血沉增快等都应高度警惕。

（1）症状　肺栓塞的症状多样，如呼吸困难、胸痛、咯血、咳嗽、晕厥、惊恐、腹痛等。常见症状有不明原因的呼吸困难，尤以活动后明显；20% 的患者有呼吸困难、咯血和胸痛等所谓的三联症；晕厥，可为肺栓塞的唯一或首发症状；咯血，常为小量咯血，大咯血少见。

（2）体征　肺栓塞患者的阳性体征常易被忽视，或误认为是其他心肺疾病之体征。一般检查：低热、呼吸频率增快、发绀、窦性心动过速、低血压等。

2. 相关检查

（1）血浆 D- 二聚体（D-dimer）　敏感性高而特异性差，急性 PTE 时升高。若其含量低于 500μg/L，则有重要的排除诊断价值。酶联免疫吸附法（ELISA）是较为可靠的检测方法。

（2）动脉血气分析　常表现为低氧血症、低碳酸血症，肺泡－动脉血氧分压差 $[P_{(A-a)}O_2]$ 增大，部分患者血气结果可正常。

（3）心电图检查　大多数患者表现有非特异的心电图异常。最常见的改变为窦性心动过速。仅 13% 患者正常（巨大栓塞时 6% 正常，次巨大栓塞时 23% 正常），但其特异性不高，典型的急性肺栓塞心电图表现是 $S_I Q_{III} T_{III}$ 型，即 I 导联 S 波变深，III 导联出现深 Q 波和倒置的 T 波；完全性右束支传导阻滞；肺型 P 波或电轴右偏，但实际上是很少见的。

（4）X 线检查　常见的征象有肺浸润或肺栓塞阴影，多呈楔形，凸向肺门，底边朝向胸膜，也可呈带状、球状、半球状和不规整形及肺不张影；患侧膈肌抬高

（40%~60%），也可出现纵隔和气管向患侧移位；部分伴胸腔积液；部分或一侧肺野透过度增强，肺纹理减少或消失。上述胸部放射线征象不是特异性的，X线胸片可完全正常，因此，正常的放射线所见不能除外肺栓塞的可能。

（5）超声心动图　在提示诊断和除外其他心血管疾病方面有重要的价值。对于严重的PTE病例，可以发现右心室壁局部运动幅度减低、右心室和（或）右心房扩大、室间隔左移和运动异常、近端肺动脉扩张、三尖瓣反流速度增快、下腔静脉扩张，吸气时不萎陷。若在右心房或右心室发现血栓，同时患者的临床表现符合PTE，可做出诊断。若存在慢性血栓栓塞性肺动脉高压，可见右心室肥厚。

（6）下肢深静脉检查　下肢为DVT的最多发部位。超声检查为诊断DVT的最简便方法，若阳性可以确诊，同时对PTE有重要提示意义。

（7）CT肺动脉造影（CTPA）　目前是确诊PTE/DVT的第一线影像学诊断手段。PTE的直接征象为肺动脉内的低密度充盈缺损，部分或完全包围在不透光的血流之间（轨道征），或者呈完全充盈缺损，远端血管不显影；间接征象为肺野楔形密度增高影、条带状的高密度区或盘状肺不张、中心肺动脉扩张及远端血管分支减少或消失等。

（8）磁共振显像肺动脉造影（MRPA）　对段以上肺动脉内血栓的诊断敏感性和特异性均较高，避免了注射碘造影剂的缺点，与肺血管造影相比，患者更易于接受。适用于对碘造影剂过敏的患者。

（9）肺动脉造影（PA）　可以清楚显示PTE的直接征象如肺动脉内造影剂充盈缺损、伴或不伴轨道征的血流阻断；间接征象有肺动脉造影剂流动缓慢、局部低灌注、静脉回流延迟等。传统上被公认为PTE诊断的参比方法，诊断PTE的敏感性为98%，特异性为95%~98%。肺动脉造影是一种有创性检查技术，有发生致命性或严重并发症的可能，故应严格掌握其适应证。

（二）辨证诊断

肺栓塞是临床常见急危重症，归属于中医"喘证""胸痹""咳嗽""厥证"等疾病范畴，病机属于本虚标实，临证多表现为虚实夹杂之证。且常常是因实致虚，实证多见于气滞血瘀、痰湿壅肺，虚证多见于病久气阴耗伤，或者阳气暴脱。

1. 气滞血瘀型

临床证候：胸闷，胸痛，心悸，乏力，舌质紫暗，脉结代。

证候分析：久病卧床，气血不通，血脉痹阻胸中，不通则痛，故突发胸痛，疼痛多在右胸或右后胸部，伴胸闷气促，心悸气短，倦怠乏力，面色晦暗或青紫，舌质紫暗，脉结代或涩。

2. 痰湿壅肺型

临床证候：咳嗽咳痰，甚或气喘不能平卧，胸闷气短，舌淡苔白腻，脉沉弦。

证候分析：痰湿内盛，阻塞气机，壅塞气道，肺失宣降，故咳嗽，咳痰量多，甚则气喘不能平卧，胸闷气短，食少，脘痞纳呆，可出现体倦，便溏，舌质淡苔白腻，脉沉弦。

3. 气阴两虚型

临床证候：胸痛，心悸，自汗，五心烦热，舌质红少津，脉细数。

证候分析：肺主气，司呼吸，肺虚气机不利，阴虚肺络失养，故胸痛，气短气促，心悸胸闷；素体阴虚或久病耗伤气阴，则自汗乏力，伴有五心烦热，口干，咳嗽，量少而黏或痰中带血，舌质红少津，苔薄或剥，脉细数或结代。

4. 阳气虚脱型

临床证候：面色苍白，四肢逆冷，短

气乏力，呼吸短促，多汗心悸，甚则烦躁不安，唇甲发绀，舌质淡胖，脉微欲绝。

证候分析：痰瘀阻滞肺络，肺朝百脉失常，宗气亏虚，气机升降失常，阴阳不相顺接，阳气暴脱，故出现上述证候。

三、鉴别诊断

（一）西医鉴别诊断

肺栓塞的临床类型不一，需与其鉴别的疾病也不相同。以肺部表现为主者常被误诊为其他胸肺疾病，以肺动脉高压和心脏病为主者，则易误诊为其他心脏疾病。临床最易误诊的疾病是肺炎、胸膜炎、冠状动脉供血不全、急性心肌梗死和夹层动脉瘤等。

1. 肺炎

其发热、胸痛、咳嗽、白细胞增多、X线胸片示浸润阴影等易与肺栓塞相混淆，是肺栓塞误诊最多的疾病。如能注意到较明显的呼吸困难，下肢静脉炎，X线胸片反复浸润阴影、部分肺血管纹理减少以及血气异常等，应疑有肺栓塞，再进一步做肺通气灌注扫描等检查，多可予以鉴别。

2. 胸膜炎

约1/3的肺栓塞患者可发生胸腔积液，易被误诊为结核性胸膜炎，应给予长期抗痨治疗。并发胸腔渗液的肺栓塞患者缺少结核病全身中毒症状，胸腔积液多为血性，量少，吸收较快（1~2周内自然吸收），X线胸片可同时发现吸收较快的肺浸润或梗死等阴影，与结核性胸膜炎不同。

3. 冠状动脉供血不足/心内膜下心肌梗死

年龄较大的急性肺栓塞或复发性肺栓塞患者心电图可出现Ⅱ、Ⅲ、aVF导联ST段、T波改变，甚至 $V_{1~4}$ 导联呈现"冠状T"，同时，会存在胸痛、气短，容易误诊为冠状动脉供血不足或心内膜下心肌梗死，

临床应注意鉴别。

4. 急性心肌梗死

急性肺栓塞可出现剧烈胸痛，心电图酷似心肌梗死型，需与急性心肌梗死相鉴别。但急性心肌梗死发病年龄多为中年以上，且多有冠心病史；胸痛剧烈，持久，可伴休克征象，无呼吸系统症状；多数没有发绀，或仅出现轻度发绀；血压下降较轻，且比较缓慢，心电图出现特征性改变及演变过程；实验室检查见 WBC、SGPT、LDH、CPK 升高。可据血清酶学改变及心电图确诊。

5. 夹层动脉瘤

急性肺栓塞剧烈胸痛，上纵隔阴影增宽（上腔静脉扩张引起），胸腔积液，伴休克者需与夹层动脉瘤相鉴别，后者多有高血压病史，疼痛部位广泛，与呼吸无关，发绀不明显，超声心动图检查有助于鉴别。

（二）中医鉴别诊断

1. 短气

气短与本病都可出现呼吸异常，但肺栓塞呼吸困难多较重，难以平卧，且伴有胸部疼痛、咯血、心悸、口唇青紫等症状，病情较为急重。而气短即为少气，呼吸微弱而喘促，或短气不足以息，似喘而无声，尚可平卧。正如《证治汇补·喘病》中说："若夫少气不足以息，呼吸不相接续，出多入少，名曰气短。"

2. 哮病

哮病以声响言，为喉中有哮鸣音，是一种反复发作的疾病。气道挛急引起喉中哮鸣有声、呼吸气促困难，甚则喘而不能平卧，亦可出现口唇青紫、胸闷等症。但无剧烈胸痛、心悸、浮肿、咯血。哮病主要以哮鸣有声为特点，而肺栓塞则无此症。亦无气血逆乱表现出的各种变证。

3. 肺癌

肺栓塞可出现胸痛、咳嗽、痰中带血

的症状，应与肺癌鉴别。肺癌的特点为干咳，或痰中带血，或咳血痰，但常伴低热、盗汗、消瘦等症，且其特点是具有传染性的慢性消耗性疾病，与肺栓塞在病因、病机各方面均有不同，故不难鉴别。

四、临床治疗

（一）提高临床疗效的要素

1. 抓住时机，及早治疗

肺栓塞属于内科急症，常因未能及时治疗而导致死亡，故应注意及时给予正确治疗。首先应减少误诊率，当出现呼吸气促、胸部剧烈疼痛，伴有咳嗽、哮喘、咯血等症时，应高度警惕，并积极借助西医学手段辅助诊断。本病多以久病之后脏腑气血功能失调为基础，而六淫七情、饮食劳倦等多为诱因，故在诊断时也应参考这方面因素。并时刻注意患者是否发生气血逆乱的各类变证、坏证。

2. 严守病机，重用活血化瘀

肺栓塞主要是因栓子脱落后流入肺动脉而发生，中医学则认为是痰瘀阻滞脉道，气血逆乱所致，血瘀是其中一个重要的病机。故在化痰理气、宽胸止咳的同时，应注意活血化瘀。研究证明，大多数活血化瘀药物，都具有抗凝血、溶血等作用，这都十分有利于肺栓塞中栓子的消除，大大提高临床疗效。

3. 注重中西医结合，采用多种治疗方法

本病发病急，病情重，且多为久病之后脏腑气血功能失调所致。其早期抗休克、心衰治疗及后期调养预防都很关键。故应发挥中西医各自的优势，双管齐下，如在使用西药抗凝剂，患者有可能发生出血倾向，此时可换用中药活血止血，既可达到消除血栓的目的，又可免去后患。

（二）辨病治疗

1. 一般处理与呼吸循环支持治疗

对高度疑诊或确诊 PTE 的患者，应严密监护呼吸、心率、血压、心电图及动脉血气的变化；卧床休息，保持大便通畅，避免用力，以免促进深静脉血栓的脱落；可适当使用镇静、止痛、镇咳等对症治疗方法；吸氧以纠正低氧血症；对于出现右心功能不全但血压正常者，可使用多巴酚丁胺或多巴胺，若出现血压下降，可增加多巴酚丁胺或多巴胺剂量，或应用去甲肾上腺素等。

2. 抗凝治疗

为 PTE 和 DVT 的基本治疗方法，可以有效地防止血栓再形成和复发，为机体发挥自身的纤溶机制溶解血栓创造条件。抗凝血药物主要有普通肝素、低分子肝素和华法林。目前一些新的抗凝药物有直接凝血酶抑制剂如达比加群，Xa 因子抑制剂如磺达肝癸钠、利伐沙班等。

3. 溶栓疗法

主要适用于大面积 PTE 的患者。对于次大面积 PTE，若无禁忌证可考虑溶栓治疗，但存在争议；对于血压和右心室功能正常的患者，不建议溶栓。应对所有 PTE 的患者进行快速危险分层，根据危险分层确定溶栓方案的实施。

溶栓的时间窗一般定为 14 天以内，但若近期有新发 PTE 可适当延长。溶栓应尽可能在 PTE 确诊的前提下慎重进行。有明确指征的患者应尽早开始溶栓。常用的溶栓药物有链激酶、尿激酶和重组组织型纤溶酶原激活物（rt-PA）

4. 栓子摘除术

肺栓塞是否作栓子摘除术，尚有争论。其手术死亡率高达 23%~80%，对此应取审慎态度。对巨大栓子伴有休克，又禁用溶栓药物者（如在 48 小时内做过手术），以

及阻塞广泛血管而使溶栓药物不能发挥作用者，可考虑栓子摘除术。

5.肺动脉导管碎解和抽吸血栓

用导管碎解和抽吸肺动脉内巨大血栓的同时，还可以进行局部小剂量溶栓。适应证为肺动脉主干或主要分支的大面积PTE，并存在以下情况者：溶栓和抗凝治疗禁忌；经溶栓或积极的内科治疗无效者；缺乏手术条件。

6.放置腔静脉滤器

为防止下肢深静脉大块血栓再次脱落阻塞肺动脉，可考虑放置下腔静脉滤器。置入滤器后如无禁忌证，宜长期口服华法林抗凝，定期复查有无滤器上血栓形成。

（三）辨证治疗

1.辨证论治

（1）气滞血瘀型

治法：活血化瘀，理气宽胸。

方药：血府逐瘀汤加减。桃仁、红花、当归、生地黄、川芎、赤芍、牛膝、桔梗、柴胡、枳壳、甘草。

加减：气滞血瘀明显，可加香附、郁金、苏木等；瘀血疼痛明显，可加水蛭、乳香、没药、延胡索等。

（2）痰湿壅肺型

治法：健脾燥湿，化痰止咳。

方药：二陈汤加减。半夏、橘红、茯苓、甘草。

加减：伴脾虚纳差乏力，可加入党参、白术、紫菀、款冬花等以加强健脾补虚、止咳化痰之功；水饮明显者，可合用五苓散加减；表虚夹杂水湿者，加黄芪、防己等；咳喘不能平卧，可加用万年青、葶苈子等。

（3）气阴两虚型

治法：益气养阴，润肺止咳。

方药：百合固金汤加减。生地黄、熟地黄、麦冬、百合、白芍、当归、贝母、

生甘草、玄参、桔梗。

加减：气虚乏力明显，可加人参、五味子、山药；咯血者加阿胶、小蓟、黄芩等。

（4）阳气虚脱型

治法：回阳救逆。

方药：参蛤散合四逆汤加减。人参、蛤蚧、附片、肉桂、麦冬、五味子。

加减：汗出不止，加山茱萸；血瘀之象重，加水蛭、苏木。

2.外治疗法

（1）针刺疗法　取大椎、肺俞、风池、膻中、定喘、合谷等为主穴。气滞血瘀配太冲、期门、心俞、通里；痰湿壅盛配中脘、丰隆、解溪；阳气虚脱配素髎、人中、内关、涌泉。每次选主穴2~3个，配穴3~4个，一般用提插补泻法先泻后补，留针30分钟，隔10分钟捻针1次。每日针治1次，2周为1个疗程。急救时素髎、人中向上斜刺0.3~0.5寸，内关、涌泉直刺0.5~1.0寸，都采用平补平泻手法，中等强度刺激，以提插捻转手法为主，每穴行针10~30分钟。

（2）灸法　取肺俞、孔最、丰隆、期门、太冲；每日灸1~2次，每穴灸3~5壮。咳甚加鱼际、太渊，喘而欲脱加内关、三阴交。

（3）耳针疗法　取穴肺、气管、交感、心、肾上腺、皮质下等穴。一般留针20~30分钟，留针期间可捻针以加强刺激。每日1次，10次为1个疗程。

3.成药应用

（1）疏血通注射液，每次6ml，加入5%葡萄糖溶液250ml内静脉滴注，每日1次。用于血脉瘀滞证。

（2）参附注射液，每次40~100ml，加入5%葡萄糖溶液250~500ml内静脉滴注，每日1次。用于阳气虚脱证。

（3）川芎嗪注射液，每次40~80mg，

加入 5% 葡萄糖溶液 250ml 内静脉滴注，每日 1 次。用于血脉瘀滞证。

（4）云南白药，每次 0.5g，每日 3 次，口服。适用于肺栓塞见咯血者。

（5）猴枣散，每次 1g，每日 1~2 次，口服。有清热化痰、开窍镇惊作用，用于肺栓塞见咳嗽、痰多、闷喘气急、惊厥者。

4. 单方验方

（1）丹参 30g，檀香、砂仁各 6g。水一杯半，煎至七分服。有活血祛瘀，行气止痛之功。用于肺栓塞气滞血瘀引起的心胸疼痛。（《时方歌括》）

（2）五灵脂（酒研，淘去沙土）、蒲黄（炒香）各 6g。共为细末，每服 6g，用黄酒或醋冲服，亦可每日取 8~12g，用纱布包煎，作汤剂服。有活血祛瘀，散结止痛功效。用于肺栓塞瘀血停滞证胸痛明显者。（《太平惠民和剂局方》）

（四）其他疗法

中药活血化瘀药物包括疏血通、丹参多酚酸盐、丹参注射液、丹红注射液、川芎嗪注射液、红花注射液等，临床上通常与西医抗凝药物联用，以提高治疗效果，不会增加出血风险。其机制可能为通过抗血栓，降低血浆内皮素、缩血管物质 ET-1 和 TXB_2、炎症细胞因子 COX-2 和 CD54 以及血管内皮细胞间黏附分子 -1（ICAM-1）和 P- 选择素的水平，从而减轻肺组织水肿损伤，恢复肺灌注，改善通气功能。

（五）医家诊疗经验

1. 刘建博

刘氏将肺栓塞分为 3 型：血瘀胸腑型用血府逐瘀汤加减治疗，阳气暴脱兼血瘀型用参附汤治疗，痰瘀互结型用千金苇茎汤合桃红四物汤加减治疗。

2. 陈乔林

陈氏认为在辨证论治的同时更应注重五脏六腑的主要功能；慢性肺栓塞的治疗，应该注重补肺气以运肺，用黄芪；慢性肺栓塞瘀血证时间长，需佐用虫类药通瘀散结、通肺络，值得注意的是虫类药物药性峻猛，走而不守，仅一两味即可；注重肺的宣、润、运，陈氏强调应适当宽胸宣痹、养阴、润肺。

五、预后转归

肺栓塞实质是肺动脉或其分支由栓子——脱落的血栓或其他物质（如脂肪栓子、羊水栓子、空气栓子等）栓塞后的病理过程。是一种合并症，不是原发病。当阻塞血流供应而发生肺组织坏死时，称为肺梗死，可导致猝死。若不及时抢救治疗，死亡率可高达 60%，且易再次发生。急性肺栓塞患者如未在短时间内死亡，栓子多可不同程度地自行溶解，无心肺疾病患者的肺栓塞在 18~184 天间血栓可完全或大部分溶解，而原有心肺疾病的患者则不多见。栓子愈小，溶解愈快。虽然多数患者短期内可明显好转，但轻度异常可持续数周或更长，多发性肺血栓栓塞最早完全恢复者约 60 天。治疗后肺栓塞总的转归是，再溶解 80%，肺梗死 10%，肺动脉高压 5%，死亡 5%。

六、预防调护

（一）预防

1. 物理方法

改善下肢循环，防止静脉血栓形成。消除静脉血栓形成的条件，是预防本病的关键。鼓励术后早期在床上进行下肢的主动活动，并做深呼吸和咳嗽动作；必要时可作踝关节被动踏板运动；穿长统弹力袜或采用充气长统靴间歇压迫法和腓肠肌电刺激法；术后能起床者尽可能早期下床活动，促使小腿肌肉活动，增加下肢静脉回流；同时避免排便时用力，以防止已形成的下肢静脉血栓突然脱落。

2. 药物方法

常用拜阿司匹林、双嘧达莫、低分子肝素、利伐沙班、达比加群酯等预防。

3. 中草药预防

①益母草、紫草、紫花地丁、赤芍、丹皮、大黄、生甘草、三七粉。除三七粉外，余药水煎服，另兑入三七粉，每日1剂。②香附、郁金、炒枳壳、广陈皮、延胡索、丹参、佩兰、泽兰、木香、金橘叶。水煎服，每日1剂，每日服3次。

（二）调护

1. 护理

手术后早期起床，以及长期卧床患者的被动四肢运动都是消除静脉血栓形成的有效方法。故应加强对患者的护理，使患者下肢抬高以便加速静脉回流。对于已给予抗凝剂的患者，护理人员要随时注意有无出血倾向。对于有大块血栓栓塞大血管，呈现阳虚欲脱的重病患者，要严密观察病情，并及时给予参附针等回阳救逆之品。

2. 食疗方

（1）人参粥　用人参末（或党参末）、少量冰糖、粳米，同入砂锅煮粥。每日2次。具有补元气，益肺气，和中气之功效。（《中华食疗药膳养生秘方》）

（2）茯苓苡米粥　薏苡仁、茯苓粉加水适量煮粥食用，每日3次。茯苓健脾宁心，利水渗湿；薏苡仁排毒渗湿健脾。适用于脾虚痰阻患者。（《中国药膳大典》）

（3）桃仁红花羹　桃仁、红花、藕粉。先煎取桃仁、红花药液，再加入藕粉搅拌即成。每日服3次。桃仁、红花均能行气活血，且能抑制血液凝固，对防止血栓的形成有一定作用。

七、专方选要

（一）补肺化瘀通络汤

组成：黄芪、党参、麦冬、五味子、桃仁、水蛭、红花、苏木、桔梗等。

功效：益气养阴，活血通络。

主治：用于治疗慢性肺栓塞气虚血瘀、脉络痹阻患者。症见发绀、胸闷、气促、喘息、心悸等。

方解：黄芪、党参、麦冬、五味子益气养阴、补肺健脾；白术、红花、苏木苦咸性凉，能健脾除湿、除痰化瘀、息风通络；桃仁、水蛭破血逐瘀；桔梗宣肺祛痰，载药上浮。

辨证加减：兼夹水饮者，合葶苈大枣泻肺汤、桑白皮、五苓散等；

（二）补阳还五汤合全蝎蜈蚣散加减

组成：炙黄芪40g，红花10g，当归15g，赤芍12g，地龙10g，川芎12g，桃仁12g，浙贝15g，桔梗15g，杏仁10g。全蝎蜈蚣散（全蝎、蜈蚣1∶1，每次口服1g，每天3次，用中药汤剂送服）。

功效：活血化瘀，消痰通络。

主治：肺栓塞并发下肢深静脉血栓，证属气虚血瘀、痰瘀阻络型，临床见乏力、胸闷、胸痛、咯血、口唇发绀、下肢可见静脉曲张、紫暗、水肿等。

方解：黄芪大补元气，使气血旺则血液运行；地龙、全蝎、蜈蚣通经活络为臣药；当归、川芎、赤芍、桃仁、红花活血化瘀；浙贝、杏仁、桔梗化痰，宣降肺气，有利于肺功能的恢复。全方合用具有益气活血、化瘀通络、宣肺化痰等功效。

辨证加减：咯血加三七、苏木；下肢水肿加薏苡仁、泽兰、泽泻、益母草、防己等；胸痛明显，胸闷脘痞则加瓜蒌、半夏。

(三) 丹蛭通脉方

组成：丹参15g，檀香6g，砂仁6g，瓜蒌12g，薤白6g，半夏9g，桃仁12g，红花12g，川芎12g，当归9g，水蛭3g，黄芪9g，泽兰12g，旋覆花9g，炙甘草6g。

功效：活血祛瘀、行气宽胸、祛痰降逆。

主治：慢性肺栓塞气虚血瘀、脉络痹阻患者。症见胸闷、胸痛、心悸、咳嗽、咳痰、舌质紫暗或舌体有瘀斑、瘀点，舌下静脉曲张；面部、唇、齿龈或眼周紫黑；脉涩或结代，或无脉。

方解：组方由丹参饮合瓜蒌薤白半夏汤，加桃仁、红花、川芎、当归、水蛭、黄芪组成。《时方歌括》记载丹参饮活血祛瘀、行气止痛，主心痛、胃脘诸痛。《金匮要略》记载"胸痹不得卧，心痛彻背者，瓜蒌薤白半夏汤主之"，瓜蒌薤白半夏汤通阳散结，豁痰宽胸，用于胸痹痰浊壅盛病情较重者。丹蛭通脉组方中丹参、水蛭活血祛瘀，为君；桃仁通经而行瘀涩，红花活血通络，川芎活血行气，当归补血活血，泽兰活血祛瘀，为臣；瓜蒌、薤白、半夏宽胸散结，檀香、砂仁行气宽中，黄芪补气行血，旋覆花消痰下气，为佐；炙甘草调和诸药，为使。

辨证加减：气虚明显者，加红参、上沉香；厥逆者，加桂枝、甘草、龙骨、牡蛎、制附子等。

(四) 逐瘀养肺方

组成：黄芪、党参、当归、白术、桃仁、红花、川芎、紫菀、厚朴、桔梗、泽兰、地龙。

功效：益气活血、利水祛痰、降逆平喘。

主治：肺栓塞气虚血瘀、痰阻水停者，症见闷喘、气短、胸痛、咯血、晕厥、咳嗽、咳痰等。

方解：方中黄芪补气固表，党参补中益气、健脾益肺，当归补血活血、通经止痛，白术健脾益气、燥湿利水，桃仁、红花活血通经、散瘀止痛，川芎活血行气、祛风止痛，紫菀润肺下气、消痰止咳，厚朴燥湿消痰、降逆平喘；桔梗宣肺祛痰，泽兰活血化瘀、行水消肿，地龙清热定惊、通络平喘。诸药合用活血通络，补气养肺，气旺血行，诸症向愈。

辨证加减：口唇发绀加苏木、水蛭；水凌心肺，合五苓散、葶苈子、真武汤等；阳气暴脱，合用参附汤。

八、研究进展

(一) 中药研究

1. 单药研究

单药研究目前主要集中在丹参、红花、川芎、水蛭等。丹参具有养血活血、化瘀止痛功效，其有效单体及复合物注射液在临床上的应用十分广泛。肺栓塞的临床抗凝治疗中，常规抗凝药物（低分子肝素、华法林）加用丹参类注射液（包括丹参多酚酸盐、参芎葡萄糖注射液、丹红注射液）疗效相比单纯使用常规抗凝药物明显提升。川芎嗪注射液主要成分为川芎提取物，具有行气化瘀、活血止痛功效。动物实验显示川芎嗪注射液能够改善血液流变性指标，可降低全血黏度及还原黏度，对红细胞比积增大、刚性指数和聚集指数的升高有抑制作用，并能改善缺氧，减轻肺水肿及炎症反应，减轻肺动脉压力。研究显示红花注射液可减轻大鼠PTE的肺损伤，这种作用可能是通过下调血管内皮上的黏附分子来实现的。

2. 复方研究

有学者通过观察，发现对重症肺血栓

栓塞患者给予肺痹汤与千金苇茎汤序贯治疗能够减轻症状，改善呼吸频率和血气指标，保护血管内皮功能，降低凝血因子活性，显著缩短住院时间。有人通过研究抗凝治疗基础上加用补肺化瘀通络汤（生山楂10g、瓜蒌皮10g、紫菀10g、款冬花10g、紫苏子10g、薏苡仁10g、苇茎15g、冬瓜仁15g、浙贝15g、丹参1元、毛冬青20g）干预2个月，发现补肺化瘀通络汤辅助西医常规治疗慢性肺栓塞，可明显提高其凝血功能以及肺功能，改善治疗总有效率。

（二）评价及展望

近年来，随着对于肺栓塞疾病认识的加强及重视，本病的诊断率明显提升，诊断方法变得多样。随着CT技术的加强，CTPA技术应用逐渐成熟，其敏感性及特异性都很高，可以直接观察到肺动脉内血栓所处的部位及血管堵塞程度，而且具有无创性和高度精确性的特点，目前已成为确诊PE的首选检查方法。最新指南中指出CTPA还有助于区别新鲜血栓和CTEPH引起的慢性阻塞。放射性核素肺通气/血流灌注（V/Q）显像可反映肺血流灌注异常。指南指出对于无异常的肺灌注显像，则不考虑PE；并且推荐肺V/Q显像为CTEPH诊断的首选检查，若肺V/Q显像无异常则不考虑CTEPH。肺V/Q对于外周型PE的诊断更具有优势。另外有研究表明PE抗凝后采用肺V/Q显像评估残余肺血管阻塞，对VTE复发具有重要预测价值。与V/Q显像相比，V/QSPECT显像能够精确评价肺段的病变范围和程度，能够发现更多肺段及肺段以下的较小病变。

肺栓塞治疗方法逐渐增加，除一般治疗，目前溶栓和抗凝治疗应用逐渐规范，并有许多新型抗凝药物得到应用，研究表明，低分子肝素及磺达肝葵钠在治疗疗效及出血风险方面均优于普通肝素，且发生大出血和肝素诱导血小板减少症等不良事件的几率也较普通肝素低；口服抗凝药物除了华法林等，非维生素K拮抗剂类药物如达比加群酯、利伐沙班等应用增多，此类药物较维生素K具有不良反应小、起效快、半衰期短、药物间相互作用少、不受食物及药物的干扰及无须监测凝血功能和调整剂量等优点，已成为PE治疗的首选。

其他方面，中西医联合治疗在PE治疗中有疗效显著、不良反应小等优势。多项研究表明，中西医结合治疗PE是一种安全的方法，提高了治疗疗效，且不会增加出血风险。目前认为血脂代谢紊乱是PE的危险因素，炎症反应也参与PE的发病过程。他汀类药物具有调脂、抗感染、抗过氧化等作用。研究发现他汀类药物能减少VTE的复发率及死亡风险，使用他汀类药物治疗可改善PE患者的预后。介入治疗是一种良好的治疗方式，包括经导管碎解和抽吸血栓术、溶栓术以及血栓旋切术等。介入治疗具有安全性高、近期疗效好等特点，但该治疗需要经验的血管外科或介入科医生进行操作，尚处于发展阶段。另外，PE合并抗凝禁忌证的患者或抗凝后复发的PE患者应考虑使用下腔静脉滤器。

主要参考文献

［1］刘建博. 中西结合治疗肺栓塞16例的疗效评价［J］. 广州中医药大学学报，2006（3）：205-208.

［2］李云华，王志作，罗庆文. 陈乔林教授慢性肺栓塞治验［J］. 云南中医学院学报，2012，35（1）：36-37.

［3］韩丽，李朝军，李艳杰. 自拟逐瘀养肺方对肺栓塞患者肺动脉压的临床疗效观察［J］.

四川中医, 2017, 35（12）: 85-87.

[4] 王峰, 王植荣, 王庆海. 丹蛭通脉组方联合
肝素纳注射液治疗中低危急性肺栓塞的中
医证候积分变化及对右心功能的影响 [J].
河北中医, 2018, 40（12）: 1775-1779.

[5] 胡俊晟, 倪振华, 李梦帆, 等. 中西医药

物治疗急性肺栓塞的研究进展 [J]. 辽宁中
医杂志, 2019, 46（1）: 201-204.

[6] 赵润杨, 张德生, 孟泳. 肺痹汤与千金苇
茎汤序贯使用辅助治疗重症肺血栓栓塞
51 例临床观察 [J]. 中医杂志, .2018, 59
（15）: 1305-1309.

第九章　弥漫性肺疾病

第一节　间质性肺疾病

间质性肺疾病（ILD）是以弥漫性肺实质、肺泡炎症和间质纤维化为基本病变，以活动性呼吸困难、X线胸片弥漫性浸润阴影、限制性通气障碍、肺－氧化碳弥散（DLCO）功能降低和低氧血症为临床表现的不同种类疾病群构成的临床－病理实体总称。间质性肺疾病包括已知原因的 ILD、特发性间质性肺炎、结节病和肉芽肿性 ILD 及其他罕见 ILD。不同类型 ILD 在发病机制、影像和病理表现、治疗反应和预后方面存在明显异质性。现有流行病学数据显示，间质性肺病的发病率在不同年龄、性别、种族和地理区域之间差异很大。特发性肺纤维化与年龄、性别有关，大于 60 岁者和男性易发。在欧洲和北美发病率为每年 0.9~9.3 例 /10 万人，在亚洲和南美洲为每年 3.5~13.0 例 /10 万人。与特发性肺纤维化相反，超过 50% 的特发性非特异性间质性肺炎和结缔组织病相关间质性肺病发生在中年（即 40~60 岁）或老年女性中。很少有研究报告其他间质性肺疾病的发病率。现有估计表明，其他间质性肺疾病个体较少见于特发性肺纤维化。间质性肺疾病的总患病率估计为 6.3~76.0 例 /10 万人。近年来多数学者认为本病属自身免疫性疾病，可能与遗传因素有关。肺纤维化 5 年生存率为 30%~50%。

中医学对本病没有提出特定病名，根据疾病的不同发展阶段，可见于"咳嗽""肺痹""喘证""肺痿"等中。

一、病因病机

（一）西医学认识

导致本病的原因很多，常见的有环境、职业、物理和化学因素等，例如石棉、矿物、粉尘、化疗药物、放射损伤等，一些结缔组织疾病或血管炎也可伴发间质性肺疾病。

目前，ILD 的发病机制尚未十分明确，Strieter RM 表示微血管损伤和免疫介导的炎症反应均参与到肺间质纤维化的整个形成过程。ILD 具有两个主要的病理过程，一是肺泡壁和肺泡腔的炎症过程，二是肺间质的瘢痕形成和纤维化过程，随特定病因和病程长短不同，其炎症和纤维化的比重有所不同，但两个过程在大部分 ILD 都会相继或同时出现。细支气管及其周围的炎症改变因肺泡壁的纤维化、肺小血管的闭塞，引起肺的顺应性降低，肺容量的减少，导致限制性的通气障碍，通气血流比例的失调和弥散能力的降低，最终发生低氧血症及呼吸衰竭。

（二）中医学认识

历代医家认为外感、七情、饮食、年老体虚、脏腑失养等为本病之内因、外因、不内外因，该病病机主要为素体正虚，痰瘀互结，表现为本虚标实。涉及肺、脾、肾三脏，本虚主要为肺、脾、肾虚损，气阴两虚，标实主要为痰、瘀、毒。《金匮要略》言"肺燥津伤、肺气虚冷"，与《素问·阴阳应象大论篇》"燥胜则干"致痿意同。燥胜则可使气阴均伤，气虚津血不运，则生痰瘀，津伤则致肺叶不得濡润而失用，痰浊、瘀血、燥毒等结于肺络，而致本病。

1. 肺气虚弱，脏本亏耗

该病的发生与肺气亏虚有密切关系，如《素问·四时刺逆从论篇》载"少阴有余，病皮痹隐轸，不足病肺痹"。

2. 外邪阻肺，气机不畅

风、寒、湿等邪气痹阻于肺经、肺脏，导致肺气机不畅，宣肃失常，则发为喘咳。如《圣济总录·肺痹》云："皮痹不已，复感于邪，内舍于肺，是为肺痹。其候胸背痛甚，上气，烦满，喘而呕是也。"

3. 肺脾肾亏虚，脏气不足

肾脏亏虚，子盗母气，脾脏亏虚，土不生金，皆可导致肺功能受损，发为喘咳。如《素问·五脏生成篇》曰"肺痹，寒热，得之醉而使内也"。

4. 气机壅塞，痹阻不通

肺主气，气的正常运行有赖于肺功能的正常，若气机壅滞，痹阻不通，肺主气功能失常，肺宣肃功能受损，常表现为咳嗽、气喘、胸闷等。如《中藏经》载"风寒暑湿之……邪入于肺，则名气痹""气痹者，愁忧思喜怒过多，则气结于上，久而不消，则伤肺，肺伤则生气渐衰，则邪气愈盛"。

二、临床诊断

（一）辨病诊断

1. 临床诊断

间质性肺疾病有多种致病因素。临床上多见进行性加重的呼吸困难、干咳、乏力等，其中进行性呼吸困难是 ILD 患者最具有特征性的症状，最初只发生于运动时，随着病情的进展，呼吸困难也可发生于静息时。继发于相关结缔组织疾病的间质性肺疾病可出现相应症状：骼肌疼痛，全身衰弱、疲乏、发热，关节疼痛或肿胀，有光过敏现象、雷诺现象、胸膜炎、眼干、

口干等。双侧肺底部常可闻及 Velcro 啰音，偶可闻及湿啰音；IPF/UIP 时发生杵状指改变率尤为频繁，40%~80% 患者可有杵状指，且出现早、程度重；23%~53% 的 ILD 患者可有发绀，表明疾病已进入晚期。

2. 相关检查

（1）胸部高分辨率 CT（HRCT）检查可见小叶间隔增厚、胸膜下线、网格影伴囊状改变、蜂窝改变，常伴支气管牵拉扩张或肺结构的改变，可见弥漫性肺结节影、磨玻璃影、肺泡实变。

（2）肺功能检查呈渐加重的限制性通气功能障碍及气体交换障碍，其中，限制性通气功能障碍表现为肺容量包括肺总量（TLC）、肺活量（VC）、残气量（RV）均较小，肺顺应性较低；气体交换障碍表现为 DLCO 减少。

（3）支气管肺泡灌洗（BAL）对某些病因已明者，如肺肿瘤、淋巴瘤、白血病或微生物病原，可提供病原学诊断或特征性提示，免于开胸肺活检。

（4）具体疾病的诊断除按提供的病因以供参考外，还可用病理标本作相应检查如 BAL 液、血液、骨髓液，或病变组织的细胞学、免疫学、病原学检查，以及肺活检。

3. 诊断步骤

（1）通过病史、体格检查辅助检查、判断是否为 ILD　ILD 的起病比较隐匿，病程通常比较长。经过抗感染治疗、抗心衰治疗等措施，而患者的呼吸困难没有缓解时，都要高度怀疑本病。对于患者的既往史也要非常地关注，是否有长期使用能够导致间质性肺疾病的治疗药物，如抗肿瘤药博来霉素、胺碘酮等；是否有放射性治疗史；是否有特殊的环境和职业接触，如接触二氧化硅、采煤、加工玛瑙等；是否接触有毒有害气体如硫酸、盐酸、氯气、二氧化硫等；是否长期吸烟；是否饲养宠

物；是否患有进行性加重的呼吸困难、干咳、乏力；家族中是否存在间质性肺疾病的患者等情况。

（2）明确 ILD 的病因　医生可通过明确病因来获悉 ILD 是原发型还是继发型。

（3）判断 ILD 所处的阶段　间质性肺疾病急性加重期（AE-ILD）：纤维化性间质性肺炎在没有明确诱因时，近 1 个月内出现渐进性呼吸困难加重，肺功能下降，导致患者呼吸衰竭。慢性纤维化性间质性肺疾病（PF-ILD）：临床医生需要对纤维化的面积以及疾病的发展是处于进行性还是稳定性进行评估。稳定期：患者已经接受了一段时间的治疗，病情趋向稳定，一般 3~6 个月或 6~12 个月来医院复查一次。在这个阶段，临床医生也需要对患者的病情进展进行评估，如面对结缔组织病相关的间质性肺疾病（CTD-ILD）患者，医生要评估患者是 CTD 和 ILD 都稳定？还是 ILD 活动 CTD 稳定？又或者是 CTD 活动 ILD 稳定？可见，在这个阶段，医生需决定治疗要往哪个方向侧重。

（4）诊断 ILD 病情的严重程度　对 ILD 程度（轻度、中度、重度、极重度）的判断需以肺功能、氧合等数据作为参考。

（5）诊断合并症及并发症　ILD 常见的合并症与并发症有肺栓塞、气胸（包括纵隔气肿）、心衰、肝肾功能下降、弥散性血管内凝血（DIC）、感染以及肿瘤等，需要特别注意。

（二）辨证诊断

1.肺气虚冷型

临床证候：咳嗽，咳吐涎沫，质清稀量多，短气不足以息，神疲乏力，食少，形寒，小便数，或遗尿，舌质淡，脉虚弱。

证候分析：外邪侵袭或阳气内耗致肺气虚冷，则肺失宣降而咳嗽；肺气不能温化、固摄津液，则咳吐涎沫清稀量多；肺气失

于制节，"上虚不能制下"，致膀胱失于约束，则小便数或遗尿；气虚则神疲乏力、纳食少；由气虚导致津亏或阴伤及阳，气不化津以致肺失濡养，渐致肺叶萎弱不用，故短气不足以息。舌质淡，苔白，脉虚弱为肺气虚冷之征。

2.气阴两虚型

临床证候：咳嗽，干咳无痰或少痰，甚则咯血，喘息，伴自汗乏力，烦热，自觉口干咽燥，食少，胃中嘈杂。舌红少津，脉细数。

证候分析：肺病日久，气阴耗伤，肺失宣降，则咳嗽；肾失摄纳，则喘息气急、肺阴不足、干咳日益加重，甚则咯血；气虚不能固摄津液则自汗、乏力；阴虚易烦热，咽喉失于濡养则口干咽燥；子盗母气，致脾气亏虚，脾失健运故食少、胃中嘈杂。舌红少津，脉细数为气阴两虚之征。

3.脾肾阳虚型

临床证候：咳嗽，气急，喘息无力，动则愈甚，呼多吸少，形瘦食少，下肢或全身浮肿，畏寒肢冷小便清长。舌质淡胖，苔薄白，脉沉细无力。

证候分析：子盗母气、母病及子，致肺脾肾三脏不足，肺虚则咳嗽气急、喘息无力；脾之阳气亏虚，运化失司，则形瘦食少；脾肾阳虚，膀胱气化不利，肾气不固，气血凝滞，故畏寒肢冷、水肿、小便清长。舌淡胖，脉沉细无力均属阳气亏虚。

4.阴阳两虚型

临床证候：咳嗽，胸闷，胸痛，呼吸困难，口干咽燥，五心烦热，或面白无力，或面色晦暗，全身或唇舌四肢发绀，神昏，嗜睡。舌质暗紫，苔少，脉弦细弱或脉微欲绝。

证候分析：久病或重伤阴阳，肺阴亏虚失于濡养则咳嗽、胸闷、口干、烦热，甚则血行不畅；血脉瘀滞，心脉、肺脏失养，则胸闷疼、神昏、嗜睡、面色晦暗；

阳气亏虚则鼓动无力，表现为面白无华、舌质暗紫、脉微欲绝。

5. 络阻肺痹型

临床证候：喘息气短，干咳无痰，关节肿胀、痹痛、畸形，或皮肤色黑、变厚、发紧、粗糙。舌质淡暗，脉弦紧或弦涩。

证候分析：肢体经络痹阻日久，波及肺络，致肺之脉络痹阻，出现喘息气短；因肺络痹阻，津液不能上承，故干咳无痰，甚则一身脉络不通，筋脉、脏腑失养，不通则痛，可见关节肿胀、痹痛，拘挛畸形，脉络失养不能濡润肌肤则皮肤色暗、粗糙、变厚。舌质淡暗，脉弦紧或弦涩，为络脉痹阻，气血不畅之象。

6. 痰热闭肺型

临床证候：发热，咳嗽，咳痰，痰黄黏或白黏，喘息胸闷，大便不畅。舌质红，苔黄腻或黄燥，脉滑数。

证候分析：由于外感邪气或过度疲劳引动伏痰，痰浊闭肺，气道不通，肺气郁蔽，病情急性加重，咳嗽、咳痰喘息胸闷；痰浊久而化热则发热，痰黄黏，肺与大肠相表里，则大便不畅。舌红，苔黄，脉滑数则为痰热闭肺证。

三、鉴别诊断

1. 哮证

哮证因脏腑阴阳失调，宿痰内伏于肺，当感受外邪、饮食不节、劳倦及气候变化等时，引动宿痰，而发症见胸憋闷胀，张口抬肩，但哮证的发作呈一定规律性反复发作，可资鉴别。

2. 肺胀

肺胀是由于长期咳喘气逆反复发作，迁延不愈，导致肺气胀满，不能敛降的一种疾病，可见于本病的后期阶段。

四、临床治疗

（一）提高临床疗效的要素

1. 见微知著，及早防变

本病初始阶段常只见到轻微咳嗽，或干咳少痰，随着疾病的发展，咳嗽逐渐加重，出现胸痛、呼吸急促，直至呼吸衰竭症状，所以当及早、正确治疗，才能对疾病的预后有积极作用。在初始咳嗽阶段，除根据辨证施以发散风寒或清散风热之药物外，还应当根据患者体质，判断有无其他脏腑的虚损或阴阳气血的亏虚，酌加益肾健脾、养阴扶正之品以增强患者体质、鼓舞正气、祛邪外出。

2. 中西合璧，精准诊断

由于本病是由一大组疾病组成的，故除中医辨证诊断外，还需要利用西医学的诊断方式和手段，为正确治疗提供依据。近年来，对肺功能的测定、免疫相关抗体测定、支气管肺泡灌洗液的测定以及经支气管冷冻肺活检，给本病的诊断提供了帮助。

3. 谨守病机，注重补益扶正

虽然本病病因不明，且有多种可能，但其基本病机总为正气不足，外邪侵袭，肺不耐邪，脏腑功能失调，因此，注重补益扶正对提高本病疗效有重要意义。现代研究也表明，与本组疾病相关的多种疾病，其发病原因和机制与自身免疫能力缺陷有关。这恰好印证了中医之正气与现代机体免疫能力概念相合的说法。中医、中药对提高机体正气，平衡脏腑功能有着确切和独特的作用。就本病来说，在初始阶段，除针对临床症状治疗外，还可加用益气固表之品。随着疾病的发展，从而辨证施以养阴、益气的方药，如百令胶囊等，对于延长患者生存时间、提高生存质量有着良好的作用。

（二）辨病治疗

1. 病因治疗

对于病因已知的肺间质性疾病，应当首先去除病因。若为药物所致者，先让患者不再服用有关药物；若为工作环境影响者，应离开相应的有害污染环境。若仍然未见效果者，应按未明原因方案进行治疗。

2. 肾上腺皮质激素和免疫抑制剂

急性期应先大剂量冲击，然后进行维持疗法，以迅速扭转病情。若临床有效，可维持4~8周后逐渐减量，维持治疗总疗程不少于一年。若应用激素后病情仍加重，或者较迅速，应撤除试用其他免疫抑制剂，或者减量后联合应用其他免疫抑制剂。肾上腺皮质激素能够抑制炎症及免疫过程，对以肺泡炎为主要病变的IPF（特发性间质性肺炎）可能有效，可改善症状和肺功能，但对有广泛间质纤维化患者则无效，总体有效率不足30%。

免疫抑制剂能够有效起到抑制炎症反应的效果，尤其是在结缔组织病合并肺间质纤维化的治疗中，联合糖皮质激素共同进行治疗，能够显著提高临床治疗的效果。但在临床研究中发现，联合糖皮质激素与免疫抑制剂对间质性肺疾病患者进行治疗时，其在生活质量与生存期中与未经治疗的患者没有明显的差异。目前糖皮质激素和免疫抑制剂主要用于治疗CTD-ILD、HP和结节病。但特发性肺纤维化的临床治疗指南中，反对采用这两种药物联合治疗或单独使用一种药物进行治疗。在采用这两种药物进行治疗的过程中，需要充分了解患者的病情状况，根据患者的病情程度谨慎使用，同时在使用的过程中还需要严密观察患者的实际情况，谨防患者出现较为严重的不良反应。

3. 抗纤维化治疗

目前临床治疗指南中推荐使用的抗纤维化药物主要包含了吡啡尼酮、尼达尼布。在吡啡尼酮治疗特发性肺纤维化患者的临床实践研究中表明，对于病情刚刚出现进展的患者，采用吡啡尼酮进行治疗能够有效延缓患者病情的发展，但对患者造成的不良反应也较多。来自真实世界的临床研究表明，吡非尼酮和尼达尼布治疗IPF的效果无明显差异，目前指南推荐这两种药物用于IPF的治疗。根据美国保险数据库信息进行的回顾性匹配队列研究表明，与未接受治疗的IPF患者比较，使用吡非尼酮或尼达尼布的患者全因死亡率和全因住院风险均下降。

潘瑞鲁单抗作为靶向抑制结缔组织生长因子的全人源化单克隆抗体，于2020年8月在国内获批进行临床试验。采用随机效应模型对尼达尼布、吡非尼酮和潘瑞鲁单抗进行疗效评估，发现这3种抗纤维化药物均明显改善FVC下降程度，相较于前两者，潘瑞鲁单抗的疗效更明显。

4. 有并发症者

应当积极治疗并发症。当低氧血症患者$PaO_2 < 7.33kPa$（55mmHg）时，应进行家庭氧疗。由于ILD主要引起低氧血症和I型呼吸衰竭，而夜间低氧血症又是ILD患者潜在的不良预后因素，因此，氧疗尤其是夜间氧疗常用于ILD患者。既往的系统评价发现氧疗对ILD运动期间的呼吸困难没有影响，但患者的运动能力明显增加。晚期合并肺心病右心衰竭时，按心功能不全治疗。反复发生气胸，可做胸膜粘连术。

对于药物治疗无效的间质性肺疾病晚期患者可考虑肺移植。

5. 肺康复

有16项研究评估不同病因ILD患者肺康复治疗效果，发现短期肺康复治疗可减少呼吸困难，改善6分钟步行距离；治疗6~12个月，患者的运动能力、与健康相关生活质量指标仍有明显改善。

（三）辨证治疗

1. 辨证论治

（1）肺气虚冷型

治法：补益肺气，宣肺止咳。

方药：玉屏风散合止嗽散加减。黄芪、白术、桔梗、陈皮、紫菀、防风、荆芥、白前、甘草。

加减：气虚征象显著，可加党参、太子参；风寒盛者可加麻黄、杏仁等；鼻塞声重者，加辛夷、苍耳子。

（2）气阴两虚型

治法：益气养阴，宣肺定喘。

方药：生脉散合冷哮丸加减。人参、麦冬、五味子、半夏、杏仁、胆南星、款冬花、紫菀、麻黄、川乌、细辛、花椒。

加减：阴虚潮热盗汗者，可酌加沙参、玄参以养阴润肺；气虚自汗乏力显著者，可重用人参，加用黄芪、太子参以益气健脾；临证见因虚致瘀征象时，可加入活血化瘀之丹参、红花、三棱、莪术等以求标本兼治。

（3）脾肾阳虚型

治法：健脾益肾，活血化瘀，宣肺定喘。

方药：金匮肾气丸合桃红四物汤加减。熟地、山茱萸、山药、丹皮、泽泻、茯苓、当归、白芍、川芎、红花、桃仁、桔梗、陈皮。

加减：咳嗽、喘甚者可加用紫菀、款冬花、白果以宣肺定喘；脾肾虚甚者，可酌减活血之桃仁、红花、川芎，酌加人参、黄芪、五味子等健脾益肾之品。

（4）阴阳俱虚型

治法：养阴扶阳，宣肺定喘，活血通脉。

方药：都气丸加减。地黄、山药、山茱萸、熟附片、补骨脂、丹皮、泽泻、茯苓、五味子、前胡、紫菀、款冬花、丹参、

川芎、赤芍、麻黄、金银花、虎杖。

加减：若有水肿者，加重茯苓用量，酌加黄芪、水蛭；呼吸困难、喘促不能平卧者，加用葶苈子、苏子以肃肺定喘。

（5）络阻肺痹型

治法：益气活血，通络止痛。

方药：独活寄生汤加减。丹参、忍冬藤、赤芍、白芍、穿山甲、鸡血藤、秦艽、羌活、独活、防风、桂枝、威灵仙。

加减：如气虚明显者，加生黄芪、当归、党参；疼痛明显者，加延胡索；干咳明显者，加北沙参、五味子。

（6）痰热闭肺型

治法：清肺化痰，扶正祛邪。

方药：贝母瓜蒌散合清金化痰汤加减。橘红、桔梗、杏仁、陈皮、黄芩、生黄芪、当归、丹参、金银花、连翘、浙贝母、全瓜蒌、清半夏、苏叶等。

加减：咽痒者，加薄荷、僵蚕、蝉蜕；发热者，加石膏、知母；口干明显者，加麦冬、天花粉。

2. 外治疗法

（1）针刺治疗

①取肺俞、合谷、脾俞、肾俞，胸中憋闷者可配刺内关、膻中。适用于疾病起始阶段。

②取大椎、肺俞、足三里、肾俞、关元、脾俞、中脘等穴，每次选用2~3个腧穴，轻刺激，间日治疗1次。适用于疾病进展缓慢、呼吸短促者。

（2）穴位注射

①对于咳嗽初起，未见胸痛、气短者，可选用肺俞、脾俞、肾俞、合谷等穴，用5%穿心莲注射液进行穴位注射，每穴注射0.5~1ml，每日1次。

②对于咳嗽加重、气急、呼吸困难、畏寒者，可用喘可治注射液。选用肺俞、足三里、定喘作穴位注射。每穴注入0.3~0.5ml，病情严重者加膈俞，每日1次，

7次为1个疗程。用于肺肾两虚、阴阳两虚、气阴两虚之证。

（3）拔罐疗法　先用梅花针轻点刺第1~8椎旁，后在肺俞、脾俞穴拔罐，或取肺俞、膈俞、肾俞等穴，双侧拔罐，每次10~20分钟，每5天拔罐1次，20天为1个疗程，对于风寒犯肺，肺气虚冷者效果较好。

（4）贴敷法

①止嗽温肺膏：芫花、皂角刺、细辛、肉桂、麻黄、木鳖子、甘遂、川乌、蓖麻子、白芥子、鹅不食草、川椒、巴豆（市场有售成药）。第一组取天突、大椎、肺俞（双）；第二组取人迎（双）、中府（双）。两组交替贴用，每次贴4块膏药，3天换贴1次，10天为1个疗程。适用于肺气虚冷，阳虚喘咳者。

②补骨脂、小茴香贴敷法：取补骨脂、小茴香，共研极细粉末，用药适量纳入脐孔，外以纱布覆盖，胶布固定，2天换药1次，10天为1个疗程。适用于肺气虚冷型。

（5）耳针治疗　取肺、脾、肾、内分泌、神门、交感，用毫针针刺或药籽按压，每日或隔日1次，两耳交替使用，可用于肺、脾、肾不足之虚喘。

3. 成药应用

（1）右归丸　每次服1丸，每日服3次。适用于后期见肾阳虚者。

（2）左归丸　成人每次服9g，每日2~3次。适用于后期见肾阴虚者。

（3）金水宝胶囊　每次6粒，每日3次，温开水送服，用于肺肾亏虚，久咳虚喘。

（4）百令片　每次5片，每日3次，温开水送服，用于肺肾亏虚证。

（5）养阴清肺合剂　每次20ml，每天3次口服。适用于阴虚肺燥所致之干咳、咽痒。

4. 单方验方

（1）梨、川贝母　将梨切一小口，纳入川贝，蒸熟后食之。适用于阴虚见咳嗽。

（2）党参、冬虫夏草、五味子，蛤蚧1对，共为细末。适用于咳嗽已久，慢性气虚者。

（3）广地龙粉　1日3次。装胶囊吞服。适用于各类型间质性肺疾病。

（4）紫河车粉、蛤蚧粉、地龙粉、五味子　制成蜜丸或水丸，每次服5g，每日2次。可以改善气短症状。

（5）百合、枸杞子　研末制成蜜丸，每日3次，每次10g，适用于肺肾阴虚者。

（6）炙麻黄、麻黄根、桃仁、杏仁、白果仁（碎）、郁李仁　每日水煎服，适用于喘促显著者。

（7）紫河车1具，焙干研末，每服3g，每日3次，适用于肺肾阳虚者。

（四）医家诊疗经验

1. 曹余德

曹老认为咳嗽的发病过程与本病极为相似，可采取以下四个步骤。

（1）当外感咳嗽或慢性咳嗽加剧时，应用宣通理肺之法，用药尤推麻黄。

（2）若表邪不解，继则干咳、咽干口苦、胁疼，除继用宣散外，当配以疏理气机之法。

（3）若随着病情进展，出现喉燥咽痛、潮热、舌质红、舌边尖有红点时，则为热盛伤阴，当换清气肃肺之法为清热滋阴法。咳嗽血瘀常有气郁，所以当配活血及疏通气机之品。

（4）若咳嗽迁延不愈，干咳无痰或少痰、气短，此乃肺阴耗伤、肺气虚弱所致，当用润肺养阴之品，肺热时加黄芩、知母，肾气虚时合都气丸。

2. 田令群

多种慢性职业病（如尘肺、铍肺等）、

脊柱后凸、慢性阻塞性肺疾病的呼吸功能不全，发展致慢性呼吸衰竭，并可反复发作。中医可根据辨证分而论治。如见意识朦胧、嗜睡，甚至昏迷，属于痰阻心窍；烦躁不安、谵言妄语，甚至精神失常者，属于痰阻扰心；震颤、抽搐、循衣摸床、两目上视属于肝风内动。在治疗措施上，根据证型不同需重视以下几点：祛痰、平喘、抗感染、开窍醒神。

3. 晁恩祥

晁老在古代医家学说的基础上，结合多年临床实践经验认为，肺痿包括毒邪伤肺伤肾、脏腑亏虚、气阴亏虚、血瘀等不同病机。晁老根据肺痿的定义、肺热叶焦的基本病机和肺叶萎弱不用、病程缠绵的临床特点，将间质性肺疾病的肺部形态改变、功能受损和晚期呈蜂窝或破损肺、预后差、迁延不愈等特点与中医病机相联系，认为间质性肺疾病属于中医"肺痿"范畴，提出"肺痿"乃肺之质痿、肺之功痿也。晁老结合肺痿的临床症状及病理改变，认为该病的基本病机是肺热叶焦，为本虚标实之证，以肺肾气阴亏虚为本，以痰瘀阻肺为标，病位主要在肺肾，故临床治疗肺痿主张以养阴益气、调补肺肾、活血化瘀为治疗原则。

五、预后转归

本病的主要病理改变为肺间质的纤维化，使肺顺应性降低。肺容量减少，出现限制性通气与血流比例失调所致的换气功能障碍性缺氧，患者出现慢性进行性呼吸困难，最终发生呼吸衰竭和弥散功能障碍。另外，因细支气管的炎变，以及肺小血管的闭塞，还可引起通气衰竭。但是，具体到不同的疾病，其预后也有所不同。对于特发性肺纤维化（IPF）则预后不良，对于脱屑性间质性肺炎（DIP），若早期发现，及早应用泼尼松，有显著疗效，但也有患者停药后症状复现，继续用药后又见好转的表现，若到已有纤维化的晚期，则激素治疗无效，预后不良；激素治疗闭塞性细支气管炎伴机化性肺炎（BOOP）甚为有效，其有效率可达82%。对于肺泡蛋白沉着症（PAP）和特发性肺含铁血黄素沉着症（IPH），由于尚未发现有效的治疗药物，多死于并发感染和呼吸衰竭；对于因环境或药物所致的间质性肺疾病，及时脱离有害环境或停药，应用激素，有较好的疗效；对于遗传性间质性肺疾病，进展缓慢，病情较轻，虽然缺乏有效的治疗手段，但有一定的自限性。

六、预防与调护

（一）预防

1. 加强锻炼，提高机体的抗病能力，是预防本病的首要办法。

2. 戒烟，以减少对呼吸道的刺激，减轻咳嗽的发作。

3. 避免过食肥甘厚味，忌食生冷辛辣食物，以免助湿生痰，加重病情发展。

4. 完全避免接触致病环境是有效的防治措施。工矿企业应抓改革生产工艺，实行湿式作业、密闭尘源、通风除尘、设备维护检修等综合性防尘措施。

5. 做好就业前体格检查，包括X线胸片。有明显的慢性呼吸系统疾病，如慢性喘息性支气管炎、支气管哮喘、慢性阻塞性肺气肿和过敏体质者，不宜从事密切接触有机粉尘工作。

（二）调护

目前由于对间质性肺疾病尚缺乏有效的治疗之药物，故不宜乱用其他药物，以免加重病情；对于合并其他病证有需服用的药物者，如甲氨蝶呤、博莱霉素等应停用或改用他药，因这些药物均可致广泛性肺纤维化；对于早期病证需服用激素者，应按医嘱坚持服用，定期减量，以求获效。

七、专方选要

（一）益肺化纤汤

组成：黄芪30g，桂枝15g，麸炒白术15g，茯苓30g，防风10g，积雪草15g，红参15g，细辛9g，法半夏15g，陈皮10g，白芍15g，白豆蔻10g，甘草10g。

功效：养肺健脾，化痰祛瘀。

主治：肺间质纤维化，属肺脾气虚，痰瘀痹阻而致咳嗽或喘促，兼见咳痰，恶风，或易感冒，神疲乏力，纳呆，食少，或胃脘痞满，或腹胀，或便溏，甚则肌肤甲错。

方解：本方黄芪为君药，性温味甘，入肺、脾经，亦补三焦，然脾胃一虚，肺气先绝，以其益元气，温腠理，实卫气，实为补脾胃之气要药。其入肺胃而补气，走经络而益营气，其性温补，而能通调血脉，流行经络，可无碍于壅滞也。桂枝，性温，味辛甘，归肺、心、膀胱经，温通经脉、助阳化气，取其辛温之性，畅达肝气，则脾不受约，运化有权，功同补中益气之效。又脾益气，肺主气，肺乃受益。又言其有利关节之用。白术味苦性温，入脾、胃经，功具健脾益气，燥湿消肿，益脾精；麸炒白术更能缓和生品燥性，借麸入中，更具健脾之功，故两者同列臣药。积雪草、红参、细辛、茯苓、法半夏、陈皮、白豆蔻、防风、共为佐药。积雪草味苦、辛，性寒，功具活血化瘀，解毒消肿；红参，性温，味甘，始载于《滇南本草》，作为云南的特产药材，具有活血通经、祛风除湿、气血同调之功，与积雪草相伍通利肺络，可起肺络之沉疴，为治肺痹的常用药对。防风升散表邪，防止外邪内陷，能载黄芪真气于全身，存扶正祛邪之治，

因黄芪、防风合用，补散相宜，故两者配伍则功用倍增，是为补肺固卫之常用药；其又功具祛湿止痛，是治疗风湿痹痛的常用药。细辛温经通脉、温肺化饮，兼协桂枝解表祛邪。茯苓、陈皮、法半夏、白豆蔻相伍燥湿化痰，健脾祛湿。白芍养血敛阴，柔肝疏筋，与方中甘草合用则酸甘化阴以益营。甘草则具有补脾益气、祛痰止咳、调和诸药等功效，为使药之用。上诸药合用，通补兼施，肺脾同调，共奏益气养肺健脾、化痰祛瘀之功。

辨证加减：久咳气虚者加党参、黄精各9g；阴虚干咳者另加沙参、麦冬、天冬各9g；痰黄难咳者属阴虚夹有痰热，可酌加南沙参、竹沥以润肺化痰。

（二）温肺化纤汤

组成：熟地黄20g，鹿角霜15g，肉桂4g，炮姜10g，生麻黄10g，白芥子10g，炙甘草6g，地龙10g，土鳖虫10g，川芎10g，桃仁10g，红花10g。

功效：温阳散寒，化痰行瘀。

主治：肺间质纤维化属阳虚痰瘀者。症见咳嗽、喘促，兼见咳痰、畏寒、肢冷，甚则浮肿。

方解：本方仿外科治疗阴疽经典方剂"阳和汤"之方义，温阳散寒，以期治疗肺中"阴疽"，达到"阳和一转，寒凝悉解"之功效。方中用生麻黄辛温宣散，用于发越阳气，以驱散肺内及表皮之寒邪；白芥子辛温宣通，除湿祛痰，可祛皮里膜外之痰；桃仁、红花、川芎、地龙、土鳖虫活血化瘀通络，得炮姜炭、肉桂二药温经通脉，使药达病所，经络、血脉、肌肉得温，寒邪自除，痰得温化，瘀得温通。重用熟地黄温补营血，用鹿角霜补髓生精，助阳养血，二者配伍大补阴血，寓"阴中求阳"之意，阳得阴助，而生化无穷，使温阳之功速达。同时麻黄、白芥子合用能使血气

宣通，使鹿角霜、熟地黄滋腻之品补而不滞。因此，从本方配伍组方上看，针对肺间质纤维化阳虚寒凝，痰滞血瘀的病因病机，从筋骨、血脉、肌肉、经络、皮里膜外到皮表均有药物作用，全方共奏温阳散寒、化痰行瘀之功，达到扶正祛邪，标本兼顾的治疗目的。

辨证加减：纳差者，可加用焦山楂10g，神曲10g，炒麦芽、炒谷芽各15g；动则气促、神疲懒言等气虚突出者，可加用补中益气汤；口干、咽燥、苔少等阴虚者，加北沙参20g，麦门冬20g，五味子10g；咳嗽明显者，可加用紫菀10g，款冬花10g，百部10g，苏子10g。

八、研究进展

（一）病机要素

对常见间质性肺疾病中医证型特点进行聚类分析，显示痰浊、痰热、瘀血是特发性肺纤维化（IPF）和结缔组织病合并肺间质病变（CTD-ILD）共同的病机要素；其中，痰浊、瘀血是 IPF 最常见的病机要素，痰热是 CTD-ILD 最常见的病机要素。

（二）辨证论治

中医学在治疗 ILD 的长期实践中逐渐摸索出了以传统八纲 - 脏腑理论、络病理论为指导的相关分期和（或）分证辨治经验，现撷取其经典者如下：有学者运用病、证、症结合模式辨治 ILD，根据病情进展将间质性肺疾病分三期六候，三期即夹感发作期、慢性迁延期、重症多变期，六候包括阴虚燥热伤肺、气虚风寒犯肺、气阴两虚瘀喘候、气阴两虚痰喘候、阳虚水泛候、阴阳两虚候，基本病机属气阴虚损、痰瘀阻络，治以益气阴、化痰瘀、通肺络。一份基于东直门医院 2010 年 12 月至 2012 年 3 月收集的 96 例肺间质纤维化患者中医证候调查

分析显示，肺间质纤维化的病情演变遵循肺气络向肺血络的转变规律，前者以肺脾气虚及肺阴虚为主要证候特点，而后者以痰瘀互结并肺肾阴虚证为主要证候特点。轻度时以肺气虚证为主，中度时以肺脾气虚证、肺阴虚证为主，而重度时则以肺肾阴虚及痰瘀互结证为主。有学者提出"络虚不荣"贯穿于肺间质纤维化病程始终，其中包括络气亏虚、络血不足、络阴亏耗及络阳虚损。本病早期以络气亏虚、络血不足为基础，慢性迁延期以络阴亏耗为主，晚期以络阳虚损为重，建议以通补肺络法为其基本治法。有研究认为营卫气逆与痰瘀互结之"痹"贯穿于肺间质纤维化病程的始终，营卫气逆，浊邪痹阻，肺痹始生，纤维化始然，主张突出"祛邪通痹"理论在肺间质纤维化治疗过程中的重要性。另有研究以八纲辨证中的气血辨证为指导，将间质性肺疾病分为早、中、晚 3 期，认为早、中期病机多为气血不通、络脉痹阻，以疏通气血为要；晚期主要矛盾是气血不足、络虚不荣，故以补益肺肾、逐瘀活血为大法。江苏省南通市中医院筛选 72 例间质性肺疾病患者，随机分为治疗组和对照组，各 36 例，治疗组口服益肺化纤汤，对照组口服泼尼松片连续 8 周，疗程 3 个月，观察到益肺化纤汤在改善临床症状、肺功能、生活质量等方面确有疗效。

主要参考文献

[1] Wijsenbeek M, Suzuki A, Maher T M. Interstitial lung diseases [J]. Lancet, 2022, 400 (10354): 769-786.

[2] Cerri S, Monari M, Guerrieri A, et al. Real-life comparison of pirfenidone and nintedanib in patients with idiopathic pulmonary fibrosis: A 24-month assessment [J]. Respir Med, 2019, 159: 105, 803.

[3] 弓雪峰，崔红生，陈秋仪，等. 国医大师

王琦院士"象数形神气"中医原创思维在肺间质纤维化诊治中的应用［J］.中医学报，2023，38（296）：1-4.

［4］李彬，白辉辉.中药内服联合离子导入治疗弥漫性肺间质纤维化临床观察［J］.实用中医药杂志，2018，34（5）：515-516.

［5］徐俪颖，蔡宛如，王会仍，等.芪冬活血饮加减治疗肺间质纤维化的临证经验［J］.浙江中医药大学学报，2022，46（2）.

［6］来薛，张洪春，王辛秋，等.晁恩祥调补肺肾法治疗肺痿临床经验［J］.北京中医药，2013，32（5）：349-350

第二节　肺结节病

肺结节病是指结节病存在于肺引起的临床症候群，是一种病因未明，以非干酪样坏死性上皮细胞肉芽肿为病理特征的、影响肺和身体淋巴系统的全身性肉芽肿疾病。

一、病因病机

（一）西医学认识

1.病因

（1）感染因素　结节病被认为是由一种或多种外源性抗原的暴露刺激而引发的。随着现代分子技术的发展，目前研究已证实分枝杆菌和丙酸杆菌两种微生物是肺结节病的常见病原体，与肺结节病关系密切。

（2）环境因素　包括金属颗粒、植物花粉、矿尘、杀虫剂，以及高湿度和微生物丰富的环境。但目前为止，还没有发现导致肺结节病的单一的、主要的环境或职业暴露因素。

（3）免疫因素　多种免疫细胞的失调以及细胞因子的产生促进了肺结节病的发生发展，目前研究认为以 Th17 型细胞为主的免疫反应是肺结节病肉芽肿形成的关键

原因，同时研究也发现 Th1 细胞、Treg 细胞、NKT 细胞、B 细胞等多种淋巴细胞，以及吞噬细胞、单核细胞、树突状细胞等固有免疫系统在肺结节病的初始炎症反应、肉芽肿的形成以及成熟等发生发展过程中同样也发挥了重要作用。

（4）遗传因素　遗传因素也可引起肺结节病。6 号染色体 MHC 区域和 II 类 HLA（人类白细胞表面抗原）的特异性等位基因已被证实与结节病的发病密切相关，这些等位基因分别参与抗原呈递的控制和适应性免疫系统的调控，并与结节病相关的致病条件显著相关。

2.发病机制

目前研究认为肺结节病的发病机制主要是病原体及抗原刺激引起机体免疫调节的异常，从而造成相关细胞因子的分泌。特定免疫细胞大量增殖，免疫炎性过度修复引发局部组织炎性肉芽肿的改变。

（二）中医学认识

中医认为本病的发生与机体虚弱、复感外邪有关。禀赋不足，脏腑虚弱，气血失调，卫外功能不固，因而六淫之邪易侵袭肌表或从口鼻而入。肺气虚不能通调水道，下输膀胱，则脾为湿困。脾失健运，不能为胃行其津液，则积液成痰，复又上贮于肺，久之伏饮内停，一旦感受六淫之邪，饮食劳倦等，外邪内伤都能触动伏饮而致痰气交阻，从而肺气上逆作喘。咳喘反复发作而成"夙根"，从而病情缠绵不愈，或时轻时重，或致肾不纳气。肾失摄纳，不能使吸入之气下纳归元而气滞、气逆，清气难入，浊气难出，积于胸中，壅塞于肺，形成膨胀气满之"肺胀"。甚则寒水射肺，水气凌心，出现惊悸、怔忡，胸满咳喘不能平卧；若水饮泛溢则出现水肿，水湿久郁化热，还时见热灼伤阴，气滞血瘀。血脉瘀阻，则颜面四肢末端瘀证明显，出现发绀。甚则痰浊闭窍，意识

不清，昏迷而死亡。

二、临床诊断

（一）辨病诊断

1.临床诊断

（1）一般症状　肺结节病的全身症状不典型，1/3 的结节病患者可出现发热、疲乏、不适和体重下降。

（2）其他系统症状　一般可见皮肤病变，占 11%~25%，常累及躯干、四肢及头皮，出现结节性红斑、冻疮样红斑狼疮、麻疹、丘疹等，一般与肺、眼部及周围淋巴结病变合并存在。眼部结节病约占全身结节病的 21%，其中 1/3 起病急，以年轻女性多见，主要发生在疾病早期，患者常伴有眼部疼痛、眼干、畏光、泪液分泌多、视物模糊及视力障碍，主要表现为虹膜睫状体炎、急性结膜炎及干燥性角结膜炎等。其他还累及周围淋巴结（占结节病患者的30%）、肝、胆、脾、心脏、骨关节、肌肉、神经中枢、肾脏、内分泌系统、生殖系统等，出现相应的症状、体征。

2.相关检查

（1）胸部 X 线片　是发现肺结节病的首要诊断方法，约有 90% 以上的患者有胸片改变。

（2）胸部计算机体层扫描（CT）　CT已广泛应用于结节病的诊断当中。CT 能较为准确地估计结节病的类型、肺间质病变的程度和淋巴结肿大的情况。

（3）18F-FDG　PET-CT 作为一种无创性检查技术，可准确显示肺结节病肺部炎症、纵隔淋巴结肿大和全身病灶分布状况。

（4）磁共振成像（MRI）　已被用于纵隔疾病的诊断，能清楚显示淋巴结肿大及与周围器官的关系，并有助于鉴别诊断。

（5）B 型超声波检查（B 超）　B 超亦能显示纵隔病变情况，有助于纵隔淋巴结肿大的诊断与鉴别诊断，并为导向穿刺诊断提供了极为有用、简便的方法。

（6）肺功能检查　肺结节病早期肺功能大多正常，亦可表现为阻塞性通气功能障碍，晚期则为限气性或混合性通气功能障碍，且多伴有弥散功能障碍。

（7）活体组织检查　是诊断结节病的重要方法。如果皮肤和浅表淋巴结受累，则是首选的活检部位。胸内型结节病，可选择支气管黏膜和经纤维支气管镜肺活检。

（8）实验室检查　①支气管肺泡灌洗液检查（BALF）。②经纤维支气管镜活检术。细胞血管紧张素转化酶（ACE）能水解血管紧张素 I 转化为血管紧张素 II，并灭活缓激肽，对调节体内血压有重要作用。④可溶性白细胞介素 -2 受体（SIL-2R）和白细胞介素 -2（IL-2R）的测定对结节病的诊断有较为重要的价值。

（二）辨证诊断

肺结节病临床上属于"咳嗽""痰证""虚劳""喘证"的范畴。病名诊断虽有"咳嗽""痰证""虚劳""喘证"之别，但辨证分型均以病机为据，故合而论之。

1.肺气虚弱型

临床证候：咳嗽气短，神疲乏力，语声低怯，兼有恶寒发热等表证，舌质淡，苔薄白，脉弦缓。

证候分析：肺病日久，肺气受损，肺气虚弱，故见咳嗽气短，神疲乏力，语声低怯，肺气虚弱；感受外邪，故见恶寒发热等表证；舌淡苔薄白、脉弦缓为肺气虚弱之征。

2.肺脾气虚，痰湿阻肺型

临床证候：咳嗽气喘，短气乏力，胸闷、纳差，目羞明，充血，舌淡苔白腻，脉虚弱。

证候分析：肺病日久，肺气受损，故见咳嗽气喘，久之伤及脾气，故短气乏力；

肺脾气虚，无力运化津液，痰湿内盛阻于肺，故见胸闷纳差，或目羞明、充血；舌淡苔白腻，脉虚弱为肺脾气虚、痰湿阻肺之征。

3. 气阴不足，血脉瘀阻型

临床证候：咳嗽气短，咳痰色白，口干咽燥，颜面四肢发绀，舌暗红，边有齿痕，苔薄白少津，脉弦细。

证候分析：久病耗气伤津，导致气阴不足，故见咳嗽气短，咳痰色白，口干咽燥；气阴不足，血脉瘀阻，故见颜面四肢发绀；舌暗红，边有齿痕，苔薄白少津，脉弦细为气阴不足、血脉瘀阻之征。

4. 阴阳两虚，阳微欲绝型

临床证候：咳嗽气喘，短气不续，口干咽燥，五心烦热，潮热盗汗，畏寒肢冷，小便短少，下肢浮肿，心悸怔忡，嗜睡或神昏，舌质暗红，苔少津亏，舌边齿痕，脉微细。

证候分析：久病失治、年老体衰或劳累过度，导致阴阳两虚，故见咳嗽气喘，短气不续，口干咽燥，五心烦热，潮热盗汗，畏寒肢冷，小便短少，下肢浮肿，心悸怔忡。阴阳两虚进一步加重导致阳微欲绝，或见患者嗜睡或神昏。舌质暗红，苔少津亏，舌边齿痕，脉微细为阴阳两虚、阳微欲绝之征。

三、鉴别诊断

（一）西医鉴别诊断

1. 霍奇金病

临床、X 线、免疫学改变有相似之处，肺门淋巴结多为单侧，或双侧有不对称的肺门淋巴结肿大。霍奇金病肺门淋巴结常继肺浸润而发生，结节病则先有肺门淋巴结肿大，过后才有肺浸润。霍奇金病骨损害为硬化性或溶骨性，见于脊柱、骨盆，结节病骨损害多见于指骨，为囊性改变。

2. 肺门淋巴结核

患者年龄多在 20 岁以下，多有不同程度的结核中毒症状，可累及胸腹膜，可见钙化灶，X 线肺门多呈单侧肿大，痰内易找到结核杆菌，PPD 试验阳性。

3. 原发中心型肺癌及支气管转移癌

无症状，肺门双侧对称性淋巴结肿大，在中心性肺癌及转移癌极少见，原发性或继发性肺癌皆有相应的病史和症状，可通过气管分叉体层摄片、选择性支气管造影、纤维支气管镜活检和痰癌细胞检查而确诊。

4. 纵隔淋巴瘤

多见单侧肺门淋巴结肿大或不对称的肺门淋巴结肿大，与结节病相似，但淋巴瘤全身症状严重，常有高热，病情发展快，易于鉴别。

5. Wegener 肉芽肿

两者均为肉芽肿性疾病，均为系统性疾病。但两者的临床经过和病理有着明显的不同，结节病起病温和，并且发展缓慢，死亡率低。相反，Wegener 肉芽肿死亡率很高，糖皮质激素治疗有反应。Wegener 肉芽肿经常需要加用细胞毒性药物。Wegener 肉芽肿的发病机制为抗中性粒细胞胞浆抗体（ANCA）的产生，而结节病主要是 T 淋巴细胞介导免疫异常所致。

（二）中医鉴别诊断

在临床进行辨证诊断时，应着重将本病与肺痨相鉴别。

肺痨为痨虫侵袭所致，主要病位在肺，具有传染性，以阴虚火旺为其病理特点，以咳嗽、咳痰、咯血、潮热、盗汗、消瘦为主要临床症状，而肺的虚劳则由多种原因所致，一般不传染，分别出现气、血、阴、阳亏虚的多种临床症状。

四、临床治疗

（一）提高临床疗效的要素

1. 病证多虚，注重补益

本病多由禀赋不足，脏腑虚弱，气血失调，肺气虚弱，而变生诸证。病位在肺，可及肾、心，病程久，病情缠绵，故对其的治疗，应以补益为基本原则。

2. 把握主证，注重祛痰

痰在本病中有着重要的病理意义，他既是病情发展的产物，又是致病因素，故一方面要注意痰的病理特点，另一方面注重对其的治疗。

（二）辨病治疗

本病的治疗一直是人们争论的焦点，因其有自愈倾向，很难确定一种有效的方案。治疗目的主要是为了控制其活动，保护重要脏器的功能。

1. 积极药物治疗

（1）肾上腺糖皮质激素 目前仍是治疗结节病的首选药物。糖皮质激素治疗的过程中，当糖皮质激素剂量（泼尼松）＜ 15mg/d 时，结节病可能会复发，此时重新加用原先剂量（20~30mg/d），仍可能达到治疗效果。糖皮质激素的大致应用时间为：Ⅰ期结节病患者约 9~12 个月，Ⅱ期 12~18 个月，Ⅲ期 19~24 个月。停用糖皮质激素治疗后 1~2 个月内应密切观察病情变化，防止结节病复发。

（2）其他免疫抑制剂

①环孢霉素能抑制 TH 细胞，减少 IL-2 产生和 T 细胞繁殖，可能有助于本病治疗，但目前国外应用很少，有待观察。

②甲氨蝶呤能抑制 AM 活性，有利于控制结节病活动，对肺泡累及皮肤损害有效，常用剂量为每周 5mg，连用 3 个月。

③硫唑嘌呤本药在消化道吸收良好，主要为口服给药。一般口服后需经数周或数月后才出现疗效。硫唑嘌呤主要抑制 T 淋巴细胞增生和活化，对慢性结节病的疗效与使用糖皮质激素相当，但不良反应明显减少。硫唑嘌呤和糖皮质激素联合使用，可以减少各自的剂量，达到满意的疗效。一般剂量 100mg/d，服药时间可达 4~73 个月。孕妇和哺乳期妇女禁用。

④雷公藤多甙本药有类似糖皮质激素的作用，兼有免疫抑制和抗炎双重作用。起效较慢但作用时间较长，有利于结节病的控制。常用剂量 20mg，3 次 / 日。但疗效有待于进一步观察。

⑤己酮可可碱有很强的抗炎和免疫调节作用，对结节病的治疗效果与皮质激素相似，而且对严重的皮质激素耐受结节病患者仍有良好的疗效，不良反应较少。

⑥环孢菌素一般可作为治疗慢性或重症结节病的二线药物，用于皮质激素的替代用药治疗。

（3）其他对症治疗 因结节病本身内源性维生素 D 增加，易导致高尿钙和高钙血症，服用皮质激素的同时，服用对抗激素并发症的药物，如氯化钾片、钙片、维生素 D、质子泵抑制剂等，定期监测血糖、血清钙

（三）辨证治疗

1. 辨证论治

（1）肺气虚弱型

治法：补益肺气，止咳平喘。

方药：玉屏风散合止嗽散加减。黄芪、党参、白术、橘红、半夏、紫菀、款冬花、前胡、麻黄、防风。

加减：肝脾肿大者加丹参、鳖甲、三棱、莪术；口干咽燥者加百合、麦冬、生地；气短胸闷者加瓜蒌、厚朴。

（2）肺脾气虚，痰湿阻肺型

治法：补肺健脾，化痰定喘。

方药：六君子汤加减。党参、甘草、白术、茯苓、陈皮、半夏。

加减：若痰多，可加胆南星、炙麻黄、杏仁、枇杷叶、前胡宣肺化痰平喘；若短气胸痛，加丹参、延胡索化瘀行气止痛。

（3）气阴不足，血脉瘀阻型

治法：益气养阴，活血化瘀。

方药：生脉散合四物汤加减。生地、玄参、麦冬、五味子、黄芪、太子参、白术、茯苓、丹参、芍药、当归。

加减：若咳嗽痰多，可加炙麻黄、杏仁、枇杷叶等宣肺化痰平喘。

（4）阴阳两虚，阳微欲绝型

治法：滋阴温阳救逆，宣肺定喘。

方药：金匮肾气丸合麻杏石甘汤加减。山茱萸、山药、茯苓、丹皮、熟地、泽泻、附子、肉桂、麻黄、杏仁、石膏。

加减：肢冷欲厥、喘脱汗出可加独参汤益气固脱。

2. 外治疗法

（1）针刺疗法　主穴：太渊、太溪、肺俞、膏肓、足三里、肾俞。配穴：痰多配丰隆，肾虚配关元。方法：均用补法。太渊直刺 0.3~0.5 寸，太溪直刺 0.5~1.0 寸，肺俞斜刺 0.5~0.8 寸，膏肓向外斜刺 0.5~0.8 寸，足三里直刺 0.8~2.0 寸，肾俞直刺 1.0~1.5 寸。用于肺气虚弱型。

（2）耳穴疗法　主穴：肺、气管、交感、肾上腺、皮质下。配穴：气虚加刺脾胃，阳虚加刺肾、内分泌，阴虚加刺心、肾，喘甚加刺神门、枕，合并感染痰多者加刺大肠、耳尖。方法：咳喘发作时用毫针刺入，快速捻转，留针 1~4 小时，必要时可埋针 24 小时，每日 1 次，10 次为 1 个疗程。喘甚加刺耳尖放血。用于各种类型。

（3）灸疗法　主穴：大椎、肺俞、孔最、脾俞、肾俞。配穴：实喘加灸水分、丰隆；虚喘加灸关元；热喘加灸列缺、丰隆，寒喘加灸中脘、足三里、膏肓。方法：

哮喘发作期，每次选 3~5 个穴位，每穴灸 3~6 壮。用于肺气虚弱型及肺脾气虚、痰湿阻肺型。

（4）穴位埋线疗法　将"0"号羊肠线 1.5~2cm，在 0.5% 洋金花注射液内浸泡 3 天，然后埋入背部八华穴或有压痛的背俞穴，每 10 天换穴埋线 1 次，一般埋 1~3 次。方法：取羊肠线穿入 6 号注射针尖端，将 28 号毫针磨平针尖代作尖芯，穿入 6 号注射针内，迅速刺入皮肤直达肌层，得气后，边退针头边推针芯，将羊肠线埋入皮下。出针后盖消毒纱布，用胶布固定，保留 2 天。用于气阴不足，血脉瘀阻型。

3. 成药应用

（1）补肺丸　每次 1 丸（6g），每日 2 次，适用于肺气虚弱型。

（2）固本咳喘丸　每次 6g，每日 3 次，适用于肺脾气虚，痰湿阻肺型。

（3）肺宝糖浆　每次 10ml，每日 3 次，适用于肺气虚弱型。

（4）咳痰敏片　每次 3 片，每日 3 次，适用于肺脾气虚，痰湿阻肺型。

（5）海龙蛤蚧精　每次 10ml，每日 2 次，适用于气阴不足，血脉瘀阻型。

（6）蛤蚧党参膏　每次 10~15g，每日 2 次，适用于肺气虚弱型。

（7）痰饮丸　成人每次 14 粒，11~16 岁每次 7 粒，5~10 岁每次 5 粒，早晚各服 1 次，温开水送下，适用于阴阳两虚，阳微欲绝型。

4. 单方验方

（1）猪肺汤　猪肺、莱菔子（研碎）、白芥子（研碎），加入佐料，饭锅蒸熟，顿食之，每日 1 剂。适用于气阴不足，血脉瘀阻型。（《不居集》）

（2）五汁饮　鲜芦根、雪梨皮、荸荠（去皮）、鲜藕、鲜麦冬，榨汁混合，冷服，日服 2 次，每日 1 剂。适用于气阴不足，血脉瘀阻型。（《中国益寿食谱》）

（四）医家诊疗经验

1. 周平安

周平安教授根据多年临床经验，采用芪银归草散结汤治疗肺结节病取得了较好的临床效果。该方针对肺气亏虚、痰瘀互结的病机，在虚、痰、瘀 3 个层面上采用益气活血化痰的治疗原则。方中黄芪、金银花、当归、甘草四种药物源自《济阴纲目》中的金银花散。该方原为治疗乳痈痈肿、乳脉不行的要方，周老在治疗内科疑难病证中采用本方加减，疗效颇佳，芪、银、归、草四味药清补兼施，清不伤正，补不助热，为治虚热之要方；旋覆花、瓜蒌皮、浙贝母、桔梗四药升降相因，共奏化痰散结通络之效，夏枯草、白芥子、生牡蛎、海藻软坚散结、消痰通络，川芎、丹参、莪术行气活血、化瘀散结，在虚、痰、瘀 3 个方面上共同阻断肺结节病的发生与发展。

2. 王会仍

王会仍教授遵循健脾益气养阴，辅以行气活血、化湿消痰、软坚散结的治疗原则，采用润肺止咳汤治疗肺结节病取得了良好的治疗效果。该方由太子参、南沙参、百合、山药、白芍、穿山甲、浙贝母、桑白皮、杏仁、枇杷叶、前胡、甘草、蒲公英、三叶青、金荞麦等药物组成，方中太子参、南沙参、百合、山药、白芍五味药物健脾益气养阴，补益正气；穿山甲活血化瘀，通络散结，可祛除肺络中的顽痰瘀血；浙贝母、桑白皮、杏仁、枇杷叶、前胡理气化痰、通络散结；甘草、蒲公英、三叶青、金荞麦清热解毒，四类药物共奏益气养阴、活血化瘀、软坚散结的功效。

五、预后转归

肺结节病为自限性疾病，大多预后良好，有自然缓解的趋势。其预后与发病时的临床表现和胸部 X 线片的分期有一定关系。Ⅰ 期结节病 60%~80% 可缓解，Ⅱ 期结节病 50%~60% 可缓解，Ⅲ 期结节病只有不到 30% 可缓解。有 Lofgren 综合征的预后最佳，自愈率超过 80%。尽管结节病的总体预后良好，但仍有大约 50% 的患者有至少是轻度的永久性器官功能损害。结节病的死亡率为 1%~4%，肺、心脏和中枢神经系统受累是主要原因。在日本，77% 的结节病患者死亡原因为心脏受累；在美国，13%~50% 是因为心脏受累，而大多数为进展性的肺功能不全。另有研究发现 EBB、TBLB 阳性或有血管炎表现者预后不良，需积极治疗。

六、预防调护

（一）预防

1. 积极预防呼吸道感染的发生，如预防感冒，尤其是防止支原体和病毒的相互感染。

2. 避免使用一些不必要的药物，防止化学性因子的毒害。

3. 注意休息，劳逸结合，可适当开展体育锻炼，经常到户外散步，打太极拳、做体操等，增强体质和机体免疫力。

4. 大力宣传吸烟对人体呼吸道及心血管系统器官的危害，每年最好在春秋两季进行健康体检，尤其是胸部 X 线。X 线检查一旦发现本病（肺门呈双侧淋巴结肿大），无论有无临床症状，尽早着手找医生诊治，控制其发展。

（二）调护

1. 日常护理

患者适当地活动身体，可以促进排痰。患者的家属还要密切地观察患者呼吸频率、深浅度、节律的变化。适当地给予氧气吸入，保持室内空气清新，要经常通风换气，出门注意戴口罩，但也要防止外面的空气温度过低进入室内使患者受凉。患者要保持自己心情愉快，情绪不要有大的波动。患者要注意休息，保证睡眠质量。

2. 饮食

患者需要合理膳食，多食营养丰富食物，可适当补充些维生素，多吃含优质蛋白或高蛋白质的食品。戒烟、戒酒或限制饮酒。

3. 食疗方

（1）黄精粥　黄精、粳米、白糖适量。先煎黄精，去渣取汁，后入粳米煮粥，熟后加入白糖调匀即可。（《饮食辨录》）

（2）腐皮白果粥　白果（去皮及心）、豆腐皮。切碎，与粳米同煮为稀粥，空腹食用，日分2次服，每日1剂。（《饮食疗法》）

七、专方选要

升陷汤合二陈汤

组成：生黄芪30g，知母10g，柴胡10g，桔梗10g，升麻10g，半夏10g，陈皮10g，白芥子10g，莪术10g，皂角刺10g，海浮石30g，丹参30g，生牡蛎30g，鬼箭羽15g，茯苓15g，夏枯草15g。

功效：益气升陷，燥湿化痰，祛瘀散结。

主治：因大气下陷，气阴两虚，痰瘀互结，而导致的胸闷、胸痛、盗汗、舌红苔黄干燥、脉沉细。

方解：方中以黄芪为主，补益肺气，辅以柴胡、升麻举陷升提；桔梗载药上行；合以知母甘寒清润，制黄芪之温性，使升补而不偏于温；加陈皮、半夏、茯苓、白芥子、夏枯草、海浮石、生牡蛎化痰软坚；丹参、莪术、皂角刺、鬼箭羽活血化瘀。全方共用，以益气升陷，燥湿化痰，祛瘀散结。

辨证加减：如阴虚不足，加麦冬、生地；气虚严重，重用黄芪，并加人参；胸闷痛，加全瓜蒌、赤芍；气滞，加香附、枳壳；心阳不举，加桂枝、炙甘草。

主要参考文献

［1］王铭钧，庞立健，吕晓东，等．基于肺络理论论治肺结节病［J］．世界中医药，2022，17（10）：1425-1429.

［2］白雪飞，金艺凤．肺结节病治疗的最新进展［J］．赣南医学院学报，2021，40（3）：320-324.

［3］陈新，艾敏．周平安教授益气活血化痰法治疗肺结节病经验介绍［J］．辽宁中医药大学学报，2010，12（5）：153-154.

［4］李晓娟，申立国，骆仙芳．名老中医王会仍教授治疗肺系疑难杂症验案举隅［J］．中华中医药杂志，2013，28（11）：3256-3259.

［5］徐俪颖，蔡宛如，王会仍．王会仍从积聚论治结节病［J］．中华中医药杂志，2015，30（11）：3973-3975.

［6］沈奋怡．小柴胡汤为主治疗结节病六例［J］．中国中西医结合杂志，1994，14（8）．493~494.

［7］韩丽萍，杨广源，杨永学，等．实用呼吸病临床手册［M］．北京：中国中医药出版社，2016.

第三节　结缔组织疾病的肺部表现

结缔组织病（CTD）是一组自身免疫性疾病，为侵犯全身结缔组织的多系统疾病，在一定诱因作用下或机体免疫功能发生紊乱时，出现免疫活性细胞突变或组织抗原性改变，从而对机体自身某些组织成分产生免疫反应。常累及到含血管和结缔组织丰富的肺，呈间质纤维化表现。肺和胸膜由丰富的胶原、血管等结缔组织构成，且有调节免疫、代谢和内分泌等非呼吸功能的作用，故结缔组织病大多可损伤肺和胸膜等呼吸系统器官。

一、病因病机

（一）西医学认识

结缔组织病多见于女性，发病年龄为20~40岁。最常见的结缔组织病为系统性红斑狼疮、类风湿关节炎、进行性系统性硬化病、皮肌炎和多发性肌炎、干燥综合征等。关于结缔组织病在肺部表现的报道日益增多，肺部表现往往与全身疾病同时或先后出现，但也有部分患者首先出现肺部表现，其病因尚不清楚。CTD临床上以肺炎、支气管扩张、胸膜炎、胸腔积液、肺纤维化等为主要特征。各个病因不同，临床表现亦会不同。

（二）中医学认识

中医学认为本病病因复杂，中医难于归类。其病根在他处，表现在肺部。但根据临床特征，一般可归属于"虚劳""肺痿""痰饮"等病范畴。

系统性红斑狼疮为素体怯弱、形气不充、脏腑不荣，生机不旺加之劳倦、饮食不节、起居失常、情志内伤及大病暴疾等病因所致。气血津液亏虚，脏腑失于濡养而生脏燥、悬饮等症，影响到肺及胸腔。

类风湿关节炎、进行性系统性硬化病、多发性肌炎和皮肌炎均属于痹证。常由于素体虚弱，气血不充，腠理空疏，再遇风雨、夏日淋冷水、饮食不节、情志不畅等原因，使风寒湿热侵入筋骨血脉。《中藏经·五痹》说："痹者，风寒暴湿之气中于人脏腑之为也……气痹者，愁忧思喜怒过多，则气结于血，久而不消则伤肺，肺伤则生气渐衰，则邪气愈胜，留于血，则胸腹痹而不能食。"《景岳全书》称："痹者，

闭也。"以血气为邪所闭，不得通行而痛。由于外邪侵袭、病久，气血周流不畅，"血停为瘀，湿凝为痰"，壅阻于血脉经络，使邪留于肺脏及胸腔致病。

干燥综合征常因外感燥邪，内虚于阴液所致。中医有"燥胜则干"之说，燥邪多由口鼻、皮毛而入，首先侵入肺脏，如肺阴不足，尤其易感，或各种原因导致伤津液、伤阴血，出现肺燥，使肺宣肃失司，肺气上逆，表现为咳嗽、喘促、呼吸困难，继而气虚血滞，痰阻肺络，出现各种临床症状。

二、临床诊断

（一）辨病诊断

1.临床表现

（1）系统性红斑狼疮　本病多见于中、青年女性。根据不同的类型及程度，可有发热、咳嗽、咳痰、咯血、胸痛、呼吸困难等症状，有的伴有低氧血症、发绀，肺部有湿性啰音，胸膜有渗出时可闻及胸膜摩擦音，或积液时病变区叩诊浊音、呼吸音减弱或消失。皮肤受累时可出现皮疹，心脏受累时可出现心悸、气短，并有心脏扩大、心包摩擦音等体征，肝受累时有肝肿大。

一般临床上将系统性红斑狼疮累及肺与胸膜的病变分为胸膜炎（干性或渗出性）、肺不张、狼疮性肺炎、肺间质纤维化等。

1）胸膜炎：是最多见的类型，约50%~70%可出现胸膜受累，其中40%左右有小至中等量胸腔积液，多为双侧，亦可单侧，临床表现为发热、胸痛及呼吸困难，干性胸膜炎可听到胸膜摩擦音，渗出者可有积液体征，本型常反复发生。

2）狼疮性肺炎：发生率约5%，临床表现有发热、咳嗽、胸痛、气短或呼吸困

难，重者有明显低氧血症、发绀表现，肺部可闻及湿性啰音，部分患者有杵状指。

3）肺间质纤维化：较少见。初期为间质性肺炎，继而发生纤维化，患者有咳嗽、咳痰、发绀、进行性呼吸困难，肺功能呈限制性通气功能障碍及弥散障碍，查体肺部可有湿啰音，膈肌移动度减小，重者可发生呼吸衰竭。

4）肺不张：由于胸膜受累，膈肌运动减弱及出现肺部炎症，可继发产生肺不张，主要表现小区域节段性肺不张及盘状不张，患者有咳嗽、呼吸困难及发绀等症状。

（2）类风湿关节炎　本病累及关节，常有关节疼痛、肿胀或变形等病史，少数可在肺部病变以后才有全身症状。可有咳嗽、咳痰、发热、咳少量血痰，部分患者有气短、呼吸困难或胸痛，体征可见发绀、杵状指（趾），肺部有湿啰音，胸膜受侵时，可致胸腔积液，量多时可致呼吸困难，偶伴有心包积液，患者感到心慌、气短。因本病有不同类型，各症状不一。一般临床上将类风湿关节炎累及肺及胸膜的疾病分为：

1）胸膜病变：最多见。其胸膜病变及伴有的心包病变常常无典型的临床症状，或因其他原因拍摄胸片时偶然发现患者的胸腔积液为滑液性渗出液，糖的含量降低，补体活性降低，含有类风湿因子，其浓度明显高于血中的含量。胸膜活检仅呈非特异性炎症，然而，有时在类风湿结节内可见到肉芽肿性的炎症。与狼疮性胸膜炎不同的是胸痛不明显。

2）肺间质病变：多见于男性重症者。多数患者在患关节炎 5 年 ~10 年后发生，有些患者的病变，也可早于关节炎出现之前数月或数年发生。合并肺间质病变的类风湿关节炎患者的肺功能呈限制性损害，肺容量和弥散功能降低，运动时低氧血症。可有咳嗽、发热、胸痛、进行性呼吸困难

及发绀，两肺中下部可听到粗糙的细湿啰音，有杵状指（趾）。

3）胸膜 – 肺类风湿结节：本型较少见，多发生在有皮下结节、关节病变较严重、类风湿因子滴度很高的患者中，又称渐进性坏死性结节。一般无明显症状，结节较大或继发感染时，可有咳嗽、胸痛，结节破裂时可出现少量咯血表现，无明显异常体征。

4）类风湿尘肺：又称 Caplan 综合征。多发生于患有类风湿关节炎的煤矿工人中，患者肺部除有尘肺外，尚有多发圆形结节影。结节直径 0.5~5cm，其中含有坏死性胶原、矽尘和类风湿结节。此型亦见于其他引起尘肺的职业工人，如翻砂、纺织、石棉工人等。多发生在尘肺 0 期 ~I 期，临床可见由尘肺所引起的咳嗽、进行性呼吸困难等症状。

上述类型可重复存在或先后发生。

（3）进行性系统性硬化病　主要为皮肤和小血管的病变，其他器官如肺、食管、肾、心也常受累。肺病变是最常见的表现之一，所有结缔组织病中，以其引起的肺损害最严重。肺小动脉的病变主要为血管壁病变，病变最终引起管腔狭窄几近闭塞，引起肺动脉高压并可发展成为肺心病。

另一种病变为肺纤维化。早期无任何症状，肺功能检测显示小气道弥散性功能障碍。随着病情进展肺功能显示肺间质及肺泡纤维化，支气管周围纤维化，肺泡破裂导致小囊性改变，气道限制性或阻塞性疾患。进行性系统性硬化病并发肺间质病一般呈隐匿性无痛性进展。本病除罹患肺之外，也累犯呼吸肌。呼吸肌软弱使患者感到气短、咳嗽困难、气道分泌物清除不利，从而促使呼吸道感染加重。

（4）多发性肌炎和皮肌炎　以对称性近端肌无力为特征，可累及其他器官，而肺部受累为最常见的肌肉外表现。肺部病

变，肋间肌和膈肌受累均可导致呼吸困难。间质性肺炎为最常见的肺部病变，病理上有多种类型，如非特异性间质性肺炎、机化性肺炎、寻常型间质性肺炎及弥漫性肺泡损伤，部分患者可表现为快速进展的间质性肺炎，危及生命。

（5）干燥综合征　主要表现为口干、眼干、全身干燥和气道无分泌物。引起音哑、干咳和气管炎。约3%的干燥综合征患者发生肺间质病。由于受损的部位和程度不同，干燥综合征呼吸道症状也轻重不一。轻者因气管干燥而有一些干咳症状，重者因纤维性肺泡炎而有咳嗽、呼吸困难、缺氧，甚至发热等表现。大部分I度干燥综合征患者即使有呼吸道损害也无临床症状，仅表现肺功能、肺X线的异常。

有关报道显示，I度干燥综合征中有与本病相关而呼吸道症状较明显者约10%。有肺功能异常者约60%~70%，其中以小气道障碍为主，其次为弥散功能和限制性功能的异常。25%~50%有肺功能异常者的肺X线仍为正常。

2. 相关检查

（1）X线检查

1）系统性红斑狼疮：肺及胸膜的X线征象无特征性，可多样化。胸膜炎可见胸膜增厚，肋膈角变纯或消失，或肺下部出现大片实变阴影，多为双侧，可同时见心影扩大或心包积液征象；急性狼疮性肺炎则示肺部呈点片状或云絮状阴影，且有变化迅速及游走性特点，或呈散在小结节状阴影，多在肺底及周边部，有的仅表现肺纹理增粗、增多及模糊；肺间质纤维化示弥漫性大小不等的结节状或小片状阴影，并有线条或网状纹理交错其间，晚期出现蜂窝肺，膈肌抬高，肺体积缩小；肺不张则多为肺基底部线条状不张，或小区域节段性肺不张影。

2）类风湿关节炎：亦可表现多样化。胸膜炎可见胸膜增厚，肋膈角变钝或肺下部有实变积液影，多为单侧，少数可伴纵隔及心包积液征象；弥漫性肺间质纤维化可见两肺中下部呈弥漫性结节及线条状和网状阴影，晚期表现蜂窝肺；胸膜—肺类风湿结节在肺外周部可见多发性结节，结节呈圆形，密度均匀，边缘清晰，直径0.5~7cm，有时可呈厚壁空洞、内壁光滑样；类风湿尘肺，有0期~I期尘肺征象，伴有多发性结节，可为单发，结节可达0.5~5cm，多在肺的外周部，半数可见空洞，结节可长期不变或钙化，也可反复消失或出现。上述X线征象可重叠出现。

3）进行性系统性硬化病：弥漫性肺间质纤维化可见两侧弥漫性线条状、网状或网状结节阴影，晚期可出现蜂窝肺，多发生小囊性病变，病变以两中下肺部为主，肺体积缩小。肺血管变化可见右心扩大，右室流出道和肺动脉干扩大，肺部无间质纤维化阴影。

4）皮肌炎和多发性肌炎：弥漫性肺间质纤维化可见肺部弥漫性线条状、网状、网状结节阴影等，吸入性肺炎可在两肺中下野出现散的密度较低的斑片状模糊阴影；发生肺水肿时，两肺内中带出现对称蝶翼状的片状模糊阴影。

5）干燥综合征：40%的干燥综合征患者出现X线的异常，其中大部分为肺间质病变，少数（5%）严重者的肺间质呈网状，为纤维性肺泡炎。

（2）实验室检查

1）系统性红斑狼疮

①血细胞检查：部分患者有红细胞及血红蛋白减少，白细胞正常或稍低。血沉增快，有的可快至100mm/h以上。

②血液检查：γ球蛋白升高，抗核抗体可阳性，血中狼疮细胞阳性，部分患者类风湿因子阳性。血补体C3、C4含量降低，病变活动期下降更显著。肝、肾受累时可

有肝功能异常及尿素氮升高。

③胸腔积液检查：多为渗出液，蛋白含量＞30g/L，糖含量＞3.08mmo1/L（55mg/dl），白细胞稍高，胸腔积液中C3、C4含量降低，胸腔积液中狼疮细胞可阳性。

2）类风湿关节炎

①血液检查：大多数患者类风湿因子滴定度增高，补体C3、C4降低，血沉增快，嗜酸性粒细胞增多。

②胸腔积液检查：多为渗出液，蛋白含量＞30g/L，糖含量＜1.96mmol/L（35mg/dl）为其特征，白细胞（1~3）×10⁹/L，主要为T淋巴细胞，胸腔积液中乳酸脱氢酶增高，类风湿因子滴定度增高，CH50、C3、C4补体降低，抗核抗体阳性。

③血液气体分析：有进行性氧分压（PaO_2）降低，重者可呈Ⅰ型呼吸衰竭，$PaCO_2$可正常或稍低，后期可增高。

3）进行性系统性硬化病

①免疫学检查：以细胞株为底物用间接免疫荧光法检测抗核抗体，显示几乎均为阳性，一般抗体滴度均较高。核型多为粗颗粒，或致密颗粒，或核仁型。抗Scl-70抗体是该病的标记抗体，阳性率为30%~50%，在硬化病患者中20%~30%可出现抗4-6SRNA抗体及U3RNP抗体。以上三种抗体均很少见于其他结缔组织病中。

②血液检查：丙种球蛋白增高，免疫球蛋白测定常显示IgG明显增高，也有IgA或IgM增高者。20%~30%患者的类风湿因子阳性，应排除类风湿关节炎重叠发生的可能。在活动期血沉增快，C-反应蛋白增高。

4）多发性肌炎和皮肌炎

①血清酶学检查：几乎所有患者在病程中都有血清骨骼肌纤维内正常酶类的含量增高表现。这一点虽非特异性，但具有一定的诊断和预后意义。谷丙转氨酶、门冬转氨酶、肌酸磷酸激酶、乳酸脱氢酶、

醛缩酶的阳性率可达66%~100%。由于上述各种酶类在血清中出现的时间早晚不一，临床上同时检测几种肌酶有助于提高阳性率。

②血清抗体检查：血清抗核抗体阳性率占59%，其他较少出现的血清抗体包括类风湿因子、抗ds-DNA抗体及抗ENA抗体。抗Jo-1抗体见于25%的皮肌炎和多发性肌炎患者中，多发性肌炎比皮肌炎更多见。该抗体的出现与肺间质纤维化密切相关。

③血液检查：血沉增快，血清C-反应蛋白轻度增高。急性期可有白细胞增多，但贫血罕见。

④肌电图：有助于皮肌炎和多发性肌炎诊断。本病的肌电图特点有为自发性纤颤和锯齿状（尖锋形）正相电位；随意收缩时出现复合的多相性短时性电位；同时发生的重复性高频电位。

5）干燥综合征

①抗核抗体检查：Ⅰ度干燥综合征血清内可测到多种抗核抗体，其抗核抗体谱与其他结缔组织病不同，以抗SSA（Ro）和SSB（La）抗体的阳性率最高，尤其是后者特异性亦高，对诊断有重要作用。抗SSA、抗SSB抗体亦见于系统性红斑狼疮、类风湿关节炎、系统性硬化等多种结缔组织病，但阳性率不如Ⅰ度干燥综合征时高，故当有两种抗体出现时，应首先考虑到干燥综合征的可能。

②血液检查：约半数的Ⅰ度干燥综合征的血清IgM型类风湿因子阳性，其滴度与类风湿关节炎的类风湿因子相差不多。

（3）组织活检

1）系统性红斑狼疮：肺或胸膜活检出现典型的组织学改变，有助诊断。也可对病变的皮肤作活检。

2）类风湿关节炎：肺及胸膜活检见有典型的类风湿结节样病理改变，可诊断，

亦可行皮下结节活检协助诊断。

3）进行性系统性硬化病：由于该病具有特征性的病理表现，如表皮变薄、网行消失、真皮内致密胶原纤维明显增多、皮肤附件萎缩、小动脉透明样变性及纤维化、真皮深层淋巴细胞浸润，故皮肤活检有助于临床诊断。

4）多发性肌炎和皮肌炎：肌肉活检是诊断多发性肌炎和皮肌炎的重要依据，所选择的部位应该是肌力中等减弱但尚未完全萎缩的近端肌肉。检测股四头肌和三角肌可提供较准确的结果。肌肉活检的阳性率为92%，对于阴性者也不能绝对排除本病。临床表现足以确定多发性肌炎和皮肌炎诊断者，则肌肉活检并非绝对必要。

（二）辨证诊断

本病病因错综复杂，表现各异。多表现为肌肉酸痛，关节疼痛、肿胀、活动不利，五心烦热，口干唇燥，眩晕耳鸣，乏力，心悸、咳嗽无痰或痰少而黏，或带少量血痰，胸闷或低热，口干口苦，皮肤瘙痒等症状。

1. 湿热内蕴型

临床证候：肌肉酸痛，关节疼痛、活动不利，头昏乏力，心悸，胸闷或低热，口干口苦，皮肤瘙痒，尿黄，舌红苔黄腻，脉弦滑。

证候分析：湿邪重浊，趋下，易袭阴位，黏滞关节故见肌肉酸痛，关节疼痛、活动不利，头晕，胸闷。湿邪内盛，久而化热，故见低热，口干口苦，皮肤瘙痒，尿黄。舌红苔黄腻，脉弦滑为湿热内蕴之征。

2. 肺肾阴虚型

临床证候：五心烦热，口干唇燥，咳嗽无痰或痰少而黏，或带少量血液，喘促，盗汗，皮肤干燥角化，眩晕耳鸣，大便燥结，舌红少津，少苔，脉虚细数。

证候分析：久病体虚，伤及肺肾之阴，肺阴虚，故见口干唇燥，咳嗽无痰或痰少而黏，或带少量血液，肾不摄纳则喘促，阴液亏损，有失濡润，皮肤干燥角化；肾阴虚，故见五心烦热，盗汗，眩晕耳鸣，大便燥结。舌红少津，少苔，脉虚细数为肺肾阴虚之征。

3. 血瘀痰凝型

临床证候：肢体关节疼痛时轻时重，关节肿大或强直畸形，屈伸不利，皮下结节，胸痛、胁痛，胸腔积液，有痰不易咳出，舌质色紫或有瘀点瘀斑，苔白腻，脉细涩。

证候分析：久病气虚，加之感受寒邪，导致血瘀痰凝，血瘀经络故见肢体关节疼痛时轻时重，关节肿大或强直畸形，屈伸不利，皮下结节。痰凝故见胸痛，胁痛，胸腔积液，有痰不易咳出。舌质色紫或有瘀点瘀斑，苔白腻，脉细涩为血瘀痰凝之征。

4. 阳虚久痹型

临床证候：骨节疼痛，肌肉和关节僵硬、变形，冷感明显，筋肉萎缩，面色淡白无华，形寒肢冷，腰膝酸软，咳嗽痰多，胸中隐痛，尿多便溏，舌淡苔白，脉沉弱。

证候分析：痹证日久不愈，故见骨节疼痛，肌肉和关节僵硬、变形。伤及阳气，故冷感明显，阳虚无以柔筋温煦肌腠，则筋肉萎缩，面色淡白无华，形寒肢冷，腰膝酸软，咳嗽痰多，胸中隐痛，尿多便溏。舌淡苔白，脉沉弱为阳虚久痹之征。

三、鉴别诊断

中医学并无此病名，但根据临床表现及症状，一般可归属于"虚劳""肺痿""痰饮"等病范畴。故因与"肺痨""肺痈"等病相鉴别。

1. 虚劳与肺痨相鉴别

肺痨系正气不足而被痨虫侵袭所致，

主要病位在肺，具有传染性，以阴虚火旺为其病理特点，以咳嗽、咳痰、咯血、潮热、盗汗、消瘦为主要临床症状，治疗以养阴清热、补肺杀虫（抗结核）为主要治则。而虚劳则由多种原因所导致，久虚不复，病程较长，无传染性，以脏腑气、血、阴、阳亏虚为其基本病机，分别出现五脏气、血、阴、阳亏虚的多种症状，以补虚扶正为基本治则，根据病情的不同而采用益气、养血、滋阴、温阳等法。

2. 肺痿与肺痈相鉴别

肺痿以咳吐浊唾涎沫为主症，而肺痈以咳则胸痛，吐痰腥臭，甚则咳吐脓血为主症。虽然多为肺中有热，但肺痈属实，肺痿属虚，肺痈失治久延，可以转为肺痿。

四、临床治疗

（一）提高临床疗效的要素

1. 重视传统治疗

西医治疗是本病传统治疗方法，目前临床常用糖皮质激素和免疫抑制剂治疗，在控制病情严重程度、恢复调节免疫功能、降低炎症反应、改善疾病临床表现、降低并发症的发生及延长寿命、提高生活质量方面均有良好疗效，虽长期应用或可带来不良反应，但仍为本病的主要治疗方法。

2. 中西医结合标本兼治

西医治疗虽然是本病传统治疗方法，但长期应用的同时也带来不良反应。而中医据其特有的辨证论治规律，认为本类疾病临床表现虽不一，却均为素体亏虚、感受外邪引起，具有寒、湿、痰、瘀之症，本虚标实，虚实夹杂，治疗采用扶正祛邪并用。单纯中药治疗显示了奇特的效果。

（二）辨病治疗

1. 系统性红斑狼疮

本病并发肺间质病的机制尚不明了，至今尚未发现理想的治疗系统性红斑狼疮肺间质病的有效药物。

（1）一般治疗　卧床休息，加强营养。高热者给予物理降温、退热药，咳嗽、咳痰者可用止咳祛痰药，胸痛时适当给予止痛剂，低氧血症时应给予吸氧纠正。胸腔积液导致呼吸困难时，需胸腔穿刺抽水减轻症状。

（2）药物治疗　主要采用肾上腺皮质激素治疗，可用泼尼松，40~60mg/d，分次或顿服，一般疗效较好，肺及胸膜病变可在两周内消退，根据病情逐渐减量，若有全身其他脏器受累，则疗程宜长，缓慢减量至5mg/d维持量，持续用一时期。治疗无效者，可加用免疫抑制剂，如环磷酰胺50mg，每天2次口服或2~3mg/（kg·d）静脉注射，硫唑嘌呤50~100mg，每日2次口服。

（3）其他治疗　避免日光或紫外线照射，避免接触或服用引起过敏的药物。

2. 类风湿关节炎

（1）一般治疗　加强营养及全身支持治疗。有咳嗽、咳痰时给予止咳、祛痰药，胸痛明显时可适当用止痛剂。有低氧血症、发绀者应吸氧纠正。胸腔积液量多，引起气短、呼吸困难者可胸腔穿刺抽水，以减轻症状。

（2）药物治疗　主要选用肾上腺皮质激素。其对急性肺浸润，早期间质纤维化及胸腔积液效果较好。一般用泼尼松30~40mg/d，或地塞米松1.5mg/d，症状减轻后需继续服用较长时间再酌情减量；疗效欠佳时可加用环磷酰胺50mg，每日2次口服，或硫唑嘌呤50~100mg，每日2次口服。D–青霉胺可通过抑制胶原的生物合成、降低类风湿因子及免疫复合体水平，达到治疗效果，0.3g/d，口服，渐增量至1g/d，共用3~6个月。全身关节疼痛明显者，可用水杨酸制剂、布洛芬、吲哚美辛等。

3. 进行性系统性硬化病

目前对于本病的病程认识还不清楚。一般患者在早期时临床表现不一,变化较多;晚期的临床表现则比较一致。本病的皮肤硬化现象常可自然缓解,而内脏损害则很少自然缓解。有一些硬皮病的病情进展缓慢,1~2 年内看不出病情的变化。所以,这对判断药物对本病的疗效带来一定困难。一般认为,早期弥漫性硬化病治疗 1~3 年后,有助于防止新的皮肤及内脏损害。

由于本病的病因尚不清楚,故主要为对症治疗。同时,由于本病的病理基础主要是胶原纤维增生,最终形成纤维化。所以用抑制结缔组织生成的疗法可能对本病的治疗会有帮助。

4. 多发性肌炎和皮肌炎

基于本病是一种免疫性疾病的观点,治疗上首选泼尼松,成人剂量为每日40~60mg,分 2~3 次或早上顿服。

5. 干燥综合征

目前尚无治疗干燥综合征的理想药物。一般考虑用肾上腺皮质激素,剂量与其他结缔组织病相同。免疫抑制剂硫唑嘌呤、环磷酰胺虽不良反应多,但对病情进展迅速者亦宜与肾上腺皮质激素合并应用。

本病可发展为低度恶性淋巴瘤,若出现恶性淋巴瘤,宜积极、及时地开展抗淋巴瘤的联合化学疗法。

(三)辨证治疗

1. 辨证论治

（1）湿热内蕴型

治法:清热除湿,祛风通络。

方药:四藤汤加减。海风藤、鸡血藤、络石藤、红藤、忍冬藤、薏苡仁、赤芍、牡丹皮、白鲜皮、南天竹。

加减:咳嗽可加陈皮、浙贝母、杏仁;咯血可加三七、茅根、藕节;胸痛可加郁金、丝瓜络、延胡索等。

（2）肺肾阴虚型

治法:肺肾双补型。

方药:八仙长寿丸。熟地黄、山茱萸、山药、泽泻、茯苓、牡丹皮、麦冬、五味子。

加减:若潮热、盗汗重,加银柴胡、白薇、知母、地骨皮;形气瘦削,肺肾虚损太甚者,加紫河车、人参、蛤蚧、海参、龟甲、杜仲;皮肤出现红斑,可加用牡丹皮、生地、地肤子、赤芍等。

（3）血瘀痰凝型

治法:化痰祛瘀,搜风通络。

方药:桃仁饮加减。当归、川芎、桃仁、红花、威灵仙。

加减:痰结不易咳出,加白芥子、胆南星;胸痛、肢痛可加全蝎、乌梢蛇等。

（4）阳虚久痹型

治法:壮阳通络,活血软坚。

方药:补阳壮骨丸加减。仙茅、淫羊藿、丹参、当归、郁金、生地、熟地、鸡血藤、积雪草。

加减:气虚加党参、黄芪;肢体疼痛加威灵仙、防己;咳嗽加杏仁、百部;食欲不振加炒谷芽、神曲、鸡内金。

2. 外治疗法

（1）针灸疗法　主穴:肺俞、太溪、太渊、鱼际。随症加减,或配合灸法。用平补平泻手法。每日 1 次,10 次为 1 个疗程,用于湿热内蕴型。

（2）推拿疗法　按摩胸部,用一手中指罗纹面,沿锁骨下肋间隙,自上而下,由内及外按摩或拍胸;一手虚掌,五指张开,用掌拍击胸部。约 10 次。用于血瘀痰凝型。

（3）敷贴疗法　肉桂、丁香、川乌、草乌、乳香、没药、当归、川芎、赤芍、红花、透骨草。诸药烘干,共研细末。过筛,装瓶备用。用时取适量加凡士林配成药膏,外敷胸部、背部或阿是穴。2 日换药

1 次，5 次为 1 个疗程。用于血瘀痰凝型。

（4）雾化吸入疗法 桑叶、杏仁、知母、前胡、白前、桔梗、甘草、金银花。用壶式雾化法，令患者将气雾吸入，每日 2~3 次，每次 30 分钟，7 天为 1 个疗程，用于湿热内蕴型。

（5）电磁疗法 选肺俞、膻中、定喘、天突等穴位。将磁头置于穴位，打开治疗仪，每日 1 次，每次 15~30 分钟，15 次为 1 个疗程。用于肺肾阴虚型。

3. 单方验方

（1）南瓜藤猪骨汤 南瓜藤、猪骨。水煎服，每日 1 次，用于本病伴胸膜炎者。

（2）虎荞汤 虎杖、金荞麦、猪肺。加水炖后去药渣，服汤和肺脏，1 日 2~3 次，每剂服 3 天，一般服 2~3 周。用于本病伴支气管扩张咯血者。

（3）润肺汤 玄参、杏仁、沙参。水煎服，日 1 次，用于干燥综合征伴肺炎者。

（四）新疗法选粹

1. 抗纤维化治疗

吡非尼酮是一种羟基吡啶分子，也是一种新型的广谱抗纤维化复合物，抑制成纤维细胞增殖和胶原合成。在一项研究报告中，Nagai 等人评估了口服一年吡非尼酮（40mg/kg）治疗系统性硬化病继发的晚期肺纤维化患者，虽然这些患者最后生存率没有明显改善，但是在胸部 X 线检查和动脉氧分压方面没有明显的恶化。

2. 肺移植

近年来，针对间质性肺病、肺纤维化的临床试验药物，在治疗上均无明确效果。唯一推荐的治疗方式为肺移植手术。

（五）医家诊疗经验

1. 路志正

路志正教授认为本病的发生与许多其他疾病一样，不外乎是内因与外因两个方面，风寒湿之邪作用于机体致病，导致脾胃损伤，气血乏源，从而致病。

2. 范永升

范永升教授在辨证论治的同时，重视运用宣肺、温肺、润燥、祛痰瘀之法指导用药：宣肺常用麻黄、桔梗、杏仁等药物；温肺多用麻黄、桂枝、干姜、细辛等药物；润燥多用天花粉、玄参、北沙参、麦冬、五味子等药物；祛除痰瘀多选用厚朴花、苍术、姜半夏、瓜蒌皮、鱼腥草、黄芩、丹参、桃仁等药物。

五、预后转归

1. 系统性红斑狼疮

本病 40%~50% 的患者发生胸膜病变，10% 左右并发急性狼疮性肺炎，5% 并发弥漫性肺间质纤维化。由于血管炎可导致肺血管渗漏，甚至引起大量肺泡出血和肺水肿，故还有些患者有进行性呼吸困难、肺容量进行性降低表现。若出现胸膜粘连或肺底盘状不张，称之为皱缩综合征，则可能加重症状，预后更为不佳。

2. 类风湿关节炎

本病预后不好，5 年存活率仅为 39%。

3. 进行性系统性硬化病

肺动脉高压是晚期硬化病的主要死亡原因之一，不宜使用血管扩张药物，有时由于肺动脉压及肺血管阻力增加而加重病情。

4. 多发性肌炎和皮肌炎

皮质类固醇问世以前，皮肌炎的死亡率为 50%~60%。皮质类固醇用于治疗多发性肌炎和皮肌炎后预后较前改善。一份平均追踪观察 4.3 年的资料报告其死亡率为 9%~13%，并发癌症者为 54%。另有报告称本病的存活率在病程为 2 年者中为 90%，5 年者为 80%，7 年者为 77%。以下因素与预后有关：

（1）成年患者的预后比儿童患者差；

（2）并发恶性肿瘤者死亡率最高；

（3）病情严重者的死亡率和残废率均高；

（4）咽肌严重受累者易并发吸入性肺炎，预后差；

（5）药物治疗过程中并发严重感染及其他合并症者，预后差。

5. 干燥综合征

本病是一种预后较好的自身免疫病。有内脏损害者经对症治疗后大多可缓解，死亡者少。

六、预防调护

（一）预防

1. 注意保暖，加强营养，提高免疫力

该病与自身免疫功能失调有关，因此必须注意保暖，不能让患者生活在寒冷潮湿的环境当中，房屋温度湿度需适宜；加强患者的营养供给，不要过度疲劳；加强营养，加强身体锻炼，具有合理生活规律，保持愉快的心情，以提高机体免疫力。

2. 早期诊断，早期治疗

结缔组织病目前无早期诊断标准，主要靠综合诊断，凡临床上遇到多关节炎或关节痛、雷诺现象、无固定部位的肌肉疼痛、不明显的手指肿胀、不同程度的贫血、血沉增快等均应考虑到本病的可能。同时积极治疗，防止病情进一步恶化。

3. 生活应有规律

劳逸适度，症状显著时可注意休息。

（二）调护

1. 日常及心理护理，同时做好病情监测

外出时尽量佩戴口罩，以免接触有害气体，做好自身防护。保持室内空气新鲜，温度适宜，被褥衣物要干燥，通风时注意保暖，减少外出次数。合理安排锻炼，避免过度劳累，增强身体抵抗力。养成良好的卫生习惯，勤洗手，以防感染。避免皮肤晒伤或冻伤，做好皮肤护理，适当增减衣物。患者往往情绪低落，因此家属或医生应多注意患者的情绪变化，掌握患者焦虑及忧虑的心理状态，以便及时进行心理疏导，消除悲观心理，减轻精神负担，以积极的态度对待疾病。鼓励患者树立战胜疾病的信心，积极配合治疗，进而达到康复的目的。家属应密切监测患者的血压、体温、呼吸、脉搏、心率等基础生命体征，必要时应监测患者尿、大便常规以及动脉血氧饱和度，以便及时发现患者的其他组织器官损害。

2. 饮食

饮食易清淡，多食蔬菜、水果等，忌肥甘、辛辣之品。

3. 食疗方

（1）龟肉炖虫草　龟肉、冬虫夏草、沙参。龟肉放入瓦罐内，再放入冬虫夏草、沙参，加水适量，武火煮沸，文火煮熟。常食用，适用于肺肾阴虚型。(《四川中药志》)

（2）玉参焖鸭　玉竹、沙参、老鸭。佐料适量，上物放入砂锅内，武火煮沸，再文火焖煮1小时以上，饮汤，吃鸭肉。适用于肺肾阴虚型。(《药膳宝典》)

（3）豨莶草根炖猪蹄　豨莶草根、猪蹄、黄酒。文火炖至猪蹄熟烂，1日分2次食用。适用于风湿痹证。(《福建民间草药》)

（4）归芪蒸鸡　当归、炙黄芪、母鸡，佐料适量。先将母鸡制净，开水氽透，沥净水分，加入上述药物及佐料在鸡腹内，上笼蒸2小时，调味即成，佐餐食。(《中国药膳学》)

七、专方选要

（一）四藤汤

组成：白术 20g、薏苡仁 20g、杜仲 20g、青风藤 15g、海风藤 15g、络石藤 15g、雷公藤 15g、狗脊 15g、陈皮 15g、砂仁 15g、秦艽 15g、甘草 10g。

功效：祛风除湿，活血化瘀，清热解毒，补益肝肾。

主治：用于各类痹证。

方解：方中主要药物青风藤，为除湿祛风、行气利水、治风寒湿痹之要药也，能舒筋活血，正骨利髓。同时方中辅以海风藤、络石藤、雷公藤、秦艽等药以祛风除湿，通络止痛。杜仲、狗脊补益肝肾，强筋壮骨。薏苡仁、白术、陈皮、砂仁、甘草等药，健脾益气，调和诸药。

辨证加减：如肢体关节疼痛，以上肢和肩背为甚，疼痛游走不定，或兼见恶寒发热，以风邪偏胜者，常加防风、羌活、桂枝；肢体疼痛较剧，得热痛减，遇寒则甚，痛处固定，以寒邪偏胜者，常加川乌、草乌、附子、肉桂等；肢体疼痛重着、肿胀，痛有定处，或肌、膝麻木不仁，以湿邪偏胜者，则加羌活、防己、苍术、蚕沙等；痛在腰以下，加独活、寄生、续断、牛膝、木瓜；久病体虚、腰膝酸软冷痛，常加黄芪、鹿角霜、熟地黄、枸杞等益气补肾强筋之品。

（二）附桂愈痹汤

组成：制附子 9g、干姜 9g、防风 9g、白芍 15g、当归 15g、威灵仙 15g、黄芪 15g、炙甘草 6g、细辛 6g、桂枝 12g、秦艽 12g、薏苡仁 30g。

功效：温经散寒，祛风除湿。

主治：关节肿胀疼痛，遇寒痛剧，晨僵，屈伸不利，局部喜暖恶寒，受凉及天气变化加重。疲乏无力，口不渴，肢体沉重。舌淡，苔薄白，脉弦紧、浮紧或沉紧。

方解：方中制附子雄悍，走而不守，能补火助阳，散寒除湿，直达脉络，搜刮筋骨脉络寒邪，尤其适用于寒湿痹阻证疼痛剧烈者；桂枝发汗解表、温经通脉助阳，主治风寒湿痹。两药合用，振奋阳气，散寒除湿，故为君药。臣以黄芪、细辛、干姜、威灵仙，黄芪补气行血、行滞通痹，能补在表之卫气，助桂枝振奋卫阳；细辛性善走窜，通彻表里，既能祛风散寒，又可鼓舞肾阳，助附子散寒除湿；干姜温中培土以养先天之火，中阳振奋，则下焦肾阳渐旺，阴寒之邪渐去；威灵仙辛散温通，性猛善走，通行十二经，既能祛风除湿，又能温经通络止痛，是治疗风湿痹痛的要药。佐以秦艽、防风、当归、白芍、薏苡仁，秦艽、防风祛风散湿，能治一身之痛；当归活血止痛；白芍养血和营而通血痹；薏苡仁能渗湿健脾、舒筋止痉，对于湿邪所导致的肌肉痉挛、四肢关节疼痛，有较好临床疗效，同时又能顾护脾胃，祛邪而不伤正。使以炙甘草调和诸药。诸药配伍共奏温经散寒、祛风除湿之功。

辨证加减：如少食多饱，有时似腹胀夯闷，加白术；如不思饮食，加五味子；如烦恼，面上如虫行，乃胃中元气极虚，加人参、炙甘草、升麻。

八、研究进展

虽然早期诊断方法和治疗策略的改进，延缓了结缔组织疾病的发病，但目前我国仍未达到国际治疗的标准。目前治疗本病的药物，主要包括 DMARDs、NSAIDS、GC、类固醇以及生物制剂等。所有以上这些药物都能缓解其症状，但这些药物长期使用会引起不良反应，存在感染、恶性肿瘤和自身抗体产生的潜在风险，对机体的重要器官产生不利影响，并引发溃疡、高血压和中风。由于耐药性、器官毒性和这些药物所带来的高成本，以及仍然有相当大的需求未得到满足，因此迫切需要探索具有高疗效和低毒性的新型药物。目前，对于结缔组织疾病的研究正逐步转向用中草药治疗。研究认为以中医、针灸、按摩为主的传统中医是治疗该类疾病的另一种新方法。中医药在治疗该类疾病中有悠久的历史，无论是内服还是外用，单一还是联合治疗，治疗效果都很明显，且其不良反应小。

主要参考文献

［1］Nagai S，Hamada K，Shigematsu M，et al. Open-label compassion ate use one year-treatment withpirfenidone to patients with chronic pulmonary fibrosis［J］. Intern Med，2002，41：1118–1123.

［2］杜羽，姜泉. 路志正教授运用《金匮要略》理论论治风湿病经验［J］. 风湿病与关节炎，2018，7（5）：48–50，67.

［3］李松伟，王济华. 结缔组织病相关肺间质病变的中医探讨［J］. 中华中医药杂志，2010，25（4）：543–546.

［4］任彬，杨敏. 四藤汤治疗类风湿性关节炎60例［J］. 陕西中医，2010，31（1）：61–62.

［5］葛瑞彩. 附桂愈痹汤治疗类风湿性关节炎临床观察［J］. 山西中医，2023，39（1）：24–26.

第十章　胸膜炎

胸膜炎是由多种原因引起的胸腔脏层胸膜与壁层胸膜之间的一种炎症性病变，大多是由胸部和胸膜病变继发所致，也可为全身性疾病的局部表现。当肺部发生炎症时，往往牵涉附近的胸膜受伤，最常见的就是结核性胸膜炎。少数胸膜炎也可因肿瘤、胸膜变态反应及理化因素引起，或通过血行感染而引发。根据病因不同，胸膜炎可分为感染性和非感染性两大类；根据病理变化，胸膜炎可分为纤维蛋白性（干性）和浆液纤维蛋白性（渗出性）；各种胸膜炎性病变几乎都有不同程度的胸腔积液，若积液量多，未被及时抽吸引流，或久不吸收，则大量纤维蛋白沉着、纤维化后形成胸膜粘连、增厚，甚至钙化。

胸膜炎患者临床上多以发热、咳嗽气促、手足心热、盗汗，甚则胸闷不能平卧、胸痛等为主要症状。中医学中虽无胸膜炎的病名，但根据其临床表现可归入"悬饮""胁痛""咳嗽"等病的范畴。

一、病因病机

（一）西医学认识

1.主要病因

（1）结核分枝杆菌感染：由结核分枝杆菌通过各种途径到达胸膜而致病，可并发于原发性肺结核、继发性肺结核及肺外结核等（如肋骨、椎体结核及腹腔结核）。

（2）机体变态反应：迟发型高强度变态反应引起胸膜炎症。

2.危险因素

（1）结核病患者密切接触史。

（2）免疫功能低下，同时劳累、紧张，或合并糖尿病、人类免疫缺陷病毒（HIV）感染等。

3.结核性胸膜炎发病机制

结核性胸膜炎确切的发病机制尚不完全清楚，主要有两种学说：

（1）结核分枝杆菌侵犯胸膜：结核分枝杆菌侵犯胸膜是引起结核性胸膜炎的主要原因。结核分枝杆菌通过直接蔓延、淋巴转移、血行播散3种途径侵犯胸膜。

①邻近胸膜的结核病灶破溃，使结核分枝杆菌或结核感染的产物直接进入胸膜腔内。

②肺门淋巴结结核的结核分枝杆菌经淋巴管逆流至胸膜。

③急性或亚急性血行播散性结核导致胸膜炎。

（2）迟发型变态反应：胸膜对结核分枝杆菌分泌的毒素产生很强的炎症反应及渗出，从而形成免疫损伤。

①炎症反应导致毛细血管通透性增加，使得血浆蛋白进入胸膜腔。蛋白增加刺激胸膜，产生更多胸腔积液。胸膜炎症引起胸膜壁层淋巴管水肿或阻塞，导致胸腔积液回流障碍。

②炎症细胞反应期主要以大量中性粒细胞存在为主，随后胸腔积液中巨噬细胞和T淋巴细胞逐渐增多，并逐步发展为慢性炎症，同时细胞释放腺苷脱氨酶，直至胸膜大量肉芽肿形成。

（二）中医学认识

根据本病的症状、体征，历代医家对本病的论述主要归属于"悬饮""咳嗽""胁痛"等。主要病因多为素体正气虚弱，或原有慢性病，肺虚卫外不固，或感受外邪，或瘵虫传染。本病病位在胸胁，主脏属肺，涉及少阳焦膜，日久可影响脾、肝。其病理机制为肺失宣降，脾失转输，气不布津，停留胸胁。

《病因脉治》云："悬饮之因，饮食不节，脾肺不能运化，水流在胁下，上攻肺家，故咳而吐，气逆，阻绝肝胆生升之令，是以痛引胸胁，而成悬饮之症矣。"说明了该病的病因和发病机制。肺气虚为本，水饮停留，络脉瘀阻为标，病理产物是痰饮，属本虚标实证。

二、临床诊断

（一）辨病诊断

1. 临床表现

（1）症状　干性胸膜炎往往起病较急，以胸痛为主要症状，呈剧烈尖锐的针刺样疼痛，咳嗽及深呼吸时加重，患侧卧位可减轻。胸痛可放射至同侧肩部或上腹部。渗出性胸膜炎有发热、盗汗、乏力、纳差、消瘦等全身结核中毒症状。

（2）体征　干性胸膜炎胸部局限性压痛，患侧呼吸运动受限，听诊呼吸音下降，胸侧腋下部可闻及局限、恒定的胸膜摩擦音，吸气与呼气时均可听到，咳嗽后不消失。渗出性胸膜炎体征与积液量的多少、积聚部位有关。

2. 相关检查

（1）血常规　初期血白细胞计数可增高或正常，以中性粒细胞百分比稍增高为主；而后白细胞计数正常，淋巴细胞分数计数增高，血沉增快。

（2）胸液检查　一般呈草黄色、透明，少数呈淡红或深褐色血性、混浊、含大量纤维蛋白，易形成胶原冻样凝块。比重多在1.015~1.018以上，蛋白含量在2.5%~2.8%以上，糖含量通常低于0.5g/L，李凡他试验阳性。急性期胸液中中性粒细胞占多数，慢性期则淋巴细胞占优势，蛋白定量在30g/L以上，乳酸脱氢酶＞200IU/L，腺苷脱氨酶＞45IU/L，溶菌酶＞60mg/L。胸液经涂片或集菌较难查到结核菌，结核菌培养阳性率不超过40%。可用PCR技术检测，如Xpert敏感性、特异性均较高。

（3）影像学检查　干性胸膜炎病变局限者可无明显变化。胸腔积液较少时，见肋膈角模糊变钝。胸腔积液较多时，可见肺下野密度增加，阴影上缘自腋下向内下方呈弧形分布。

（4）超声检查　超声波探测胸腔积液较为灵敏可靠，定位准确。

（5）胸膜穿刺活检　在X线或B超定位下做针刺活检或胸膜活检，也可在胸腔镜下取胸膜组织进行细胞或组织培养检查。当胸膜积液时，活检可发现结核病变及干酪样物质，以助确诊，但脓胸及有出血倾向者不宜做检查。

（6）结核菌素试验及结核杆菌抗体阳性有助于结核性胸膜炎的诊断。

（7）胸腔镜检查胸腔镜广泛应用于对胸膜结核与恶性肿瘤的诊断，可以发现壁层胸膜上的黄白结节、红斑以及广泛的粘连，还可以对可疑病损处，尤其是肋脊角区域进行组织活检以助明确诊断。

3. 诊断标准

选择适宜的诊断技术对诊断结核性胸膜炎及早期治疗至关重要。目前常用的诊断方法包括胸腔积液常规检查、病原学检查、生化指标检查，以及细胞免疫学诊断技术、分子诊断技术和超声引导下的胸膜穿刺活检技术等。在临床诊疗过程中，需要将患者的临床症状和多种检查方法有效联合，以提高诊断效能。

结核性胸膜炎的诊断标准如下。

（1）确诊患者：胸腔积液或胸膜活检标本培养阳性，菌种鉴定为结核分枝杆菌，或胸膜活检组织符合结核改变。

（2）临床诊断患者：影像学检查显示

有胸腔积液。积液为渗出液、腺苷脱氨酶升高，同时具备以下任意一项可诊断。

①结核菌素纯蛋白衍生物（PPD）皮肤试验中度阳性或强阳性。

②γ-干扰素释放试验阳性。

③结核分枝杆菌抗体阳性。

（二）辨证诊断

根据胸膜炎的临床症状、体征等表现，本病多属中医"悬饮""胁痛""咳嗽"等范畴，虽病名不同，但以病机为据分型，辨证论之。

1.邪伏少阳型

临床证候：恶寒发热，或寒热往来，发热起伏不退，无汗或有汗但热不解，胸胁满痛，呼吸、转侧时疼痛加重，咳嗽痰少，气促，口苦咽干，干呕纳呆，舌苔薄白或黄，脉浮数或弦数。此证可见于干性胸膜炎、渗出性胸膜炎早期积液尚未大量形成者。

证候分析：肺居胸中，两胁为少阳经脉分布循行之处，今时邪外袭，热郁胸肺，则恶寒发热；少阳枢机不利，则寒热往来起伏，营卫不和，故无汗或有汗而热不解；邪犯少阳则胸胁疼满；脉络痹阻则呼吸转侧时疼痛加重；肺热内蕴，肺气失宣，则咳而气急少痰；热郁少阳则心下痞满、口苦、咽干、纳差。舌苔薄白或黄，脉弦数，乃属肺卫受邪，病及少阳之候。

2.饮停胸胁型

临床证候：胸胁胀满疼痛，以胁下部位为主，但较初期减轻；胸闷，咳嗽，甚则气喘不能平卧，或呼吸转侧引痛，或仅能偏卧一侧，胸胁饱满隆起，头昏眩晕，食欲不能，舌苔白滑，脉沉弦或弦滑。本证见于渗出性胸膜炎积液大量形成者。

证候分析：肺气郁滞则咳嗽；气不布津，停而为饮，饮停气滞，脉络受阻，故胸胁胀满、咳唾引痛；因水饮已成，气机升降痹窒，反见痛轻喘息、胸闷加重；饮邪上迫肺气，则咳逆不能平卧或转侧引痛；饮在胸胁，故胁肋胀满；胸膈满闷，清阳不升则头昏目眩；中焦枢机不利，脾失健运则食欲不振。舌苔白滑，脉沉弦或弦滑，为水结于里之候。

3.痰瘀互结型

临床证候：胸胁疼痛如灼或如针刺，胸闷不舒而胀，呼吸不利、间有闷咳，经久不愈，天阴时加重，患侧胸部变形，或有潮热。舌质暗紫或有瘀点，苔薄白，脉弦。可见于干性胸膜炎，或渗出性胸膜炎后期胸膜肥厚者。

证候分析：痰饮久郁之后，气机不利，脉络痹阻，气滞血瘀，故胸胁疼痛，痛如针刺，呼吸不利、胸闷不舒；因痰饮长时间存留，故闷咳反复发作；咳嗽经久不愈，病程日久，致胸廓变形；瘀血阻滞日久，郁而发热。舌质暗紫或有瘀点、脉弦，乃气滞痰瘀络痹之候。

4.阴虚内热型

临床证候：干咳，吐少量黏液兼痰，胸胁闷痛，咽干口燥，或午后潮热，颧红，五心烦热，盗汗少寐，形体消瘦，舌红少苔，脉细数。见于胸膜炎后期，以及伴活动性结核者。

证候分析：饮阻气郁，化热伤阴，阴虚肺燥，故呛咳痰黏量少，口干咽燥，阴虚火旺则潮热，颧红，心烦，盗汗，手足心热。脉络不和，故胸胁闷痛。病久正虚而致形体消瘦。舌红少苔，脉细数，乃系阴虚内热之候。

三、鉴别诊断

1.肋间神经痛

其病痛与胸膜炎的胸痛较为相似，但分布沿神经走向，且一般无干咳、发热，听诊无胸膜摩擦音，实验室及X线检查均无异常。

2. 细菌性胸膜炎

常发生在细菌性肺炎伴有胸腔渗出液者。一般积液量较少，胸腔积液白细胞数 $> 5 \times 10^9/L$，其中中性粒细胞占优势，培养有致病菌生长。

3. 癌性胸膜炎

肺部恶性肿瘤、淋巴瘤及其他癌细胞的胸膜转移、胸膜间皮瘤等都能产生大量胸腔渗出液，尤以肺部恶性肿瘤伴发胸腔积液为多见。患者年龄一般较大，起病缓慢，多有血痰史，呈进行性消瘦，无发热而有持续性胸痛，经抗结核治疗无效。胸腔积液增长迅速，多为血性。胸腔积液葡萄糖浓度很少低于环境 0.6g/L，红细胞多在 $0.1 \times 10^{12}/L$ 以上，pH 值 > 7.30，乳酸脱氢酶 $> 500IU/L$，胸膜活检及痰查癌细胞、经支气管镜肺活检或经皮穿刺肺活检可助诊断。

四、临床治疗

（一）提高临床疗效的要素

1. 谨守病机，分期施治

初期多为饮、痰、瘀内停的实证，根据"急则治其标"的原则，多以逐饮通络，降逆化瘀为用药依据。后期因荡涤水邪之后必然伤及正气，出现正气不足之证，治疗时则必须"治病求本"，或健脾益气，或养阴润燥，或补肺益气以扶正固本，巩固疗效。

2. 辨证用药，注重温化

水饮为阴邪，非阳不运，其遇寒则聚，得温则行。故《金匮要略·痰饮咳嗽病脉证并治》中提出："病痰饮者，当以温药和之。"临床上多选用性温之药，以助脾肾之阳，运化水液，使水湿得化，饮邪得去。

3. 中西合璧，内外并用

结核性胸膜炎主要是由于感染结核杆菌，甚至产生胸腔积液所引起，故其治疗原则一是消除结核杆菌，增强机体免疫力，二是清除胸腔积液。多采用异烟肼、利福平等抗结核药联合治疗，疗效较为显著。而中药在巩固疗效，增强体质方面更有独特的优势。

4. 未病先防，防微杜渐

平时应做好预防工作，注意个人卫生，增强机体免疫功能，一旦出现胸痛、发热、乏力、盗汗等症状时，应立即到医院进行检查，对症用药，控制病情发展。

（二）辨病治疗

1. 一般治疗

在使用抗结核药物之前应注意加强营养，充分休息，有发热（38℃以上）等结核中毒症状时需严格卧床休息。一般患者可适当起床活动，同时给予高蛋白、高热量及富含维生素之营养物质，促进胸腔积液的吸收。

2. 抗结核药物治疗

使用抗结核药物治疗是结核性渗出性胸膜炎的主要治疗方法，需要遵循早期、联合、适量、规律、全程 5 项基本原则。

结核性渗出性胸膜炎的治疗方案为 2H-R-Z-E/7H-R-E（H：异烟肼；R：利福平；Z：吡嗪酰胺；E：乙胺丁醇）。

对于重症患者，适当延长 3 个月，治疗方案为 2H-R-Z-E/10H-R-E；治疗期间一旦发现耐药，则按耐药方案进行治疗。若持续治疗导致出现多种药物不良反应，须及时根据患者情况调整治疗剂量。

3. 胸腔穿刺抽液

少量胸腔积液一般不需抽取。对中等量以上的胸腔积液患者，无论有无呼吸困难，均须多次抽取。采取抽液，可减轻中毒症状，加速退热，更重要的是可防止纤维蛋白沉着引起的胸膜粘连肥厚，保护肺功能，还可解除胸腔积液对肺、心及血管的压迫，改善呼吸及循环功能。大量胸腔积液时一般每周抽 2~3 次，直至完全吸收、消失。每次抽液量一般不超过 1000ml，避免一次抽液过多、过快，使胸腔内压力骤降而发生复张性肺水肿及循环障碍。一般情况下不作胸腔内药物注入。若有头晕、心悸、面色苍白、汗出、肢冷等胸膜反应，应立即停止抽液，让患者平卧。必要时可肌内注射 0.1% 肾上腺素 0.5ml，以防休克。胸穿的相对禁忌患者有出血体质者、抗凝血患者、机械通气患者。合并症可见穿刺部位疼痛、胸膜腔内出血、局部出血、气胸、脓腔等，尤以气胸最为多见。

4. 肾上腺皮质激素

在急性渗出性结核胸膜炎出现中毒症状重、胸腔积液渗出较多、抽液后反复渗出，或已有形成包裹性积液的趋向时，除用抗结核药物充分控制外，还可加用糖皮质激素治疗。其具有抗变态反应、抗感染、抗肉芽组织形成、抗纤维蛋白沉着作用，能减轻全身结核中毒症状，促进胸腔积液吸收，减少胸膜肥厚粘连。但在使用中也可引起不良反应，因此要掌握适应证，严密观察，防止结核病变活动或传播。

5. 胸腔介入治疗

胸腔穿刺抽液和 / 或置管引流，可促进患者胸腔积液消失，减少胸膜肥厚等并发症，降低复发风险。同时，联合尿激酶或链激酶胸腔注入治疗，能够有效促进纤维蛋白溶解，降低积液中纤维蛋白含量，预防胸膜粘连。

6. 胸腔镜治疗

胸腔镜胸膜剥脱术在治疗包裹性胸膜炎中具有创伤小、手术视野好及术后恢复快等优点，目前在临床手术中应用广泛，能够有效改善患者肺功能。

7. 外科手术

对于胸膜增厚严重的慢性包裹性胸膜炎，或合并其他并发症者，如支气管胸膜瘘、慢性结核性脓胸等行外科手术治疗，

可以有效改善患者临床症状，快速恢复肺功能。

8. 对症处理

必要时可予止痛、镇咳治疗。

（三）辨证治疗

1. 辨证论治

（1）邪伏少阳型

治法：和解宣利，舒络止痛。

方药：柴枳半夏汤加减。柴胡，黄芩，法半夏，赤芍，瓜蒌皮，桔梗，冬瓜子，丝瓜络，甘草。

加减：热盛气粗，舌红脉数者，去麻黄，加生石膏、杏仁以宣肺泄热；胸胁痛甚者，加川楝子、延胡索、桃仁以理气活络；胸闷，苔浊腻者，加广藿香、郁金；咳嗽气急剧烈者，加桑白皮、杏仁、葶苈子以泻肺平喘；口苦，心烦，心下痞，加黄连。

（2）饮停胸胁型

治法：泻肺逐饮。

方药：椒目瓜蒌汤加减。椒目，瓜蒌仁，葶苈子，苏子，桑白皮，茯苓，法半夏，橘红，白蒺藜，车前子，白术。

加减：胸部满闷可加薤白、枳壳；咳嗽气促，积液量多而正气尚足者，可配控涎丹或十枣汤，初用 1.8~2.4g，渐加至 4.5g，红枣 10 枚煎汤空腹送服，连服 3~5 日，停 2~3 天后再服，如严重腹痛、腹泻，宜减量或停服，并饮米汤一碗，以缓解症状。

（3）痰瘀互结型

治法：理气化痰，通络止痛。

方药：香附旋覆花汤加减。制香附、旋覆花、川郁金、延胡索、枳壳、瓜蒌、半夏、橘红、赤芍、桑白皮。

加减：胸痛明显加川楝子、桃仁、红花、乳香、没药活血通络止痛；腹满者加厚朴以宽中除满；咳嗽较甚加杏仁、枇杷

叶、紫菀、贝母；水饮停蓄甚而正气未衰加茯苓、甘遂、芫花、葶苈子等；抗结核可加猫爪草、百部、夏枯草。

（4）阴虚内热型

治法：滋阴清热，理气化饮。

方药：沙参麦冬汤。北沙参、麦冬、天花粉、玉竹、桑白皮、白芍、桑叶、生甘草。

加减：潮热甚者，加青蒿、鳖甲、银柴胡、胡黄连以清虚热，退骨蒸；咳甚加贝母、杏仁、百部宣肺利气；久痛、神疲乏力，气阴两亏者，加五指毛桃、太子参、五味子、麦冬以益气滋阴；胸胁闷痛者，酌加郁金、枳壳、川楝子宽胸理气解郁。

2. 外治疗法

（1）针刺疗法

①取大椎、肺俞、膻中、足三里，用泻法，中强度刺激，每日1次。可用于邪伏少阳证。纳少可配中脘；潮热配太溪；胸痛可针刺支沟、外关等。

②依据肺与大肠相表里，循经取穴，取中府、列缺、曲池、合谷、肺俞、期门、支沟、内关，另辨证取大椎、膈俞、膏肓、丰隆、足三里等配穴。操作以捻针为主。进针深浅及手法轻重可根据病情及患者体质而定，每次留针约15~25分钟。不发热者可加以温和灸法，灸至皮肤微红及有灼热感为止，每次约5~10分钟，每日1次，连续6日停1日。用于饮停胸胁及痰瘀互结证。

（2）按摩疗法　干性胸膜炎或抽吸胸腔积液后引起胸膜粘连而疼痛者，可采用按摩来治疗。常见方法：患者取坐位，医生立于患侧，一手固定肩部，一手以食、中、无名指沿着肋间隙从背部向胸骨方向摩擦2分钟，然后用摩法1~3分钟。在患侧脊柱间施以滚法，且按摩期门、膈俞、肾俞及阿是穴各1分钟，点按足三里、搓揉膻中穴、提拿肩井穴各1分钟。

（3）外敷药物　法半夏、陈皮、厚朴、苍白术、甘遂、大戟、白芥子。炒热，以布包。熨背部。用于饮停胸胁证。

（4）穴位埋线法　取结核穴、厥阴穴、肺俞、膏肓、云门等穴交替埋植羊肠线，间隔20~30天。用于痰瘀互结、阴虚内热证，痰多时加丰隆；咯血加孔最；发热加曲池。

3. 成药应用

麦味地黄丸，口服，大蜜丸，每次1丸，每天2次。水蜜丸，每次6g，每天2次。用于肺肾阴虚证。

4. 单方验方

（1）羊肺250g，葶苈子50g（用纱布包），大枣10个，白糖适量。前3味同入锅内，加水文火煮熟，去葶苈子包，加白糖适量，调味食用。每日或隔日1剂。分1~2次吃完。用于饮停胸胁证。（《湖南名中医常见病方》）

（2）大枣、葶苈子各20g，每日1剂，水煎，早晚分服。用于饮停胸胁，痰瘀互结证。

（3）苍耳草，水煎服，或制成10%浸膏溶液，每次10ml，每日3次。用于邪伏少阳或痰瘀互结证。（《国医大师秘方验方》）

（4）夏枯草全草，水煎服。每日1剂，不拘时服。（《国医大师秘方验方》）

（四）其他疗法

1. 激光治疗

以子午流注开穴钟取穴，同时取子午流注纳子法应时所开穴法，用激光治疗仪（25mv）光针照射穴位，每日9~11时治疗。每穴4分钟，10天为1个疗程。以脾经当令时间为主，用本穴太白，依照生态关系，补弱抑强，促进脏腑功能。

2. 超声介入治疗

（1）Ⅰ型结核性胸膜炎患者胸腔内的

液体多清晰，多数呈游离性，无明显分隔光带，脏、壁层胸膜无或仅有局限性增厚。治疗主要原则为安全、有效、彻底地清除积液。推荐在抗结核药物治疗的基础上采用超声引导经皮穿刺抽液或置管引流治疗。此方法可确保胸腔积液充分排尽，并减轻反复穿刺导致的胸膜损伤，减少胸膜肥厚的发生。

（2）Ⅱa型结核性胸膜炎胸腔内液体多数清晰，可见少量分隔光带且数目≤5条，脏、壁层胸膜无或仅有局限性增厚，肺组织活动度正常。因此，治疗主要原则为胸腔积液清除和（或）纤维分隔溶解。推荐在抗结核药物治疗的基础上采用超声引导下胸腔穿刺抽液或置管引流清除胸腔积液，而针对因少量分隔导致胸腔积液不能彻底引流的患者，可行超声引导下胸腔置管并注入尿激酶进行引流。此治疗方法能够有效促进纤维蛋白溶解，达到充分引流的目的。

（五）医家诊疗经验

1. 石东

结核性渗出性胸膜炎早期治疗的关键是抑制结核的变态反应，快速排出胸腔积液，并自拟消饮Ⅰ号（药物组成：青蒿、鳖甲、黄芪、知母、葶苈子、桑白皮、泽泻等）益气利水，清虚热。当胸腔积液排除后，治疗以提高机体免疫力为主，并预防胸膜的增厚和粘连，自拟消饮Ⅱ号（药物组成：山茱萸、熟地黄、黄芪、益母草、黄芩、白术、莪术等）补肝肾，活血化瘀。使用中药治疗的患者肝肾功能、血常规、尿常规均未出现异常反应，对合并原发性高血压、消化道疾病、糖尿病、心律失常的患者，未出现病情恶化。

2. 彭素岚

本着"外治之理即内治之理，外治之药即内治之药"（《理瀹骈文》）的理论，彭素岚应用贴胸消水散外敷治疗结核性渗出性胸膜炎。药物制作：甘遂、葶苈子、细辛、川芎、乳香、水蛭按6:3:4:3:2:1粉碎成末，分装备用，凉开水调成糊状，涂于8cm×10cm和3cm×3cm大小的纱布上，敷于出现胸腔积液部位相对应的背部皮肤和肺俞穴上以逐水消饮，行气活血。每次敷6小时后取下。外敷法刺激肺俞穴，激发卫阳，调节脏腑气血阴阳，促进胸腔积液的吸收，缩短病程，减少胸膜粘连、增厚，且可不使用激素，避免其不良反应，为一种安全、有效、简便的辅助治疗结核性渗出性胸膜炎的方法。

3. 李学铭

痰饮之为病，病因纷繁复杂，以一法治之，不能全面总括。有痰饮起病，寒邪郁滞，郁久化热者；痰阻气滞，血不得行致瘀者；瘀血内阻而生痰，日久则痰瘀互结者。消瘀则痰去，治痰则瘀也消，所以，活血化瘀以畅通气血是有利于化痰饮的。基于此，李老以清热散结、活血通络、行水消痰为法，自拟抗渗胸汤治疗渗出性胸膜炎，药用藤梨根、盐麸木、天葵子、浙贝、桃仁、旋覆花、丝瓜络、生姜、大枣。有较好的清热散结，活血通络，行水消痰的功用。

五、转归预后

本病初起时，多为感受外邪，然后内生痰、饮、瘀等积滞，属于实证；在此时不能及时治疗，控制病情发展，迁延日久，则易化热伤津耗气，出现阴虚邪恋之候，转为虚证，甚则损伤正气，导致脾肾两虚的虚劳证候。

若能及时、正确地进行治疗，辨证论治，祛邪扶正，则邪去正安，正气渐复，逐步痊愈，本期患者的预后情况一般较良好，可无任何后遗症。

六、预防调护

（一）预防

平时应积极锻炼身体，增强体质，如散步、打太极拳、练气功等，以提高机体免疫力，抵御外邪；做好卫生宣传工作，不要随地吐痰，患有结核病者应将痰吐在纸上再烧掉；注意个人卫生及屋室的整洁干燥，保持空气清新、阳光充足；对于皮肤结核菌素试验阴性者，应进行卡介苗接种，也可用抗结核药物进行预防。

（二）调护

1.休息

本病患者应注意充分休息，一般给予内科二级护理，对病情较重，胸腔积液量大者给予内科一级护理。急性期要卧床休息，胸闷、气促、胸腔积液量多者，取半卧位。呼吸困难者，需给氧，酌情给予退热止痛药。待温度下降，胸腔积液消退后，可起床活动，但不能过于劳累，一般应休息2~3个月后再恢复工作。平时应根据气候变化，增减衣被，以防感冒。

2.饮食

除药物治疗外，还应注意加强营养。饮食应以高蛋白、高维生素、高钙质及低脂饮食为主，食物要清淡，易消化，含一定的蛋白质、碳水化合物和维生素B、C。多食新鲜瓜果、蔬菜。患病期间，忌食辛辣及荤腥、油腻之肥甘厚味，少用咖啡类刺激性饮料，并绝对忌烟酒。

3.食疗方

（1）雪羹汤　海蜇、鲜荸荠适量一起放入砂锅内，加水适量，用小火煮1小时即可食用，可分次服。

（2）川贝酿梨　川贝母、雪梨、糯米、冬瓜、冰糖适量。先将糯米煮成稀粥，然后将糯米稀粥、冬瓜条、冰糖屑、川贝母

平均分成6份，放入6个雪梨中，再放入碗中，上锅蒸热。每次服用雪梨1个，早晚各1次。

（3）黄芪银耳粥　生黄芪、银耳、百合、桃仁、红枣适量。上药同煎去渣取汁，入糯米煮粥。此黄芪银耳粥有补气养阴，祛瘀止痛之效。

（4）玉竹猪瘦肉汤　玉竹、猪瘦肉、食盐、味精各适量。加清水4碗，煎至2碗，饮汤，食肉，每日2次。

七、专方选要

（一）消水实脾饮

组成：茯苓15g，白术10g，大腹皮15g，厚朴10g，葶苈子20g，桑白皮20g，防己15g，泽兰30g，冬瓜皮15g，桃仁10g，木香6g，桂枝5g。

功效：温中健脾，行气利水。

主治：用于渗出性胸膜炎之脾肾阳虚，水饮内停者。症见闷喘，咳嗽，畏寒肢冷，尿少，浮肿，纳差者。

方解：消水实脾饮系由实脾饮化裁而成。方用茯苓、白术、厚朴、大腹皮温中健脾，且能行气；葶苈子、桑皮、冬瓜皮泻肺消饮利水；防己既能利水，又可通络止痛，配泽兰、桃仁活血通络利水；用木香以行气止痛；佐桂枝以温化水饮，温通血脉。诸药相合，配伍得宜，故而临床应用能收全功。结合现代药理研究，本方不仅能促使胸腔积液吸收、消除，对病灶有消炎、促进组织恢复与新生的作用，而且对代谢和免疫方面均有较强的作用，对防治胸膜肥厚、粘连均有较好作用，促进恢复。本方疗效稳定确切、安全，是治疗渗出性胸膜炎较为理想的方剂。

辨证加减：寒热往来加柴胡、黄芩各10g；胸腔积液多者重用桑白皮15g；咳嗽甚，加杏仁、桔梗、百部各10g；肢冷便

溏者加干姜 8g，肉桂 6g；气虚者加炙黄芪 15g，党参 15g。

（二）泻肺逐饮汤

组成：葶苈子 10g，党参 15g，生黄芪 15g，薏苡仁 30g，山慈菇 10g，桂枝 10g，白术 12g，茯苓 15g，椒目 6g，甘草 6g。

功效：健脾补肺，泻水逐饮。

主治：胸膜炎之水饮内停，肺脾气虚者。症见胸膈满闷，疲乏无力，不欲饮食等。

方解：葶苈子味辛、苦，性大寒能破滞开结，定逆止喘，利水消肿。现代药理学研究表明葶苈子具有止咳平喘、强心、抗菌等药理作用。党参味甘性平能补中益气，和脾胃，除烦渴。现代药理学研究表明党参具有抗疲劳、耐缺氧、改善记忆、抗辐射和免疫调节等作用。生黄芪味甘，性微温能升阳举陷、利水消肿、托毒排脓。现代药理学研究表明生黄芪能提高人体免疫功能，增强细胞生理代谢，提高巨噬细胞活性。薏苡仁味甘、淡，性微寒能利水渗湿、健脾、清热排脓。现代药理学研究表明薏苡仁主要成分薏苡仁醋、薏苡仁油等有着很强的抗肿瘤作用。山慈菇微辛，性寒能散坚消结，化痰解毒。现代药理学研究表明山慈菇具有抗癌、解毒消痈作用。桂枝味辛、甘，性温能调和营卫、温阳化气、利水消肿。现代药理学研究表明桂枝具有抗菌、抗病毒及利尿作用。白术味苦，性甘温，能脾益气，燥湿利水。现代药理学研究表明白术能减低瘤组织的侵袭性，提高机体的抗肿瘤反应能力。茯苓味淡，性甘，能健脾和中，利水渗湿。现代药理学研究表明白茯苓增强人体免疫功能，可以促进细胞分裂，抗诱变、抗肿瘤。椒目味微麻、辣、苦、辛，性寒，能治胀，定喘，及治肾虚耳鸣。甘草味甘，性平，能补脾益气，清热解毒，祛痰止咳，缓急止痛，调和诸药。现代药理学研究表明甘草可治疗脾胃虚弱，倦怠乏力，心悸气短，咳嗽痰多。

辨证加减：气滞血瘀明显，可加香附 10g，郁金 10g；瘀血疼痛明显，可加水蛭 3g，乳香 10g，没药 10g，延胡索 10g。

八、研究进展

（一）结核性胸膜炎临床诊断的研究进展

1. 高分辨率溶解曲线技术

有学者经建立 Taq Man 探针阵列卡 - 高分辨率溶解分析法对 MTB 进行检测，发现该法作为一种分子药敏检测方法，能高效检出 inhA、katG、rpoB、embB、rpsL、rrs、eis、gyrB、pncA genes 等耐药基因。与基因测序法相比，Taq Man 探针阵列卡 - 高分辨率溶解分析的准确率 96.1%，高于固体药敏法的 87.0%，因此是一种快速而全面的分子药物敏感检测方法。

2. 环介导等温扩增技术（loop mediated isothermal amplification，LAMP）

LAMP 为核酸扩增技术，只需于恒定温度下核酸即能发生扩增反应，因该技术操作方法简单，无须昂贵的仪器设备，查看扩增结果仅需肉眼观察即可，能保持核酸扩增速度、敏感度高等优点，整个技术仅需 1 小时，对于 MTB 的检出也有一定临床意义。

3. T-SPOT. TB

TB 通过对外周血单个核细胞（PBMCs）受结核抗原刺激后释放的 IFN-γ 进行检测而评估抗原特异性 T 淋巴细胞应答反应，并通过对斑点数量进行准确计算而推测体内是否存在 MTB 产生的效应 T 淋巴细胞。T-SPOT. TB 与 BCG 及绝大多数非 MTB 均无交叉反应，假阳性率较低。此外 T-SPOT. TB 在肺结核中有较高检出率，随结核菌数量不断增多，被加工呈递的抗原随之增加，促使抗原特异性效应 T 淋巴细胞数量呈增多趋势，从而在外周血 T-SPOT. TB 检测中显示为斑点数量增多。研究表明，T-SPOT. TB 对 TBP 诊断的灵敏度、特异度较高，且不受免疫因素影响，对免疫抑制合并 TBP 患者有较高价值，但老年、体质量指数 $\geq 25kg/m^2$ 为 T-SPOT. TB 假阴性的危险因素，而既往有结核病史可能是 T-SPOT. TB 阳性的危险因素，不能盲目诊断。因此在应用 T-SPOT. TB 前应对患者进行高危因素排查。

4. GeneXpert MTB /RIF GeneXpert

MTB /RIF 检测技术是 WHO 推荐的以新型半巢式实时荧光定量法对 MTB 进行检测的体外分子诊断技术。其检测方便、快捷，对检测人员的要求较低，整个过程仅需 2 小时，检测系统包含利福平耐药相关基因 rpoB 基因的引物，在检出 MTB 含量的同时也可检出阳性样本是否存在利福平耐药。

（二）胸膜炎中医辨治进展

现代中医对结核性渗出性胸膜炎的认识和治疗有所发展，病因为素体不强，或原有其他慢性疾病。肺虚卫弱，时邪外袭，肺失宣通，饮停胸胁，而致络气不和，久则化火伤阴。肺气耗损，同时痨虫侵袭肺脏或胸膜，致肺体本脏或胸膜受损也是结核性胸膜炎的主要病因。

有研究认为结核性渗出性胸膜炎的病机是水停气滞血瘀，治疗以逐水、行气化瘀、通络止痛为主，以《金匮要略》泽漆汤化裁既可有效治疗结核性渗出性胸膜炎，又可增强免疫力，改善结核中毒症状，并防止抗结核药物对肝肾的损伤。药物组成：泽漆 30g，旋覆花 10g，葶苈子 15g，百部 10g，柴胡 10g，枳壳 10g，丝瓜络 20g，薏苡仁 30g，茯苓 12g，泽泻 12g，桃仁 9g，红花 6g。体质虚弱者加黄芪 15g、党参 15g；气阴两虚者加太子参 30g、麦门冬 20g、五味子 10g；纳食差者加鸡内金 8g、神曲 9g；黄疸者加茵陈 30g。全方合用，可达到止咳平喘、通络止痛、疏肝理气之功效。

主要参考文献

[1] 朱金月. 泻肺逐饮法治疗结核性胸膜炎的临床效果 [J]. 中国医药导报. 2020: 17 （1）: 140-141.

[2] 石东，杨晶，杨飞，等. 中西医结合治疗结核性渗出性胸膜炎的临床观察 [J]. 中国医药导报，2008，5（9）: 65-67.

[3] 彭素岚，敖素华，王俊峰. 贴胸消水散外敷联合西药治疗结核性渗出性胸膜炎 42 例临床观察 [J]. 江苏中医药，2009，41（7）: 48-49.

[4] 刘吕敏. 李学铭治疗结核性渗出性胸膜炎经验 [J]. 辽宁中医学院学报，2001: 3 （3）: 188-189.

[5] 李翠乔，段先佳，刘宇飞，等，温脾活血汤治疗结核性胸膜炎作用及对胸膜肥厚、纤溶活性和胸腔积液 ADA、MCP-1 表达影响 [J]. 辽宁中医药大学学报. 2023，25 （3）: 106-109.

[6] 杨彩虹，杨敏，于璐，等. 高分辨率熔解曲线技术用于结核分枝杆菌临床分离株异烟肼耐药性的快速检测 [J]. 中国人兽共患病学报，2017，33（5）: 403-412.

[7] 冉燕，张建勇，赵建军. 内科胸腔镜胸膜活检联合 GeneXpert MTB /RIF 对结核性胸膜炎的诊断价值研究 [J]. 中国呼吸与危重监护杂志，2020，19（1）: 12-15.

第十一章 急性纵隔炎

人体的胸腔分左右两个胸膜腔，两侧胸膜腔的中间部分称为纵隔。纵隔内含有心脏、胸内大血管、气管、食管、神经和淋巴组织等。纵隔可以划分数个区域，自胸骨角（胸骨柄与胸骨体交接处，在体表可摸到该角呈一明显的横嵴）向后引水平线至第四胸椎体下缘部位，此线以上称上纵隔，线以下称下纵隔。上纵隔又以气管为界，前部为前上纵隔，后部为后上纵隔。下纵隔又分为前、中、后三部分，心包前为前纵隔，心包所在处称中纵隔，心包与脊柱之间称后纵隔。

纵隔炎症性疾病分为急性和慢性两型。急、慢性纵隔炎的临床表现不同，急性纵隔炎多形成脓肿，病情严重。常见的症状为寒战、高热、气短及颈部疼痛，重者可伴有纵隔内积脓、积气、纵隔气肿及皮下气肿。慢性纵隔炎多为肉芽肿样，晚期则出现喘促、张口抬肩、唇肢紫青等。依据临床表现，中医学将本病归属于"胸痹""喘证""肺痈"等病范畴。

一、病因病机

（一）西医学认识

急性纵隔炎多为手术、外伤和感染引起的急性纵隔结缔组织化脓性炎症。结核、组织胞浆菌病、放线菌、结节病、梅毒、外伤后纵隔出血以及药物中毒等均可引起纵隔纤维化。临床少见继发性，贯通性胸部外伤、食管或气管破裂、咽下异物造成的食管穿孔、食管手术后吻合口瘘、食管镜检查时外伤穿孔和食管癌溃疡穿孔等为常见病因。也可能为自发性，如呕吐。偶因邻近组织如食管后腔、肺、胸膜腔淋巴结、心包膜等的感染灶直接蔓延而引起。

由于纵隔有丰富的脂肪、淋巴和疏松的结缔组织，遭受感染后，极易扩散。食管穿孔可引起纵隔炎，常并发胸腔积液，以左侧为多见，并可迅速发展为脓胸。若同时有空气进入纵隔可并发纵隔气肿或脓气胸。纵隔肿瘤亦能直接进入食管、支气管或胸膜腔。

（二）中医学认识

中医学认为主要病因是感受外邪（外感风热、风寒）。邪从热化，蕴结于肺，肺受热灼，清肃失司，热壅血败，从而致病。此外，素有痰热壅肺，或饮酒、恣食肥甘厚腻辛辣之品，伤及脾胃，以致湿热内盛，使机体易感外邪而化脓成痈。发病初期出现风热在肺卫的证候，继而蕴结酿脓，出现热毒蕴肺的证候。最后热壅血瘀，肉腐血败，化为痈脓，内溃外泄，咳出大量脓痰，如迁延不愈，必伤气血而形成邪盛正虚之证候。但总因正气亏虚，卫外不固或素有痰热蕴肺，或湿热内盛，使机体感受外部邪热，侵犯纵隔，化脓成痈所致。有时亦穿破于肺脏及胸腔，合并肺痈及化脓性胸膜炎。

二、临床诊断

（一）辨病诊断

1.临床表现

（1）发病急骤，突起寒战、高热、头痛、气短等。常伴有吞咽困难、胸骨后疼痛，并向颈部放射或引起耳痛。患者烦躁不安。重者可伴有纵隔内积脓、积气、纵隔气肿及皮下气肿。

（2）如有食管、气管穿孔，可有患侧颈部疼痛、纵隔气肿及皮下气肿。

（3）感染向下蔓延时，可有上腹痛、黄疸。

（4）病变累及其他器官则可引起各器官梗阻的相应症状。如吞咽困难、咳嗽、气促、肺动脉受压引起肺动脉压增高；累及肺静脉可导致肺血管淤血，出现咯血；压迫膈神经引起膈肌麻痹；压迫喉返神经出现声音嘶哑等；若脓肿形成压迫气管可产生高音调性质的咳嗽、呼吸困难、心动过速和发绀，严重时出现休克可危及生命。

（5）上肢和颈部皮下气肿及捻发音，病情进展时皮下气肿可达胸部、腹部及下肢皮下，胸骨有触痛，纵隔浊音界扩大，颈部肿胀，心率增快。

2. 相关检查

（1）血常规检查：显示白细胞和中性粒细胞明显增多。

（2）X 线检查：可见上纵隔影增宽、纵隔及颈部软组织间气肿，可伴有肋膈角变钝及胸腔积液表现。侧位片见胸骨后密度增加，气管及主动脉弓的轮廓模糊。形成脓肿时，可于纵隔一侧或双侧见突出的弧形阴影，气管、食管受压移位。食管碘油摄片可证实食管穿孔、食管气管瘘、食管胸膜瘘等病变，还可显示病变位置。

（3）CT 检查：可发现纵隔脓肿及其侵犯范围，表现为纵隔内各结构层次不清、脂肪间隙模糊、液体聚集等改变。

（4）MRI 检查：有助于了解病情以及确定治疗方案，可明确纵隔脓肿的部位。

（二）辨证诊断

本病与肺痈之成痈期表现相似，可见发热，咳嗽痰黏，不易咳出，有时呈脓血状，咳引右胸疼痛，身热灼手，口干，舌边红，苔薄白，脉滑。

1. 化脓成痈型

临床证候：身热，时时振寒，壮热不解，汗出烦躁，咳嗽气急，胸满作痛。转侧不利，咳浊痰，呈黄绿色，自觉喉间有腥味，口干咽燥，舌苔黄腻，脉滑数。

证候分析：热毒内盛，正邪相争故见振寒壮热，汗出烦躁；热毒壅肺，肺气上逆可见咳嗽气急胸痛；痰浊瘀热，郁蒸成痈咳吐黄浊痰，喉中有腥味；热入血分，耗津伤液可见口干咽燥；舌苔黄腻、脉滑数为化脓成痈型之征。

2. 痈肿内溃型

临床证候：咳吐大量脓血痰，或如米粥，腥臭异常，时有咯血，胸中烦满而痛，甚则气喘不能平卧，身热面赤，烦渴喜饮，舌质红或红绛，苔黄腻，脉滑数。

证候分析：因血败肉腐，痈脓内溃外泄，故咳吐大量腥臭血痰，由于热毒瘀结，肺损络伤而咯血；脓毒蕴肺，肺气不利，则见胸中烦满而痛，甚则气喘不能平卧；热毒内蒸，则见身热面赤，烦渴喜饮；舌质红或红绛，苔黄腻，脉滑数为痈肿内溃之征。

3. 邪衰正虚型

临床证候：身热渐退，咳嗽减轻，脓痰日少，精神渐振，食纳好转，或见胸胁隐痛，难以久卧，气短懒言，自汗盗汗，午后潮热，烦躁少寐，口干咽燥，面色无华，形体消瘦，精神萎靡，或见咳嗽，咯吐脓痰，日久不净，或痰液一度清稀而复转臭浊，病情时轻时重，迁延不愈。

证候分析：脓溃之后，邪毒已去，故热降咳轻，脓痰日少，精神渐振，食纳好转；但因肺损络伤，溃处未敛，故胸胁隐痛，难以久卧；肺气亏虚则气短懒言，自汗；肺阴耗伤，虚热内灼则盗汗，午后潮热，烦躁少寐，口干咽燥；正虚未复，故面色无华，形体消瘦，精神萎靡；若邪恋正虚，脓毒不尽，则转为慢性病变，病情时轻时重，迁延不愈。舌质红或淡、脉细或细数无力为邪衰正虚之征。

三、鉴别诊断

（一）西医鉴别诊断

1.结核性胸膜炎

二者均有起病急、发热、畏寒等特点，并兼有胸痛、气短。血的白细胞总数均增高，分类的中性粒细胞比值也均占优势。但X线检查不同，由于结核病灶靠近胸膜，引起局部胸膜炎，其部位常见于肺尖以及上肺区，X线检查可发现这类患者的上肺外周有增厚的胸膜影。中等量胸液在下胸部可见密度增加阴影，阴影的上缘自腋下向内下方向呈弧形分布。胸膜若原有粘连，可形成包囊性积液。

2.胸腺瘤

胸腺瘤是上、前纵隔较常见的肿瘤，多位于上纵隔，少数在胚胎发育时随膈肌下降而带至前纵隔发生。当肿瘤体积较小时多无临床症状，如肿瘤体积较大、生长速度快时，可因压迫气管、食管及纵隔内血管引起咳嗽、气短、吞咽困难等症状，严重者可出现上腔静脉综合征。但多无发热、畏寒等前驱症状，进一步做X线、免疫学检查可鉴别。

（二）中医鉴别诊断

1.肺痈之成痈期

肺痈之成痈期也表现为高热不退、咳嗽气急、胸痛，但肺痈咳吐黄稠浓痰，气味腥臭，胸胁疼痛，转侧不利，兼见烦躁不安，口燥咽干，舌质红，苔黄腻，脉滑数或洪数。

2.悬饮之邪犯胸肺

根据其热型和疼痛部位可做出初步鉴别。

四、临床治疗

（一）提高临床疗效的要素

1.寻求病因，对症处理

急性化脓性纵隔炎的治疗，主要是处理发生原因，治疗原发病灶，如咽后壁脓肿切开引流、食管异物急早取出等。食管破裂穿孔所致急性化脓性纵隔炎治疗较为复杂。食管裂口较小或纵隔感染较轻者可开胸修补引流，有的修补难度较大，不能直接修补，需用周围组织或移植大网膜修补。如不能修补者不要强行修补，只放引流便可，感染较重者只能切开引流并置胃管或行胃造口，静脉给予高营养。有脓肿形成应行早期穿刺或切开引流。最确切定位方法是应用X线、CT及B超定位。病情较重，脓肿较大者应用双管引流静脉滴注药物。

2.注重辨证，不拘病位

本病的主要症状可见于多个疾病中，如肺痈、脓胸等，中医学认为应抓住病证的主要表现以及病机，采取相应的治疗措施，而非拘泥于"头痛医头，脚痛医脚"，因此在临证时要注重辨证，而不拘病位。如症见胸胁疼痛、胸闷、气急、胁间胀满、胸廓隆起、咳嗽、咳痰黄稠、身热、口干频饮，则为饮留胸膈，郁而化热，治宜行气祛饮，清热化痰为主；若由于热毒炽盛，而出现寒战、高热、胸胁胀痛、气促、咳脓性痰液、大便秘结等症，则以排毒解毒，清热祛痰为主。

（二）辨病治疗

急性纵隔炎的治疗主要是针对病因及原发病进行治疗，并根据患者情况选择适当的抗生素控制感染，给予必要的吸氧、营养支持等处理。

1.对因治疗

（1）纵隔外伤致气管破裂者，可行气

管修补术。

（2）食管破裂或术后吻合口瘘者，可行食管修补术，并给予禁食，以及补液和胃肠减压。

（3）如因误吞枣核、菱角等异物引起，须取出异物并同时引流，控制感染。

（4）如异物进入胸腔，或形成一侧脓胸则须开胸取出异物，同时引流。

（5）如系贯通性外伤或手术后引起，则须根据伤情、病情进行具体处理。

2. 一般治疗

（1）加强支持疗法，根据患者情况给予禁食、胃肠减压处理。如需要禁食可经完全胃肠外营养疗法补足所需的各种营养成分。

（2）根据情况适当补液，纠正休克，维持水、电解质及酸碱平衡。

（3）根据患者情况给予吸氧、物理降温等处理。

3. 药物治疗

应用大剂量高效抗生素。细菌培养和药敏试验是选取敏感抗生素的最有效途径，但早期大量广谱抗生素的应用使细菌培养常无明确结果。近年来，具有碳青霉烯环的硫霉素类抗生素的出现使本病治愈率明显提高。亚胺培南、美罗培南等对革兰阳性、阴性的需氧和厌氧菌具有较强抗菌作用，是目前治疗这类感染最有效的抗生素，其缺点是价格较贵。

4. 手术治疗

如果患者感染严重或是有脓肿形成，应进行手术治疗。手术目的是解除病因、彻底清创引流。医生会根据病情选择手术切口，将脓肿切开，吸净腔内脓液，彻底清创，根据情况留置引流。

（三）辨证治疗

1. 辨证论治

（1）化脓成痈型

治法：清肺化瘀消肿。

方药:《千金》苇茎汤加减。桃仁、冬瓜仁、薏苡仁、大青叶、鱼腥草、虎杖、黄芩、金银花、连翘。

加减：热盛加黄芩、黄连、栀子、石膏；浊痰量多而臭加葶苈子、桑白皮；渴甚者加石膏、知母、天花粉清热保津；胸痛甚者加乳香、没药、郁金、赤芍。

（2）痈肿内溃型

治法：排脓解毒。

方药：加味桔梗汤加减。桔梗、薏苡仁、浙贝母、橘红、金银花、牡丹皮、白及、甘草。

加减：若痰稠腥臭者可加鱼腥草、金荞麦、败酱草、黄芩清热解毒排脓；咯血者配栀子、藕节、白茅根、三七等凉血止血；烦渴加天花粉、知母、玉竹、沙参等；气虚不能托脓，加生黄芪；胸痛胀满，喘不得卧，大便秘结，脉滑数有力，可加桔梗、白蔹峻祛其脓。

（3）邪衰正虚型

治法：养阴补肺。

方药：清燥救肺汤加减。人参、甘草、麦冬、阿胶（烊化）、杏仁、桑叶、枇杷叶、沙参、浙贝母、瓜蒌。

加减：如有低热，加青蒿、白薇、地骨皮；食纳不振，便溏者加白术、山药、茯苓；咯吐脓血不尽者加白蔹；若邪恋正虚，咳痰腥臭脓浊，反复迁延日久不净，当扶正祛邪，配合排脓解毒法，酌加鱼腥草、金荞麦、败酱草。

2. 外治疗法

用鱼腥草注射液。选肺俞、厥阴俞，每穴注射 1ml，每日 1 次，7 日为 1 个疗程。适用于痈肿内溃型。

3. 成药应用

（1）清热解毒口服液 每次 2 支，每日 3 次口服。用于化脓成痈型。

（2）双黄连注射液 取 3.6~4.8g，兑入 5% 葡萄糖注射液 500ml 中，静脉滴注。日

1次，10天为一疗程。用于化脓成痈型。

（3）养阴清肺口服液 每次1支，每日3次口服。用于邪衰正虚，肺阴耗伤型。

4.单方验方

（1）消痈汤 处方：金银花50g，黄芩、薏苡仁各25g，杏仁、紫菀、桃仁、陈皮、橘红、生甘草各15g，芦根50g。水煎服。用于化脓成痈型。（《临床奇效新方》）

（2）荞麦制剂 干野荞麦根茎250g，切薄片，加水或黄酒1250ml，置于瓦罐内，以竹箬密封，文火蒸煮3小时，最后得净汁约1000ml，加防腐剂备用。每次服30~40ml，每日3次。一般病例用水剂；如发热、臭痰排不出或排不尽，经久不愈，宜采用酒剂。用于化脓成痈型。（南通市中医院验方）

五、预后转归

本病若能及时控制感染，并引流，则预后较好。感染向下蔓延时，可有上腹痛、黄疸。如破溃也可形成气胸，症状凶险，可发生休克致死亡。

六、预防调护

（一）预防

1.积极预防和治疗食管疾病及其他感染性疾病。

2.避免胸部外伤。

（二）调护

1.保持空气新鲜，饮食宜清淡，多吃水果、青菜，忌肥甘厚味之品。

2治疗中应绝对卧床休息，排脓期宜将头部放低，以使脓痰顺体位排出。

3.注意保持手术伤口的清洁干燥，遵医嘱按时服用抗感染药物以预防感染。

4.如果手术刀口附近出现红、肿、热、痛等炎症表现，需及时通知医生。

5.术后应注意保持引流管的通畅，避免挤压、折叠、堵塞引流管。

6.消耗严重时需行胃或空肠造瘘术，给予胃肠道营养补充。

7.可配合饮食调护。参见"肺脓肿"有关章节。

七、专方选要

（一）桑芦汤

组成：桑叶20g，芦竹根100g，鱼腥草100g，白茅根100g，刺黄柏60g。

功效：清热排脓，润肺化痰，益气养阴。

主治：急性纵隔炎，症见发热、咳痰、胸痛、咯血者。

方解：桑叶、芦竹根、白茅根、鱼腥草、刺黄柏等具有清肺热、解毒、清痈脓、促脓痰排除之功效，同时白茅根、鱼腥草兼有利尿作用，有利体内毒素排除，鱼腥草、芦竹根还兼有健胃消食、益气养阴、促进组织再生功用，有利于脓腔闭合，上药合用，达到排脓、清热、润肺化痰、益气养阴之目的。

（二）宣白承气汤

组成：杏仁10g，生石膏30g，生大黄10g，瓜蒌30g。

功效：清肺定喘，泄热通便。

主治：急性纵隔炎，症见热毒内盛、肺失宣肃、腑气不通、高热不退。

方解：本方以石膏清泄肺热，瓜蒌降火涤痰，二药去热痰壅滞。杏仁宣降肺气，气得宣降则津随气布而不凝聚为痰，津随气下则肠道不燥，肺气不逆而喘促可平，腑气顺降而大便自通。复用大黄泄热通便，共呈宣肺通腑之法。此方瓜蒌、杏仁虽然重在宣降肺气，但因通过宣降肺气有助于腑气通调，治上即可治下；大黄虽然重在泄热通便，但因通过泻下亦有助于肺气下行，治下即可治上，反映了脏腑合治的配方法度。

辨证加减：如发热较高，重用石膏，加黄芩；咳嗽，加前胡、桔梗、枇杷叶；喘甚，加麻黄、苏子、桑白皮；痰多，加桑白皮、浙贝母、葶苈子。

主要参考文献

[1] 王兵. 全国名老中医黄吉赓教授治疗"肺痈"经验 [C]. 北京：中国中西医结合呼吸病专业委员会, 2009：3.

[2] 余化平. 中药桑芦汤辅助治疗肺脓肿的临床体会 [J]. 医学研究通讯, 1999（2）：28.

[3] 孔祥文, 严志林. 宣白承气汤治疗肺脓肿高热55例 [J]. 中国中医急症, 2003, 12（3）：269.

第十二章　肺癌

原发性支气管肺癌，或称肺癌，是最常见的肺部原发性恶性肿瘤。临床以咳嗽、咯血、胸痛、发热、气急为主要症状。病情发展至晚期可出现消瘦或恶病质，部分患者可见吞咽困难、声音嘶哑、上腔静脉综合征等。近年来，世界各国肺癌的发病率与死亡率逐渐上升，尤其是发达国家。世界上至少有35个国家的男性因肺癌死亡的人数占各癌病死因第一位，女性仅次于乳腺癌的死亡人数。本病多在40岁以上发病，发病年龄高峰在60~79岁之间。男女患病率为23∶1。种族、家族史与吸烟对肺癌的发病均有影响。我国肿瘤死亡回顾调查表明，肺癌占全部恶性肿瘤死亡率的第3位（占16.20%），在城市已占恶性肿瘤死亡率之首（24.43%）。依据临床症状表现，可归属中医学的"肺积""痞癖""咳嗽""咯血""胸痛"等病范畴。

一、病因病机

（一）西医学认识

1.病因

（1）吸烟　是肺癌的重要危险因素。国内外的调查均证明80%~90%的男性肺癌与吸烟有关，女性为19.3%~40%。吸烟者肺癌死亡率比不吸烟者高10~13倍。吸烟量越多、吸烟年限越长、开始吸烟年龄越早，肺癌死亡率越高。戒烟者患肺癌的危险随戒烟年份的延长而逐渐降低，戒烟持续15年才与不吸烟者相近。吸纸烟者比吸雪茄、烟斗者患病率高。经病理学证实，吸烟与支气管上皮细胞纤毛脱落、上皮细胞增生、鳞状上皮化生、核异型变密切相关。动物实验也证明，吸入纸烟的烟可使田鼠、狗诱发肺癌。纸烟中含有各种致癌物质，如苯并芘，为致癌的主要物质。

被动吸烟也容易引起肺癌。女性中丈夫吸烟者，肺癌危险性增加50%，其危险度随丈夫的吸烟量增加而增高，停止吸烟则减少。上海市进行了1500例发病患者检查，结果说明肺癌和被动吸烟的危险性只存在于18岁以前接触吸烟者，而18岁后与被动吸烟的相关性不大。

（2）职业致癌因子　已被确认的致人类肺癌的职业因素包括石棉、无机砷化合物、二氯甲醚、铬及其某些化合物、镍、氡及氡气、芥子气、氯乙烯、煤油、焦油和石油中的多环芳烃、烟草的加热产物等。约15%的美国男性肺癌患者和5%女性肺癌患者与职业因素有关。在石棉厂工作的吸烟工人肺癌死亡率为一般吸烟者的8倍，是不吸烟也不接触石棉者的92倍。可见石棉有致癌作用，还说明吸烟与石棉有致癌的协同作用。

（3）空气污染　空气污染包括室内小环境和室外大环境污染。如室内被动吸烟，或燃料燃烧和烹调过程中可能产生的致癌物吸入。有资料表明，室内用煤、接触煤烟或其不完全燃烧物为肺癌的危险因素，特别是对女性腺癌。城市中汽车废气、工业废气、公路沥青都有致癌物质存在，其中主要是苯并芘。有资料统计，城市肺癌发病率明显高于农村，大城市又比中、小城市的发病率高。

（4）电离辐射　大剂量电离辐射可引起肺癌，辐射的不同射线产生的效应也不同，一般人群中电离辐射的来源约49.6%来自自然界，44.6%为医疗照射，来自X线诊断的电离辐射可占36.7%。

（5）饮食与营养　动物实验证明维生素A及其衍生物β胡萝卜素能够抑制化学致癌物诱发的肿瘤。一些调查报告认为摄取食物中维生素A含少量或血清维生素A含量低时，患肺癌的危险性高。流行病学研究也表明，较多地食用含β胡萝卜素的绿色、黄色和橘黄色的蔬菜和水果，可减少肺癌发生。维生素A类能作为抗氧化剂直接抑制甲基胆蒽、苯并芘、亚硝酸盐的致癌作用，并抑制某些致癌物和DNA的结合，拮抗促癌物的作用，因此可直接干扰癌变过程。美国纽约和芝加哥开展前瞻性人群观察，结果也说明食物中天然维生素A类、β胡萝卜素的摄入量与十几年后癌症的发生成负相关，最突出的是肺癌。

此外，病毒、真菌毒素（黄曲霉菌）、结核的瘢痕、机体免疫功能低下、内分泌失调以及家族遗传等因素对肺癌的发生可能也有一定的综合影响。

2.病理和分类

（1）按解剖学部位分类

1）中央型肺癌：发生在肺叶或肺段以上的支气管的肿瘤称为中央型，约占3/4，以鳞状上皮细胞癌和小细胞未分化癌较多见。

2）周围型肺癌：发生在肺段以下的支气管的肿瘤称为周围型，约占1/4，以腺癌较为多见。

3）弥漫型肺癌：癌组织沿肺泡管、肺泡弥漫性生长，主要为细支气管肺泡癌及腺癌。大体病理形态可为多发结节、斑片，或为一叶、数叶及两肺多发的肺实变。

（2）按组织病理学分类

1）鳞状上皮细胞癌（简称鳞癌）：是常见的类型，占原发性肺癌40%~50%。多见于老年男性，与吸烟关系非常密切。以中央型肺癌多见，并有向管腔内生长的倾向，早期常引起支气管狭窄，导致肺不张，或阻塞性肺炎。癌组织易变、坏死，形成空洞或癌性肺脓肿。鳞癌生长缓慢、转移晚，手术切除的机会相对多，5年生存率较高，但放射治疗、化学药物治疗不如小细胞未分化癌敏感。

由于支气管黏膜粒状上皮细胞受慢性刺激和损伤，纤毛丧失，基底细胞鳞状化生，不典型增生和发育不全，最易突变成癌。典型的鳞癌细胞大，呈多形性，胞浆丰富，有角化倾向，核畸形、染色深，细胞间格多见，常呈鳞状上皮样排列。电镜检查见癌细胞间有大量核粒与张力纤维束相连接。

有时偶见鳞癌和腺癌混合存在，称混合型肺癌（鳞腺癌）。

2）小细胞未分化癌（简称小细胞癌）：是肺癌中恶性程度最高的一种，包括燕麦细胞型、中间细胞型、复合燕麦细胞型。约占原发性肺癌的1/5。患者年龄较轻，多在40~50岁左右，多有吸烟史。多发于肺门附近的大支气管，倾向于黏膜下层生长，常侵犯管外肺实质，易与肺门、纵隔淋巴结融合成团块。癌细胞生长快、侵袭力强、远处转移早。手术时80%~100%血管受侵犯，尸检证明80%~100%有淋巴结转移，常转移至脑、肝、骨、肾上腺等脏器。本型对放疗和化疗比较敏感。

典型的小细胞癌细胞小，圆形或卵圆形，类似于淋巴细胞。核呈细颗粒状或深染，核仁不明显，分裂象常见，胞质极稀少，某些病例细胞拉长呈纺锤形。燕麦细胞型和中间型可能起源于神经外胚层的嗜银细胞。胞质内含有神经内分泌颗粒，具有内分泌和化学受体功能，能分泌5-羟色胺、儿茶酚胺、组胺、激肽等肽类物质，可引起类癌综合征。

3）大细胞未分化癌（大细胞癌）：大细胞癌是一种未分化细胞癌，缺乏小细胞癌、腺癌或鳞癌分化的细胞和结构特点。包括大细胞神经内分泌癌、复合性大细胞神经内分泌癌、基底细胞样癌、淋巴上皮瘤样癌、透明细胞癌、伴横纹肌样表型的大细胞癌。可发生在肺门附近或肺边缘的支气管。细胞较大，但大小不一，常为多角形或不规则形，呈实性巢状排列，常见大片出血性坏死。癌细胞核大，核仁明显，核分裂象常见，胞浆丰富，可分巨细胞型和透明细胞型。巨细胞型癌细胞团周围常有多核巨细胞和炎症细胞浸润。透明细胞型易误诊为转移性肾腺癌。大细胞癌转移较小细胞未分化癌晚，手术切除机会大。

4）腺癌：包括腺泡状腺癌、乳头状腺癌、细支气管－肺泡癌（或称肺泡细胞癌）、伴黏液产生的实性腺癌及腺癌混合亚型。以女性多见，与吸烟关系不大，多生长在肺边缘小支气管的黏液腺，因此在周围型肺癌中以腺癌最为常见。腺癌约占原发性肺癌的25%。腺癌倾向于管外生长，但也可循肺泡壁蔓延，常在肺边缘部形成直径2~4cm的肿块。腺癌血管丰富，故局部浸润和血行转移较鳞癌早，易转移至肝、脑和骨，更易累及胸膜而引起胸腔积液。

典型的腺癌细胞，呈腺体样或乳头状结构，细胞大小比较一致，圆形或椭圆形，胞浆丰富，常含有浆液，核大、染色深，常有核仁，核膜比较清楚。

细支气管－肺泡癌（简称肺泡癌）是腺癌的一个亚型，发病年龄较轻，男女发病率相近，占原发性肺癌的2%~5%，病因尚不明确。有人认为其发生与慢性炎症引起的瘢痕和肺间质纤维化有关，而与吸烟关系不大。其表现有结节型与弥漫型之分。前者为肺内孤立圆形灶，后者为弥漫性播散小结节灶或大片炎症样浸润，可能其由于癌细胞循肺泡孔或经支气管直接播散引起，亦有认为是多源性发生。他的组织起源多数认为来自支气管末端的上皮细胞。

电镜检查发现癌细胞胞浆内含有似Ⅱ型肺泡细胞内的板层包涵体。典型的本型癌细胞呈高柱状，核大小均匀，无畸形，多位于细胞基底部。胞浆丰富，呈嗜酸染色，癌细胞沿支气管和肺泡壁生长。肺泡结构保持完整，肺泡内常有黏液沉积。单发性结节型肺泡癌的病程较长，转移慢，手术切除机会多，术后5年生存率较高。但细胞分化差者，其预后与一般腺癌无异。

（二）中医学认识

迄今为止，肺癌的病因尚未完全明了。但根据患者的起病经过及临床表现，可知本病的发生与正气虚损和邪毒入侵有比较密切的关系。

（1）正气内虚 "正气存在，邪不可干""邪之所凑，其气必虚"。正气内虚，脏腑阴阳失调，是罹患肺癌的主要基础，此所谓"积之成也，正气不足，而后邪气踞之"。年老体衰、慢性肺部疾患、肺气耗损而不足；或七情所伤，气逆气滞，升降失调；或劳累过度，气、肺阴亏损，外邪乘虚而入，客邪留滞不去，气机不畅，终致肺部血行瘀滞，结而成块。

（2）烟毒内蕴 清代顾松园认为"烟为辛热之魁"，长期吸烟，热灼津液，阴液内耗，致肺阴不足，气随阴亏，加之烟毒之气内蕴，羁留肺窍，阻塞气道，而致痰湿瘀血凝结，形成肿块。

（3）邪毒侵肺 肺为娇脏，易受邪毒侵袭，如感受工业废气、石棉、矿石粉尘、煤焦烟炱和放射性物质等，致使肺气肃降失司，肺气郁滞不宣，进而血瘀不行，毒瘀互结，久而形成肿块。

（4）痰湿聚肺 脾为生痰之源，肺为贮痰之器。脾主运化，脾虚运化失调，水谷精微不能生化输布，致湿聚生痰，留于肺脏；或饮食不节，水湿痰浊内聚，痰贮肺络，肺气宣降失常，痰凝气滞，进而导致气血瘀阻，毒聚郁结胸中，肿块逐渐形成。

总之，肺癌是由于正气虚损，阴阳失调，邪毒乘虚入肺，肺脏功能失调，宣降失司，气机不利，血行受阻，津液失于输布，津聚为痰，瘀阻络脉，瘀毒胶结，日久形成肺部积块所致。因此，肺癌是因虚而得病，因虚而致实，是一种全身属虚，局部属实的疾病。肺癌的虚以阴虚、气阴两虚为多见；实则不外乎气滞、血瘀、痰凝、毒聚之病理变化。

二、临床诊断

（一）辨病诊断

1.临床表现

临床表现与肿瘤大小、类型、发展阶段、所在部位、有无并发症或转移有密切关系。

（1）原发肿瘤引起的症状和体征

1）咳嗽：为早期症状，常为无痰或少痰的刺激性干咳，当肿瘤引起支气管狭窄后可加重咳嗽。多为持续性，呈高调金属音性咳嗽或刺激性呛咳。黏液型腺癌可有大量黏液痰。伴有继发感染时，痰量增加，且呈黏液脓性。

2）痰中带血或咯血：多见于中央型肺癌。肿瘤向管腔内生长者可有间歇或持续性痰中带血，如果表面糜烂严重，侵蚀大血管，则可引起大咯血。

3）气短或喘鸣：肿瘤向气管、支气管内生长引起部分气道阻塞；或转移到肺门淋巴结致使肿大的淋巴结压迫主支气管或隆突；或转移引起大量胸腔积液、心包积液、膈肌麻痹、上腔静脉阻塞。在广泛肺部侵犯时，可有呼吸困难、气短、喘息，偶尔表现为喘鸣，听诊时可发现局限或单侧哮鸣音。

4）胸痛：可有胸部隐痛，与肿瘤的转移或直接侵犯胸壁有关。

5）发热：肿瘤组织坏死可引起发热。多数发热是由于肿瘤引起的阻塞性肺炎所致，抗生素治疗效果不佳。

6）消瘦：为恶性肿瘤常见表现。晚期由于肿瘤毒素以及感染、疼痛导致食欲减退，可表现消瘦或恶病质。

（2）肿瘤局部扩展引起的症状和体征

1）胸痛：肿瘤侵犯胸膜或胸壁时，产生不规则的钝痛，或隐痛，或剧痛，在呼吸、咳嗽时加重。脊柱受侵犯时可有压痛点。肿瘤压迫肋间神经，胸痛可累及其分布区域。

2）声音嘶哑：肿瘤直接或转移至纵隔淋巴结后压迫喉返神经（多见左侧）使声带麻痹，导致声嘶哑。

3）吞咽困难：肿瘤侵犯或压迫食管，引起吞咽困难，尚可引起气管－食管瘘，导致纵隔或肺部感染。

4）胸腔积液：肿瘤转移累及胸膜，或肺淋巴回流受阻，可引起胸腔积液。

5）心包积液：肿瘤可通过直接蔓延侵犯心包，亦可阻塞心脏的淋巴引流导致心包积液。大量的心包积液可有心脏压塞症状。

6）上腔静脉阻塞综合征：肿瘤直接侵犯纵隔，或转移的肿大淋巴结压迫上腔静脉，或腔静脉内癌栓阻塞，均可引起静脉回流受阻。表现上肢、颈后部水肿和胸壁静脉曲张。严重者皮肤呈暗紫色，眼结膜充血，视物模糊，头晕，头痛。

7）Horner综合征：肺上沟瘤是肺尖部肺癌，可压迫颈交感神经，引起病侧上眼睑下垂、瞳孔缩小、眼球内陷、同侧额部与胸壁少汗或无汗。

（3）肿瘤远处转移引起的症状和体征　病理解剖发现，鳞癌患者50%以上有胸外转移，腺癌和大细胞癌患者为80%，小细胞癌患者则为95%以上。约1/3有症状的患者是胸腔外转移引起的。肺癌可转移至任何器官系统。

1）中枢神经系统转移：脑转移可引起头痛、恶心、呕吐等颅内压增高的症状，也可表现眩晕、共济失调、复视、性格改变、癫痫发作，或一侧肢体无力甚至偏瘫等症状。脊髓束受压迫，出现背痛、下肢无力、感觉异常、膀胱或肠道功能失控。

2）骨骼转移：表现为局部疼痛和压痛，也可出现病理性骨折。常见部位为肋骨、脊椎、骨盆和四肢长骨。多为溶骨性病变。

3）腹部转移：可转移至肝脏、胰腺、胃肠道，表现为食欲减退、肝区疼痛或腹痛、黄疸、肝大、腹腔积液及胰腺炎症状。肾上腺转移亦常见。

4）淋巴结转移：锁骨上窝淋巴结是常见部位，多位于胸锁乳突肌附着处的后下方，可为单个、多个，固定质硬，逐渐增大、增多，可以融合，多无疼痛及压痛。腹膜后淋巴结转移也较常见。

（4）肺癌的胸外表现　指肺癌非转移性的胸外表现，可出现在肺癌发现的前、后期，称之为副肿瘤综合征。副肿瘤综合征以 SCLC 多见，可以表现为先发症状或复发的首发征象。某些情况下其病理生理学是清楚的，如激素分泌异常，而大多数是不知道的，如厌食、恶病质、体重减轻、发热和免疫抑制。

1）内分泌综合征：12% 肺癌患者出现内分泌综合征。内分泌综合征系指肿瘤细胞分泌一些具有生物活性的多肽和胺类物质，如促肾上腺皮质激素（ACTH）、甲状旁腺激素（PTH）、抗利尿激素（ADH）和促性腺激素等，出现相应的临床表现。

①抗利尿激素分泌异常综合征（SIADH）：表现为低钠血症和低渗透压血症、出现厌食、恶心、呕吐等水中毒症状，还可伴有逐渐加重的嗜睡、易激动、定向

障碍、癫痫样发作或昏迷等神经系统症状。低钠血症还可以由于异位心钠肽（ANP）分泌增多引起。大多数患者的症状可在初始化疗后 1~4 周内缓解。

②异位 ACTH 综合征：表现为库欣综合征，如色素沉着、水肿、肌萎缩、低钾血症、代谢性碱中毒、高血糖或高血压等，但表现多不典型，向心性肥胖和紫纹罕见。由 SCLC 或类癌引起。

③高钙血症：轻症者表现口渴和多尿；重症者可有恶心、呕吐、腹痛、便秘，甚或嗜睡、昏迷，是恶性肿瘤最常见的威胁生命的代谢并发症。切除肿瘤后血钙水平可恢复正常。常见于鳞癌患者。

④其他：异位分泌促性腺激素主要表现为男性轻度乳房发育，常伴有肥大性肺性骨关节病，多见于大细胞癌。因 5- 羟色胺等分泌过多引起的类病综合征，表现为喘息、皮肤潮红、水样腹泻、阵发性心动过速等，多见于 SCLC 和腺癌。

2）骨骼 - 结缔组织综合征

①原发性肥大性骨关节病：30% 患者有杵状指（趾），多为 NSCLC。受累骨骼可发生骨膜炎，表现为疼痛、压痛、肿胀，多见于上、下肢长骨远端。X 线显示骨膜增厚、新骨形成，γ- 骨显像病变部位有核素浓聚。

②神经 - 肌病综合征：原因不明，可能与自身免疫反应或肿瘤产生的体液物质有关。肌无力样综合征：类似肌无力的症状，即随意肌力减退。早期骨盆带肌群及下肢近端肌群无力，反复活动后肌力可得到暂时性改善。体检腱反射减弱。有些患者化疗后症状可以改善。70% 以上病例对新斯的明试验反应欠佳，低频反复刺激显示动作电位波幅递减，高频刺激则引起波幅暂时性升高，可与重症肌无力鉴别。多见于SCLC。其他：多发性周围神经炎、亚急性小脑变性、皮质变性和多发性肌炎可由各

型肺癌引起；而副癌脑脊髓炎、感觉神经病变、小脑变性、边缘叶脑炎和脑干脑炎由小细胞肺癌引起，常伴有各种抗神经元抗体的出现，如抗 Hu 抗体、抗 CRMP5 和 ANNA-3 抗体。

③血液学异常：包括游走性血栓性静脉炎、伴心房血栓的非细菌性血栓性心内膜炎、弥散性血管内凝血伴出血、贫血、粒细胞增多和红白血病。肺癌伴发血栓性疾病的预后较差。

其他还有皮肌炎、黑棘皮病，发生率约 1%；肾病综合征和肾小球肾炎发生率 ≤ 1%。

2. 辅助检查

（1）影像学检查

1）X 线胸片：是发现肺癌最常用的方法之一。但分辨率低，不易检出肺部微小结节和隐蔽部位的病灶，对早期肺癌的检出有一定的局限性。常见肺癌 X 线胸片特征表现如下。

①中央型肺癌：肿瘤生长在主支气管、叶或段支气管。直接征象：向管腔内生长可引起支气管阻塞征象。多为一侧肺门类圆形阴影，边缘毛糙，可有分叶或切迹，与肺不张或阻塞性肺炎并存时，下缘可表现为倒 S 状影像，是右上叶中央型肺癌的典型征象。间接征象：由于肿瘤在支气管内生长，可使支气管部分或完全阻塞，形成局限性肺气肿、肺不张、阻塞性肺炎和继发性肺脓肿等征象。

②周围型肺癌：肿瘤发生在段以下支气管。早期多呈局限性小斑片状阴影，边缘不清，密度较淡，也可呈结节、球状、网状阴影或磨玻璃影，易误诊为炎症或结核。随着肿瘤增大，阴影逐渐增大，密度增高，呈圆形或类圆形，边缘常呈分叶状，伴有脐凹征或细毛刺，常有胸膜牵拉。如肿瘤向肺门淋巴结转移，可见引流淋巴管增粗成条索状阴影伴肺门淋巴结增大。癌组织坏死与支气管相通后，表现为厚壁、偏心、内缘凹凸不平的病性空洞。继发感染时，空洞内可出现液平。腺癌经支气管摄影后，可表现为类似支气管肺炎的斑片状浸润阴影。侵犯胸膜时引起胸腔积液。侵犯肋骨则引起骨质破坏。

2）胸部电子计算机体层扫描（CT）具有更高的分辨率，可发现肺微小病变和普通 X 线胸片难以显示的部位（如位于心脏后、脊柱旁、肺尖、肋膈角及肋骨头等）。增强 CT 能敏感地检出肺门及纵隔淋巴结肿大；有助于肺癌的临床分期。螺旋式 CT 可显示直径 < 5mm 的小结节、中央气道内和第 6~7 级支气管及小血管，明确病灶与周围气道和血管的关系。低剂量 CT 可以有效发现早期肺癌，已经取代 X 线胸片成为较敏感的肺结节评估工具。CT 引导下经皮肺病灶穿刺活检是重要的组织学诊断技术。应用 CT 模拟成像功能，可以引导支气管镜在气道内或经支气管壁进行的病灶活检。

3）磁共振显像（MRI）：与 CT 相比，其在明确肿瘤与大血管之间的关系、发现脑实质或脑膜转移上有优势，而在发现肺部小病灶（< 5mm）方面则不如 CT 敏感。

4）核素闪烁显像

①骨 γ 闪烁显像：可以了解有无骨转移，其敏感性、特异性和准确性分别为 91%、88% 和 89%。若采用核素标记生长抑素类似物显像则更有助于 SCLC 的分期诊断。核素标记的抗 CEA 抗体静脉注射后的显像，可提高胸腔内淋巴结转移的检出率。

②正电子发射断层显像（PET）和 PET-CT：PET 通过跟踪正电子核素标记的化合物在体内的转移与转变，显示代谢物质在体内的生理变化，能无创性地显示人体内部组织与器官的功能，并可定量分析。PET-CT 是将 PET 和 CT 整合在一起。患者在检查时经过快速的全身扫描，可以同时获得 CT 解剖图像和 PET 功能代谢图像，

可同时获得生物代谢信息和精准的解剖定位，对发现早期肺癌和其他部位的转移灶，以及肿瘤分期与疗效评价均优于任何现有的其他影像学检查。需要注意 PET-CT 阳性的患者仍然需要细胞学或病理学检查进行最终确诊。

（2）需要获得病理学诊断的检查

1）痰脱落细胞学检查：重要诊断方法之一。要提高痰检阳性率，必须获得气道深部的痰液，及时送检，至少送检 3 次。敏感性＜ 70%，但特异性高。

2）胸腔积液细胞学检查：有胸腔积液的患者，可抽液找癌细胞，检出率40%~90%。多次送检可提高阳性率。

3）呼吸内镜检查

①支气管镜：诊断肺癌的主要方法之一。对于中央型肺癌，直视下组织活检加细胞刷刷检的诊断阳性率可达 90% 左右。对于周围型肺癌，可行经支气管镜肺活检（TBLB），直径＞ 4cm 病变的诊断率可达 50%~80%；也可在 X 线的引导下或导航技术（如磁导航、虚拟导航或支气管路径规划与导航系统等）引导下活检，阳性率更高。荧光支气管镜可分辨出支气管黏膜的原位癌和癌前病变，提高早期诊断的阳性率。支气管镜内超声（EBUS）引导下针吸活检术有助于明确大气道管壁浸润病变、气道外占位性病变和纵隔淋巴结的性质，同时有助于肺癌的 TNM 分期；外周病变可用小超声探头引导进行肺活检。

②胸腔镜：用于经支气管镜等方法无法取得病理标本的胸膜下病变，并可观察胸膜有无转移病变。

③纵隔镜：可作为确诊肺癌和手术前评估淋巴结分期的方法。

4）针吸活检

①经胸壁穿刺肺活检：在 X 线透视、胸部 CT 或超声引导下可进行病灶针吸或切割活检。创伤小、操作简便，可迅速获得结果，适用于紧贴胸壁或离胸壁较近的肺内病灶。

②浅表淋巴结活检：锁骨上或腋窝肿大的浅表淋巴结可做针吸活检，也可手术淋巴结活检或切除。操作简便，可在门诊进行。

③闭式胸膜针刺活检：对胸膜结节或有胸腔积液的患者也可得到病理诊断。

5）开胸肺活检：若经上述多项检查仍未能明确诊断，可考虑开胸肺活检。必须根据患者的年龄、肺功能等仔细权衡利弊后决定。

（3）肿瘤标志物检测　迄今尚无诊断敏感性和特异性高的肿瘤标志物。癌胚抗原（CEA）、神经特异性烯醇酶（NSE）、细胞角蛋白 19 片段（CYFRA21-1）和胃泌素释放肽前体（ProGRP）检测或联合检测时，对肺癌的诊断和病情的监测有一定参考价值。

（4）肺癌的基因诊断及其他　肺癌的发生是由于原癌基因的激活和抑癌基因的缺失所致，因此癌基因产物如 c-mye 基因扩增，ras 基因突变，抑癌基因 Rb、pS3 异常等有助于诊断早期肺癌。同时，基因检测可识别靶向药物最佳用药人群。目前主要检测 NSCLC 患者 EGFR 基因突变、间变性淋巴瘤激酶（ALK）融合基因和 ROS1融合基因重排等。还可检测耐药基因，如EGFR 耐药突变的 T790M、C797S 等。当难以获取静瘤组织标本时，可采用外周血游离肿瘤 DNA（cell-free tumor DNA，ctDNA）作为补充标本评估基因突变状态，即所谓的"液体活检"。抗程序性细胞死亡蛋白配体-1（PD-L1）免疫组化检测可筛选对免疫检查点抑制剂可能获益的 NSCLC患者。

3.诊断步骤

肺癌诊断可按下列步骤进行。

（1）CT 确定部位　有临床症状或放射

学征象，从而怀疑为肺癌的患者先行胸部和腹部 CT 检查，发现肿瘤的原发部位、纵隔淋巴结侵犯和其他解剖部位的播散情况。

（2）组织病理学诊断　怀疑肺癌的患者必须获得组织学标本诊断。肿瘤组织多可通过微创技术获取，如支气管镜、胸腔镜。但不推荐痰细胞学确诊肺癌。浅表可扪及的淋巴结或皮肤转移也应活检。如怀疑远处转移病变，也应获得组织标本，如软组织肿块、溶骨性病变病灶、骨髓、胸膜或肝病灶。胸腔积液则应获得足量的细胞团进行胸腔镜检查。目前建议对高度怀疑为Ⅰ期和Ⅱ期肺癌者可直接手术切除。

（3）分子病理学诊断　有条件者应在病理学确诊的同时检测肿瘤组织的 EGFR 基因突变、ALK 融合基因和 ROS1 融合基因等，NSCLC 也可考虑检测 PD-L1 的表达水平，以利于制订个体化的治疗方案。

4.肺癌临床分期

目前非小细胞肺癌的 TNM 分期采用国际肺癌研究协会（IASLC）2017 年第八版分期标准（IASLC2017）。

1）肺癌 TNM 分期中 T、N、M 的定义。

①原发肿瘤（T）。

T_X：未发现原发肿瘤，或痰、细胞学、支气管灌洗发现癌细胞但影像学或支气管镜没有可见的肿瘤。

T_0：没有原发肿瘤的证据。

T_{is}：原位癌。

T_1：肿瘤最大径 ≤ 3cm，周围被肺或脏层胸膜所包绕，支气管镜下肿瘤侵犯没有超出叶支气管（即没有累及主支气管）。

T_{1a}：肿瘤最大径 ≤ 1cm。

T_{1b}：肿瘤最大径 > 1cm 且 ≤ 2cm。

T_{1c}：肿瘤最大径 > 2cm 且 ≤ 3cm。

T_2：肿瘤大小或范围符合以下任何一项。肿瘤最大径 > 3cm 但不超过 5cm；累及主支气管，未侵及隆突；累及脏层胸膜；扩展到肺门，有肺不张或阻塞性肺炎。

T_{2a}：肿瘤最大径 > 3cm，且 ≤ 4cm，并符合以下任何一点。累及主支气管，但距隆突 ≥ 2cm；扩展到肺门，出现肺不张或阻塞性肺炎，但不累及全肺。

T_{2b}：肿瘤最大径 > 4cm，且 ≤ 5cm。

T_3：肿瘤最大径大于 5cm，且 ≤ 7cm，任何大小的肿瘤已直接侵犯了下述结构之一者。胸壁（包括肺上沟瘤）、膈神经、心包；同一肺叶出现孤立性癌结节。

T_4：肿瘤最大径 > 7cm，无论大小，侵犯了以下任何一个器官。包括纵隔、心脏、大血管、主支气管、食管、喉返神经、椎体、膈肌、隆突。同侧不同肺叶内孤立癌结节。

②区域淋巴结（N）。

N_X：区域淋巴结不能评估。

N0：无区域淋巴结转移。

N_1：转移至同侧支气管旁淋巴结和（或）同侧肺门淋巴结、肺内淋巴结，包括原发肿瘤直接侵犯。

N_2：转移至同侧纵隔和（或）隆突下淋巴结。

N_3：转移至对侧纵隔、对侧肺门淋巴结、同侧或对侧前斜角肌及锁骨上淋巴结。

③远处转移（M）。

M_X：远处转移不能评估。

M_0：无远处转移。

M_1：有远处转移。

M_{1a}：局限于胸腔内，包括胸膜播散（恶性胸腔积液、心包积液、胸膜转移结节）及对侧肺叶的转移性结节。

M_{1b}：远处器官单发转移灶。

大部分肺癌患者的胸腔积液（或心包积液）是由肿瘤所引起的。但如果胸腔积液（或心包积液）的多次细胞学检查未能找到癌细胞，胸腔积液（或心包积液）又是非血性或非渗出性的，则临床判断该胸腔积液（或心包积液）与肿瘤无关，这种类型的胸腔积液（或心包积液）不影响分期。

2）肺癌临床分期与 TNM 对应的关系

隐形肺癌，对应 TxN_0M_0

原位癌 0 期，对应 $T_{is}N_0M_0$

IA1，对应 $T_{1a}N_0M_0$

IA2，对应 $T_{1b}N_0M_0$

IA3，对应 $T_{1c}N_0M_0$

IB 期，对应 $T_{2a}N_0M_0$

IIA 期，对应 $T_{2b}N_0M_0$

IIB 期，对应 $T_3N_0M_0$；$T_{1a-2b}N_1M_0$

IIIA 期，对应 $T_4N_0M_0$；$T_{3-4}N_1M_0$；$T_{1a-2b}N_2M_0$

IIIB 期，对应 $T_{3-4}N_2M_0$；$T_{1a-2b}N_3M_0$

IIIC 期，对应 $T_{3-4}N_3M_0$

IVA 期，对应 $T_{1-4}N_{0-3}M_{1a-1}$

IVB 期，对应 $T_{1-4}N_{0-3}M_{1c}$

（二）辨证诊断

依据患者临床症状、检查结果，结合中医四诊方法，常可将本病分为如下证型。

1. 气血瘀滞型

临床证候：咳嗽不畅，胸闷气憋，胸痛有定处，如锥刺，或痰血暗红，口唇紫暗，舌质暗或有瘀斑，苔薄，脉细弦或细涩。

证候分析：胸膈气滞血瘀，肺失宣降，故见胸闷、气憋；因瘀血多固定不移，局部络脉不通，不通则痛，且疼处固定不移。

2. 痰湿蕴肺型

临床证候：咳嗽，咳痰，气憋，痰质稠黏，痰白或黄白相兼，胸闷胸痛，食欲不振，便溏，神疲乏力，舌质暗，苔白黄腻或黄厚腻，脉弦滑。

证候分析：痰湿蕴肺，肺气宣降受阻，故见咳嗽、咳痰、气憋；痰湿性重浊、凝滞，阻碍气血运行，气血失畅，故见神疲乏力；痰湿阻塞中焦，脾胃失运，则见食欲不振、便溏。

3. 阴虚毒热型

临床证候：咳嗽，无痰或少痰，或痰中带血，甚则咯血不止，胸痛，心烦寐差，低热盗汗，或热势壮盛，久稽不退，口渴，大便干结，舌质红，舌苔黄，脉细数或数大。

证候分析：毒热内结，灼血烁津，致使阴液受损，肺失濡养，肺叶焦燥不举，故见咳嗽；肺气不降，肠津匮乏，故见大便干结；毒热伤及血络，故见咯血、胸痛；毒热迫津外出，故见盗汗。

4. 气阴两虚型

证候分析：咳嗽痰少，或痰稀而黏，咳声低弱，气短喘促，神疲乏力，面色㿠白，形疲恶风，自汗或盗汗，口干少饮，舌质红或淡，脉细弱。

证候分析：气阴两虚，肺津不足，肺叶焦举，故见干咳、少痰；气阴不足，百骸失养，故见神疲、乏力，动则加重；虚热内扰，故见咽干、口干、口渴；阴虚则阳浮，阳不摄津，无法固护肌腠，则见自汗、盗汗、形疲恶风。

三、鉴别诊断

（一）西医鉴别诊断

肺癌常易和肺部其他疾病相混淆，故需加以鉴别。

1. 肺结核

与肺癌较难鉴别，早期肺癌近半数误诊为肺结核，尤其是结核球与周围型肺癌更难鉴别。

（1）结核球 多见于 30 岁以下，可有反复血痰史，X 线表现约 95% 以上肿块直径小于 4cm，多位于肺上叶尖后段，下叶背段；病灶远离肺门，圆形密度较淡不均匀，边光滑无毛刺，偶见分叶。

（2）浸润型肺结核 该病类似中心型肺癌，二者虽易区别，但因中心型肺癌阻塞支气管腔后肺部呈轻度炎症，此与早期轻度浸润型肺结核较难区别，但根据病史，对可疑者进行痰细胞学检查、支气管造影、局部 X 线断层及纤支镜检可明确诊断。

（3）肺门淋巴结核　应与肺癌的肺门淋巴转移区别。年轻人常见肺门淋巴结核，多位于右上纵隔气管旁，结合症状作结核菌素试验、痰细胞学检查或颈部淋巴活检可鉴别。

（4）粟粒型结核　应与弥漫性支气管肺癌相区别。前者的发热经抗结核治疗可退热，后者一般无发热，在感染时可有发热，用一般抗感染治疗有效，热退后病变不消失反而增密。可从痰中查找癌细胞和抗酸杆菌，也可以作结核菌素试验加以鉴别。

2. 肺部及其他炎性病变

（1）肺炎　肺炎时 X 线为云絮影，不呈段叶分布，少见肺不张，无支气管阻塞，经抗感染治疗可吸收，很少扩大和进展。而肺癌所致的阻塞性肺炎，呈段或叶分布，有时在相应肺部出现块影，常有段性或大叶性肺不张及截断样支气管不张，经抗感染治疗有吸收但常反复发作。二者经痰细胞学检查可区别。

（2）肺脓肿　常起病急，伴高热，咳大量脓痰，X 线检查显示病灶多见于下叶或上叶尖后段，实变则可见边缘光滑的块影，也可见薄壁空洞，多数周围有散在的炎症。

（3）支气管扩张　对于局限性支气管扩张引起的支气管肺炎应与肺癌的段性肺炎相区别。前者病史长。经支气管造影或痰细胞学检查不难区别。

3. 支气管囊肿

本病多无症状，感染时可有咳嗽、咳痰。X 线表现为圆形或卵圆形阴影，界限清，密度均，周围肺组织无浸润。

4. 纵隔肿瘤

与中心型肺癌不易区别。纵隔肿瘤呼吸道症状可不明显，当压迫邻近器官或组织时才可出现症状。X 线见阴影中心点在纵隔内，边缘光滑，恶性者可有分叶，肿块较大可延及两侧纵隔，很少伴同侧肺内病变，密度均匀，若为皮样囊肿、畸胎瘤及错构瘤时可见齿、骨或钙化点阴影。在支气管造影时见支气管树形态完整，若行人工气胸检查时肿块不见移位。通过支气管镜、X 线断层，以及必要时作 CT 扫描或 MRI 检查加以鉴别。

5. 肺部良性肿瘤

肺内良性肿瘤多无症状，血管瘤时可痰中带血。X 线表现为均匀、边光滑、无毛刺、少分叶，唯有错构瘤时可见分叶，无液化或空洞，可见多个钙化点，病程长，增长慢，多在检查时发现。

6. 炎性假瘤

本病一般认为是肺部炎症吸收不全而遗留下的圆形病灶。多有呼吸道感染史，可有痰中带血。X 线呈单发圆形、椭圆形或哑铃形，密度淡而均匀，边无分叶，轮廓不清，边有长毛。

（二）中医鉴别诊断

1. 肺痨

肺痨与肺癌均有咳嗽、咯血、胸痛、发热、消瘦等症状，两者很容易混淆。但是一般 40 岁以下者患肺痨的机会较多，若在 40 岁以上发生者，往往在青少年时期有肺痨史。而肺癌则好发于 40 岁以上的中老年男性。肺痨经抗结核治疗有效，肺癌经抗结核治疗后病情继续恶化。此外借助现代诊断方法，有助于两者的鉴别。

2. 肺痈

典型的肺痈，是急性发病，高热，突发性痰多而臭；肺癌发病较缓，热势不高，咳痰不臭或痰中带血。两者凭此不难鉴别。

3. 肺胀

肺胀主要是咳、喘、痰、肿四项主症

同时并见；肺癌气喘肿胀之症虽然可见，但不是必具之症。

四、临床治疗

（一）提高临床疗效的要素

1. 拟定治疗方案前，应首先了解患者全身健康情况、肺癌的组织学类型、生物学特性、临床病期以及中医邪正关系等，并加以全面分析，然后拟定合理的治疗方案。

2. 肺癌的临床治疗实践证实，手术、放射、化学药物和中医药等都有一定的局限性，为获得满意的疗效，应采用适当的综合治疗措施。

3. 中医治疗应当遵循"不断扶正，适时祛邪，随证治之"的原则。

（二）辨病治疗

肺癌的治疗应当根据患者的机体状况、病理学类型（包括分子病理诊断）、侵及范围（临床分期），采取多学科综合治疗模式，并强调个体化治疗。有计划、合理地应用手术、化疗、生物靶向和放射治疗等手段，以期达到根治或最大程度控制肿瘤、提高治愈率、改善患者的生活质量、延长生存期的目的。

1. 手术治疗

是早期肺癌的最佳治疗方法，分为根治性与姑息性手术，应当力争根治性，以期达到切除肿瘤、减少肿瘤转移和复发的目的，并可进行 TNM 分期，指导术后综合治疗。

（1）NSCLC　主要适于 I 期及 II 期患者，根治性手术切除是首选的治疗手段，T_3N_1 和 $T_{1-3}N_2$ 的 III A 期患者需多学科讨论，采取综合治疗的方法，包括手术治疗联合术后化疗或序贯放化疗。除了 I 期外，II－III 期肺癌根治性手术后需术后辅助化疗。术前化疗（新辅助化疗）可使原先不能手术的患者降低 TNM 分期而可以手术。术后根据患者最终病理 TNM 分期、切缘情况选择再次手术、术后辅助化疗或放疗。对不能耐受肺叶切除的患者也可考虑行楔形切除。

（2）SCLC　90% 以上就诊时已有胸内或远处转移，一般不推荐手术治疗。如经病理学纵隔分期方法如纵隔镜、纵隔切开术等检查阴性的 $T_{1-2}N_0$ 的患者，可考虑肺叶切除和淋巴结清扫，单纯手术无法根治 SCLC，因此所有术后的 SCLC 患者均需采用含铂的两药化疗方案化疗 4~6 个疗程。

2. 药物治疗

主要包括化疗和靶向治疗，用于肺癌晚期或复发患者的治疗。化疗还可用于手术后患者的辅助化疗、术前新辅助化疗及联合放疗的综合治疗等。

化疗应当严格掌握适应证，充分考虑患者的疾病分期、体力状况、自身意愿、药物不良反应、生活质量等，避免治疗过度或治疗不足。如患者体力状况评分 ≤ 2 分，重要脏器功能可耐受者可给予化疗。常用的药物包括铂类（顺铂、卡铂）、吉西他滨、培美曲塞、紫杉类（紫杉醇、多西他赛）、长春瑞滨、依托泊苷和喜树碱类似物（伊立替康）等。目前一线化疗推荐含铂的两药联合方案，二线化疗推荐多西他赛或培美曲塞单药治疗。一般治疗 2 个周期后评估疗效，密切监测及防治不良反应，并酌情调整药物和（或）剂量。

靶向治疗是以肿瘤组织或细胞的驱动基因变异以及肿瘤相关信号通路的特异性分子为靶点，利用分子靶向药物特异性阻断该靶点的生物学功能，选择性地从分子水平逆转肿瘤细胞的恶性生物学行为，从而达到抑制肿瘤生长甚至使肿瘤消退的目的。目前靶向治疗主要应用于非小细胞肿瘤中的腺癌患者，例如以 EGFR 突变阳性为靶点 EGFR-酪氨酸激酶抑制剂（EGFR-TKI）的厄洛替尼、吉非替尼、阿法替尼、奥希替尼，ALK 重排阳性为靶点的克唑替尼、艾乐替尼、色瑞替尼等和 ROS1 重排阳性为靶点的克唑替尼可用于一线治疗或化疗后的维持治疗，对不适合根治性治疗局部晚期和转移的 NSCLC 有显著的治疗作用，并可延长患者的生存期。靶向治疗成功的关键是选择特异性的标靶人群。此外，以肿瘤血管生成为靶点的贝伐珠单抗，联合化疗能明显提高晚期 NSCLC 的化疗效果并延长肿瘤中位进展时间。采用针对免疫检查点 PD-L1 的单克隆抗体可抑制 PD-1 与肿瘤细胞表面的 PD-L1 结合，产生一系列抗肿瘤的免疫作用。

（1）NSCLC 对化疗的反应较差。对于晚期和复发 NSCLC 患者联合化疗方案可缓解症状及提高生活质量，提高生存率，有约 30%~40% 的部分缓解率，近 5% 的完全缓解率，中位生存期 9~10 个月，1 年生存率为 30%~40%。目前一线化疗推荐含铂两药联合化疗，如卡铂或顺铂加上紫杉醇、长春瑞滨、吉西他滨、培美曲塞或多西他赛等，治疗 4~6 个周期。对于化疗之后肿瘤缓解或疾病稳定而没有发生进展的患者，可给予维持治疗。一线治疗失败者，推荐多西他赛或培美曲赛单药二线化疗。

对 EGFR 突变阳性的 Ⅳ 期 NSCLC，一线给予 EGFR-TKI（厄洛特尼、吉非替尼和阿法替尼）治疗较一线含铂的两药化疗方案，其治疗反应、无进展生存率（PFS）更具优势，且毒性反应更低。也可用于化疗无效的二线或三线口服治疗。如发生耐药（一般在治疗后 9~13 个月）或疾病进展，如 T790M 突变，可使用二线 TKI 奥希替尼。对于 ALK 和 ROS1 重排阳性的患者可选择克唑替尼治疗。对于 Ⅳ 期非鳞状细胞癌的 NSCLC，若患者无咯血及脑转移，可考虑在化疗基础上联合抗肿瘤血管药物

如贝伐珠单抗。PD-L1 表达阳性 ≥ 50% 者，可使用 PD-1 药物，如派姆单抗、纳武单抗和阿特珠单抗等。

（2）SCLC 对化疗非常敏感，是治疗的基本方案。一线化疗药物包括依托泊苷或伊立替康联合顺铂或卡铂，共 4~6 个周期。手术切除的患者推荐辅助化疗。对于局限期 SCLC（Ⅱ~Ⅲ 期）推荐放疗、化疗为主的综合治疗。对于广泛期患者则采用以化疗为主的综合治疗，广泛期和脑转移患者，取决于患者是否有神经系统症状，可在全脑放疗之前或之后给予化疗。大多数局限期和几乎所有的广泛期 SCLC 都将会复发。复发 SCLC 患者根据复发类型选择二线化疗方案或一线方案再次使用。

3. 放射治疗（放疗）

放疗可分为根治性放疗、姑息性放疗、辅助放疗、新辅助化放疗和预防性放疗等。根治性放疗用于病灶局限、因解剖原因不便手术或其他原因不能手术者，若辅以化疗，可提高疗效；姑息性放疗的目的在于抑制肿瘤的发展，延迟肿瘤扩散和缓解症状，对肺癌引起的顽固性咳嗽、咯血、肺不张、上腔静脉阻塞综合征有肯定疗效，也可缓解骨转移性疼痛和脑转移引起的症状。辅助放疗适用于术前放疗、术后切缘阳性的患者。预防性放疗适用于全身治疗有效的小细胞肺癌患者全脑放疗。

放疗通常联合化疗治疗肺癌，因分期、治疗目的和患者一般情况的不同，联合方案可选择同步放化疗、序贯放化疗。接受放化疗的患者，潜在不良反应会增大，应当注意对肺、心脏、食管和脊髓的保护；治疗过程中应当尽可能避免因不良反应处理不当导致放疗的非计划性中断。

肺癌对放疗的敏感性，以 SCLC 为最高，其次为鳞癌和腺癌，故照射剂量以 SCLC 最小，腺癌最大。一般 40~70Gy 为宜，分 5~7 周照射，常用的放射线有 ^{60}Co-γ

线、电子束β线和中子加速器等。应注意减少和防止白细胞减少、放射性肺炎和放射性食管炎等放疗反应。对全身情况太差、有严重心、肺、肝、肾功能不全者应列为禁忌。放疗时可合理使用更安全、先进的技术，如三维适形放疗技术（3D-CRT）和调强放疗技术（IMRT）等。

（1）NSCLC　主要适用于：①局部晚期患者，需与化疗结合进行；②因身体原因不能手术的早期 NSCLC 患者的根治性治疗；③选择性患者的术前、术后辅助治疗；④局部的复发与转移治疗；⑤晚期不可治愈患者的姑息性治疗。

（2）SCLC　主要适用于：①局限期 SCLC 经全身化疗后部分患者可以达到完全缓解，但胸内复发和脑转移的风险很高，加用胸部放疗和预防性颅脑放射不仅可以显著降低局部复发率和脑转移，死亡风险也显著降低。②广泛期 SCLC 患者，远处转移病灶经过化疗控制后加用胸部放疗也可以提高肿瘤控制率，延长生存期。

4.介入治疗

（1）支气管动脉灌注化疗　适用于失去手术指征，全身化疗无效的晚期患者。此方法不良反应小，可缓解症状，减轻患者痛苦。

（2）经支气管镜介入治疗

1）血卟啉染料激光治疗和 YAG 激光切除治疗：切除气道腔内肿瘤，解除气道阻塞和控制出血，可延长患者的生存期。

2）经支气管镜行腔内放疗：可缓解肿瘤引起的阻塞和咯血症状。

3）超声引导下的介入治疗：可直接将抗癌药物等注入肿瘤组织内。

（三）辨证治疗

1.辨证论治

（1）气血瘀滞型
治法：活血散瘀，行气化滞。

方药：桃红四物汤加味。桃仁、红花、当归、川芎、熟地、白芍、丹皮、香附、延胡索等。

加减：若兼有气虚者，选用五指毛桃、黄芪、人参、西洋参等；若疼痛明显，加鸡矢藤、络石藤、常春藤；瘀血甚，肺内肿块较大者，伍用三棱、莪术、全蝎、水蛭、土鳖虫、穿山甲等。

（2）痰湿蕴肺型
治法：行气祛痰，健脾燥湿。

方药：瓜蒌薤白汤加减。茯苓、半夏、瓜蒌、薤白、半夏、郁金、浙贝、白芥子、橘络、陈皮。

加减：本型多兼脾虚，可酌加健脾补气之五指毛桃、黄芪、人参、党参、西洋参、白术等；若痰湿壅阻较重，肺内肿块较大，可选用壁虎、生半夏、生南星、蛇六谷等；有胸腔积液者，可加龙葵、防己、葶苈子、甘遂等。

（3）阴虚毒热型
治法：养阴清热，解毒散结。

方药：沙参麦冬汤加味。沙参、麦冬、玉竹、甘草、桑叶、天花粉、生扁豆、天葵子。

加减：若毒热重，肺内肿块较大，加重楼、三叶青、藤梨根、南沙参、鳖甲等；阴虚盗汗者，加鳖甲、碧桃干、稽豆衣；咯血者，加白及、茜草、蒲黄等；咳痰者，加天竺黄、鲜竹沥、冬瓜子等。

（4）气阴两虚型
治法：益气养阴。

方药：生脉饮加味。黄芪、党参、麦冬、五味子、丹参。

加减：乏力甚者，可加西洋参、人参；痰黏不易咳出，加羊乳、南沙参；若肿块较大，加三叶青、鳖甲、牡蛎等。

由于肺癌患者多属高龄，或经手术、放疗、化疗后，病机多繁杂多样，兼具多象，治疗上应统筹兼顾，切勿胶柱鼓瑟。

2.外治疗法

（1）针灸

①以手太阴肺经腧穴及肺的俞募穴为主，选用足三里、内关、三阴交、脾俞、太溪、孔最、肺俞等，辨证论治，以提插补泻手法为基础，留针15~30分钟，隔日1次，15次为1个疗程，疗程间休息7~10天。

②耳针：肺、气管、大肠、胸、肝、脾、神门、轮4~6反应点。针双侧，用中等刺激，留针10~20分钟，或用王不留行子压贴，每日1次。

③拔罐：大椎、肺俞、膈俞、风门、膏肓。留罐5分钟，隔日1次。适用于放化疗后痰瘀阻络患者。

④艾灸：关元、气海、足三里。适用于肺癌患者无热象者，可固本培元。

（2）穴位贴敷

①蟾酥膏：由蟾酥、生川乌、重楼、红花、莪术、冰片等组成，制成布制橡皮膏，外贴痛处，一般15~30分钟起效，每6小时更换一次，可连用1~3天。适用于肺癌患者伴胸部、骨关节等局部疼痛患者。

②敛汗丹：五倍子，朱砂。上两味研细。以唾液调药成糊状，每晚睡前外敷脐上，连用3天，每晚1次。敛汗安神。适用于肺癌虚性汗出者，尤其是夜间多汗者。

3.成药应用

（1）康莱特软胶囊　适用于各型肺癌。

（2）养正消积胶囊　功效：健脾益肾，化瘀解毒。适用于脾肾两虚型。

（3）参一胶囊/贞芪颗粒　功效：益气养阴，扶正祛邪。适用于各型肺癌。

（4）西黄胶囊/丸　功效：清热解毒，散结消肿。适用于肺癌兼有热象者。

（5）小金丹　功效：活血化痰，消肿散结。适用于肺癌痰瘀象明显者。

4.单方验方

（1）碧桃干、穭豆衣各30g，水煎服。改善肺癌患者盗汗症。

（2）炒山楂、焦山楂各30g，红枣60g，水煎服。改善肺癌化疗后血细胞减少症。

（3）三棱、莪术各15g，香附5g，穿山甲5g，水煎服。改善肺癌癌痛。

（4）鹿角胶10g，紫草5g，水煎服。改善肺癌化疗后血小板减少症。

（5）黄芪50g，党参50g，水煎服。改善肺癌化疗后白细胞减少症。

（四）医家诊疗经验

1.何任

何老治疗肿瘤时以"不断扶正，适时祛邪，随证治之"为原则，执简驭繁，常以生晒参、猫人参、猫爪草、藤梨根、薏苡仁、红枣为底方，进行随证加减，药简力专，效果显著。

2.陈树森

陈老强调治疗肺癌必须处理好辨病与辨证，整体与局部，祛邪与扶正三个关系。以中药为主的综合治疗，大都用于晚期不能手术、不能放化疗的患者，或放化疗的间歇期，患者脾胃尚可，此时当以祛邪为主，扶正为辅，兼顾脾胃。用药过程中，始终要注意攻不能过，过则伤正。补不宜滞，滞则有碍脾胃。

3.刘嘉湘

刘老认为肺癌的治疗，首先要分清虚实，然后结合病理类型、病程，以扶正为主，佐以化痰软坚、理气化瘀、清热解毒的祛邪药物进行治疗，可取得较好疗效。常将肺癌分成气阴两虚、阴虚内热、脾虚痰湿、阴阳两虚四型。故扶正法主要包括益气养阴、养阴清肺、益气健脾、滋阴温肾四种。其中气阴两虚型中常用药物有：北沙参、天冬、生黄芪、麦冬、白术、怀山药、淫羊藿、女贞子、薏苡仁、菟丝子等；阴虚内热型中常用药物有北沙参、麦冬、天冬、百合、薏苡仁、怀山药、红枣、南沙参、生地、菟丝子等；脾虚痰湿型中常用药物有：茯苓、白术、生黄芪、淫羊藿、太子参、薏苡仁、菟丝子、红枣、怀山药、补骨脂等；阴阳两虚型中常用药物有：北沙参、麦冬、菟丝子、天冬、淫羊藿、生黄芪、薏苡仁、五味子、补骨脂、白术等。

4.郁仁存

郁老认为非小细胞肺癌多因正气亏虚，邪毒入侵，气机不利，气血痰毒搏结而成，故临床治疗时强调在辨证论治的基础上，结合临床分期、病理类型等处方用药，将非小细胞肺癌大致分为以下几个类型：

（1）阴虚毒热型。治以养阴清热，解毒散结，常用南沙参、北沙参、生地黄、麦冬等。

（2）痰湿蕴肺型。常以健脾化痰，解毒清肺为法，方用二陈汤加苍术、制南星等治之。

（3）气滞毒瘀型。常见于中晚期患者，治以理气化滞，活血解毒。常用枳壳、桔梗、降香等。

（4）肺肾两虚型。多见于晚期患者，治以温肾健脾，益气解毒。常用生黄芪、党参、茯苓、炒白术等。

五、预后转归

一般初起多为毒痰瘀滞于肺，侧重实证，虚损不重，机体正气尚强，通过调治，病情可好转。若未控制，邪毒伤正，肺脾气虚，遏邪乏权，邪毒可进一步向肺外传变，或流窜于皮下肌肤，或流注于脏腑筋膜，或沉着于肢节骨骼，淫髓蚀骨，或邪毒上扰清窍，甚至蒙蔽清窍。虚损加重，耗气伤血，伤阴损阳，若见面削形瘦、大肉尽脱等虚损衰竭之症，常预示着患者已进入了生命垂危阶段。至于部分术后复发的肺癌患者，可由气虚进而变为阴虚，又渐变为精血亏虚，临床上可以呈现肺脾肾三脏之气阴两伤的见证，多预示病势极其严重，治疗效果极差。

此外，"痰热"常为肺癌病理演变的一个侧面，其机制是多因痰瘀化热所致，痰瘀化热的直接原因，是由于癌块阻塞支气管，致使痰液引流不畅，出现继发感染的缘故。一旦出现这种转化，临床治疗时，必须采取截断方法，以求得热象迅速控制，阻断病情的急剧恶化。

六、预防调护

（一）预防

肺癌的预防是个社会问题。多数国家肺癌发病率逐年增高，其病因虽然十分复杂，但多数学者认为70%以上与吸烟和空气污染有关。从现阶段来看，下列措施是可行的：

1.立肺癌防治机构；

2.禁止或控制吸烟；

3.防止环境污染（包括居室内小环境如装修材料、厨房油烟等）；

4.重视工业预防；

5.重视电离辐射的预防；

6.积极防治下呼吸道的癌前病变。

目前很多研究单位正在对这类患者开展阻断治疗。所用的药物主要有维生素A类、维生素B、维生素C、维生素E及微量元素如硒、锌等。而戒烟也是一项重要措施。

另外，开展普查发现癌前和早期患者在肿瘤学领域内亦属于预防的范畴。

（二）调护

平素宜让患者尽量心情开朗，起居有时，保持室内空气新鲜，注意防寒保暖，防治外邪袭肺造成肺部继发感染。宜少吃黏腻、辛辣刺激之物，多吃香菇、薏苡仁、海带等食物。食疗方如下：

1.赤小豆、红枣、粳米各30g，煮粥

服。适用于放化疗后血细胞减少者。

2. 薏苡仁 60g，大枣 30g，煮粥服。适用于各类肺癌患者，具有扶正抗癌之效。

3. 菝葜 30g，精瘦肉 30g，炖服。具有益气养血，消肿散结之效。

4. 木馒头 30g，水煎当茶饮。具有活血消肿之效。

七、专方选要

（一）清肺抑癌汤（周维顺）

组成：三叶青 12g，浙贝母 10g，猫爪草 12g，猫人参 12g，杏仁 10g，茯苓 15g，生薏苡仁 30g，炒薏苡仁 30g，化橘红 10g，橘络 10g。

方解：方中以三叶青、浙贝母、猫人参、猫爪草化痰行瘀散结；以杏仁、茯苓助肺宣散水气，调畅水道；以薏苡仁、橘红、橘络健脾和胃，化痰祛浊。基本方偏于痰瘀热结，然临床所见肺癌患者病机复杂，往往多证候相兼，复合发病，需要详查四诊，辨别主次，用药当有所偏重，要随证加减治疗。

加减：若气虚证候明显，偏于气阳，可加生晒参、党参、黄芪、炒白术等；偏于气阴，可加西洋参、太子参、黄精、仙鹤草等。若阴虚证候明显，可加太子参、西洋参、麦冬、天门冬、熟地、生地、龟甲等。若阳虚证候明显，可加补骨脂、肉苁蓉、巴戟天、鹿角片等。若毒热明显，可加蒲公英、白花蛇舌草、半枝莲等。若瘀血证候明显，偏于瘀热，可加赤芍、丹皮、茜草、丹参、鳖甲等；偏于寒瘀，可加桃仁、三七、当归、鹿角片等。若痰结证候明显，偏于痰热，可加芦根、冬瓜子、瓜蒌、竹沥、半夏、海浮石等；偏于寒痰，可加白芥子、细辛、干姜等。若存在脑转移，可加蝉蜕、蛇六谷、天葵子。

（二）星夏健脾饮（周岱翰）

组成：生南星（先煎 1 小时）、生半夏（先煎 1 小时）、全瓜蒌、浙贝母、白术各 15g，壁虎 6g，桔梗 12g，猪苓、茯苓各 20g，党参、薏苡仁各 30g。

方解：方中党参、白术、生南星、生半夏健脾消积为君药；壁虎、浙贝母化痰散结；茯苓、薏苡仁渗湿除痰为臣药；全瓜蒌、猪苓宽胸散结以利水之上源为佐；桔梗开宣肺气为使。全方扶正、除痰、散结兼用，攻补并举。

八、研究进展

（一）病因病机

对肺癌的病因病机，过去虽曾有六淫、七情、饮食劳倦之说，但这只是一般而论，不足以揭示肺癌病因实质。近年来，有人认为肿瘤的发生，主要原因是人体阳气受到损伤，而最严重者莫过于感受寒邪，寒邪易伤阳气则形成阴证。寒邪分为外寒与内寒两种。寒邪侵于肌表，生冷饮食伤于脾胃，阴寒中于脏腑，皆为外来之寒；内寒则与先天禀赋不足，或因其他疾病致阳气损伤，寒从中生相关。寒型之人生理功能减退，机体对内外有害因素的抵抗力降低，对气血津液的推动力变弱，其运行变得缓慢，甚至停滞下来，容易形成有形的癥瘕积聚。人体的阳气又与心、肾的关系最为密切，心为君火，属后天之阳，肾居下焦，内系元阴元阳，其阳又为相火，君相二火是人体气血津液化生，运行的原动力。所以肿瘤在治疗中主张以散寒回阳法。

另一种观点认为，癌症的形成与体内痰浊凝聚化毒有关。其一是机体阴阳乖戾，津液气血损害化为痰，逐渐凝聚化毒而成癌；二是人体长期受饮食偏颇，烟酒辛甘厚味无度以及心理、生活环境的影响（噪音、环境污染）导致体内阴阳乖戾，而使痰浊凝聚化毒，提倡治以化痰，解毒之法。

（二）辨证思路

1. 温阳补肾法

有研究者在临床上根据肺癌患者有脉沉，伴以畏寒、小便清长、舌质淡、面色㿠白等特点，诊断其为"阳虚"，使用温阳补肾法，用熟附子（最大剂量时达到每剂30g）、细辛、补骨脂、菟丝子等，配熟地、山药、山茱萸等温而不燥，补而不腻，服后使患者病情稳定，症状明显好转。免疫指标检测，巨噬细胞吞噬率由35%提高到48%，巨细胞吞噬指数由0.37提高到0.48，EPFC由48%提高到63%。动物实验也证明益气温阳合剂能激活荷瘤小鼠脾细胞，对荷瘤小鼠免疫活性有一定的保护和刺激作用。

2. 滋阴清热解毒法

有学者对以细胞学和/或病理学确诊中医辨证分型属阴虚内热的晚期肺癌患者用养阴清热法治疗。所用药物为生地、天冬、鱼腥草、丹皮、紫草根，发热加石膏、黄芩、知母、地骨皮等；咯血加仙鹤草、藕节、侧柏叶；胸腔积液加葶苈子、赤小豆、生薏苡仁、茯苓。治疗3个月后，症状得到改善，基本控制了病灶的发展。通过动物实验对其癌症机制进行探讨，结果发现其对小鼠lew1s肺癌的抑瘤率分别为33.7%和30.9%，能提高荷瘤小鼠的淋巴细胞转化率和NK细胞活性，调动机体的免疫功能；能抑制肿瘤的DNA合成，而达到其抑制肺癌的作用。

3. 除痰祛瘀法

中医认为，肺癌的形成与痰、瘀有密切的关系。从临床表现看，肺癌不论其早、中、晚期，大多见有痰瘀相互为病的征象。痰浊与瘀毒胶结，聚集于肺脏，是肺癌形成的重要病理机制。有研究报道住院的116例肺癌患者病例，入院时有痰、瘀临床表现的约占87%。痰、瘀亦与血液流变学的变化有相关性。瘀证可见血液呈高黏状态；痰证患者的血浆流动性降低，聚集性增高，有成分的异常。此法为治疗肺癌或预防癌细胞转移，以及提高患者的生存率和生存质量提供了有力的保障。陈氏等根据这一指导思想，自拟了以苇茎、生薏苡仁、冬瓜仁、半夏、桃仁、生南星、丹参、田三七等为主药的基本方，并根据病情的变化随证加减，获得了较理想的临床疗效。

（三）评价及展望

目前，中医药对肺癌的治疗虽取得了一定的成果，但从总体上看，还不够深入系统，缺乏统一的证型划分标准，也没有符合中医特色的疗效评定标准。给药途径和给药剂型也有待于进一步的改进。

主要参考文献

[1] 陈婷，方灿途，李陆振，等. 国医大师周岱翰运用星夏健脾饮治疗肺癌经验［J］. 陕西中医，2021，42（7）：938-940+973.

[2] 吴继. 刘嘉湘扶正治疗肺癌用药经验［J］. 辽宁中医杂志，2012，39（4）：617-619.

[3] 梁姗姗，张玉，张青. 郁仁存治疗非小细胞肺癌经验［J］. 中医学报，2018，33（2）：200-203.

[4] 韩丽萍，杨广源，杨永学，等. 实用呼吸病临床手册［M］. 北京：中国中医药出版社，2016.

第十三章 职业性肺部疾病

第一节 硅肺

硅肺是由于在生产过程中长期吸入大量含有较高浓度游离二氧化硅的粉尘所引起的以肺组织弥漫性纤维化改变为主的疾病，是尘肺中最为严重的一种类型。本病主要发生于从事金属矿山开采、开山、开凿隧道、耐火材料、玻璃、陶瓷等工种的工人。临床将硅肺分为3种类型，急性硅肺亦称矽性蛋白沉着症，常发生在接触二氧化硅及粉尘浓度很高的作业者中，接触1~4年发病且进展迅速；接触二氧化硅含量在40%~80%的粉尘达5~15年发病者，病变进展迅速，为快进型硅肺；接触多于12年者称为慢性（或典型）硅肺。本病是较常见的一类职业病，主要临床表现为咳嗽、咳痰、胸痛、胸闷、气急。若长时间吸入高浓度游离二氧化硅，病变进展快，肺功能损害常较重，影响患者日常生活质量及寿命。而没有临床症状和肺功能损害的患者寿命并不受影响。

一、病因病机

（一）西医学认识

1. 病因

（1）直接因素 吸入游离二氧化硅粉。游离二氧化硅粉尘俗称矽尘，按其形态结构分为结晶型、隐晶型和无定型三种，为矿物质和岩石的主要成分，石英中游离二氧化硅可达99%。凡工作环境中含有此物质的工人，若在生产过程中不注意防护，长期吸入或短期大量吸入矽尘均可发病。

（2）其他因素 硅肺的患病率和严重程度与作业环境的粉尘浓度、粉尘中游离二氧化硅的含量、粉尘颗粒的大小、接触时间长短、防尘措施的好坏及人体的防御功能有关。若环境中粉尘的浓度高，二氧化硅的含量大，粉尘颗粒小，接触时间长，防尘措施差，人体防御功能低下则易发病，反之则发病较少。

2. 发病机制

硅肺的基本病变是形成矽结节和肺间质广泛纤维化，其发展过程如下：

（1）矽结节的形成 典型的矽结节是同心圆排列的胶原纤维，酷似洋葱的切面。胶原纤维中间可有矽尘，矽尘可随组织液流向他处形成新结节。由于矽尘作用缓慢，所以脱离矽尘作业后，硅肺病变仍可以继续进展。矽结节呈灰白色，直径约0.3~0.8mm。多个小结节可融合成大结节，或形成大的团块，多见于两上肺。直径超过1mm者，可在X线胸片上显示圆形或类圆形阴影。结节往往包绕血管而形成，因此血管被挤压，血供不良，使胶原纤维坏死并玻璃样变。坏死组织经支气管排出，形成空洞。硅肺空洞一般体积小，较少见。多出现于融合病变最严重的部位。

（2）肺间质改变 肺泡间隔和血管、支气管周围大量粉尘沉着以及尘细胞聚集，致使肺泡间隔增厚。以后纤维组织增生，肺弹性减退。小结节融合和增大，使结节间肺泡萎陷。在纤维团块周围可出现代偿性肺过度充气，甚至形成肺大泡。

血管周围纤维组织增生以及矽结节包绕血管，血管扭曲、变形。同时由于血管壁本身纤维化，管腔缩小乃至闭塞。小动脉的损害更为明显。肺毛细血管床减少，促使血流阻力增高，加重右心负担。若肺部病变继续发展，缺氧和肺小动脉痉挛，可导致肺动脉高压以至肺源性心脏病。

由于各级支气管周围结节性纤维化，或因团块纤维收缩，支气管受压，扭曲变形，管腔狭窄，造成活塞样通气障碍，导致所属的肺泡过度充气，进而肺泡破裂，形成肺气肿。在大块纤维化的周围是全小叶型肺气肿，在呼吸性细支气管周围是小叶中央型肺气肿。肺气肿多分布于两肺中下叶。有时管腔完全闭塞，使所属的肺泡萎陷或小叶不张。细支气管可发生不同程度的扩张。

（3）肺的淋巴系统改变　尘细胞借其阿米巴样运动，进入淋巴系统，造成淋巴结纤维组织增生，特别是肺门淋巴结出现肿大、硬化。随之而来的是淋巴逆流，尘细胞随淋巴液从肺门向周围聚积，并到达胸膜。

（4）胸膜改变　胸膜上尘细胞和矽尘淤滞，也可引起纤维化、形成矽结节、胸膜增厚、粘连。重症病例纵隔胸膜的肺大泡破裂时，因胸膜粘连，自发性气胸往往是局限性的。

（二）中医学认识

中医对硅肺的认识是以发病过程及临床表现为依据的，认为造成硅肺的主要因素是由于粉尘毒物（即邪毒）侵犯人体、浊气壅塞胸中。患者素来禀赋不足，肺肾两虚是本病发生的内在因素，而邪毒入肺，积聚增多，金石燥烈，烁肺伤津，熬液生痰，阻络致瘀是本病的主要原因。

硅肺病位在肺，可波及脾，更易及肾，后则及心。肺主气，司呼吸，粉尘经口鼻吸入，沉积肺内，阻于肺络，气血运行阻滞，渐致尘浊瘀结、气机不畅，肺失宣肃，因而胸闷，胸痛，咳嗽，气急。粉尘久郁肺内，日久化燥伤阴，导致阴虚肺热。症见口干，颧红，潮红，消瘦无力，甚者热伤肺络而兼痰中带血或咯血等。本病就病势来说，多为由上及下，由肺及脾或肾，晚期可由肾及心；由气及血、由津至液或精。病机转化多有两个方面，第一居多，邪从阳化、热化，伤津损气，而使肺失清肃，继而气阴两亏，若复感邪毒，可见肺蕴痰热，或致阴虚火旺，轻则肾不纳气，剧则肺胀水肿；第二是少数，邪从阴化、寒化而胸阳痹阻，继之脾肺痰湿，可发展为痰瘀凝滞，后则肾不纳气，肺胀水肿。

二、临床诊断

（一）辨病诊断

1. 临床诊断

硅肺的诊断结合患者的职业史、临床症状、呼吸系统检查、体征等几个方面不难得出。

（1）病史　是诊断硅肺的前提。包括工作单位、工种、工龄以及生产场所粉尘情况和防尘措施等，并应考虑同工种工人既往和目前发病情况。

（2）症状　一般在早期可无症状或症状不明显，随着病变发展，症状渐多。慢性咳嗽、咳痰、偶带血痰，前胸针刺样疼痛或胸闷、气短为最早症状，并随病情进展而进行性加重，严重时出现呼吸困难。全身症状可见头昏、乏力、失眠、心悸、胃纳不佳等。

（3）体征　早期硅肺无阳性体征；二、三期硅肺多有肺气肿体征；三期硅肺由于大块纤维化使肺组织收缩时有器官移位和肺实变体征；合并感染时肺部可听到干、湿啰音；晚期并发肺心病时可有肝肿大、颈静脉怒张和下肢浮肿等心衰体征。

2. 相关检查

（1）胸部X线检查　是诊断硅肺的主要依据。主要表现有：①结节阴影。开始多见于中、下肺野的局限部位，随病变进展可遍及全肺；②肺野外带出现大小不等的网织阴影；③结节融合成团块阴影。次要表现有肺门淋巴结肿大，蛋壳样钙化或胸膜肥厚。

（2）CT检查 CT特别是HRCT等影像学检查技术在尘肺诊断中应用的研究报道日益增多，与胸片相比，其敏感性更高，在检出直径＜1.5mm的圆形小阴影上更有优势，更易检出位于心脏及纵隔后、脊柱或纵隔旁的大阴影，以及肺尖或锁骨后的融合小阴影，对肺气肿、肺大疱、胸膜斑的检出和发现大阴影内的空洞、钙化等影像方面明显优于X线平片。

（3）血气分析 早期可有不同程度的PaO_2下降，晚期则有$PaCO_2$增高。

（4）呼吸功能检查 早期患者因肺组织代偿能力强而肺功能损害不明显。随肺纤维化增多，肺弹性减退，可见限制性通气改变，如肺活量、肺总量和残气均降低，但用力肺活量和最大通气量尚属正常。若伴阻塞性通气时，肺活量、用力肺活量和最大通气量均减少，而残气量及其占肺总量的百分比增加。弥漫性功能障碍严重时，可有低氧血症和（或）二氧化碳潴留。本项对患者劳动力的鉴定和预后估计有重大参考价值，而在诊断上意义不大。

（5）其他 近年来开展的纤维支气管镜检查、肺泡灌洗液分析及肺组织活检，可帮助硅肺的诊断和鉴别诊断。

（二）辨证诊断

硅肺在临床上以咳嗽、咳痰、气喘、气短、胸闷、胸痛为主要症状。本病在中医学中虽无原名出现，但可散见于"肺痨""肺痹""虚劳""喘证""咳嗽"等病证。一般在早期可无症状或症状不明显，病情进展可见面部潮红、颧红、舌质红或淡，苔黄或白，或咳带血丝痰或黄痰，气短，咳声无力，音息低微，或闻口有臭味，

胸闷，胸痛，甚者彻背，或头昏、乏力、心悸心烦、食欲不振，潮热盗汗，便溏，肌肤发热、浮肿，脉细数或濡弱。

1. 肺气不宣型

临床证候：咳嗽，痰少或干咳无痰，胸闷，舌红，苔白，脉浮。

证候分析：金石邪毒，侵犯机体，肺气受阻，失于宣散则见咳嗽、痰少；肺气失宣，气不布津则见胸闷、干咳无痰；舌红、苔白、脉浮为肺气不宣之征。

2. 肺蕴痰热型

临床证候：咳吐黄痰，咳出较难，咳嗽口干渴，便干尿黄，身热，胸闷，舌质偏红，苔黄，脉滑数。

证候分析：肺之正气不足，易感外邪，肺失宣发肃降，痰热壅阻肺气，肺失清肃则见咳吐黄稠痰，咳出较难；痰热郁蒸则见咳嗽口干渴、便干尿黄；肺热内郁则见身热、胸闷；舌质红、苔黄、脉滑数为肺蕴痰热之征。

3. 阴虚肺热型

临床证候：咳嗽不已，气急，咽喉燥痛，咳少量黏痰或痰中见血；面部潮红，口干欲饮。舌红少苔脉细数。

证候分析：肺受金石之灼，津伤及液，血虚及阴，阴液亏虚，易致虚火偏亢，肺燥火盛，阴虚致内热，故症见咳嗽不已、气急咽喉干痛；肺络损伤则见咳痰中带有血丝；阴虚内热，营阴外泄，则潮热盗汗；舌红少苔、脉细数为阴虚肺热之征。

4. 胸阳闭阻型

临床证候：胸闷，胸痛，痛有定位，天阴尤甚，喘促气短，咳嗽有痰，舌质淡，苔白，脉沉细。

证候分析：痰浊盘踞，胸阳闭阻则见胸闷、胸痛，痛有定位，阴天更不利于心之阳气舒展，故天阴胸闷痛更明显；痰湿内生，气机不畅则见喘促气短、咳嗽有痰；舌质淡、苔白、脉沉细为胸阳闭阻之征。

5. 脾肺痰湿证

临床证候：咳嗽痰多，纳差便溏，气短，气急，面目虚浮，舌质淡红，苔白厚，脉濡或滑。

证候分析：金石伤肺，阻碍气机，不能宣发肃降，痰湿由生则见咳嗽痰多；肺病及脾，脾失健运，水湿停积生痰，故症见纳差便溏；肺失宣降，脾失运化则见气短、气急、面目虚浮；舌质淡红、苔白厚、脉濡或滑为脾肺痰湿之征。

6. 肺肾两虚证

临床证候：咳嗽气喘，动则气短，形寒肢冷，神疲乏力，腰膝酸软，舌质淡红而暗，苔少，脉沉细而弱。

证候分析：肺虚及肾，肺不降气，肾不纳气，故症见咳嗽气喘，动则气短；肾阳不足，失于温煦则见形寒肢冷、神疲乏力、腰膝酸软；舌质淡红而暗、苔少、脉沉细而弱为肺肾两虚之征。

三、鉴别诊断

（一）西医鉴别诊断

1. 与急性粟粒性肺结核鉴别

后者多见于儿童，偶见于青年或成人。X线表现病灶大小较一致，1~2mm；形状较一致，圆形或卵圆形；分布较一致，从肺尖到肺底均侵犯（硅肺很少侵犯肺尖），而且病灶无明显融合的趋向。再结合病者有明显的中毒症状，如高热、咳嗽、全身衰弱，甚至昏迷等，抗结核治疗有显效可做出诊断。

2. 与细支气管 – 肺泡癌鉴别

后者无矽尘接触史，前者有；后者X线表现为结节性或浸润性病变，分布不均，大小不等，不成团块或大片融合，很少有网状阴影和肺气肿，前者X线则不同（详见"硅肺相关检查"）；后者病变和病情进展快，痰中可查见癌细胞存在，前者为慢性病，无癌细胞可查出。

3. 与肺含铁血黄素沉着症鉴别

后者无矽尘接触史，前者有；后者常见于二尖瓣狭窄的风湿性心脏病，有反复发作心力衰竭，前者一般不是；尽管两者的X线均有两肺弥漫性小结节阴影，有相似之处，但后者近肺门处阴影较密，中外带变稀，且心影示左心房扩大。

4. 与肺泡微结石症鉴别

后者为一罕见病例，两肺呈均匀散布的细小砂粒状钙化点，病灶边缘锐利，但略不规则，从不融合，一般病灶在1mm以下，肺门阴影正常，胸膜与心包膜有钙化现象。长期观察无改变。前者病因不明，早期无明显症状，晚期才有咳嗽和呼吸困难，病情经过较缓，与家族有关。

（二）中医鉴别诊断

硅肺在中医学无论属何病之范畴，但均为金石伤肺所致，以咳嗽、咳痰、气喘、气短、胸闷、胸痛为中心证候。

尽管本病的某些中心证候和病机演变过程可能与他病相类似，但只需仔细观察症状和认真查问患者的职业及病史，则本病与他病不难鉴别。

四、临床治疗

（一）提高临床疗效的要素

1. 遣方用药，忌用温燥之品

石末伤肺是硅肺发病的主要原因。由于石末质重性燥，最易耗伤阴津，故硅肺中期常见肺阴虚的一系列症状，这是本病的一个特点。因此，在遣方用药之时要忌用温燥之品，以免助燥生热，更伤阴津，而宜用甘凉养阴润肺之药。

2. 谨守病机，注重活血化瘀

硅肺的基本病变是形成矽结节和肺间质广泛纤维化，从而影响肺的通气和血流，产生诸多临床症状。因此，如何消除硅结节，控制肺间质纤维化的进一步发展是治疗本病的主要环节。中医认为石末入肺之后，导致气血不和，痰瘀交阻是形成硅结节和肺间质纤维化的主要病机，活血化瘀、行气化痰是治疗硅肺的重要方法。特别是在肺间质广泛纤维化之后，血管受到挤压变形，导致血流变化，瘀血形成，造成循环障碍，此时予以活血化瘀法，可促使瘀血消散，改善血液循环，抑制纤维组织增生，制止肺间质纤维化的进一步发展。从而缓解症状，阻遏病势发展，因此活血化瘀法用于硅肺的治疗有其重要价值，当然在具体运用时，还应注意"气行则血行，气滞则血瘀"的道理，兼用行气之药，以更好地发挥活血化瘀之功。

3. 中西结合，权衡扶正祛邪

硅肺的临床病变往往表现为正虚与邪实两个方面，而尤以虚实夹杂为多见，因此在治疗时，应注意扶正与祛邪的关系，祛邪不忘扶正，扶正兼以祛邪。目前西医治疗本病尚未有明确的特效药物，且临床现今使用的药物长期服用皆有一定的不良反应。而中医药物在扶助正气，改善症状，减轻西药不良反应，延缓病情发展方面有其独特的优势，因此，在研制新的抗硅药物的同时，亦应注意中医药的研制开发。中西结合，互促所长，可能会取得更满意的疗效。

4. 知病防变，更宜未病先防

由于硅肺发病机制复杂、环节众多，多年来我国对本病进行了大量的研究，虽取得一定疗效，但仍不能满足临床的需要。因此根据硅尘的吸入是造成本病的主要原因这一发病特点，在防治硅肺时，首先应按照"不治已病治未病"的原则，采取积极预防为主的措施，做到"未病先防"；一旦发病，则应"知病防变"，采取措施积极治疗，防止传变，延缓或杜绝并发症的产生。

（二）辨病治疗

1. 一般治疗

硅肺患者首先应及时远离粉尘作业，坚持康复锻炼，进行呼吸肌功能锻炼，采取综合措施，养成良好生活习惯，加强营养，增强机体抗御能力，积极预防呼吸道的感染等合并症的发生。

2. 药物治疗

（1）克矽平（聚二乙烯吡啶氮氧化物，简称 P204）。实验证明其具有阻止或延缓硅肺进展的作用，且毒性较微，现已广泛试用于临床，主要试用于第Ⅰ、Ⅱ期硅肺。用法：用 4% 水溶液 8ml 雾化吸入，每周 6 次，3 个月为一疗程，每疗程间隔 1~2 个月，可用 2~3 年；或 4% 水溶液 4ml，肌内注射，每周 2 次，3 个月为一疗程。若患者用药期间有明显肝毒性，则应慎用。

（2）汉防己甲素是一种双苄基异喹啉类生物碱，在动物实验中发现有明显抑制胶原纤维形成的作用，持续用药对胶原有一定逆退作用。用法：口服每次 100mg，2~3 次 / 日，3 个月为一疗程，停药间隔 1~2 个月，可继续应用数个疗程。若停药时间过长病情可进展。不良反应：主要表现为腹胀、腹泻、纳差，还可出现皮肤瘙痒及色素沉着、一过性 ALT 升高、窦性心动过缓等。

（3）哌喹类药物包含磷酸哌喹、磷酸羟基哌喹等。磷酸哌喹可改善症状、稳定病情、延缓疾病进展，动物实验可见抑制胶原形成作用，不良反应包括窦性心动过缓、窦性心律不齐、一度房室传导阻滞、皮肤色素沉着等，停药后可改善或消失。

（4）铝制剂，如柠檬酸铝、山梨醇铝等也具有延缓硅肺进展的疗效。

3. 对症治疗

硅肺患者，若伴有支气管痉挛所致气喘和呼吸困难时，可用支气管扩张剂或支气管解痉剂，如氨茶碱、二羟丙茶碱等；如咳痰明显，应积极清除痰液，如翻身拍背、应用祛痰药物、湿化呼吸道等；若胸痛明显或持续不解，可服用阿司匹林等止痛剂；顽固性胸痛可用普鲁卡因封闭疗法；若患者有严重咯血症状时，可给予垂体后叶素静脉注射，同时可应用肾上腺色腙片、6-氨基乙酸等止血剂。此外，可根据情况间断或持续低流量吸氧纠正低氧血症、改善肺通气功能、缓解呼吸肌疲劳状态。

4. 并发症治疗

对于并发结核者应积极抗结核治疗，加强抗结核药物应用时间，至少连用2年，用药2年后，对有空洞者还需适当延长治疗。近年来，有些地区采用药物预防硅肺结核的措施。方法是给单纯硅肺患者异烟肼200~300mg，每日1次或分2次口服，持续半年至1年，能减少并发肺结核的几率。

对于合并呼吸道感染者，应积极抗感染治疗。硅肺患者抵抗力下降，呼吸系统清除呼吸道异物能力下降，肺内感染，尤其是肺结核是此类患者的常见、多发并发症，合理应用抗生素、预防真菌感染尤为重要。

慢性肺源性心脏病可应用强心剂、扩血管制剂等对症治疗。

（三）辨证治疗

1. 辨证论治

（1）肺气不宣型

治法：宣肺止咳，调理气机。

方药：参苏理肺丸加减。党参、葛根、前胡、苏叶、法半夏、茯苓、枳壳、陈皮、桔梗、杏仁、甘草。

加减：若干咳少痰加沙参、麦冬；若胸痛甚者，可加瓜蒌皮、郁金、旋覆花、茜草、橘络、丝瓜络等。

（2）肺蕴痰热型

治法：清热化痰，宣肺止咳。

方药：二母宁嗽汤加减。知母、浙贝母、黄芩、生石膏、瓜蒌仁、金银花、杏仁、枇杷叶。

加减：发热者，加连翘、竹叶以清心泄热；痰臭者，加金荞麦、鱼腥草以清热解毒；痰热，痰中带血者，可加藕节、白茅根以凉血止血。

（3）阴虚肺热型

治法：养阴清肺。

方药：沙参麦冬汤合百合化金汤化裁。沙参、麦冬、生地、百部、丹参、百合、玉竹、夏枯草、天花粉、知母、贝母。

加减：肺热甚者，咳痰黄稠，苔黄，选加黄芩、桑白皮、海蛤粉等；咯血加白及、白茅根、侧柏炭等，并加服三七粉或白及粉。

（4）胸阳痹阻型

治法：通阳开痹。

方药：瓜蒌薤白半夏汤合苓桂术甘汤加减。瓜蒌、薤白头、清半夏、干姜、广陈皮、炙甘草、茯苓、白术、白蔻仁、桂枝。

加减：胸痛甚者，可加制乳香、制没药以活血止痛；痰多者，可加胆南星、白芥子以祛痰；胁下气逆冲胸者，可加枳实、厚朴以泄满降逆。

（5）肺脾痰湿型

治法：健脾化湿，利肺化痰。

方药：补肺汤合参苓白术散化裁。党参、黄芪、款冬花、炙紫菀、茯苓、白术、怀山药、薏苡仁、砂仁、广陈皮。

加减：清气下陷，便溏不止者，加升麻、柴胡以升阳益胃；中阳不足，气虚有寒而腹痛里急者，加白芍、桂枝、干姜、饴糖以缓中止痛；易感冒者，加防风少量；痰多者，加胆南星、半夏以祛痰湿；气短甚者，加补骨脂，五味子以纳气。

（6）肺肾两虚

治法：温补肺肾。

方药：生脉散合人参胡桃汤加减。党参、麦冬、胡桃肉、五味子、补骨脂、山茱萸、紫石英、茯苓。

加减：偏于肾阳虚，症见轻度浮肿者，可加制附片、鹿角胶、川牛膝等；偏于肾阴虚者，加生熟地、枸杞、夜交藤、北沙参、黑大豆等。

2. 外治疗法

（1）针刺疗法

①取手太阴、足太阴两经之穴为主，穴选肺俞、太渊、章门、太白、丰隆、血海等，用平补平泻。适用于肺脾痰湿型。

②选手太阴经穴及背部俞穴为主，选尺泽、肺俞、膏肓、足三里，针刺，选用平补平泻法，适用肺蕴痰热型。

③穴选膏肓、气海、肾俞、足三里、太渊、太溪，用补法以调补肺肾之气。适用于肺肾两虚者。

（2）灸法治疗

①取肺俞、太渊、丰隆、足三里、泽前、血海。用于肺脾痰湿型。

②取合谷、手三里、尺泽、风府、肺俞等穴。用于肺气不宣型。

（3）水针疗法　选用大杼、风门、肺俞、定喘，采用维生素 B₁100mg 注射，或当归注射液，每次取穴一对，注射 0.5ml，由上而下依次轮换取穴。每日 1 次，1 个疗程 20 次。用于肺肾两虚型。

（4）推拿疗法　从 1~7 胸椎双肩胛骨内侧缘找准明显压痛点或反应物、运用弹拨、顺理、镇定、松解等手法，每天 1 次，1 个月为 1 个疗程。

（5）贴敷药　攻矽 5 号药粉（曼陀罗花、白芥子、麻绒、生石膏、冰片。共研细末过筛）加适量甘油、乙醇调糊，用纱布贴于两侧的肺俞、喘息、中府。用于阴虚肺热型。

3. 成药应用

（1）黄根片　1 次 2~3 片，1 日 3 次，口服。用于肺肾两虚型。

（2）矽肺宁片　1 次 4 片，1 日 3 次，口服。用于肺蕴痰热型。

（3）百合固金片　1 次 5 片，1 日 3 次，口服。用于肺肾两虚型。

（4）蛤蚧定喘胶囊　1 次 3 粒，1 日 2 次，口服。用于肺肾两虚型。

（5）雪梨膏　1 次 9~15g，1 日 2 次，温开水冲服。用于阴虚肺热型。

（6）二冬膏　1 次 9~15g，1 日 2 次，温开水冲服。用于气阴两虚型。

（7）贝母枇杷糖浆　1 次 10~15ml，1 日 3 次。用于阴虚肺热型。

（8）痰热清注射液　成人一般 1 次 20ml，重症患者 1 次可用 40ml，加入 5% 葡萄糖注射液或 0.9% 氯化钠注射液 250~500ml，静脉滴注，控制滴数每分钟不超过 60 滴。用于肺蕴痰热型。

（9）参麦注射液　肌内注射，1 次 2~4ml，1 日 1 次。静脉滴注，1 次 20~100ml（用 5% 葡萄糖注射液 250~500ml 稀释后应用）。用于肺肾两虚型。

（10）黄芪注射液　肌内注射，1 次 2~4ml，1 日 1~2 次。静脉滴注，1 次 10~20ml，1 日 1 次。用于肺脾气虚型。

4. 单方验方

（1）石上柏方　单味石上柏全草，熬制成 25% 的水溶液。每日用 10ml 雾化吸入。3~6 个月为 1 个疗程。宽胸利气，止咳化痰，用于胸阳痹阻型。（《奇难杂症》）

（2）矽肺汤　夏枯草 9~15g，枇杷叶 9g，薤白 9g，苏木 6g，红花 9g，桔梗 3g 水煎服，日服 2 次。1 个月为 1 个疗程。清热化痰，活血化瘀，宽胸利膈，用于肺蕴痰热型。（《中国民间疗法》）

（3）贝硼膏　鲜枇杷叶 2~4 片（去毛），川贝母粉 15g，硼砂粉 9g。先把枇杷叶加水适量，煎取浓汁，去渣，再浓缩至 150ml，入川贝粉、硼砂粉，调合成膏，储存各用。1剂分5日服，每日早、晚各服1次，用蜜糖或开水送服。润肺化痰，解毒防腐。用于阴虚肺热型。(《全国老中医秘偏方》)

(四)其他疗法

1. 肺灌洗术治疗硅肺

肺灌洗术就是通过纤维支气管镜，用液体洗出肺内的特异性物质(分泌物、滞留的粉尘等)来诊疗疾病的一种方法。据灌洗范围、液量的不同，可分为支气管－肺泡灌洗技术(BLA)和大容量全肺灌洗技术(MWLL)；后者又根据麻醉方法不同，术程各异分为单肺分期和双肺同期大容量灌洗。

BLA主要用于肺叶、段、亚段等疾患，而MWLL主要适用于全肺疾患。二者对病例要求严格，特别是MWLL要求60岁以下，无活动性肺结核、肺大泡。灌洗液体要求选用37℃无菌生理盐水。

目前大容量全肺灌洗主要用于Ⅰ期、Ⅱ期早期硅肺治疗，研究发现重复全肺灌洗可提高远期治疗效果，对Ⅲ期、Ⅳ期晚期硅肺采用纤维支气管镜引导下小容量肺叶灌洗可取得一定治疗效果。

2. 联合用药治疗硅肺

在硅肺治疗研究方面，我国在药物筛选、实验性硅肺治疗以及临床治疗方面都积累了大量经验。近年来，在大鼠实验性硅肺治疗研究中发现，两种抗硅肺药物的联合用药，无论其作用机制是否相同，亦无论是预防作用性用药或病后治疗，其疗效显示有相加作用，显著优于单一用药。由于联合用药减少了用量剂量，因此不良反应均低于单一用药，这一实验结果在临床试验中也得到了验证，为硅肺临床治疗研制出了一组可供选择的新的治疗方案，现已有人将这种方案用于临床，效果较好，并有推广使用的可能。例如有学者研究认为汉防己甲素联合六味地黄丸在硅肺治疗方面疗效显著、不良反应小，汉防己甲素联合乙酰半胱氨酸泡腾片在改善硅肺患者咳嗽、咳痰、胸闷、胸痛、呼吸困难等方面效果明显。

3. 其他

肺移植手术治疗终末期硅肺前景较好，肺移植术后平均生存年限为2.4年。目前有学者采用的自体骨髓间充质干细胞(BMSCs)移植疗法对硅肺有一定治疗效果，可缩小肺结节影，但仍尚需进一步临床应用证实。

(五)医家诊疗经验

邵长荣

邵老曾对48例患者进行了临床治疗和观察，依据有无气阴两虚的全身症状，将患者分成两组，分别在症状、胸片和肺功能三个项目上做治疗前后对照。第一组为气阴两虚症状较明显者，治疗原则以补肺养阴、软坚散结为主，兼以止咳化痰、降气平喘。选用"矽肺一号方"(黄芪、玄参、麦冬、当归、夏枯草、海藻、昆布、丹参、山慈菇、郁金、百部、海蛤壳)或"矽肺二号方"(黄芪、南沙参、北沙参、麦冬、百合、百部、当归、牡蛎、海藻、海浮石、夏枯草、郁金、山慈菇、紫菀、玄胡、金沸草、橘皮、海蛤壳)；第二组为无明显气阴两虚症状者，治疗原则较第一组则更为精简，用药偏重于软坚散结，以自拟的"矽肺煎"(南沙参、北沙参、海藻、山慈菇、夏枯草、海浮石、当归须、郁金、海蛤壳、蜂蜜)和用纯鸡内金制成的"鸡金片"为主，予以治疗。结果：两组病例症状好转显著，除全身症状消失较快外，肺的局部症状平均在20~40天内消失和减轻；胸片复查，两组均有7例矽结节周围阴影及网状阴影吸收好转现象，但是，两组均未见有矽结节消失情况；肺功能方面，第一组有效率为 85.0%，第二组有效率为 87.5%。从而初步得出中医中药对硅肺患者症状和功能的改善更为有效的结论。

五、预后转归

硅肺患者一旦确诊，即应脱离粉尘作业，但脱离作业环境不等于病情停滞不发展，故应对患者积极进行综合治疗，其寿命可以延长到一般人的平均寿命，但治愈后其劳动力会有不同程度的丧失。硅肺的致死因常为并发严重肺结核、自发性气胸和呼吸衰竭。

六、预防调护

（一）预防

1. 改善工矿企业作业环境

硅肺病因最主要的一条就是长期接触矽尘，而矽尘主要存在于矿山的作业环境中，因此工矿企业应抓好改革生产工艺、湿式工作、密闭尘源、通风除尘、设备维护检修等综合性防尘措施以改善作业环境。

2. 加强工人的个人防护意识

矿工在参加劳动前应备好作业中个人防尘工具，加强个人防护，作业中要遵守防尘操作规程。平时也应加强职工体育锻炼，提高职工自身防御能力。同时应注意个人卫生，勤换工作服，勤洗澡，保持皮肤清洁。

3. 重视就业前体检

包括 X 线胸片，凡有活动性肺内外结核，以及各种呼吸道疾病的患者，都不宜参加矽尘工作。意义有二，一方面是易患硅肺，另一方面，传染性呼吸系统疾病患者又易传染其他正常人，并使之易患硅肺。

4. 加强卫生保健

卫生保健包括建立卫生健康档案、定期健康检查，以及对硅肺患者的处理安置，其目的是延缓粉尘危害，早期发现患者，早期处理并发症以缓解症状、延长寿命。

在综合治理中应遵循预防粉尘危害的八字经验：革、水、密、风、护、管、教、查。

（二）调护

1. 休息静养

凡劳动过度，操心过多，必致阳动郁热化火，故"勿过劳"。本病肺病及肾而可使肺脏虚，肾藏精主水，故应节房事，不可令肾虚不知持满而"以欲竭其精"，其后果是严重的。硅肺多从阳化，伤阴劫液，故患者宜静养，且要树立乐观主义精神，坚定战胜疾病的信心。

2. 饮食调护

（1）饮食宜新鲜并富于营养，如新鲜的瓜果蔬菜、肉类、蛋类，可适量进食动物的肺脏、肾脏。

（2）禁烟酒，忌食辛辣油腻，忌食酸碱腌熏及刺激性食物。

3. 食疗方

（1）荸荠萝卜汁　鲜荸荠、鲜白萝卜各 100g，冰糖适量。将荸荠、白萝卜洗净，切碎，捣汁，放入容器内，然后加入冰糖，隔水加热 2~3 分钟即成。每日一剂，分 2 次饮用。有清热、化痰、止咳的作用，对硅肺所致的咳嗽、咽干、咳痰不畅或痰中带血等症有一定的疗效。此外，常饮此汁还可清除体内矽尘。（《求医问药》）

（2）海带蜇方　海带 60g，海蜇 30g，红糖适量。将海带浸泡，洗净，切碎，煮烂；将海蜇洗净，切丝。然后将二者放入容器内，加入红糖，拌匀即成。每日一剂，分 2~3 次食用。有清热、化痰、散结的作用，可治疗硅肺所致的痰稠排出不畅等症，还有助于肺部硅结节的软化及消散。（《求医问药》）

（3）百合绿豆汤　百合 150~200g，绿豆 50~100g，冰糖适量。制法：将百合、绿豆洗净,加水共煮烂熟,然后放入冰糖调匀即成。每日一剂,分3次服食。有润肺燥、清肺热、止肺咳的作用,可治疗硅肺所致的痰稠、午后潮热等症。(《求医问药》)

(4)豆芽猪血方 黄豆芽、猪血各250g,调味品适量。将猪血切块,将黄豆芽洗净,然后一同放入锅内加水煮汤,放入调味品即成。每日一剂,分3次服食。可清除硅肺患者体内的矽尘。(《求医问药》)

七、专方选要

(一)止咳化矽糖浆(朱良春)

组成:党参、沙参、百合、白及、夜交藤、金荞麦、白花蛇舌草、金钱草、合欢皮、石韦、甘草熬制为糖浆。

功效:补益气阴,化痰散瘀。

主治:主治硅肺,延缓肺部纤维化。

方解:党参《本草正义》说他"力能补脾养胃,润肺生津,健运中气",《本草从新》谓其"补中益气,和脾胃,治烦渴",所以对于气虚不足,倦怠乏力,气急喘促,脾虚食少等症有效。《本草从新》谓北沙参"专补肺阴,清肺火,治久咳肺萎",是治肺虚热咳的要药。《纲目拾遗》说百合"清痰火,补虚损",用于肺燥、肺热之虚损久咳最合。《滇南本草》称白及"治痨伤肺气,补肺虚,止咳嗽,消肺痨咯血,收敛肺气",《中国植物图鉴》则明确指出他善治硅肺;有人曾用其制成片剂;本品还对结核菌有抑制作用,并有收敛止血、消肿生肌之功。因此,它对尘肺、肺结核等均有效。《本草从新》谓夜交藤"补中气,行经络,通血脉,治劳伤";他与上述诸药相合,能增强补虚强壮作用,有利于功能之恢复。《泉州本草》说白花蛇舌草能"清热散瘀,消痈解毒,又能清肺火,泻肺热,治肺热喘促,咳逆胸闷"。金荞麦的成分主要是黄烷醇类物质,有活血消肿、止咳化

痰作用;通过临床观察,其不仅可以改善临床症状,还能提高机体免疫功能。《植物名实图考》说金钱草能"治吐血,下血";《中国植物图鉴》谓其"可作强壮剂,治慢性肺炎"。他实具有清热解毒,镇咳止血,活血化石之功,对消除肺中矽尘殆有帮助。《本草纲目》说合欢皮能"活血、消肿、止痛",《动植物民间药》称其可"治咳嗽",具有强壮身体、兴奋、镇痛、安神、止咳及利尿等作用。《本草从新》载石韦"清肺气以滋化源,通膀胱而利水道"。由于本品有清肺泄热,止咳定喘,利水排石之功,因此亦可借用以排除肺中之硅尘。甘草能协调诸药而提高疗效。

(二)克矽汤(戴如生)

组成:木贼草、鸡内金、薏苡仁、菟丝子、海浮石、紫丹参。

功效:活血化瘀,软坚散结。

主治:主治硅肺,症见咳嗽、气急、胸痛、消瘦、咯血者。

方解:方中木贼草消积块、退翳膜、益肝胆;鸡内金软坚、消积、健胃;薏苡仁利湿排脓;菟丝子补肾固精;海浮石清肺化痰、软坚散结;丹参活血化瘀。全方共奏活血化瘀、软坚化结之功。

辨证加减:硅肺合并肺结核的患者,常伴有肺阴虚的症状,加北沙参、百合、黄精、蜂蜜等;内热现象明显者加地骨皮、黄芩等;咯血加白及、侧柏炭等;Ⅲ期硅肺,由于病例到晚期,绝大多数出现肺、脾、肾皆虚的症状,加人参、蛤蚧、冬虫夏草等;痰多加半夏、陈皮等。

(三)参牡汤(陈国瑞)

组成:党参60g,牡蛎60g,乌梅5粒,瓜蒌24g,马齿苋15g,禹余粮15g,薤白12g,茯苓9g,杏仁4.5g,桔梗4.5g,枳壳4.5g,生姜2片。

功效：健脾益气，宣肺化痰。

主治：治疗硅肺，症见胸闷、胸痛、咳嗽、咳痰、气短、乏力等。

方解：《本草纲目拾遗》说党参，治肺虚，益肺气，有补中、益气、生津之功；乌梅有敛肺、生津之效，用于肺虚久咳；牡蛎重镇，固摄阳气，益阴潜阳；禹余粮助牡蛎、乌梅酸甘化阴。《长沙药解》说薤白，辛温通畅，善散壅滞；马齿苋清热，防薤白温燥太过；茯苓、杏仁、桔梗、枳壳、瓜蒌宣肺化痰；全方合用共奏酸甘化阴，健脾益气，宣肺化痰之功。

辨证加减：咽喉干，痰黏者，加玉竹、知母，或麦冬、天冬；痰白，不黏者加桂枝或陈皮、半夏；痰黄、口渴者加黄芩或生石膏；痰黄、口不渴加竹茹、海浮石；怕风畏冷者加麻黄或荆芥、防风；发热、咳嗽、口渴者加桑菊片；胃纳欠佳者加麦谷芽、焦山楂；不寐者加远志、酸枣仁。

主要参考文献

[1] 施红，张颖. 邵长荣教授治疗"矽肺"的经验 [J]. 天津中医学院学报，1999，18（2）：33-34.

[2] 朱良春. "止咳化矽糖浆"配合"抗矽14"治疗矽肺疗效观察 [J]. 江苏中医杂志，1981，（2）：22.

[3] 戴如生. 克矽汤治疗矽肺427例临床总结报告 [J]. 安徽中医学院学报，1996，15（5）：20

第二节　石棉肺

石棉肺是长期吸入石棉粉尘引起的慢性、进行性、弥漫性、不可逆肺间质纤维化、胸膜斑形成和胸膜肥厚疾病。其主要病变是肺部广泛的间质纤维化及胸膜增厚，严重损害患者的肺功能，并使肺、胸膜恶性肿瘤的发生显著提高。

中医学虽无石棉肺的病名，但按其不同的病理阶段及主要临床表现，可列入"咳嗽""喘证""肺痿"等病范畴。

一、病因病机

（一）西医学认识

1. 病因

长期接触石棉粉尘是导致石棉肺的重要因素。石棉是具有纤维状结构的硅酸盐矿物物质，有耐高温、隔热、摩擦性能好等性能，是建设中输热输气、锅炉安装工程、消防设施、安全防护设备中不可缺少的材料。从化学成分来看，石棉主要有两大类：蛇纹石棉（温石棉）和角闪石类（青石棉、铁石棉），常用的是温石棉，致癌性能强的是青石棉。石棉矿开采、包装、运输、初级加工、制品加工等均可接触高浓度的石棉粉尘，是大气污染物质之一，长期从事石棉开采的人发病率特别高，其工龄一般在10年左右。

2. 发病机制

石棉肺是由于石棉纤维沉积于呼吸细支气管和肺泡壁所致。石棉纤维的致病力与其吸入的数量、纤维大小、形状及溶解度有关。石棉纤维有螺旋形和直形两种。螺旋形纤维吸入后常可被呼吸道黏膜排出，直形纤维硬而易碎，在呼吸道穿透力较强，因而致病性亦较强。早期吸入的石棉纤维多停留在呼吸细支气管，仅部分抵达肺泡，穿过肺泡壁进入肺间质被巨噬细胞吞噬，并释放致炎因子和致纤维化因子，引起肺间质炎症和广泛纤维化。石棉纤维可直接刺激纤维母细胞合成并分泌胶原，形成纤维化。此外，石棉对肺组织中的巨噬细胞、肺泡上皮细胞、间皮细胞均有毒性作用，导致肺、胸膜的纤维化。

肺组织广泛纤维增生和胸膜增厚，限制肺脏扩张，引起限制性通气功能障碍。

肺活量明显降低。残气正常或略升高。一秒钟用力呼气容积占用力肺活量比值（FEV1%）可不受影响。肺泡和毛细血管壁增厚，导致肺弹性减退，气体分布不匀，呼出气肺泡氧浓度差增加，导致通气与血流比例失调和弥散功能障碍。这种换气功能障碍在本病最为突出，往往 X 线胸片就能显示病变前已存在。肺顺应性降低。早期在运动时出现低氧血症，逐渐于静息时亦发生。并发肺气肿时，残气和残气占肺总量百分比增高，一秒钟用力呼气容量降低，故可有混合性通气功能障碍。

（二）中医学认识

中医学认为造成石棉肺的重要因素是由于石棉粉尘侵入人体，阻塞气道，气机不畅；或素体阴虚，病邪久羁不能胜邪，致肺阴亏耗，病变由生。

石棉肺病位在肺，可波及心、脾、肾。肺主气，司呼吸，石棉粉尘经口鼻吸入，沉积肺内，日积月累，气道阻塞渐重，引起气机不畅，因此临床上多见气急、气短、呼吸困难等症。气机不畅则络气不和，故见胸痛；气道阻塞，阻碍肺气正常宣发，则气逆而见咳嗽。病邪久羁伤正，肺气日亏，气虚不能化津，则致肺阴不足。另一方面，病邪沉积肺内，引起气急、咳嗽等症状，迁延不愈，亦导致肺阴亏耗。本病日久可由肺及脾肾，晚期可影响心，病机转化易从阳化、热化，伤津耗气，而使肺失清肃，继而气阴两亏，若复感邪毒，可见肺蕴痰热或致肺阴火旺而见发热、脓痰，进则肾不纳气，出现肺胀、水肿。

二、临床诊断

（一）辨病诊断

1. 临床诊断

（1）具有长达几年高浓度的职业性石棉接尘史（可能也有例外）。通常，石棉暴露的累计量越大，临床上发病率及其严重程度都会相对应地增高、增大。

（2）在肺部听诊时吸气末的爆裂音，以下肺野尤为明显。

（3）影像学检查，肺野下区出现网状 – 线样弥漫性网影。

（4）出现限制性肺功能障碍。

（5）常常出现伴有壁层胸膜纤维性胸膜斑块，或弥漫性胸膜纤维化。

其中，（1）和（3）是临床诊断石棉肺的必要标准。当（5）（2）（4）（以重要性依次顺序排列）中的一条或几条都不满足时，诊断为石棉肺的可靠指数相应减少。

2. 相关检查

（1）肺功能检查　石棉肺肺功能改变为典型的肺容量减少和弥散功能受损，气体交换异常，石棉肺早期，肺泡周围纤维化，在 X 线未出现改变前，肺弥散量即减少，随着肺间质纤维化发展，肺脏收缩，肺顺应性减低，出现限制性通气功能障碍，FVC、VC、TLC 均减低，RV 正常或稍增加，肺通气 / 血流比例失调，晚期为混合性通气功能障碍，部分病例合并阻塞性肺气肿，FEV1 下降，RV/TLC 轻度增加。

（2）胸部 X　石棉肺典型的表现是在肺底部有小的、不规则的高密度影。随着病情的发展，这些阴影逐渐融合，并且变得粗糙，最后出现囊性蜂窝状改变。胸膜斑的出现增加了诊断的特异性。广泛的胸膜病变通过胸部 X 线很容易发现。据估计，仅仅使用胸部 X 线片，对病变的阳性预测值大约为 40%。

（3）胸部 CT　石棉肺在高分辨率断层 CT 扫描（HRCT）中所看到的下肺叶外带孤立圆点状阴影与病理切片显示的细支气管旁结节性纤维化有关。这些圆点状阴影很多都与周边肺动脉关系密切，并且形成分支状结构，但尚未达到胸膜表面。另外，近胸膜处小叶内和小叶间会出现线状影、毛玻璃影或蜂窝状改变。脏层胸膜弥漫性纤维化，在 CT 上表现为广泛的胸膜增厚，肋膈角变钝。壁层胸膜受累也常表现为边界清楚的胸膜增厚区，这与胸膜斑的出现有关。

（二）辨证诊断

石棉肺在中医学中病名虽有"咳嗽""喘证""肺痿"之别，但辨证分型均以病机为依据，故辨证诊断合而论之。

1.肺气失宣型

临床证候：气急，咳嗽，痰少或干咳无痰，胸闷，胸痛，乏力，舌淡苔白，脉浮缓。

证候分析：金石邪毒，侵犯伤正，肺气受阻，失于宣散则见气急、咳嗽痰少；肺气失宣，气不布津则见胸闷、胸痛；舌淡苔白，脉浮缓为肺气不宣之征。

2.肺阴亏耗型

临床证候：气急，干咳，咽喉燥痒，胸痛，面部潮红，潮热盗汗，舌红，苔少，脉细数。

证候分析：肺受金石之灼，津伤及液，血虚及阴，阴液虚亏，易致虚火偏亢，肺燥火盛，阴虚致内热，故症见气急、干咳；热盛伤津则见咽喉燥痒、胸痛；阴虚内热，营阴外泄则见面部潮红、潮热盗汗；舌红少苔，脉细数为肺阴亏耗之征。

3.肺蕴痰热型

临床证候：发热，咳嗽，胸闷，胸痛，咳吐泡沫状或黏液状脓痰，口干咽燥，便秘，尿短赤，舌红苔黄，脉滑数。

证候分析：肺之正气不足，易感外邪，肺失宣发肃降，痰热壅阻肺气，肺失清肃则见发热、咳嗽、咳吐泡沫状或黏液状脓痰；痰热郁蒸则见口干咽燥、便秘、尿短赤；肺热内郁则见胸闷、胸痛；舌红苔黄，脉滑数为肺蕴痰热之征。

三、鉴别诊断

各种间质性疾病和胸膜病变

石棉引起的胸膜斑多为双侧，而创伤、结核、胶原血管病等引起者多为单侧，病变大小常固定，可数月无变化，这有助于与胸膜肿瘤的鉴别诊断。

四、临床治疗

（一）提高临床疗效的要素

1.针对病因，改善环境

石棉粉尘长期侵袭人体是造成石棉肺发生的主要原因，因此改善患者周围环境，避免其继续受石棉粉尘的侵害对于本病的治疗具有较大的意义。

2.用药忌用温燥之品

石棉质重性燥，为金石之品，易耗伤阴津，因此在试治时，应忌用辛温燥烈之品，以免助燥生热更伤津液。

3.知病防变，积极治疗

石棉肺发生后，其并发症对患者的预后影响很大，因此石棉肺一旦被确诊，应及时治疗，尤其并发症更应重视早期治疗，以防他变，造成更大的危害。可适当口服一些自由基灭活剂或抗氧化剂，如柠檬酸铝、SOD、维生素 E、维生素 C 等。

（二）辨病治疗

综合性对症处理与"硅肺"相同。主要加强其并发症的积极治疗。

（三）辨证治疗

1.辨证论治

（1）肺气失宣型

治法：宣肺止咳，宽胸理气。

方药：三拗汤加味。炙麻黄、桔梗、杏仁、枳壳、陈皮、白前、甘草、全瓜蒌、五味子。

加减：气急加葶苈子泻肺平喘；胸痛加郁金、橘络活络止痛。

（2）肺阴亏耗型

治法：润肺养阴。

方药：沙参麦冬汤加减。沙参、麦冬、玉竹、天花粉、桔梗、五味子、白芍、贝母、杏仁、陈皮、甘草。

加减：咳甚可酌加乌梅；潮热加十大功劳叶、银柴胡、青蒿、鳖甲；咳吐黄痰加海蛤粉、海浮石、鲜竹沥；痰中带血加牡丹皮、山栀子、藕节。

（3）肺蕴痰热型

治法：清热解毒，宣肺涤痰。

方药：桔梗汤合《千金》苇茎汤加减。桔梗、薏苡仁、冬瓜仁、杏仁、桃仁、芦根、黄芩、金银花、甘草。

加减：发热者加连翘、竹叶、石膏以清心泄热；痰臭者加金荞麦、鱼腥草、薏苡仁以清热解毒；痰热，痰中带血者，可加藕节、牡丹皮、白茅根以凉血止血。

2.外治疗法

（1）针刺疗法

① 肺气失宣者，取手太阴经穴为主，选取肺俞、尺泽、列缺、合谷，浅刺，用泻法。

② 肺阴亏耗者，选用尺泽、足三里、肺俞、太溪，用补法。

③ 肺蕴痰热者，选取肺俞、太渊、尺泽、丰隆，用泻法。

（2）其他外治法可参照"硅肺"章。

3.成药应用

（1）蜜炼川贝枇杷膏　每次1勺，每日3次，冲服。用于肺阴亏耗型。

（2）二冬膏　每晚睡前服1匙。用于肺阴亏耗型。

（3）皂角丸　每次3g，每日3次，连服2月为1个疗程。用于肺蕴痰热型。

（4）百合固金丸　每次6g或1丸，日3次。用于肺阴亏耗型。

4.单方验方

（1）鱼腥草适量，凉拌或炒肉均可，用于肺蕴痰热。（《食品与健康》2001年4期）

（2）苍术、白术各12g，法半夏、陈皮各10g，水煎服，每日1次。适用于痰浊较盛者。（《中外健康文摘》）

（3）黄精、天冬各15g，枇杷叶12g，陈皮10g，水煎服，日1剂。以上适用于肺阴虚干咳者。（《中外健康文摘》）

（4）南沙参、北沙参各15g，桔梗10g，山药12g，法半夏9g，水煎服，均为每日1次。以上适用于燥邪犯肺者。（《中外健康文摘》）

（四）医家诊疗经验

邵长荣

邵教授认为活血化瘀法能疏理气血，令其条达，使体内气血恢复正常运行。同时，活血化瘀法又有祛瘀生新的作用，可以促进脏腑、经脉有关组织的修复和再生。协定处方由桑寄生15g、丹参9g、郁金9g、莪术12g、地骷髅12g、赤芍9g、鹅管石12g、夏枯草15g、海蛤壳18g、陈皮6g组成。以上为一日量，制成糖浆，每天3次，每次30ml，饭后服，3个月为一疗程。24例治疗后获显效的有13例，好转8例，3例无效，有效率87.5%。

五、预后转归

石棉肺形成后，即使脱离石棉粉尘的接触，其病变仍可能继续进展，但进展速度较硅肺缓慢。严重的石棉肺患者常合并支气管扩张和肺部感染。晚期多合并肺心病，出现杵状指、发绀等体征，并常因肺部感染而导致呼吸衰竭和心力衰竭。石棉肺并发肺结核约10%，不如在硅肺多见，且病情较缓和。近年来报告认为，石棉所致胸腔积液较过去多，通常表现为一种不明原因的"特发性胸腔积液"，可在接触石棉期间或停止接触多年后发病。石棉肺患者合并肺癌的发病率较高，亦是现今导致石棉肺患者死亡的主要并发症之一，但对石棉导致肺癌的机制目前尚未十分明确。近年来，石棉与弥漫性胸膜和腹膜恶性间质瘤的关系在世界各地都得到证实，其中尤以青石棉为最强，铁石棉次之，温石棉又次之。石棉肺患者的死亡多因其并发症所导致，因此积极预防和治疗石棉肺的并发症，是降低石棉肺死亡率的主要途径。

六、预防调护

（一）预防

同硅肺一样，石棉肺一经诊断，即应调离粉尘作业环境，根据劳动能力适当安排工作。但因石棉不仅能引起尘肺，且可发生石棉癌变，因此防尘措施更为重要，用于防止硅肺的措施虽也适用于石棉肺，但更应严格，不能在缺乏防护设备条件下，将石棉加工下放给农村、集体或企业。对于石棉肺的其他防护措施及方法可参考硅肺。

（二）调护

1. 休息静养

石棉肺患者往往出现肺功能障碍的表现，劳动能力下降，因此，根据患者症状及病情适当休息静养，有助于本病的恢复。

2. 饮食调护

（1）饮食宜清淡、新鲜且富于营养，如新鲜的瓜果蔬菜、豆制品、蛋类等。病情较重时宜进食清淡且易于消化的食物或半流质饮食。

（2）禁烟酒，禁食辛辣及肥甘油腻之饮食。

3. 食疗方

（1）糯米100g，少许冰糖。洗糯米炖煮，或在蒸笼里蒸。煮冰糖，倒在米饭上，每天午餐加热食用，不要吃太多。本方适用于肺气虚弱引起的石棉肺。

（2）白果150g，白糖10g，生粉25g。白果砸壳，放入锅中加入适量的水和碱；煮沸后，用竹把刷去皮，挖出白果心，然后放入碗中，加入清水，在蒸笼里蒸熟，取出。锅里放白糖和白果，250ml清水，用武火烧开；去浮汁，用生粉勾芡，倒入盘中，单食或配餐。本方适用于肺气虚石棉肺患者。

（3）生山药和生薏苡仁各60g，柿霜30g。制作方法：将山药、薏苡仁洗净捣成粗末，入锅内加水适量，煮至烂熟，把柿霜调入搅匀即可服用。用于气虚乏力、食欲不振、咳嗽痰稀、肺气失宣之患者效果较佳。

主要参考文献

[1] 邵长荣，赵粹英，戚志成，等. 活血化瘀法治疗石棉肺24例与甲皱微循环变化的观察 [J]. 中医杂志，1982, 12（19）: 35.

[2] 陈同钧. 活血化瘀法治疗石棉肺24例临床观察 [J]. 中西医结合杂志，1983（4）: 216.

第三节　煤工尘肺

在我国，煤工尘肺是煤肺和煤硅肺的总称，多见于采煤工、选煤工、煤炭装卸工。煤工尘肺是由吸入煤炭粉末引起。粉尘沉积导致细支气管周围出现含尘巨噬细胞（煤点），偶尔可致局灶性细支气管肺气肿。煤工尘肺疾病发展时可出现大面积肺纤维化伴肺功能损伤。

本病在中医学中无原名记载，但其症状多与中医的"咳嗽""喘证""肺胀""肺痿"等相似，故当属其范畴。

一、病因病机

（一）西医学认识

1.病因

（1）直接因素　即从事与煤的开采和运输有关的工人吸入粉尘所致。煤矿中主要分岩石掘进和采煤两大工种，矿工和运煤工由于接触粉尘的种类不尽相同，故所患煤工尘肺的病种及发病工龄也有所不同（在概述部分已讨论）。

（2）其他因素　包括作业环境粉尘的浓度、粉尘中有毒物质的含量、粉尘颗粒的大小、接触时间的长短、防尘措施的优劣、个人体质的强弱及生活习惯等方面。以上因素决定着发病率的高低和病情的严重程度。特别指出的是，有肺部疾患和（或）吸烟史易发病。

2.发病机制

煤尘进入呼吸道特别是肺泡后，累积速度较快。巨噬细胞吞噬煤尘后也称尘细胞。尘细胞体积膨胀，黑色醒目，可进入间质。随着尘细胞体积膨胀崩解，使受损和（或）已被破坏的巨噬细胞释放"致纤维化因子"，并激活纤维细胞，可导致纤维组织增生。粉尘聚集、肺泡壁与肺间质增宽、尘斑灶对呼吸性细支气管管腔的挤压，可造成肺泡间破裂，早期形成小叶中央型及尘斑周围型肺气肿。

尘细胞可进入淋巴系统，再进入到肺门淋巴结。由于尘细胞的不断聚集，造成淋巴管的阻塞及淋巴液的瘀滞，逆流至胸膜下淋巴管。从而使肺泡间隔和血管、支气管周围尘细胞聚集，发生结节性纤维化。致使变形、细小支气管和毛细血管管腔狭窄，影响通气和血流。

进行性块状纤维化（PMF）是煤工尘肺晚期的病变表现，其形成的确切原因尚不清楚。有研究认为患者肺部感染可加剧气管，气管炎性阻塞及肺泡炎性实变和机化，最后导致肺组织萎缩、实变；也可能与胶原代谢及免疫因素有关。

（二）中医学认识

中医依据发展过程和临床表现来认识本病，主要是粉尘侵入人体，沉积肺内，日积月累，伤及肺体，气血凝聚，痰瘀互结而成。肺为娇脏，主气，开窍于鼻。肺主呼气，主出，肾主纳气，主入，一出一入，始能完成人体内气与外气交换的过程。在交换的过程中，散布于空气中的粉尘随呼吸而入肺。粉尘堆聚，阻塞气道，气血不和，运行阻滞，导致气滞血瘀，肺失肃降，症见气短、胸闷或胸部隐痛。积久不解，由肺及心，由气及血，部分血液留聚而成瘀血，从而进一步形成"肺朝百脉"输布失司，酿致脾胃气机升降失调，不能生化水谷精微。《济生方》中说："人之气道贵于顺，顺则津液流通，绝无痰饮之患。"反之则痰饮生。

二、临床诊断

（一）辨病诊断

1.临床诊断

煤工尘肺的临床诊断应结合患者的病史、临床症状、体征及肺功能检查等方面而得出。

（1）病史　为本病确诊的前提依据。长期煤尘接触史，包括接触粉尘浓度，作业工龄及流行病学等。有吸烟史更易患病。

（2）症状　出现以呼吸系统为主的咳嗽、咳痰、胸痛、呼吸困难四大症状，并且还有喘息、咯血和其他全身症状。

（3）体征　早期肺部多无异常体征，偶可闻及呼吸音粗糙或（和）干啰音。伴阻塞性支气管炎时，啰音较多，大块纤维组织收缩，使气管偏向患侧，在吸气及呼气时可闻及哮鸣音。病变进展至进行性大块状纤维化时可出现严重肺气肿体征，可见桶状胸、杵状指、发绀，叩诊可闻及过清音。

2. 相关检查

（1）胸部X线检查　是该病确诊的主要手段。主要表现有肺纹理增多紊乱，粗网状阴影增加，夹杂结节状阴影，直径多在1.5~3mm。随病情进展，结节阴影增大、增多、融合，出现致密团块影（煤肺少有）肺门淋巴结很少肿大，肺气肿X线征象较明显。

煤工尘肺的X线诊断与分期的原则与硅肺相同。

（2）血气分析　早期基本无变化，晚期病例可有PaO_2及SaO_2下降。

（3）肺功能检查　早期煤工尘肺患者虽有弥漫性间质纤维化性病变和轻度肺气肿，但肺功能多无明显改变，只有在尘肺晚期才可见降低，或在动态观察中可较早地看到有降低趋势，煤工尘肺的通气功能障碍类型早期以限制性通气功能障碍为主，中晚期以阻塞型最多见，其次为混合型，通常煤工尘肺患者的FEV_1、FVC、VC、MMF的均值均低于正常人，且基本上随病变的进展呈进行性下降，各项指标中以FEV_1、FEV_1/FVC和FEV_1/VC预计值最为敏感。

（二）辨证诊断

1. 痰湿蕴肺型

临床证候：咳嗽痰多，咳声重浊，痰白黏腻或稠厚，或稀薄，每于清晨咳痰尤甚，因痰而嗽，痰出则咳缓，胸闷，脘腹胀满，纳差，舌苔白腻，脉濡滑。

证候分析：粉尘入侵，伤及肺脏，肺气虚卫外不固，肺失宣降，故可见咳嗽、咳声重浊、气短；痰湿内阻，脾气虚则纳运失司，聚湿成痰，故症见痰多、胸闷、脘腹胀满、纳差、乏力；舌苔白腻，脉濡滑为痰湿蕴肺之征。

2. 痰热郁肺型

临床证候：咳嗽气息粗促，或喉中有痰声，痰多，痰质黏厚或稠黄，咳吐不爽，或有热腥味，或吐血痰，胸胁胀满，咳时引痛，面赤，或有身热，口干欲饮，舌质红，苔薄黄腻，脉滑数。

证候分析：煤尘入肺，形成尘埃，痰阻气滞，致痰气互结，阻塞气道，肺气不畅，失其宣肃之功，故症见咳嗽气息粗促、痰多、痰质黏厚或稠黄；痰郁化热则见痰有腥味；热伤肺络则见吐血痰，胸胁胀满、咳时引痛；肺热内郁则见身热、口干欲饮；舌质红，苔薄黄腻，脉滑数为痰热郁肺之征。

3. 痰瘀互结型

临床证候：咳嗽痰多，多为黑色块状，质黏难咳，胸满闷痛，气促心悸，动则尤甚，唇甲发绀，失眠心烦，口干便秘，舌淡暗，边有瘀斑，苔少或薄白腻，脉细或细涩。

证候分析：煤尘侵入气道，聚集成堆，阻滞气道，阻滞肺络，症见咳嗽、痰多为黑色块状；痰瘀互结，肺失宣降则见胸满闷痛、气促心悸，动则尤甚；瘀久化热，痰火扰心则见唇甲发绀、失眠心烦、口干便秘；舌淡暗，边有瘀斑，苔少或薄白腻，脉细或细涩为痰瘀互结之征。

4. 肺肾气虚型

临床证候：呼吸浅短难续，甚则张口抬肩，倚息不能平卧，咳嗽，痰白如沫，咳吐不利，胸闷心慌，形寒汗出，或腰膝酸软，小便清长，或尿后余沥，或咳则小便自遗，舌淡或暗紫，苔白润，脉沉细虚数无力，或有结代。

证候分析：病久肺肾两虚，气失摄纳，可见呼吸浅短难续，倚息不能平卧；寒饮伏肺，肾虚水泛则见痰白如沫，咳吐不利；

肺病及心，心气虚弱则见胸闷心慌、形寒汗出、小便清长；肺失治节，气滞血瘀则见舌淡或暗紫，苔白润，脉沉细虚数无力，或有结代。

5. 肺阴亏虚型

临床证候：干咳，咳声短促，痰少黏白，或痰中见血，或声音逐渐嘶哑，午后潮热，颧红，手足心热，夜寐盗汗，口干咽燥，起病缓慢，日渐消瘦，神疲，舌质红，少苔，脉细数。

证候分析：肺阴亏虚，虚热内灼，肺失滋润，肃降无权，可见干咳、咳声短促；虚火灼津为痰，肺损络伤则见痰中见血；阴虚肺燥，津液不能濡润上承则见声音逐渐嘶哑、口干咽燥；阴虚火旺则见午后潮热、颧红、手足心热、夜寐盗汗；阴津不能充养而致日渐消瘦、神疲；舌质红，少苔，脉细数为肺阴亏虚之征。

三、鉴别诊断

煤工尘肺与其他疾病的鉴别与硅肺基本相同，可互参。同时可结合职业史及X线检查，较容易与硅肺、石棉肺等其他尘肺相区别。

1. 粟粒性肺结核

此病全肺野满布小结节状阴影，与Ⅱ期硅肺相似。但前者有明显的全身中毒症状。X线显示细小结节影从肺尖至肺底均匀分布，大小、密度一致。无肺纹理增多和明显的肺间质纤维化，亦无肺气肿征象。胸膜变化少。抗结核治疗，病灶可迅速吸收。

2. 肺泡细胞癌

弥漫型肺泡细胞癌X线表现为两侧弥漫性结节影，应与Ⅱ、Ⅲ期硅肺鉴别。前者结节多不对称，密度不均匀，虽有融合，但不成团块或大片融合，痰中可找到癌细胞。

四、临床治疗

（一）提高临床疗效的要素

由于煤工尘肺的发病机制及临床症状与硅肺基本相似，因此，如何提高煤工尘肺临床疗效所需的基本要素亦可参考硅肺一节。

（二）辨病治疗

1. 一般治疗

患者首先应立即脱离原粉尘作业岗位，并不得再重新从事其他接触粉尘的作业。患者应加强自我健康管理能力，主要是戒烟，避免生活性粉尘接触，加强营养，养成健康良好的生活习惯。加强运动锻炼，包括耐力训练、呼吸肌训练等，能促进肌肉细胞代谢，有利于提高免疫力，增强机体抵抗力。

2. 药物治疗

（1）平喘治疗

①β₂受体激动剂。主要通过刺激β_2肾上腺素受体，增加环磷酸腺苷（cAMP），使气道平滑肌放松。短效β_2受体激动剂（SABA）：沙丁胺醇气雾剂每次吸入10~200μg（喷吸1~2次），3次/天，吸入后5分钟起效，10~15分钟出现最大疗效，作用维持时间4~5小时。特布他林雾化溶液，每次雾化吸入5mg，不超过4次/天。长效β_2受体激动剂（LABA）：此类药物1次剂量对支气管扩张可持续12小时，2次/天。沙美特罗气雾剂或与氟替卡松联合吸入给药，每次吸入50μg，30分钟起效。福莫特罗干粉吸入或与布地奈德联合吸入给药，吸入后2分钟起效。

②茶碱类药物。具有相对弱的支气管扩张作用，同时有抗感染及免疫调节作用。氨茶碱。口服每次100~200mg，3~4次/天。静脉用药应控制速度，以免产生严重不良

反应。静脉滴注，一般以 0.25g 加入 5% 葡萄糖注射液 250~500ml 稀释后缓慢滴注，1~2 次 / 天。二羟丙茶碱，口服每次 0.2g，2~3 次 / 天；静脉滴注每次 0.25~0.5g，加入 5% 葡萄糖溶液 250~500ml 中滴注。多索茶碱，口服每次 200~400mg，2 次 / 天；也可 300mg 加入 5% 葡萄糖溶液或生理盐水 100ml 中静脉滴注，1 次 / 天。

③抗胆碱能药物。通过阻止乙酰胆碱与位于呼吸道平滑肌、气道黏膜下腺体的胆碱能 M_3 受体结合，发挥松弛支气管平滑肌、抑制腺体分泌的作用。短效抗胆碱能药物（SAMA）异丙托溴铵；气雾或雾化吸入，5 分钟起效，30~60 分钟达最大作用，维持 4~6 小时，气雾吸入每次 40~80μg，4 次 / 天。雾化溶液吸入，每次 0.5~1mg，每天 3~4 次。长效抗胆碱能药物（LAMA）噻托溴铵：干粉或软雾吸入，1 次 / 天给药，作用持续 15 小时以上，干粉每次吸入 18μg，软雾每次吸入 5μg。

（2）祛痰治疗

①蛋白分解酶制剂。此类药物裂解糖蛋白中蛋白质部分，使痰液黏度降低。如舍雷肽酶，口服一次 5~10mg，3 次 / 天。

②多糖纤维分解剂。此类药物使酸性糖蛋白纤维断裂，从而降低痰液黏稠度，同时有一定镇咳作用。溴己新，口服每次 8~16mg，3 次 / 天。氨溴索，口服每次 30~60mg，3 次 / 天。

③二硫键裂解剂。此类药物分裂糖蛋白分子间的二硫键，使痰液黏稠度减低。N-乙酰半胱氨酸，有片剂、颗粒剂、泡腾片等剂型，每次 600mg，1~2 次 / 天。羧甲司坦，不良反应少，每次口服 500mg，3 次 / 天。

④新型黏痰溶解剂。此类药物为挥发性植物油，具有溶解黏液、促进浆液分泌和支气管扩张作用，并可提高纤毛清除功能，桉柠蒎肠溶软胶囊每次口服 300mg，3 次 / 天。

（3）镇咳治疗

①可待因。该药为中枢性镇咳药，镇咳作用强，但不利于排痰，且有成瘾性和依赖性，可用于干咳和刺激性咳嗽，尤其伴有胸痛的患者。口服或皮下注射，每次 15~30mg，3 次 / 天。

②右美沙芬。该药为中枢性镇咳药，是目前临床上应用最广的镇咳药，作用与可待因相似，但无成瘾性和镇痛作用。适用于痰量少或无痰的咳嗽，痰多者不宜使用。口服每次 15~30mg，3 次 / 天。

③那可丁。该药属于外周性镇咳药，为阿片所含的异喹啉类生物碱，作用与可待因相当，但无依赖性，适用于不同原因引起的咳嗽。口服每次 15~30mg，3 次 / 天。

3. 合理氧疗

尘肺病患者静息呼吸室内空气时，PaO_2 < 7.3kPa，或 SaO_2 < 88%，伴或不伴高碳酸血症时可通过鼻导管（或面罩）给氧，可提高静息状态下严重低氧血症的慢性呼吸衰竭患者的生存率。

4. 并发症治疗

对于并发结核者应积极抗结核治疗，推荐的初治方案：异烟肼、利福平、乙胺丁醇、吡嗪酰胺（加或不加链霉素）联用，强化治疗 3 个月，异烟肼、利福平、乙胺丁醇巩固治疗 9~15 个月，总疗程 8~12 个月。复治方案：尽量选用敏感药物，强化期不少于 5 种药物，巩固期 3~4 种药物，强化期以 3~6 个月为宜，总疗程为 18~24 个月（Ⅲ期患者建议 24 个月）。

对于合并呼吸道感染者，应积极抗感染治疗。尤其是肺结核是此类患者的常见、多发并发症，合理应用抗生素、预防真菌感染尤为重要。

对于合并慢性阻塞性肺疾病者，治疗使用支气管扩张剂，在此基础上加用糖皮质激素，可雾化或口服或静脉用药；可根据临床表现是否合并感染和实验室检查如血常规、C反应蛋白（CRP）和降钙素原检查确定是否使用抗生素；必要时使用氧疗及无创机械通气。

对于合并慢性肺源性心脏病可应用强心剂、扩血管制剂等对症治疗。

5.抗纤维化治疗

（1）汉防己甲素。口服，每次60~100mg，1日3次，服用6天，停药1天，疗程3个月。或每次40~60mg，1日3次，疗程3个月。根据病情需要，可以多疗程服药，建议一疗程治疗后休息1个月。

（2）吡非尼酮。吡非尼酮在IPF治疗中显示可延缓用力呼气肺活量下降速率，可能在一定程度上降低病死率，推荐轻到中度肺功能障碍的IPF患者应用。

6.全肺灌洗

全肺灌洗可冲洗出滞留于呼吸道的痰液和分泌物，短期内有明显改善临床症状的效果，同时，仍沉积于呼吸道和肺泡中的少量粉尘及由于粉尘刺激所生成的与纤维化有关的细胞因子也可随之排出。但没有证据表明肺灌洗对改善肺功能，特别是对肺纤维化有明确的治疗效果。

（三）辨证治疗

1.辨证论治

（1）痰湿蕴肺型

治法：燥湿化痰，理气止咳。

方药：二陈汤合三子养亲汤加减。法半夏、茯苓、陈皮、苍术、白芥子、莱菔子、紫苏子、炙甘草。

加减：若寒痰较重，痰白黏如沫，怕冷，加干姜、细辛温肺化痰；久病脾虚，神倦加党参、白术、炙甘草益气健脾。

（2）痰热郁肺型

治法：清热化痰，肃肺止咳。

方药：清金化痰汤。桑白皮、黄芩、栀子、知母、浙贝母、瓜蒌仁、桔梗、橘红、半夏、苏子、杏仁。

加减：若痰黄、脓或腥臭加鱼腥草、金荞麦、薏苡仁、冬瓜仁清化痰热；胸满咳逆、痰涌、便秘加葶苈子、玄参泄肺逐痰；痰热伤津加南沙参、天冬、天花粉养阴生津。

（3）痰瘀互结型

治法：化痰止咳，活血化瘀。

方药：血府逐瘀汤。当归、生地、桃仁、红花、枳壳、赤芍、柴胡、甘草、桔梗、川芎、牛膝、法半夏、茯苓、陈皮。

加减：若痰阻气机，中焦不通加厚朴、杏仁；痰鸣喘息不得平卧者加葶苈子、射干、前胡；热盛烦躁、面红、汗出者加石膏、知母；热盛伤阴者加天花粉、生地黄、玄参。

（4）肺肾气虚型

治法：补肺纳肾、降气平喘。

方药：平喘固本汤合补肺汤。人参、山茱萸、五味子、肉苁蓉、淫羊藿、沉香（后下）、紫菀、款冬花、紫苏子、法半夏、橘红、炙甘草。

加减：若肺虚有寒，怕冷，舌淡加肉桂、干姜、钟乳石；阴伤，低热，舌红苔少加麦冬、玉竹、生地；气虚瘀阻，面唇发绀明显加当归、丹参、苏木活血通脉。

（5）肺阴亏虚型

治法：养阴清热，润肺止咳。

方药：沙参麦冬汤。北沙参、麦冬、天花粉、玉竹、桑叶、知母、川贝粉。

加减：若咳而气促，加五味子以敛肺气；潮热者加功劳叶、银柴胡、青蒿、鳖甲、胡黄连；盗汗者加乌梅、浮小麦收敛止涩；咳吐黄痰加海蛤粉、知母、黄芩清热化痰；痰中带血加牡丹皮、栀子、藕节清热止血。

2.外治疗法

（1）针刺治疗

①发作期取天突、定喘，配孔最，宣通肺气；丰隆、足三里健脾化痰。胸闷取

膻中、气海与内关相配，宽胸利气平喘。用于痰湿蕴肺证、痰热郁肺证、痰瘀互结证。

②缓解期选取大椎、肺俞、关元、足三里以减少发作。用于肺肾气虚证、肺阴亏虚证。

（2）穴位敷贴治疗　对患者取穴位常规消毒，然后把膏药贴置于天突、膻中、大椎、定喘、心俞、肺俞、肾俞等穴位，治疗6~8小时后取下，每天换1次治疗贴，1周为1个疗程，重者20天1个疗程。皮肤过敏者慎用。用于肺肾气虚证、肺阴亏虚证。

（3）水针疗法　选用定喘、肺俞、风门、大杼，采用VitB$_1$100mg注射，或丹参注射液，每次取两穴，注射0.5ml，由下而上依次轮换取穴，2日1次，1个疗程共进行20次。用于痰瘀互结证。

3. 成药应用

（1）痰热清注射液　成人一般1次20ml，重症患者1次可用40ml，加入5%葡萄糖注射液或0.9%氯化钠注射液250~500ml，静脉滴注，控制滴数每分钟不超过60滴，1日1次。遵医嘱。用于痰热郁肺证。

（2）百令胶囊　1次6粒，1日3次，口服。用于肺肾气虚证。

（3）参麦注射液　肌内注射，一次2~4ml，1日1次。静脉滴注，1次20~100ml（用5%葡萄糖注射液250~500ml稀释后应用）。遵医嘱，也可直接滴注。用于肺阴亏虚证。

（4）参芪片　每次3片，每日3次，口服。用于肺肾气虚证。

4. 单方验方

（1）防己、杏仁、木香以2∶3∶2共研为细末，炼蜜为丸，如小豆大。每服20丸，桑白皮汤送下。如便秘，加葶苈子30g煎汤送下，饭后服。治喘嗽久不已者。

调顺气血、消化痰涎，用于痰湿蕴肺证。（《宣明方论》）

（2）枇杷叶1000g、川贝10g（研末）、硼砂（研末）20g，先将枇杷叶加水煎熬，去渣后再浓缩成250ml，加入贝母、硼砂粉、拌匀分5天服完。日3次，可连服2~3剂。用于咳嗽咳痰不爽者、痰湿蕴肺证。（《岐黄名家经方》）

（3）天冬、麦冬、杏仁、川贝母各30g，共研细末加蜜500ml熬膏。每晚临睡前服1匙。温开水冲服忌食辛辣刺激食物。用于咳嗽咳痰不爽者、燥痰蕴肺证。（《岐黄名家经方》）

（4）苍术、白术各15g、法半夏、陈皮各15g，水煎服。1日1剂。用于痰湿郁肺证。（《岐黄名家经方》）

（5）沙参、太子参各15g，天冬、麦冬各15g。水煎服，1日1剂。用于肺阴亏虚证。（《岐黄名家经方》）

（6）黄精、天冬各15g，枇杷叶15g，陈皮10g，水煎服。用于肺阴亏虚证。（《岐黄名家经方》）

五、预后转归

大量临床实践证明，一些基本的临床干预措施，如预防呼吸道感染并积极治疗、改变不良的生活习惯等均能明确地延缓肺纤维化的快速发展。对煤工尘肺病的治疗首先要有正确的认识，即通过全面的健康管理、改善不良的生活习惯和生活环境、积极预防和治疗并发症/合并症、积极进行康复治疗和训练，尘肺患者基本可以保持正常的生活质量和相对健全的社会活动能力。

六、预防调护

可参照"硅肺"章。

七、专方选要

（一）参芪补肺汤（万自安）

组成：黄芪 15g，党参 15g，款冬花 10g，丹参 30g，杏仁 10g，苏子 10g，炙甘草 4g，海藻 12g，牡蛎 30g，海蛤壳 15g。

功效：益气补肺，兼以活血化瘀，软坚散结。

主治：煤工尘肺，症见气虚血瘀所致之咳嗽、胸痛、咳痰、胸闷气急或憋气。

方解：方中黄芪有补益肺气之功；党参具有健脾补气之效；丹参活血化瘀；海藻、牡蛎、海蛤壳清热化痰，软坚散结；杏仁、苏子下气化痰平喘；款冬花助化痰止咳；炙甘草调和诸药。诸药联合共奏益气补肺、活血化瘀、软坚散结之功。

（二）消尘平喘止咳汤

组成：炙紫菀 10g，百部 10g，荆芥 6g，前胡 9g，白前 9g，杏仁 10g，浙贝母 9g，化橘红 9g，连翘 10g，桔梗 10g，芦根 20g，甘草 3g。

功效：消尘止咳平喘。

主治：气虚血瘀痰阻。症见胸闷，憋气，咳嗽，咳痰，胸背痛。

方解：消尘止咳汤方剂以近代中医名家岳美中首创的"锄云止咳汤"为基础方，方中炙紫菀、百部两药性味温润，皆入肺经，有化痰降气、清肺泄热、通调水道之效，为君药；桔梗味苦辛而性平，善于开宣肺气，具利咽、祛痰、排脓之效，白前味辛甘，长于泻肺降气，下痰止嗽，两者协同，一宣一降，可复肺气，助宣降，增强君药清肺祛痰之力，为臣药，荆芥味辛，微苦，性微温，疏风解表，祛表余邪；陈皮理气健脾，燥湿化痰，为佐药；甘草既有清热之功，又有止咳化痰之效，尚能调和诸药为使药。该方配以前胡下气祛痰，浙贝母治外感咳嗽，清肺毒，杏仁利肺气，连翘清肺解毒，芦根清肺热，诸药合力共奏消尘止咳平喘之功。

辨证加减：偏风寒者加紫苏叶 10g，偏风热者加金银花 15g。

主要参考文献

[1] 中华预防医学会. 尘肺病治疗中国专家共识（2018 年版）[J]. 环境与职业医学，2018，35（8）：677-688.

[2] 中华预防医学会. 尘肺病肺康复中国专家共识（2022 年版）[J]. 环境与职业医学，2022，39（5）：574-588.

[3] 万自安. 参芪补肺汤治疗 40 例煤工矽肺临床观察 [J]. 甘肃中医，1993，6（2）：20.

[4] 董强，王国英，李莉，等. 自拟消尘平喘止咳汤治疗尘肺合并心力衰竭的疗效及对血气指标和心肺功能影响 [J]. 中国中医急症，2017，26（2）：354-356.

附 录

临床常用检查参考值

一、血液学检查

指标			标本类型	参考区间
红细胞（RBC）	男			$（4.0\sim5.5）\times10^{12}/L$
	女			$（3.5\sim5.0）\times10^{12}/L$
血红蛋白（Hb）	新生儿			170~200g/L
	成人	男		120~160g/L
		女		110~150g/L
平均红细胞血红蛋白（MCV）				80~100fl
平均红细胞血红蛋白（MCH）				27~34pg
平均红细胞血红蛋白浓度（MCHC）				320~360g/L
红细胞比容（Hct）（温氏法）	男			0.40~0.50L/L
	女			0.37~0.48L/L
红细胞沉降率（ESR）（Westergren 法）	男		全血	0~15mm/h
	女			0~20mm/h
网织红细胞百分数（Ret%）	新生儿			3%~6%
	儿童及成人			0.5%~1.5%
白细胞（WBC）	新生儿			$（15.0\sim20.0）\times10^{9}/L$
	6 个月至 2 岁时			$（11.0\sim12.0）\times10^{9}/L$
	成人			$（4.0\sim10.0）\times10^{9}/L$
白细胞分类计数百分率	嗜中性粒细胞			50%~70%
	嗜酸性粒细胞（EOS%）			0.5%~5%
	嗜碱性粒细胞（BASO%）			0~1%
	淋巴细胞（LYMPH%）			20%~40%
	单核细胞（MONO%）			3%~8%
血小板计数（PLT）				$（100\sim300）\times10^{9}/L$

二、电解质

指标		标本类型	参考区间
二氧化碳结合力（CO$_2$-CP）	成人	血清	22~31mmol/L
钾（K）			3.5~5.5mmol/L
钠（Na）			135~145mmol/L
氯（Cl）			95~105mmol/L
钙（Ca）			2.25~2.58mmol/L
无机磷（P）			0.97~1.61mmol/L

三、血脂血糖

指标		标本类型	参考区间
血清总胆固醇（TC）	成人	血清	2.9~6.0mmol/L
低密度脂蛋白胆固醇（LDL-C）（沉淀法）			2.07~3.12mmol/L
血清三酰甘油（TG）			0.56~1.70mmol/L
高密度脂蛋白胆固醇（HDL-C）（沉淀法）			0.94~2.0mmol/L
血清磷脂			1.4~2.7mmol/L
α- 脂蛋白			男性（517±106）mg/L
			女性（547±125）mg/L
血清总脂			4~7g/L
血糖（空腹）（葡萄糖氧化酶法）			3.9~6.1mmol/L
口服葡萄糖耐量试验服糖后 2 小时血糖			＜ 7.8mmol/L

四、肝功能检查

指标		标本类型	参考区间
总脂酸		血清	1.9~4.2g/L
胆碱酯酶测定（ChE）（比色法）	乙酰胆碱酯酶（AChE）		80000~120000U/L
	假性胆碱酯酶（PChE）		30000~80000U/L
铜蓝蛋白（成人）			0.2~0.6g/L
丙酮酸（成人）			0.06~0.1mmol/L
酸性磷酸酶（ACP）			0.9~1.90U/L
γ- 谷氨酰转移酶（γ-GGT）	男		11~50U/L
	女		7~32U/L

指标			标本类型	参考区间
蛋白质类	蛋白组分	清蛋白（A）	血清	40~55g/L
		球蛋白（G）		20~30g/L
		清蛋白 / 球蛋白比值		（1.5~2.5）∶1
	总蛋白（TP）	新生儿		46.0~70.0g/L
		＞3 岁		62.0~76.0g/L
		成人		60.0~80.0g/L
	蛋白电泳（醋酸纤维膜法）	α_1 球蛋白		3%~4%
		α_2 球蛋白		6%~10%
		β 球蛋白		7%~11%
		γ 球蛋白		9%~18%
乳酸脱氢酶同工酶（LDiso）（圆盘电泳法）		LD_1		（32.7±4.60）%
		LD_2		（45.1±3.53）%
		LD_3		（18.5±2.96）%
		LD_4		（2.90±0.89）%
		LD_5		（0.85±0.55）%
肌酸激酶（CK）（速率法）		男		50~310U/L
		女		40~200U/L
肌酸激酶同工酶		CK-BB		阴性或微量
		CK-MB		＜0.05（5%）
		CK-MM		0.94~0.96（94%~96%）
		CK-MT		阴性或微量

五、血清学检查

指标	标本类型	参考区间
甲胎蛋白（AFP，αFP）	血清	＜25ng/ml（25μg/L）
小儿（3 周~6 个月）		＜39ng/ml（39μg/L）
包囊虫病补体结合试验		阴性
嗜异性凝集反应		（0~1）∶7
布鲁斯凝集试验		（0~1）∶40
冷凝集素试验		（0~1）∶10
梅毒补体结合反应		阴性

指标		标本类型	参考区间
补体	总补体活性（CH50）（试管法）	血浆	50~100kU/L
补体经典途径成分	C1q（ELISA法）	血清	0.18~0.19g/L
	C3（成人）		0.8~1.5g/L
	C4（成人）		0.2~0.6g/L
免疫球蛋白	成人		700~3500mg/L
IgD（ELISA法）	成人		0.6~1.2mg/L
IgE（ELISA法）			0.1~0.9mg/L
IgG	成人		7~16.6g/L
IgG/白蛋白比值			0.3~0.7
IgG/合成率			-9.9~3.3mg/24h
IgM	成人		500~2600mg/L
E-玫瑰花环形成率		淋巴细胞	0.40~0.70
EAC-玫瑰花环形成率			0.15~0.30
红斑狼疮细胞（LEC）		全血	阴性
类风湿因子（RF）（乳胶凝集法或浊度分析法）		血清	< 20U/ml
外斐反应	OX19		低于1：160
Widal反应（直接凝集法）	O		低于1：80
	H		低于1：160
	A		低于1：80
	B		低于1：80
	C		低于1：80
结核抗体（TB-G）			阴性
抗酸性核蛋白抗体和抗核糖核蛋白抗体			阴性
抗干燥综合征A抗体和抗干燥综合征B抗体			阴性
甲状腺胶体和微粒体胶原自身抗体			阴性
骨骼肌自身抗体（ASA）			阴性
乙型肝炎病毒表面抗原（HBsAg）			阴性
乙型肝炎病毒表面抗体（HBsAb）			阴性
乙型肝炎病毒核心抗原（HBcAg）			阴性

指标	标本类型	参考区间
乙型肝炎病毒 e 抗原（HBeAg）	血清	阴性
乙型肝炎病毒 e 抗体（HBeAb）		阴性
免疫扩散法		阴性
植物血凝素皮内试验（PHA）		阴性
平滑肌自身抗体（SMA）		阴性
结核菌素皮内试验（PPD）		阴性

六、骨髓细胞的正常值

指标		标本类型	参考区间
增生程度		骨髓	增生活跃（即成熟红细胞与有核细胞之比约为 20：1）
粒系细胞分类	原始粒细胞		0~1.8%
	早幼粒细胞		0.4%~3.9%
	中性中幼粒细胞		2.2%~12.2%
	中性晚幼粒细胞		3.5%~13.2%
	中性杆状核粒细胞		16.4%~32.1%
	中性分叶核粒细胞		4.2%~21.2%
	嗜酸性中幼粒细胞		0~1.4%
	嗜酸性晚幼粒细胞		0~1.8%
	嗜酸性杆状核粒细胞		0.2%~3.9%
	嗜酸性分叶核粒细胞		0~4.2%
	嗜碱性中幼粒细胞		0~0.2%
	嗜碱性晚幼粒细胞		0~0.3%
	嗜碱性杆状核粒细胞		0~0.4%
	嗜碱性分叶核粒细胞		0~0.2%
红细胞分类	原始红细胞		0~1.9%
	早幼红细胞		0.2%~2.6%
	中幼红细胞		2.6%~10.7%
	晚幼红细胞		5.2%~17.5%

指标		标本类型	参考区间
淋巴细胞分类	原始淋巴细胞	骨髓	0~0.4%
	幼稚淋巴细胞		0~2.1%
	淋巴细胞		10.7%~43.1%
单核细胞分类	原始单核细胞		0~0.3%
	幼稚单核细胞		0~0.6%
	单核细胞		0~6.2%
浆细胞分类	原始浆细胞		0~0.1%
	幼稚浆细胞		0~0.7%
	浆细胞		0~2.1%
其他细胞	巨核细胞		0~0.3%
	网状细胞		0~1.0%
	内皮细胞		0~0.4%
	吞噬细胞		0~0.4%
	组织嗜碱细胞		0~0.5%
	组织嗜酸细胞		0~0.2%
	脂肪细胞		0~0.1%
分类不明细胞			0~0.1%

七、血小板功能检查

指标		标本类型	参考区间
血小板聚集试验（PAgT）	连续稀释法	血浆	第五管及以上凝聚
	简易法		10~15s 内出现大聚集颗粒
血小板黏附试验（PAdT）	转动法	全血	58%~75%
	玻璃珠法		53.9%~71.1%
血小板第 3 因子		血浆	33~57s

八、凝血机制检查

指标		标本类型	参考区间
凝血活酶生成试验		全血	9~14s
简易凝血活酶生成试验（STGT）			10~14s
凝血酶时间延长的纠正试验		血浆	加甲苯胺蓝后，延长的凝血时间恢复正常或缩短 5s 以上
凝血酶原时间（PT）		全血	30~42s
凝血酶原消耗时间（PCT）	儿童		> 35s
	成人		> 20s
出血时间（BT）		刺皮血	（6.9±2.1）min，超过 9min 为异常
凝血时间（CT）	毛细管法（室温）	全血	3~7min
	玻璃试管法（室温）		4~12min
	塑料管法		10~19min
	硅试管法（37℃）		15~32min
纤维蛋白原（FIB）		血浆	2~4g/L
纤维蛋白原降解产物（PDP）（乳胶凝聚法）			0~5mg/L
活化部分凝血活酶时间（APTT）			30~42s

九、溶血性贫血的检查

指标		标本类型	参考区间
酸化溶血试验（Ham 试验）		全血	阴性
蔗糖水试验			阴性
抗人球蛋白试验（Coombs 试验）	直接法	血清	阴性
	间接法		阴性
游离血红蛋白			< 0.05g/L
红细胞脆性试验	开始溶血	全血	4.2~4.6g/L NaCl 溶液
	完全溶血		2.8~3.4g/L NaCl 溶液
热变性试验（HIT）		Hb 液	< 0.005
异丙醇沉淀试验		全血	30min 内不沉淀
自身溶血试验			阴性
高铁血红蛋白（MetHb）			0.3~1.3g/L
血红蛋白溶解度试验			0.88~1.02

十、其他检查

指标		标本类型	参考区间
溶菌酶（lysozyme）		血清	0~2mg/L
铁（Fe）	男（成人）		10.6~36.7μmol/L
	女（成人）		7.8~32.2μmol/L
铁蛋白（FER）	男（成人）		15~200μg/L
	女（成人）		12~150μg/L
淀粉酶（AMY）（麦芽七糖法）			35~135U/L
		尿	80~300U/L
尿卟啉		24h 尿	0~36nmol/24h
维生素 B$_{12}$（VitB$_{12}$）		血清	180~914pmol/L
叶酸（FOL）			5.21~20ng/ml

十一、尿液检查

指标		标本类型	参考区间
比重（SG）		尿	1.015~1.025
蛋白定性	磺基水杨酸		阴性
	加热乙酸法		阴性
蛋白定量（PRO）	儿童	24h 尿	< 40mg/24h
	成人		0~80mg/24h
尿沉渣检查	白细胞（LEU）	尿	< 5 个 /HP
	红细胞（RBC）		0~3 个 /HP
	扁平或大圆上皮细胞（EC）		少量 /HP
	透明管型（CAST）		偶见 /HP
尿沉渣 3h 计数	白细胞（WBC）	男	3h 尿	< 7 万 /h
		女		< 14 万 /h
	红细胞（RBC）	男		< 3 万 /h
		女		< 4 万 /h
	管型			0/h

指标			标本类型	参考区间
尿沉渣 12h 计数	白细胞及上皮细胞		12h 尿	< 100 万
	红细胞（RBC）			< 50 万
	透明管型（CAST）			< 5 千
	酸度（pH）			4.5~8.0
中段尿细菌培养计数			尿	< 10^6 菌落 /L
尿胆红素定性				阴性
尿胆素定性				阴性
尿胆原定性（UBG）				阴性或弱阳性
尿胆原定量			24h 尿	0.84~4.2μmol/（L · 24h）
肌酐（CREA）	成人	男		7~18mmol/24h
		女		5.3~16mmol/24h
肌酸（creatine）	成人	男		0~304μmol/24h
		女		0~456μmol/24h
尿素氮（BUN）				357~535mmol/24h
尿酸（UA）				2.4~5.9 mmol/24h
氯化物（Cl）	成人	以 Cl^- 计		170~255mmol/24h
		以 NaCl 计		170~255mmol/24h
钾（K）	成人			51~102mmol/24h
钠（Na）	成人			130~260mmol/24h
钙（Ca）	成人			2.5~7.5mmol/24h
磷（P）	成人			22~48mmol/24h
氨氮				20~70mmol/24h
淀粉酶（Somogyi 法）			尿	< 1000U/L

十二、肾功能检查

指标			标本类型	参考区间
尿素（UREA）			血清	1.7~8.3mmol/L
尿酸（UA）（成人酶法）	成人	男		150~416μmol/L
		女		89~357μmol/L

指标			标本类型	参考区间
肌酐（CREA）	成人	男	血清	53~106μmol/L
		女		44~97μmol/L
浓缩试验	成人		尿	禁止饮水 12h 内每次尿量 20~25ml，尿比重迅速增至 1.026~1.035
	儿童			至少有一次比重在 1.018 或以上
稀释试验				4h 排出所饮水量的 0.8~1.0，而尿的比重降至 1.003 或以下
尿比重 3 小时试验			尿	最高尿比重应达 1.025 或以上，最低比重达 1.003，白天尿量占 24 小时总尿量的 2/3~3/4
昼夜尿比重试验				最高比重＞1.018，最高与最低比重差≥0.009，夜尿量＜750ml，日尿量与夜尿量之比为（3~4）∶1
酚磺肽（酚红）试验（FH 试验）	静脉滴注法			15min 排出量＞0.25
				120min 排出量＞0.55
	肌内注射法			15min 排出量＞0.25
				120min 排出量＞0.05
内生肌酐清除率（Ccr）	成人		24h 尿	80~120ml/min
	新生儿			40~65ml/min

十三、妇产科妊娠检查

指标			标本类型	参考区间
绒毛膜促性腺激素（hCG）			尿或血清	阴性
绒毛膜促性腺激素（HCG STAT）（快速法）	男（成人）		血清，血浆	无发现
	女（成人）	妊娠 3 周		5.4~7.2IU/L
		妊娠 4 周		10.2~708IU/L
		妊娠 7 周		4059~153767IU/L
		妊娠 10 周		44186~170409IU/L
		妊娠 12 周		27107~201615IU/L
		妊娠 14 月		24302~93646IU/L
		妊娠 15 周		12540~69747IU/L
		妊娠 16 周		8904~55332IU/L
		妊娠 17 周		8240~51793IU/L
		妊娠 18 周		9649~55271IU/L

十四、粪便检查

指标	标本类型	参考区间
胆红素（IBL）	粪便	阴性
氮总量		＜1.7g/24h
蛋白质定量（PRO）		极少
粪胆素		阳性
粪胆原定量	粪便	68~473μmol/24h
粪重量		100~300g/24h
细胞		上皮细胞或白细胞偶见/HP
潜血		阴性

十五、胃液分析

指标		标本类型	参考区间
胃液分泌总量（空腹）		胃液	1.5~2.5L/24h
胃液酸度（pH）			0.9~1.8
五肽胃泌素胃液分析	空腹胃液量		0.01~0.10L
	空腹排酸量		0~5mmol/h
	最大排酸量		3~23mmol/L
细胞			白细胞和上皮细胞少量
细菌			阴性
性状			清晰无色，有轻度酸味含少量黏液
潜血			阴性
乳酸（LACT）			阴性

十六、脑脊液检查

指标		标本类型	参考区间
压力（卧位）	成人	脑脊液	80~180mmH$_2$O
	儿童		40~100mmH$_2$O
性状			无色或淡黄色
细胞计数			（0~8）×10^6/L（成人）
葡萄糖（GLU）			2.5~4.4mmol/L
蛋白定性（PRO）			阴性

指标		标本类型	参考区间
蛋白定量（腰椎穿刺）			0.2~0.4g/L
氯化物（以氯化钠计）	成人	脑脊液	120~130mmol/L
	儿童		111~123mmol/L
细菌			阴性

十七、内分泌腺体功能检查

指标			标本类型	参考区间
血促甲状腺激素（TSH）（放免法）			血清	2~10mU/L
促甲状腺激素释放激素（TRH）				14~168pmol/L
促卵泡成熟激素（FSH）	男		24h尿	3~25mU/L
	女	卵泡期		5~20IU/24h
		排卵期		15~16IU/24h
		黄体期		5~15IU/24h
		月经期		50~100IU/24h
促卵泡成熟激素（FSH）	男		血清	1.27~19.26IU/L
	女	卵泡期		3.85~8.78IU/L
		排卵期		4.54~22.51IU/L
		黄体期		1.79~5.12IU/L
		绝经期		16.74~113.59IU/L
促肾上腺皮质激素（ACTH）	上午8:00		血浆	25~100ng/L
	下午18:00			10~80ng/L
催乳激素（PRL）	男		血清	2.64~13.13μg/L
	女	绝经前（＜50岁）		3.34~26.72μg/L
		黄体期（＞50岁）		2.74~19.64μg/L
黄体生成素（LH）	男		血清	1.24~8.62IU/L
	女	卵泡期		2.12~10.89IU/L
		排卵期		19.18~103.03IU/L
		黄体期		1.2~12.86IU/L
		绝经期		10.87~58.64IU/L

指标			标本类型	参考区间
抗利尿激素（ADH）（放免）			血浆	1.4~5.6pmol/L
生长激素（GH）（放免法）	成人	男	血清	< 2.0μg/L
		女		< 10.0μg/L
	儿童			< 20.0μg/L
反三碘甲腺原氨酸（rT$_3$）（放免法）				0.2~0.8nmol/L
基础代谢率（BMR）			—	-0.10~+0.10（-10%~+10%）
甲状旁腺激素（PTH）（免疫化学发光法）			血浆	12~88ng/L
甲状腺 ^{131}I 吸收率	3h ^{131}I 吸收率		—	5.7%~24.5%
	24h ^{131}I 吸收率		—	15.1%~47.1%
总三碘甲腺原氨酸（TT$_3$）			血清	1.6~3.0nmol/L
血游离三碘甲腺原氨酸（FT$_3$）				6.0~11.4pmol/L
总甲状腺素（TT$_4$）				65~155nmol/L
游离甲状腺素（FT$_4$）（放免法）				10.3~25.7pmol/L
儿茶酚胺总量			24h 尿	71.0~229.5nmol/24h
香草扁桃酸	成人			5~45μmol/24h
游离儿茶酚胺	多巴胺		血浆	血浆中很少被检测到
	去甲肾上腺素（NE）			0.177~2.36pmol/L
	肾上腺素（AD）			0.164~0.546pmol/L
血皮质醇总量	上午 8:00			140~630nmol/L
	下午 16:00			80~410nmol/L
5- 羟吲哚乙酸（5-HIAA）	定性		新鲜尿	阴性
	定量		24h 尿	10.5~42μmol/24h
尿醛固酮（ALD）				普通饮食：9.4~35.2nmol/24h
血醛固酮（ALD）	普通饮食（早 6 时）	卧位	血浆	（238.6 ± 104.0）pmol/L
		立位		（418.9 ± 245.0）pmol/L
	低钠饮食	卧位		（646.6 ± 333.4）pmol/L
		立位		（945.6 ± 491.0）pmol/L
肾小管磷重吸收率			血清 / 尿	0.84~0.96
肾素	普通饮食	立位	血浆	0.30~1.90ng/（ml·h）
		卧位		0.05~0.79ng/（ml·h）
	低钠饮食	卧位		1.14~6.13ng/（ml·h）

指标			标本类型	参考区间
17- 生酮类固醇	成人	男	24h 尿	34.7~69.4μmol/24h
		女		17.5~52.5μmol/24h
17- 酮类固醇总量（17-KS）	成人	男		34.7~69.4μmol/24h
		女		17.5~52.5μmol/24h
血管紧张素Ⅱ（AT-Ⅱ）		立位	血浆	10~99ng/L
		卧位		9~39ng/L
血清素（5- 羟色胺）（5-HT）			血清	0.22~2.06μmol/L
游离皮质醇			尿	36~137μg/24h
（肠）促胰液素			血清、血浆	（4.4±0.38）mg/L
胰高血糖素	空腹		血浆	空腹：17.2~31.6pmol/L
葡萄糖耐量试验（OGTT）	口服法	空腹	血清	3.9~6.1mmol/L
		60min		7.8~9.0mmol/L
		120min		＜ 7.8mmol/L
		180min		3.9~6.1mmol/L
C 肽（C-P）	空腹			1.1~5.0ng/ml
胃泌素			血浆空腹	15~105ng/L

十八、肺功能

指标		参考区间
潮气量（TC）	成人	500ml
深吸气量（IC）	男性	2600ml
	女性	1900ml
补呼气容积（ERV）	男性	910ml
	女性	560ml
肺活量（VC）	男性	3470ml
	女性	2440ml
功能残气量（FRC）	男性	（2270±809）ml
	女性	（1858±552）ml
残气容积（RV）	男性	（1380±631）ml
	女性	（1301±486）ml

指标		参考区间
静息通气量（VE）	男性	（6663 ± 200）ml/min
	女性	（4217 ± 160）ml/min
最大通气量（MVV）	男性	（104 ± 2.71）L/min
	女性	（82.5 ± 2.17）L/min
肺泡通气量（VA）		4L/min
肺血流量		5L/min
通气 / 血流（V/Q）比值		0.8
无效腔气 / 潮气容积（VD/VT）		0.3~0.4
弥散功能（CO 吸入法）		198.5~276.9ml/（kPa · min）
气道阻力		1~3cmH$_2$O/（L · s）

十九、前列腺液及前列腺素

指标			标本类型	参考区间
性状				淡乳白色，半透明，稀薄液状
细胞	白细胞（WBC）			< 10 个 /HP
	红细胞（RBC）		前列腺液	< 5 个 /HP
	上皮细胞			少量
淀粉样小体				老年人易见到，约为白细胞的 10 倍
卵磷脂小体				多量，或可布满视野
量				数滴至 1ml
前列腺素（PG）（放射免疫法）	PGA	男		13.3 ± 2.8nmol/L
		女		11.5 ± 2.1nmol/L
	PGE	男	血清	4.0 ± 0.77nmol/L
		女		3.3 ± 0.38nmol/L
	PGF	男		0.8 ± 0.16nmol/L
		女		1.6 ± 0.36nmol/L

二十、精液

指标	标本类型	参考区间
白细胞	精液	＜ 5 个 /HP
活动精子百分率		射精后 30~60min 内精子活动率为 80%~90%，至少＞ 60%
精子数		39×10^6/ 次
正常形态精子		＞ 4%
量		每次 1.5~6.0ml
黏稠度		呈胶冻状，30min 后完全液化呈半透明状
色		灰白色或乳白色，久未排精液者可为淡黄色
酸碱度（pH）		7.2~8.0

《当代中医专科专病诊疗大系》
参 编 单 位

总主编单位

开封市中医院　　　　　　　　广州中医药大学第一附属医院

海南省中医院　　　　　　　　广东省中医院

河南中医药大学　　　　　　　四川省第二中医医院

执行总主编单位

首都医科大学附属北京中医医院　　北京中医药大学深圳医院（龙岗）

中国中医科学院广安门医院　　　　北京中医药大学

安阳职业技术学院　　　　　　　　云南省中医医院

常务副总主编单位

中国中医科学院西苑医院　　　　沈阳药科大学

吉林省辽源市中医院　　　　　　中国中医科学院望京医院

江苏省中西医结合医院　　　　　河南中医药大学第一附属医院

中国中医科学院眼科医院　　　　山东中医药大学第二附属医院

北京中医药大学东方医院　　　　四川省中医药科学院中医研究所

山西省中医院　　　　　　　　　北京中医药大学厦门医院

副总主编单位

辽宁中医药大学附属第二医院　　　包头市蒙医中医医院

河南大学中医院　　　　　　　　　重庆中医药学院

浙江中医药大学附属第三医院　　　天水市中医医院

新疆哈密市中医院（维吾尔医医院）　中国中医科学院西苑医院济宁医院

河南省中医糖尿病医院　　　　　　黄冈市中医医院

贵州中医药大学

广西中医药大学第一附属医院

辽宁中医药大学第一附属医院

南京中医药大学

三亚市中医院

辽宁中医药大学

辽宁省中医药科学院

青海大学

黑龙江省中医药科学院

湖北中医药大学附属医院

湖北省中医院

安徽中医药大学第一附属医院

汝州市中西医结合医院

湖南中医药大学附属醴陵医院

湖南医药学院

湖南中医药大学

咸宁市中医医院

中国中医科学院

南阳理工学院张仲景国医国药学院

长垣中西医结合医院

成都中医药大学附属医院

成都中医药大学第二附属医院

兰州市中医医院

扬州市中医院

高安市中医医院

馆陶县中医医院

江西中医药大学

辽宁中医药大学附属第三医院

盐城市中医院

河南省人民医院

云南中医药大学

常务编委单位
（按首字拼音排序）

安钢职工总医院

安徽中医药大学第二附属医院

安阳市中西医结合医院

安阳市中医院

安阳市肿瘤医院

百色市中医医院

北海市中医医院

北京市昌平区中西医结合医院

北京市平谷区中医医院

北京中医药大学第三附属医院

澄迈县中医院

赤水市中医医院

重庆市北碚区中医院

重庆市中医院

重庆医科大学中医药学院

重庆医药高等专科学校

重庆中医药学院第一临床学院

德江县民族中医医院

防城港市中医医院

福建中医药大学附属康复医院

广西中医药大学

广西中医药大学第一附属医院（仙葫
院区）

广元市中医医院

桂林市中医医院

海口市中医医院

河南省骨科医院

河南省洛阳正骨医院

河南省中西医结合儿童医院

河南省中医药研究院

河南省中医院

河南中医药大学第二附属医院

河南中医药大学第三附属医院

南昌市洪都中医院

南京市中医院

黑龙江省中医医院

湖北省妇幼保健院

湖北省中医院

湖南中医药大学第一附属医院

黄河科技学院附属医院

江苏省中西医结合医院

焦作市中医院

开封市第二中医院

开封市儿童医院

开封市光明医院

开封市中心医院

来宾市中医医院

兰州市西固区中医院

梨树县中医院

辽宁省肛肠医院

聊城市中医医院

洛阳市中医院

南京市溧水区中医院

南京中医药大学苏州附属医院

南阳市骨科医院

南阳张仲景健康养生研究院

南阳仲景书院

内蒙古医科大学

宁波市中医院

宁夏回族自治区中医医院暨中医研究院

宁夏医科大学附属银川市中医医院

平顶山市第二人民医院

平顶山市中医医院

钦州市中医医院

青海大学医学院

山西中医药大学

陕西省中医药研究院

陕西省中医医院

陕西中医药大学第二附属医院

上海市浦东新区光明中医医院

上海中医药大学附属岳阳中西医结合医院

上海中医药大学附属上海市中西医结合医院

上海中医药大学针灸推拿学院

深圳市中医院

沈阳市第二中医医院

苏州市中西医结合医院

天津市中医药研究院附属医院

天津武清泉达医院

天津医科大学总医院

田东县中医医院

温州市中西医结合医院

梧州市中医医院

武穴市中医医院

徐州市中医院

义乌市中医医院

银川市中医医院

英山县人民医院

张家港市中医医院

长春中医药大学附属医院 郑州大学第一附属医院
浙江省中医药研究院基础研究所 郑州市中医院
镇江市中医院 中国疾病预防控制中心传染病预防控
郑州大学第二附属医院 制所
郑州大学第三附属医院 中国中医科学院针灸研究所

编委单位
（按首字拼音排序）

安阳市人民医院 滑县第三人民医院
鞍山市中医院 焦作市儿童医院
白城中医院 焦作市妇女儿童医院
北海市人民医院 焦作市妇幼保健院
北京市海淀区医疗资源统筹服务中心 开封市妇幼保健院
重庆两江新区中医院 开封市苹果园卫生服务中心
重庆市江津区中医院 开封市中医肛肠病医院
东港市中医院 林州市中医院
福建省立医院 灵山县中医医院
福建中医药大学附属第三人民医院 隆安县中医医院
福建中医药大学附属人民医院 那坡县中医医院
福建中医药大学国医堂 南乐县中医院
福建中医药大学中医学院 南乐益民医院
广西中医药大学第一附属医院仁爱分院 南乐中医肛肠医院
广西中医药大学附属国际壮医医院 南宁市武鸣区中医医院
贵州省第二人民医院 南阳名仁中医院
合浦县中医医院 南阳市中医院
河南科技大学第一附属医院 宁夏回族自治区中医医院
河南省立眼科医院 平顶山市第一人民医院
河南省眼科研究所 平南县中医医院
河南省职业病医院 濮阳市第五人民医院
河南医药健康技师学院 濮阳市中医医院
鹤壁职业技术学院医学院 日照市中医医院
滑县中医院 融安县中医医院

299

三门峡市中医院　　　　　　　　邢台市中医院
厦门市中医院　　　　　　　　　兴安界首骨伤医院
陕西省中医药研究院　　　　　　兴化市人民医院
商水县中医院　　　　　　　　　沂源县中医医院
上海仁爱医院　　　　　　　　　长治市上党区中医院
石家庄市中医院　　　　　　　　昭通市中医医院
天门市中医医院　　　　　　　　郑州大学第五附属医院
尉氏县中医院　　　　　　　　　郑州市金水区总医院
温县中医院　　　　　　　　　　郑州澍青医学高等专科学校
温州市中医院　　　　　　　　　中国人民解放军陆军第 83 集团军医院
湘潭市中医医院　　　　　　　　中国中医科学院中医临床基础医学研究所
新乡市中医院　　　　　　　　　珠海市中西医结合医院
新乡医学院第三附属医院